化粧品の
安全性評価に関する指針
2015

日本化粧品工業連合会 編

Guidance for
the Safety Evaluation
of Cosmetics

薬事日報社

「化粧品の安全性評価に関する指針　2015」
改訂にあたって

　日本化粧品工業連合会では，2001年4月の化粧品の制度改正（規制緩和）に伴い化粧品の安全性評価に関する考え方を業界として共有化するため，「化粧品の安全性評価に関する指針　2001」（第1版）を作成し，その後2008年に指針の見直しを行って「化粧品の安全性評価に関する指針　2008」（第2版）を発行しました。

　第2版から約7年が経過いたしましたが，この間に動物実験禁止の世界的な広がりと代替試験法への移行に対する社会的要請の高まり，我が国における一部の化粧品・医薬部外品による新たな健康被害への対応等，化粧品の安全性評価には大きな変革が求められています。また，2012年の欧州委員会科学委員会による「化粧品成分の試験及び安全性評価に関するSCCSガイダンス」の改訂，2014年の米国パーソナルケア製品評議会による「安全性評価ガイドライン」の改訂をはじめ，中国やASEANでも安全性評価に関する規制やガイダンス・ガイドラインが整備され，安全性評価に関する新しい考え方や試験法が示されるようになってまいりました。

　化粧品の安全性評価を適切に行うためには，国内外の安全性に関する動向を把握し，最新の科学に従った考え方と試験法に基づくことが不可欠であることから，今回，日本化粧品工業連合会では現行指針の見直しと改訂を行うこといたしました。主な改訂点として，反復投与毒性，生殖発生毒性，経皮吸収性，即時型アレルギー，脱色素斑評価項目に関する公的機関のガイドラインや最新の知見を追加するとともに，ヒトによる評価法の内容を充実させました。また，代替試験法については，OECDガイドラインとして採択された試験法を追加するとともに，現在検討中の評価法についても最新の状況を反映させることといたしました。

　第1版及び第2版と同様，本指針は標準的な安全性評価の考え方や代表的な評価試験法を示したものであり，絶対的な標準や最低限度を示すものではありません。したがって，本指針はあくまで各企業における安全性保証の責任を果たすための参考情報として活用していただければ幸いです。

　本指針が業界としての化粧品の安全性確保と消費者保護に役立ち，消費者の化粧品産業に対する信頼性の向上に繋がることを祈念するとともに，ご協力いただいた各業界各位並びに執筆を担当された各位に深く敬意を表します。

2015年11月

日本化粧品工業連合会
技術委員会委員長

岩井　恒彦

「化粧品の安全性評価に関する指針　2015」編集メンバー

編集責任者　　佐々 齊(ササ ヒトシ)

執筆者

- 日本化粧品工業連合会　安全性部会　安全性評価指針ワーキンググループ

京谷 大毅(キョウタニ ダイキ)	坂口 斉(サカグチ ヒトシ)	佐藤 淳(サトウ アツシ)	古屋 律子(フルヤ リツコ)	増永 卓司(マスナガ タクジ)	萬瀬 貴昭(マンセ ヨシアキ)
宮坂 純子(ミヤサカ ジュンコ)	美安 朋子(ミヤス トモコ)				

- 日本化粧品工業連合会　動物実験代替専門部会

荒木 大作(アラキ ダイスケ)	池田 英史(イケダ ヒデフミ)	今井 教安(イマイ ノリヤス)	笠原 利彦(カサハラ トシヒコ)	加藤 義直(カトウ ヨシナオ)	金森 健之(カナモリ タケシ)
川上 幸治(カワカミ コウジ)	京谷 大毅(キョウタニ ダイキ)	坂口 育代(サカグチ イクヨ)	佐野 敦子(サノ アツコ)	實川 節子(ジツカワ セツコ)	杉山 真理子(スギヤマ マリコ)
瀬戸 洋一(セト ヒロカズ)	高野 憲一(タカノ ケンイチ)	豊田 明美(トヨダ アケミ)	萩野 滋延(ハギノ シゲノブ)	宮澤 正明(ミヤザワ マサアキ)	山本 裕(ヤマモト ヒロシ)
渡辺 真一(ワタナベ シンイチ)					

執筆協力者

- 日本化粧品工業連合会　安全性部会

荒木 大作(アラキ ダイスケ)	宇佐美 雅仁(ウサミ マサヒト)	宇田 正紀(ウダ マサキ)	沖山 康子(オキヤマ ヤスコ)	金森 健之(カナモリ タケシ)	佐藤 淳(サトウ ジュン)
瀬戸 洋一(セト ヒロカズ)	瀧野 嘉延(タキノ ヨシノブ)	野村 浩一(ノムラ コウイチ)	葉谷 彰(ハタニ アキラ)	山口 雅彦(ヤマグチ マサヒコ)	

(50音順)

本指針に関するご意見，ご要望などがありましたならば，下記までお寄せください。

〒105-0001
東京都港区虎ノ門5-1-5　メトロシティ神谷町6階
日本化粧品工業連合会
　　　　TEL　　03-5472-2530
　　　　FAX　　03-5472-2536
　　　　E-mail　info@jcia.org

「化粧品の安全性評価に関する指針　2015」

目　次

化粧品の安全性評価に関する指針（2015年）……………………………………………1
　　1．はじめに　1
　　2．目　的　3
　　3．策定の考え方　3
　　4．本改訂の考え方　3
　　5．製品の安全性評価について　3
　　6．原料の安全性評価について　4
　　　　1）原料リストについて　4
　　　　2）代替試験法について　5
　　　　3）原料の安全性情報について　6
　　　　4）原料の安全性評価試験項目について　7
　　7．安全性評価試験法概略の解説　7

化粧品の安全性評価試験法概略……………………………………………………………9
　　Ⅰ．単回投与毒性　9
　　　　1．単回投与毒性試験　9
　　　　2．単回投与毒性代替試験法　10
　　Ⅱ．皮膚一次刺激性　12
　　　　1．皮膚一次刺激性試験　12
　　　　2．皮膚一次刺激性代替試験法　13
　　Ⅲ．連続皮膚刺激性　15
　　　　1．連続皮膚刺激性試験　15
　　Ⅳ．皮膚感作性　17
　　　　1．皮膚感作性試験　17
　　　　　　A．アジュバントを用いる試験法　17
　　　　　　B．アジュバントを用いない試験法　19
　　　　　　C．ヒト皮膚感作性試験法　20
　　　　2．皮膚感作性代替試験法　21
　　Ⅴ．光　毒　性　28
　　　　1．光毒性試験　28
　　　　2．光毒性代替試験法　30
　　Ⅵ．光感作性　34
　　　　1．光感作性試験　34
　　Ⅶ．眼刺激性　37

1．眼刺激性試験　37
2．眼刺激性代替試験法　38

Ⅷ．遺伝毒性　43
1．遺伝毒性試験　43

Ⅸ．ヒトパッチ　48
1．ヒトパッチテスト　48

Ⅹ．反復投与毒性　50
1．反復投与毒性試験　50
2．反復投与毒性代替試験法　50

Ⅺ．生殖発生毒性　52
1．生殖発生毒性試験　52
2．生殖発生毒性代替試験法　52

Ⅻ．経皮吸収性　55
1．経皮吸収試験　55

ⅩⅢ．その他　56
1．感覚刺激性　56
2．面皰形成評価　56
3．即時型アレルギー性　57
4．脱色素斑評価　57

［添付資料］ 59

1．皮膚感作性試験代替法及び光毒性試験代替法を化粧品・医薬部外品の安全性評価に活用するためのガイダンスについて（厚生労働省医薬食品局審査管理課事務連絡，平成24年4月26日付） 59

2．皮膚感作性試験代替法（LLNA: DA, LLNA: BrdU-ELISA）を化粧品・医薬部外品の安全性評価に活用するためのガイダンスについて（厚生労働省医薬食品局審査管理課事務連絡，平成25年5月30日付） 66

3．「眼刺激性試験代替法としての牛摘出角膜の混濁および透過性試験法（BCOP）を化粧品・医薬部外品の安全性評価に資するためのガイダンス」について（厚生労働省医薬食品局審査管理課長　薬食審査発0204第1号，平成26年2月4日付） 75

4．医薬品の光安全性評価ガイドラインについて（薬食審査発0521第1号，平成26年5月21日付） 81

5．眼刺激性試験を化粧品・医薬部外品の安全性評価に活用するための留意事項について（厚生労働省医薬食品局審査管理課事務連絡，平成27年2月27日付） 93

Guidance for the Safety Evaluation of Cosmetics (2015) 99
［化粧品の安全性評価に関する指針（2015）英語版］

Overviews of Safety Evaluation Testing Methods for Cosmetic Products 108

- Ⅰ. Single Dose Toxicity　　108
  - 1．Single dose toxicity testing　　108
  - 2．Alternative methods for single dose toxicity testing　　109
- Ⅱ. Primary Skin Irritation　　111
  - 1．Primary skin irritation testing　　111
  - 2．Alternative methods for primary skin irritation testing　　112
- Ⅲ. Cumulative Skin Irritation　　115
  - 1．Cumulative skin irritation testing　　115
- Ⅳ. Skin Sensitization　　117
  - 1．Skin sensitization testing　　117
    - A．Testing methods with adjuvant　　117
    - B．Testing methods without adjuvant　　120
    - C．Human skin sensitization testing methods　　121
  - 2．Alternative methods for skin sensitization testing　　122
- Ⅴ. Phototoxicity　　130
  - 1．Phototoxicity testing　　130
  - 2．Alternative methods for phototoxicity testing　　132
- Ⅵ. Photosensitization　　137
  - 1．Photosensitization testing　　137
- Ⅶ. Ocular Irritation　　140
  - 1．Ocular irritation testing　　140
  - 2．Alternative methods for ocular irritation testing　　141
- Ⅷ. Genotoxicity　　147
  - 1．Genotoxicity testing　　147
- Ⅸ. Human Patch　　153
  - 1．Human patch testing　　153
- Ⅹ. Repeated Dose Toxicity　　155
  - 1．Repeated dose toxicity testing　　155
  - 2．Alternative methods for repeated dose toxicity testing　　155
- Ⅺ. Reproductive and Developmental Toxicity　　157
  - 1．Reproductive and developmental toxicity testing　　157
  - 2．Alternative methods for reproductive and developmental toxicity testing　　158
- Ⅻ. Skin Absorption　　160
  - 1．Skin absorption testing　　160
- ⅩⅢ. Others　　162
  - 1．Sensory irritation　　162
  - 2．Comedo formation evaluation　　162
  - 3．Immediate-type allergy　　163
  - 4．Depigmentation evaluation　　163

[参考資料]

参考資料1. 化粧品成分の試験および安全性評価に関するSCCSガイダンス通知「第8版」（SCCS: 消費者安全科学委員会） ……… 165

 1．緒言　180
 2．消費者安全科学委員会　181
 3．化粧品成分の安全性評価　188
 4．化粧品最終製品の安全性評価　247
 5．文献リスト　259
  付録1: 化粧品成分のリスト　281
  付録2: 見解の標準書式　285

参考資料2．化粧品の安全性評価に関するガイドライン（2004年版）（COLIPA: 欧州化粧品工業会） ……… 293

 1．緒言　294
 2．一般的方法　294
 3．成分　295
 4．最終製品の安全性評価　297
 5．安全性の主張　298
 6．安全性査定者の責務　299
 7．引用文献　300
 付録
  欧州共同体委員会化粧品に関する科学委員会の化粧品成分
  安全性評価試験指針の覚書（第1回改訂）　301
 付属書1
  化粧品においてサンスクリーン剤として使用される
  化学物質の毒性評価ガイドライン　306
 付属書2
  化粧品成分及び最終製品に関する一般的な毒性学的要件　308

参考資料3．米国パーソナルケア製品評議会技術ガイドライン「安全性評価ガイドライン」（2014） ……… 311

 第1章　序論　316
 第2章　安全性評価ガイドラインの概要　326
 第3章　皮膚一次刺激性ポテンシャルの評価　329
 第4章　眼刺激性ポテンシャルの評価　340
 第5章　粘膜刺激性ポテンシャルの評価　357
 第6章　皮膚感作性ポテンシャルの評価　364
 第7章　光刺激性および光アレルギー性ポテンシャルの評価　378

第8章　ヒトでの安全性使用試験　　392
第9章　経皮毒性ポテンシャルの評価　　401
第10章　経口毒性ポテンシャルの評価　　407
第11章　吸入毒性ポテンシャルの評価　　414
第12章　生殖発生毒性ポテンシャルの評価　　422
第13章　遺伝毒性ポテンシャルの評価　　430
第14章　経皮吸収ポテンシャルの評価　　437
第15章　計算毒性学　　444
第16章　植物の安全性評価　　451
　　　　用語集　　462

化粧品の安全性評価に関する指針（2015年）

日本化粧品工業連合会技術委員会
安全性部会

1．はじめに

　我が国における化粧品の安全性評価指針の策定に関しては，1986年に設置された「化粧品原料及び化粧品の安全性項目設定のための基礎研究」と題する厚生科学研究での答申がはじめて公的にまとめられたものと考えられる。

　この答申を受けて厚生省（現　厚生労働省）は，1987年6月18日付で「新規原料を配合した化粧品の製造又は輸入申請に添付すべき安全性資料の範囲について（案）」を公表し，この中に安全性資料の範囲として皮膚一次刺激性試験，感作性試験等9つの試験項目が盛り込まれた。

　その後，試験項目毎の標準的な試験法の作成を目的として，1988年〜1989年にかけて厚生科学研究「新化粧品等安全性評価指針班」が設置され，「新化粧品等安全性評価指針研究班報告」として標準的なガイドライン（案）がとりまとめられた。一方，2001年4月1日より施行された化粧品の制度改正では，いわゆる化粧品種別許可制度を含めた品目毎の事前許可制の廃止と全成分表示の導入，さらに，新規原料の使用に関しても，一部のカテゴリーを除き企業の責任の下で化粧品に配合可能となり，欧米と同様，日本においても化粧品の安全性保証は企業の自己責任に立脚することとなった。この状況を鑑み，日本化粧品工業連合会（粧工連）は規制緩和後の自主的な役割の1つとして，化粧品及び化粧品原料の安全性を確保することに資するためのガイダンスとして，2001年に「化粧品の安全性評価に関する指針」を策定し，この指針の中に「新化粧品等安全性評価指針研究班報告」の内容を盛り込んだ。さらにその改訂版「化粧品の安全性評価に関する指針　2008」を2008年に発刊した。なお，「新化粧品等安全性評価指針研究班報告」の概要については「化粧品・医薬部外品製造申請ガイドブック」（薬事日報社刊）等を通じて公開され，現在は2006年の改訂を経て「化粧品・医薬部外品製造販売ガイドブック2011-12」及び「医薬部外品の製造販売承認申請及び化粧品基準改正要請に添付する資料に関する質疑応答集（Q&A）について（平成18年7月19日厚生労働省医薬食品局審査管理課事務連絡）」においても，示されている。

　一方，欧州では，欧州委員会（EC-European Commission）による欧州化粧品指令（76/768/EEC）の第7次改正（2003年）の施行にともない，動物実験の禁止や予防原則に立脚した厳格な成分規制が導入されることとなった。更に，2009年に新しい欧州化粧品規則 RECAST（EU Regulation 1223/2009）が公布され，2013年7月11日の規則施行にともない，欧州化粧品指令第7次改正は RECAST に完全に置き換えられた。化粧品の安全性評価を担う欧州委員会科学委員会は，SCCNFP（Scientific Committee on Cosmetic Products and Non-Food Products, 1999年〜），SCCP（Scientific Committee on Consumer Products, 2004年〜）を経て SCCS（Scientific Committee on Consumer Safety, 2009年〜）に組織改編され，原料規制のための安全性評価オピニオンを随時発行するほか，化粧品製造業者が参照するべき安全性評価法をまとめた「化粧品成分の試験および安全性評価に関する SCCS ガイダンス（The SCCS's Notes of Guidance for the Testing of Cosmetic Ingredients and Their Safety Evaluation）」を数年毎に改定しており，2012年には第8版が公開された。

　また米国では化粧品・トイレタリー・芳香製品協会（CTFA-The Cosmetic, Toiletry, and Fragrance Association. 2007年よりパーソナルケア製品評議会　PCPC-Personal Care Products Council に改称）による安全性評価ガイドラインの大幅な改訂（2007年）が行われた。この安全性評価ガイドライン（Safety Evaluation Guidelines）は，さらに新規に開発された代替法，曝露評価法などの新情報が追加され，改訂版が2014年に公刊された。

アジアに目を向けると，中国では化粧品衛生規範の改訂（2007年3月1日施行）に続き，化粧品行政許可申請受理規定（2010年4月1日施行）が導入され，製品・成分のリスクアセスメントが必須となった。導入後しばらくして「化粧品中に存在する可能性のある安全性リスク物質に対するリスク評価ガイドライン（2010年8月23日発布）」も追加で公開され，中国独自の痕跡成分管理が導入された。また，「児童化粧品の申請及び審査ガイドライン（2013年2月1日施行）」により，子供向け製品には特別な安全性の配慮が要求される規制体制が開始された。中国化粧品規制の監督省庁も制度改革に伴い，SFDA（State Food and Drug Administration）から，CFDA（China Food and Drug Administration, 国家食品医薬品監督管理総局）に組織改編された（2013年3月）。東南アジア諸国連合（ASEAN-Association of South-East Asian Nations）では，2008年に「アセアン化粧品指令（ASEAN Cosmetic Directive）」が策定され，付随するガイダンスとして，アセアン化粧品安全性評価ガイダンス（ASEAN Cosmetic Safety Assessment Guidance）(2008年)，ACD（ASEAN Cosmetic Directive）Guidelines for Product Information File（PIF）(2007年)，ACSB（ASEAN Cosmetic Scientific Body）Botanical Safety Assessment Guidance（2014年末）が策定されている。アセアン化粧品指令の基本的な考え方は，上述の欧州化粧品指令及びSCCP安全性評価ガイダンスと同様なものであった。

このように各国，地域での安全性評価に関する規制やガイダンス，ガイドラインが整備されるようになってきた。欧州のSCCS安全性評価ガイダンスにおいては，化粧品に配合する原料の安全性データとして，皮膚刺激性，眼刺激性，変異原性，皮膚感作性に加え以前より反復投与毒性や生殖発生毒性の評価項目が記載されている。さらに，中国においては新規原料に関して，基本的には反復投与毒性のデータが求められている。また，アセアン化粧品安全性評価ガイダンスにおいては，化粧品に配合する原料が動植物由来以外の化合物（Chemical ingredients）である場合は，評価項目の1つに亜急性毒性が記載されている。

一方，わが国の化粧品や医薬部外品による有害事象としては，1970年代に黒皮症が起きて以降，社会的な大きな問題は起きてこなかった。しかしながら，2010年の石鹸に配合されていた加水分解コムギタンパクによる即時型アレルギー，そして2013年には医薬部外品の美白有効成分であるロドデノールによる脱色素斑という重篤な症状を有する患者が多く報告された。このため，化粧品の安全性に対する関心がこれまで以上に高まってきている。

このように，前回の「化粧品の安全性評価に関する指針　2008」の策定後，約7年の間に化粧品を取り巻く国内外の環境は，化粧品の安全性に関する関心の高まり，欧州から始まった動物実験禁止の世界的な広がりと代替法試験の開発，反復投与毒性や生殖毒性も含めた欧州安全性評価基準のグローバルな拡大等を筆頭として大きな変化を遂げ，安全性評価の考え方にも大きな変革が求められている状況にある。自己責任の下で化粧品の製造及び輸入を行う際，安全性確保や消費者保護はその根幹を成すものであり，適切な試験方法による評価は欠かせないものである。その実施に当っては常に国内外の最新動向を踏まえていることが必須要件であるため，今回，粧工連では安全性部会，動物実験代替専門部会を中心に現行指針の再度の見直しと改訂を行うこととした。主な改訂点としては，試験法概略の解説に関しては，第1版（2001年），前版（2008年）で記載していた項目に加え，反復投与毒性，生殖発生毒性，経皮吸収性，さらに即時型アレルギー，脱色素斑評価項目に関して，公的機関のガイドラインあるいは最新の知見を記載した点，また第1版（2001年），前版（2008年）でも記載していたヒトでの評価法の充実である。なお，代替法試験に関しては，*in vitro* 試

験法としてOECDガイドラインへ採択された代替法試験を追加するとともに，現在日米欧各極で検討されている試験法について最新の状況を反映させた。さらに，近年開発が進められている *in silico* による評価についても記載することとした。

　第1版（2001年），前版（2008年）と同様，本指針は，標準的な安全性評価に必要な考え方を示したものであり，決して絶対的な標準ではないことをご理解いただいた上で，各企業における安全性保証の責任を果たすべく，今後の安全性保証の道標として活用していただければ幸いである。なお，本書では欧米における代替法試験を含めた安全性試験に関する考え方をご理解いただくために，化粧品成分の試験及び安全性評価に関するSCCSガイダンス通知，COLIPA（欧州化粧品工業会，CE-Cosmetics Europeに改称）の化粧品の安全性評価に関するガイドライン及びPCPC安全性評価ガイドラインの邦訳を収載したので，併せて参考とされたい。

2．目　　的

　本指針の目的は，化粧品に配合される原料の安全性評価の考え方及び代表的な評価試験法を紹介し，化粧品の安全性評価並びにその確保に関する情報を提供することにある。香料については，国際的な業界自主基準として国際香粧品香料協会（IFRA-International Fragrance Association）規制が存在することから，そちらをご参照いただきたい。

3．策定の考え方

　最終製品（以下，製品と略）の安全性評価については，それらの使用方法，部位等種々の複雑な要素（下記5．項）を考慮し，かつ，各企業が保有する安全性評価結果に基づき，各々がその責任のもとで適切な方法で実施することになる。したがって，本指針では，製品の安全性評価の基本となる原料の安全性評価を中心に記載する。

　なお，本指針の見直し及び改訂は，国内外の状況変化に合わせ柔軟に対応することがより現実的と考えられるため，見直しの時期を特に定めないものとする。

4．本改訂の考え方

　原料の安全性評価試験項目に関しては，「化粧品の安全性評価に関する指針　2008」の策定以降に，日米欧の化粧品規制当局及び化粧品工業会から公表された安全性に関するガイドライン，ガイダンス等を考慮した。すなわち，「化粧品の安全性評価に関する指針（2001年版，2008年版）」では，2001年の化粧品の制度改正前に新規化粧品成分の申請時に求められていた9項目（単回投与毒性，皮膚一次刺激性，連続皮膚刺激性，皮膚感作性，光毒性，光感作性，眼刺激性，遺伝毒性，パッチテスト）を基本としている。ただし，欧州及び米国の指針で反復投与毒性，生殖発生毒性が評価項目に加えられており，また，配合しようとする原料の特性（新規性，機能性等）によってはこれら2つの試験項目の評価が必要となる場合も想定されるため，そのような時に参考となるように，今改訂版では関連ガイドライン等を紹介することにした。さらには，動物実験禁止の潮流に対応した代替法試験の充実，最近汎用されるようになってきたヒト試験の充実，近年，化粧品により引き起こされた有害事象に関連した評価法に関わる情報の収載も行った。

5．製品の安全性評価について

　化粧品の安全性保証は，製品そのものについて実施されるのが基本である。一般的に市場で実績のある原料のみで処方構成される製品については，下記の項目に照らし合わせて，使用方法等が同一であればその市

場実績により，基本的に安全性が担保されているものと考えられる。

しかしながら，市場実績がない原料を配合する製品，又は市場実績があっても，使用方法や使用される対象者等が異なる製品については，下記の項目等を考慮して各企業の責任において適切な方法で評価を実施し，安全性を担保すべきである。

1) 原料の市場実績と安全性評価結果
2) 製品の種類
3) 適用方法：擦り込み，噴霧，リーブ・オン，リンス・オフ
4) 製品中の配合濃度
5) 製品の適用量
6) 適用頻度
7) 皮膚との接触総面積
8) 適用部位
9) 適用時間
10) 予見できる誤使用
11) 使用対象層
12) 類似の組成製品に関する市場実績
13) 体内曝露量
14) 太陽光に曝露される皮膚部位への適用

6．原料の安全性評価について
1) 原料リストについて

2001年4月1日からの化粧品制度改正に伴い，厚生省（現 厚生労働省）は，化粧品基準を策定して化粧品の配合成分に関する「ポジティブリスト」及び「ネガティブリスト」を公表した。

「ポジティブリスト」は，防腐剤，紫外線吸収剤及びタール色素に該当する成分（以下，特定成分と略）の中で，化粧品に使用することができる成分を収載したものであり，ここに示された範囲内で化粧品に配合することができる。特定成分のうち，「ポジティブリスト」に収載されていない成分を使用したい場合は，安全性に関する資料等を厚生労働省に提出し，しかるべき審査を経て「ポジティブリスト」に収載されることにより，リストに示された範囲内で化粧品に配合することが可能となる。なお，リスト収載要請に添付されるべき安全性資料としては，前出の9項目試験の他に，従前の紫外線吸収剤等毒性についてより慎重に扱う必要がある成分で規定されていた反復投与毒性，生殖発生毒性，吸収・分布・代謝・排泄試験の3項目が加えられ，試験を省略した場合には，その科学的根拠を示すことが必要とされている。

一方，「ネガティブリスト」には，化粧品への配合禁止成分と特定成分以外で配合制限が設けられている成分が収載されている。

したがって，「ポジティブリスト」及び「ネガティブリスト」に該当しない成分の場合，企業の自己責任のもとで化粧品に配合することができるが，各企業は，自社製品に関する安全性情報，危害情報の収集等を行うとともに，有害作用の発生を知ったときは，2014年に改正された「薬事法施行規則」及び「医薬品，医薬部外品，化粧品及び医療機器の製造販売後安全管理の基準に関する省令（GVP省令）」に基づき，主には，医薬品と同様に個別症例の報告を求めるなどの副作用報告制度の強化，及び副作用報告対象範囲の拡大に伴い，事業者が医療関係者からの情報等の安全管理情報も収集することへの対応が必要となる。なお，上市後の危害発生の状況によっては，危害の原因物質が「ネガティブリスト」に収載される可能性もあるため注意

しなければならない。

2）代替試験法について

　動物実験廃止と代替試験法への移行に対する社会的要請は，前版の策定時よりもさらに高まっており，法規制においても欧州の化粧品指令第7次改正［2003/15/EC］で代替試験法の適用について厳しく期限が定められた。同改正では，化粧品製品に関する動物実験の即時禁止，化粧品原料についても試験を実施した原料を含む製品の販売に関して，光毒性，単回投与毒性，皮膚刺激性，眼刺激性及び遺伝毒性（小核）試験は2009年3月11日までに，感作性，光感作性，反復投与毒性，生殖発生毒性及びトキシコキネティクス試験は2013年3月11日をもって禁止された。この化粧品の安全性・有効性試験に対する動物実験禁止の動きは，欧州以外の地域にも波及が認められており，2014年の段階でイスラエル，インド，2015年にはニュージーランドで類似の動物実験禁止規制が決まっている。

　動物実験を用いずに，原料の安全性評価を達成するためには，適切な代替試験法の選択が重要となる。代替試験法は基本的に科学的にバリデートされたものでなければならないとされており[a]，残念ながらまだ全ての安全性試験に対する代替試験法が開発されている訳ではないが，現在日米欧を中心に産学官が協働して，精力的な作業が進められている。2008年以降では眼刺激性試験として2009年に牛摘出角膜の混濁及び透過試験（BCOP法）及びニワトリ摘出眼球を用いた眼刺激性試験（ICE法）（2013年に改訂），2012年にフルオレセイン漏出試験（FL法），2015年に短時間曝露試験（STE法）及び再構築ヒト角膜様上皮試験（RhCE法）が，皮膚刺激性試験として2010年に再構築ヒト表皮モデル（RhE: Reconstructed Human Epidermis）を用いる方法（2013年及び2015年に改訂）が，また遺伝毒性試験として2010年に *in vitro* 小核試験が，OECDのテストガイドラインとして承認されてきた。さらに2015年には皮膚感作性試験として，ペプチド結合性試験（DPRA法）とARE-Nrf2 Luciferase Test（KeratinoSens™法）が承認された。しかしながら，承認された代替法がある試験項目においても，これらの試験だけでは完全に動物実験の代替が出来る状況ではなく，さらに単回投与毒性，光感作性に関しては，開発はされているがまだOECDのテストガイドラインとして承認されるような試験法が出来ていない。加えて，反復投与毒性や生殖発生毒性に関してはその毒性メカニズムが複雑で現時点で有用な代替試験法は開発されていないのが現状である。

　このような状況下において，OECDでは行政受け入れのための戦略として，複雑な毒性メカニズムを構成するAOP（Adverse outcome pathway: 有害性転帰事象）に分けて考察し，その組み合わせや曝露を含む周辺情報により評価する試み（IATA: Integrated approach on Testing and Assessment）を提唱している。また，化合物の構造から安全性を予測する定量的活性相関（Quantitative Structure-Activity Relationship: QSAR）及び類似構造の化合物の安全性情報から予測するRead Acrossに基づく *in silico* による予測が化粧品の安全性評価において有用であることが認知されてきたことも，最近の動向である。本指針では，安全性評価項目毎に有用性を考慮して *in silico* による予測を盛り込んだ。

　国内においては，3Rs（Replacement, Reduction, Refinement）の観点から少しでも動物の使用を減じるため，科学的にバリデートされた方法については安全性評価法として積極的に活用していくことが，厚生労働省から2011年に発出された事務連絡「医薬部外品の承認申請資料作成等における動物実験代替法の利用」[b]として提示された。さらにその後，厚労科学補助金研究「平成23年度レギュラトリーサイエンス総合研究事業（研究代表: 小島肇）」において，ガイダンス検討会が組織され，化粧品・医薬部外品の安全性評価に活用するためのガイダンスとして光毒性，感作性，眼刺激性試験に関するガイダンスが厚生労働省より発出されたため，これらを本指針に収載した。

　ある条件下で評価に適していると考えられる代替試験法は，スクリーニング（動物実験等の最終的な安全

性評価に供する必要性の判断等）法として積極的な活用を検討することが必要である。さらに，欧米等の安全性試験ガイドラインやガイダンスにおける国際的ハーモナイゼーションの流れも強く認識しなければならない。代替試験法の規制受入性に関しては，欧州委員会共同研究センター（JRC）の欧州動物実験代替法評価センター（EURL ECVAM）から，「規制毒性学のための代替法最新レビュー（Alternative methods for regulatory toxicology – a state-of-the-art review）」が2014年に公開されている[c]。これは，non-standard methodsと呼ばれるガイドライン未収載の代替法を含む様々な代替試験法の欧州規制受入性を解説した報告書である。

以上の状況を踏まえ，本指針では，ガイドライン化やバリデーションが行われている試験法のみならず，論文で発表され実際に細胞や評価キットを購入でき再現可能な代替試験法を安全性評価法の1つとして該当する試験項目に取り入れることにした。ただし，これらの試験方法を用いる際の試験実施施設は，その試験方法に関する科学的に十分なバックグラウンドデータを所有し，その試験を用いた妥当性を説明できることが必要である。

a）Balls, M. *et al.* (1990) Report and Recommendation of the CAAT/ERGATT Workshop on the Validation of Toxicity Test Procedures. Alternatives to Laboratory Animals, 18, 313-337.

b）2011年2月4日　厚生労働省事務連絡　「医薬部外品の承認申請資料作成等における動物実験代替法の利用とJaCVAMの活動促進について」
　http://www.japal.org/contents/20110204_jimu.pdf

c）European Commission Joint Research Center EURL ECVAM, (2014) "JRC Science and Policy Reports: Alternative methods for regulatory toxicology – a state-of the-art review"
　https://ec.europa.eu/jrc/sites/default/files/echa_jrc_sla_report_public_05-09-14_withcover_ipo.pdf

3）原料の安全性情報について

原料に関する安全性評価は，本指針に基づき実際に試験を実施して評価することが基本になるが，その原料の市場実績や既に存在する原料の毒性学的情報（データベース）を活用して評価する方法も極めて有用と考えられる。原料に関する安全性の情報源は自社データ以外に，原料メーカーの安全性情報，国内外の公的機関での評価結果，インターネット等を通じて入手し得る各種データ，及び科学文献（学術雑誌）などがある。これらを有効に活用して原料の安全性評価に役立てることも重要であると考える。

このような目的に使用し得る情報源及び情報提供機関の代表例としては以下のものが挙げられる。

- 学術文献データベース（Toxnet: http://toxnet.nlm.nih.gov/
  Medline: http://www.ncbi.nlm.nih.gov/sites/entrez?db=PubMed 等）
- CIR Report（Cosmetic Ingredient Review: 米国パーソナルケア製品評議会による化粧品原料の再評価）
  http://www.cir-safety.org/
- Research Institute for Fragrance Material（RIFM）データベース
  http://www.rifm.org/　＊利用に際しては事前登録が必要
- National Toxicology Program（NTP: 米国国家毒性プログラム）
  http://ntp.niehs.nih.gov/
- International Agency for Research on Cancer（IARC: 国際がん研究機関）
  http://www.iarc.fr/
- Registry of Toxic Effects of Chemical Substances (RTECS)
  http://www.cdc.gov/niosh/rtecs/

- European Centre for Ecotoxicology and Toxicology of Chemicals (ECETOC)
  http://www.ecetoc.org/
- TNO BIBRA International Ltd. (TNO BIBRA)
  http://www.bibra-information.co.uk/
- 国立医薬品食品衛生研究所: http://www.nihs.go.jp/index-j.html
- 市場実績（国民生活センター）: http://www.kokusen.go.jp/

4）原料の安全性評価試験項目について

基本的に評価すべき安全性項目を，Ⅰ．単回投与毒性，Ⅱ．皮膚一次刺激性，Ⅲ．連続皮膚刺激性，Ⅳ．皮膚感作性，Ⅴ．光毒性，Ⅵ．光感作性，Ⅶ．眼刺激性，Ⅷ．遺伝毒性，Ⅸ．ヒトパッチの9項目とすることは，従来からの考え方を踏襲しているが，評価しようとしている原料の特性を鑑みて必要に応じて検討する項目として，Ⅹ．反復投与毒性，Ⅺ．生殖発生毒性，Ⅻ．経皮吸収性，ⅩⅢ．その他の4項目を追加した。各評価項目については，動物実験，ヒト試験の他に $in\ silico$ を含む代替法試験等の試験項目を設定し，それぞれの評価項目の意義と試験の概略を示した。

試験法の概略作成にあたっては，「化粧品・医薬部外品製造販売ガイドブック2011-12」（薬事日報社，2011）に収載されている安全性試験法の概略例，及び「医薬部外品の製造販売承認申請及び化粧品基準改正要請に添付する資料に関する質疑応答集（Q&A）について」の内容に以下の項目を追加し，原料の特性，配合製品の種類，使用方法，部位等を考慮して，必要に応じて適切な試験法を選択できるように配慮した。

① 各評価項目の意義
② 代表的試験法の出典（原典）
③ 代替法試験の記載
④ その他試験法の収載と参考文献

その他試験法には，OECDガイドラインを主として含めた他，その他有用と考えられる試験法についてもこれらを記載した。

7．安全性評価試験法概略の解説

試験法概略には，各手法の原則のみを記載している。実際の評価においてはこの原則を基本としつつ，原料の使用目的等を考慮した適切な試験設計の下で評価を実施すべきである。

なお，安全性評価項目としては，化粧品の安全性評価で通常求められる9項目の他に必要に応じて検討する項目も記載した。

代替試験法の記載においては，厚生労働省から発出された化粧品・医薬部外品の安全性評価に活用するためのガイダンスが作成されているもの及びOECDで採択された試験法に関しては概要を掲載した。これらのうちガイダンスが作成された試験法の概要は，OECDテストガイドラインではなくガイダンスの内容を反映させた。

Ⅰ．**単回投与毒性**
Ⅱ．**皮膚一次刺激性**
Ⅲ．**連続皮膚刺激性**
Ⅳ．**皮膚感作性**
Ⅴ．**光毒性**
Ⅵ．**光感作性**

Ⅶ．眼刺激性
Ⅷ．遺伝毒性
Ⅸ．ヒトパッチ
Ⅹ．反復投与毒性
Ⅺ．生殖発生毒性
Ⅻ．経皮吸収性
ⅩⅢ．その他
　1．感覚刺激性
　2．面皰形成評価
　3．即時型アレルギー性
　4．脱色素斑評価

以上

化粧品の安全性評価試験法概略

Ⅰ．単回投与毒性

1．単回投与毒性試験

1）試験の意義

単回投与毒性は，被験物質を単回投与することにより生じる致死を含めた一般状態の変化を指標とする毒性反応であり，量的及び質的な側面を有する。

単回投与毒性試験は，ヒトが被験物質を誤飲・誤食した場合に急性毒性反応を起こす量や症状等を予測するために実施される。

2）試験法の概略

以下に一般的に用いられる試験法[注1]の概略を例示する。

試験動物	：雌雄ラット，又はマウス
動物数	：1群5匹以上
投与経路及び方法[注2]	：経口，強制投与
投与用量	：毒性の概略を把握できる適切な用量段階，ただし，2000 mg/kg 以上の1用量試験で死亡例がみられない場合は用量段階を設ける必要はない
投与回数	：1回
観察	：毒性徴候の種類，程度，発現，推移，及び可逆性を用量と時間との関連で14日間観察，記録する。ただし，この間に毒性徴候を示し消退しない場合については，さらに観察期間を延長する必要がある。観察期間中の死亡例，及び観察期間終了時の生存例は全て剖検し，必要に応じて器官・組織の病理組織学的検査を行う。毒性徴候及び死亡（遅延死亡を含む）については，可能な限り原因の考察を行う。
出典	・「化粧品・医薬部外品製造販売ガイドブック2011-12」，薬事日報社，2011 ・医薬部外品の製造販売承認申請及び化粧品基準改正要請に添付する資料に関する質疑応答集（Q&A）について（厚生労働省医薬食品局審査管理課事務連絡，平成18年7月19日付） ・医薬品非臨床試験ガイドライン研究会：「医薬品非臨床試験ガイドライン解説」，薬事日報社，2013
備考	・OECD Test Guideline 401: Acute Oral Toxicity は2002年に廃止された。

注1）OECD の取扱いに従い，致死量については，概略の致死量で示すこと。
注2）投与経路に関しては，化粧品原料の特性を考慮し，必要に応じて経皮，又は吸入経路を用いる。

3）その他の試験法
① 「毒物・劇物」のクラス分類用の試験法[a]
② OECD (1987) Test Guideline 402 (Acute Dermal Toxicity).
③ OECD (2009) Test Guideline 403 (Acute Inhalation Toxicity).

④　OECD (2001) Test Guideline 420 (Acute Oral Toxicity-Fixed Dose Procedure).
⑤　OECD (2001) Test Guideline 423 (Acute Oral Toxicity-Acute Toxic Class Method).
⑥　OECD (2008) Test Guideline 425 (Acute Oral Toxicity-Up-and-Down Procedure).

参考文献

a) 山中すみへ (1998) わが国における単回投与毒性試験（急性毒性試験）代替法の研究, Alternative to Animal Testing and Experimentation, 5, Suppl., 325-331.

2．単回投与毒性代替試験法

単回投与毒性代替法は，OECDガイダンス文書No.129「GUIDANCE DOCUMENT ON USING CYTOTOXICITY TESTS TO ESTIMATE STARTING DOSES FOR ACUTE ORAL SYSTEMIC TOXICITY TESTS」及びEURL ECVAMで推奨された細胞毒性試験法が公定化されている。

OECDガイダンス文書No.129では，*in vitro*細胞毒性試験による急性経口毒性試験の初回投与量設定として定めている。JaCVAMにおいても，ICCVAMで実施された第三者評価をまとめたBackground Review Document（BRD）をもとに専門家評価が行われ，急性毒性試験の実施に際して初回投与量決定の一助になると評価している。

EURL ECVAMでは，急性経口毒性のNU GHS有害性区分のうち，区分1から4の急性毒性区分に該当しない$LD_{50} > 2000$ mg/kg（急性経口毒性物質を分類しない）に該当する物質の同定のために，3T3 Neutral Red Uptake（NRU）*in vitro*細胞毒性試験を推奨している。

1) 試験の意義

単回投与毒性試験代替法は，初回投与量を決定する際の情報として必要に応じて活用可能である。しかし，臓器特異的な作用を有する物質，代謝活性により毒性を発現する物質，揮発性を有する物質，溶解性の低い物質等の評価には適していない。

したがって，本試験法は試験法の限界を考慮し，急性経口毒性試験の初回投与用量を推測するスクリーニング試験として，類似構造物，物理化学的性質，構造活性相関等の補足的情報と同様の位置づけとして実施される。

2) 試験法の概略

OECDガイダンス文書No.129に収載された代替試験法（3T3NRU法）[注1, 注2]の概要を記載する。また，試験法は同じくEURL ECVAMでは，区分外に該当する物質の同定のため推奨している[a]。

細 胞 種	: BALB/c3T3 cell, clone31
培 養 液	: Dulbecco's Modification of Eagle's Medium（DMEM）
培 養 条 件	: 温度: 37 ± 1 ℃, 湿度: $90 \pm 10\%$, CO_2濃度: $5.0 \pm 1.0\%$
細胞播種数	: $2.0 \sim 3.0 \times 10^3$ cells/100 μL/96 well
前培養時間	: 24 ± 2 時間
被験物質最高濃度	: 100 mg/mL 又は最高溶解濃度
公　　比	: 3.16 $(= 2\sqrt{10})$

処 理 時 間	：48時間 ± 0.5時間
陽 性 対 照	：ラウリル硫酸ナトリウム
測 定 指 標	：ニュートラルレッド取り込み法
	ニュートラルレッド濃度: 25 μg/mL
	ニュートラルレッド処理時間: 3 時間 ± 0.1時間
	ニュートラルレッド抽出時間: 50％エタノール/1％氷酢酸，20～45分間振とう
吸 光 度	：540 nm ± 10 nm
測 定 指 標	：IC_{50}
適 合 基 準	：(1) 溶媒対照に設定した左の列と右の列の，それぞれの列のOD平均値の差が，全ての溶媒対照から算出した平均値に対し15％未満であること。
	(2) 細胞毒性率が0％以上かつ50％未満に少なくとも1つ，50％以上かつ100％以下に少なくとも1つあること。
	(3) 陽性対照の用量相関のR^2値がHill式のモデルフィットに0.85以上の相関があること。
	(4) 陽性対照のSLSのIC_{50}値が各施設の背景データの平均値の2.5標準偏差（SD）の範囲に入っていること。
出典	・OECD Series on Testing and Assessment No.129 GUIDANCE DOCUMENT ON USING CYTOTOXICITY TESTS TO ESTIMATE STARTING DOSES FOR ACUTE ORAL SYSTEMIC TOXICITY TESTS ・「化粧品・医薬部外品安全性評価試験法」，じほう，2014 ・単回投与毒性試験代替法の評価会議報告書，JaCVAM評価会議，2011

注1） 本試験法は，急性毒性試験における初回投与量を設定する手法である。

注2） 細胞培養液に不溶性の物質，揮発性を有する物質，代謝活性により毒性を発現する物質，神経系，循環器，呼吸器などの生命維持に重要な影響を及ぼす器官に作用する物質は評価できない。

参考文献

a) EURL ECVAM Recommendation on the 3T3 Neutral Red Uptake Cytotoxicity Assay for Acute oral Toxicity testing (on the 3T3 Neutral Red Uptake (3T3) Cytotoxicity Assay for the Identification of Substances not requiring Classification for Acute Oral Toxicity)

II．皮膚一次刺激性

1．皮膚一次刺激性試験

1）試験の意義

皮膚一次刺激性は，被験物質を皮膚（無傷及び有傷）に単回接触させることにより生じる紅斑，浮腫，落屑などの変化を指標とする皮膚反応である。また，その程度が強度で，非可逆的な組織損傷による皮膚反応は，皮膚腐食性と呼ばれる。

皮膚一次刺激性試験は，ヒト皮膚（異常な状態も含む）に被験物質を単回適用することによって生じる皮膚反応の程度を予測するために実施される。

2）試験法の概略

以下に一般的な試験法の概略を示す。

試験動物	：若齢成熟の白色ウサギ又は白色モルモット
動物数	：1群3匹以上
皮膚	：除毛した健常皮膚。なお，損傷皮膚での用途を訴求する場合，損傷皮膚でも実施する。
投与経路及び方法	：経皮，開放塗布，又は閉塞貼付（24時間）
投与用量	：適切に評価し得る面積及び用量（面積にもよるが，通常，開放の場合は流れ落ちない程度である0.03 mL/2 cm×2 cm，閉塞貼付の場合は6 cm^2（約2.5 cm×2.5 cm）の部位に液体で0.5 mL，固形又は半固形で0.5 g程度とし，さらに投与面積に応じて投与量を増減する。）
投与濃度	：原則，皮膚一次刺激性を適切に評価するため，無刺激性を示す濃度が含まれるよう数段階の濃度を設定する[注1, 注2]。
投与回数	：1回
投与後処置	：必要に応じて洗浄等の操作を実施
観察	：投与後24，48及び72時間目に投与部位を肉眼観察
判定・評価	：適切に評価し得る採点法により判定・評価
出典	・「化粧品・医薬部外品製造販売ガイドブック2011-12」，薬事日報社，2011 ・医薬部外品の製造販売承認申請及び化粧品基準改正要請に添付する資料に関する質疑応答集（Q&A）について（厚生労働省医薬食品局審査管理課事務連絡，平成18年7月19日付） ・U.S. Federal Register (1978) Primary dermal irritation study, 43 (§163), 81-85, 37360-37361. ・OECD (2015) Test Guideline 404 (Acute Dermal Irritation/Corrosion)

注1）皮膚一次刺激性試験を行う前に，物理化学的性質，構造活性相関又は in vitro 試験の結果等から強い刺激性が懸念される場合には適用濃度を薄める等の措置が必要である。

注2）その被験物質が有する皮膚一次刺激性について確認し，軽度の刺激性が観察される濃度及び観察されない濃度から，適用濃度での安全性が確認されれば，必ずしも適用濃度の設定は必要ない。比較対照としてすでに医薬部外品又は化粧品に配合されている原料等を用い，相対評価が可能な濃度で試験を実施することにより，適用濃度の設定を必要とせず安全性を確認する方法もある。

2．皮膚一次刺激性代替試験法

　現在，皮膚刺激性代替試験法としては，細胞を利用した評価法が中心であり，再構築ヒト表皮モデルを用いた方法がOECDテストガイドライン439に収載されている。

　再構築ヒト表皮モデルは，ケラチノサイトを重層して培養し，皮膚に類似した構造や機能を有しており，OECDテストガイドライン439はこのモデルに被験物質を適用し，細胞毒性を指標とした障害性を評価する方法で，皮膚刺激性評価の主流となっている。2010年にEPISKIN™(SM)，EpiDerm™ SIT(EPI-200)，SkinEthic™ RhE，2012年にLabCyte EPI-MODEL24 SITの計4種のモデルがガイドラインに収載されている。

　ただし，本試験法は，刺激性のポテンシャルを評価する方法ではあるが，リスクアセスメントが可能なわけではない。また動物における4時間曝露での皮膚一次刺激性試験結果を予測する方法であり，24時間曝露による皮膚一次刺激性評価が求められている日本の化粧品や医薬部外品の薬事申請に関しては，この結果のみでは対応できない状況にある[a, b]。OECDテストガイドライン439の24時間曝露に対する対応性については，日本動物実験代替法学会内に皮膚刺激性試験代替法ワーキンググループが設立され，3次元培養皮膚モデルメーカー数社の協力のもとで検討がなされている最中であり，今後の成果に期待したい。

　一方，細胞を用いた評価以外にも，既存の化学物質の構造と毒性の関係性から，新たな化学物質の毒性を予測する定量的構造活性相関（QSAR）を利用した皮膚刺激性を評価する方法が検討されており，OECD QSAR Toolbox，Toxtree，TOPKATなどの予測モデルが知られている[c]。また，新たな考えとして2014年にOECDより「Integrated Approach on Testing and Assessment (IATA) for Skin Corrosion and Irritation」[d]が提案されている。これは複数の代替法やヒト評価法，構造活性相関などを組み合わせることにより皮膚腐食性及び皮膚刺激性の評価を行うフレームワークを示したものであり，UN GHSやEU CLPに対応した危険有害性のクラス分けを行うためのデシジョンツリーとなっている。

　このように皮膚刺激性について動物実験を実施しないで評価をするには課題が多いが，細胞を利用した評価を中心に，ヒトへの倫理性を充分に考慮した形でのパッチテストやその他の方法なども組み合わせて検討していく必要性があると考えられる。

1）試験の意義

　皮膚刺激性代替試験法は，被験物質を再構築ヒト表皮モデルと接触させることにより生じる細胞の生存率の変化を指標とする*in vitro*試験である。

　皮膚刺激性代替試験法は，ヒト試験又は動物実験における皮膚刺激性の有無，及びその程度（分類）を予測するために実施される。

2）試験法の概略

　以下にOECDテストガイドラン439[注1]に収載された代替試験法の概略を記載する。

---

in vitro 皮膚刺激性－再構築ヒト表皮モデルを用いる試験法－

　材　　料　：再構築ヒト表皮モデル（EPISKIN™(SM)，EpiDerm™ SIT(EPI-200)，SkinEthic™ RhE，LabCyte EPI-MODEL24 SIT）

　方　　法　：モデルに被験物質を一定量，一定時間（モデルごとに異なる）適用。洗浄により被験

物質除去後，42時間後培養し，MTTアッセイで細胞生存率を測定。

	EPISKIN™ (SM)	EpiDerm™ SIT (EPI-200)	SkinEthic™ RHE	LabCyte EPI-MODEL24 SIT
検体量（液体）	10 μL	30 μL	16 μL	25 μL
検体量（固体）	10 mg	25 mg	16 mg	25 mg
適用時間	15分	60分	42分	15分

評　　　価　：細胞生存率が50％以下である場合は皮膚刺激性物質と判断（UN GHS分類で区分2に相当）

出典　　　・OECD (2015) Test Guideline 439 (*In Vitro* Skin Irritation: Reconstructed Human *Epidermis* Test Method)

注1）本試験は4時間曝露による皮膚一次刺激性試験に対する代替法であることから，現状では化粧品や医薬部外品の薬事申請には本試験のみでは利用できない状況にある。

3）その他の試験法

　OECDテストガイドライン439を皮膚刺激性評価に活用する際の課題には，例えば培養期間を短くした3次元培養皮膚モデルや被験物質の適用時間を長くしたプロトコルなどが参考にできる。しかしながら，これらの方法はガイドライン化やバリデーションが行われている試験法ではないため，実際の安全性評価に利用する場合には，その試験法を用いた妥当性を説明できるかなどの点に留意する必要がある。

　また，皮膚に可逆的な刺激性ではなく，不可逆的な損傷を生じさせる皮膚腐食性については，危険性把握（Hazard identification）のために重要とされており，代替試験法についてもOECDテストガイドラインに収載されている。

① 　3次元培養皮膚モデルの活用[e, f]
② 　皮膚腐食性試験代替法（OECD TG430[g]，431[h]，435[i]）

参考文献

a）医薬品食品衛生研究所，「医薬部外品の製造販売承認申請における安全性に関する資料のあり方検討会報告」要旨集，平成21年12月10日

b）医薬品食品衛生研究所，「ヒト皮膚モデル（3次元皮膚モデルEPISKIN）を用いた皮膚刺激性試験代替法の評価会議報告書」JaCVAM評価会議，平成22年3月4日，平成23年4月20日（改訂）

c）ICCR (2014) topics and documents: 2014-07 *In-Silico* Approaches for Cosmetic Product Safety Assessments（http://www.iccrnet.org/topics/）

d）OECD (2014) NEW GUIDANCE DOCUMENT ON AN INTEGRATED APPROACH ON TESTING AND ASSESSMENT (IATA) FOR SKIN CORROSION AND IRRITATION（http://www.oecd.org/officialdocuments/publicdisplaydocumentpdf/?cote=env/jm/mono%282014%2919&doclanguage=en）

e）Faller, C. *et al.* (2002) Predictive ability of reconstructed human epidermis equivalents for the assessment of skin irritation of cosmetics. Toxicology in Vitro, 16, 557-572.

f）池田英史ら（2013）敏感肌を対象とした *in vitro* 皮膚刺激性試験の検討．日本化粧品技術者会誌，47，9-18.

g）OECD (2015) Test Guideline 430 (*In Vitro* Skin Corrosion: Transcutaneous Electrical Resistance Test (TER))

h）OECD (2015) Test Guideline 431 (*In vitro* skin corrosion: reconstructed human epidermis (RHE) test method)

i）OECD (2015) Test Guideline 435 (*In Vitro* Membrane Barrier Test Method for Skin Corrosion)

III. 連続皮膚刺激性

1. 連続皮膚刺激性試験

1) 試験の意義

連続皮膚刺激性は，被験物質を皮膚に繰り返し接触させることにより生じる紅斑，浮腫，落屑などの変化を指標とする皮膚反応である。

連続皮膚刺激性試験は，ヒトが皮膚に被験物質を繰り返し適用することによって生じる皮膚反応の程度を予測するために実施される。

繰り返し開放塗布試験（ROAT: Repeated Open Application Test）は，被験物質の連続適用による累積刺激性を評価することができる。メリットは閉塞貼付によるパッチテストとは異なり，実使用を想定した実用的なデータの取得が可能な点である。

2) 試験法の概略

以下に一般的に用いられる試験法の概略を例示する。

① 連続皮膚刺激性試験

試 験 動 物	：若齢成熟の白色ウサギ又は白色モルモット
動 物 数	：1群3匹以上
皮 膚	：除毛した健常皮膚
投与経路及び方法	：経皮，開放塗布
投 与 用 量	：適切に評価し得る面積及び用量（面積にもよるが，通常，開放の場合は流れ落ちない程度である0.03 mL/2 cm × 2 cmとし，さらに投与面積に応じて投与量を増減する。）
投 与 濃 度	：原則，連続皮膚刺激性を適切に評価するため，無刺激性を示す濃度が含まれるよう数段階設定する[注1]。
投 与 回 数	：1日1回，2週間（週5日以上）
投与後処置	：必要に応じて洗浄等の操作を実施
観 察	：投与期間中，毎日投与前及び最終投与後24時間目に投与部位を肉眼観察
判定・評価	：適切に評価し得る採点法により判定・評価
出典	・「化粧品・医薬部外品製造販売ガイドブック2011-12」，薬事日報社，2011 ・医薬部外品の製造販売承認申請及び化粧品基準改正要請に添付する資料に関する質疑応答集（Q&A）について（厚生労働省医薬食品局審査管理課事務連絡，平成18年7月19日付）

注1) その被験物質が有する連続皮膚刺激性について確認し，軽度の刺激性が観察される濃度及び観察されない濃度から，適用濃度での安全性が確認されれば，必ずしも適用濃度の設定は必要ない。比較対照としてすでに医薬部外品又は化粧品に配合されている原料等を用い，相対評価が可能な濃度で試験を実施することにより，適用濃度の設定を必要とせず安全性を確認する方法もある。

② ROAT: Repeated Open Application Test[注2]

被 験 者	：健常成人
投与経路及び方法	：経皮，前腕内側又は上腕内側に塗布
投 与 用 量	：適切に評価し得る面積及び用量
適 用 回 数	：1日1回又は2回
試 験 期 間	：反応が出現するまで連続的に適用[注3]
観　　　察	：適用部位を肉眼観察
判定・評価	：判定は本邦基準[(1)]又はこれに準じた方法により実施する。
出典	・Hannuksela, M. and Salo, H. (1986) The repeated open application test (ROAT). Contact Dermatitis, 14, 221-227. ・Clemmensen, A. (2008) The irritant potential of n-propanol in cumulative skin irritation: a validation study of two different human *in vivo* test models. Skin Research and Technology, 14, 277-286. (1) 川村太郎ら（1970）貼付試験標準化の基礎研究，日本皮膚科学会雑誌，80，301-314.

注2）皮膚科領域では，パッチテストが困難な場合やパッチテストの反応が偽陽性で診断がつかない場合などに実施される。
注3）一般的には1〜2週間程度の試験期間が設定される。

3）その他の試験法
 ① 4日間連続塗布試験[a]
 ② 16日間連続塗布試験[b]

参考文献
 a）土屋秀一ら（1980）化粧品とその原料の皮膚刺激性，皮膚，22，373-377.
 b）Marzulli, F.N. and Maibach, H.I. (1975) The rabbit as model for evaluating skin irritants; A comparison of results obtained on animal and man using repeated skin exposure. Food and Cosmetics Toxicology, 13, 533-540.

IV. 皮膚感作性

1. 皮膚感作性試験

1) 試験の意義

皮膚感作性は，被験物質を皮膚に繰り返し接触させ，その後に被験物質を単回接触させることにより生じる紅斑，浮腫，落屑などの変化を指標とする特異的皮膚反応である。

皮膚感作性試験は，ヒトが皮膚に被験物質を繰り返し適用することによって生じる特異的な免疫システムの誘導と，その結果による皮膚反応惹起の有無とその程度を予測するために実施される。

2) 試験法の概略

代表的な試験法として，アジュバント（免疫増強剤）を用いる方法Aと用いない方法Bが挙げられる。被験物質が難溶性，不溶性で皮内投与できない場合は，経皮適用を用いる試験法を選択することが望ましい。一般的には，第一段階としてアジュバントを用いた試験法で感作性ポテンシャルを確認する。そこで陽性反応が認められた場合には，次の段階としてアジュバントを用いない試験を実施し，より実使用に近い条件での感作性反応の有無を確認することが多い。

また，ヒトを対象として感作性ポテンシャルがないことを確認する代表的な試験法としてCが挙げられる。

以下に一般的に用いられている試験法の概略を例示する。

A. アジュバントを用いる試験法
―Maximization Test―

試 験 動 物	：白色モルモット
試 験 群	：被験物質感作群，陽性対照感作群[注1]，対照群
動 物 数	：1群5匹以上
投与経路及び方法	：皮内及び経皮
	第1回感作処置：除毛した頸部背側皮膚に①FCA*，②被験物質，③FCAと被験物質の乳化物の皮内注射
	第2回感作処置：第1回感作処置の1週間後，同部位に48時間閉塞貼付（濃度設定試験において被験物質による刺激性が認められない場合はSLS**前処置を実施）
	惹起処置：第2回感作処置の2週間後，除毛した背部又は側腹部に24時間閉塞貼付
投 与 用 量	：適切に評価し得る用量
投 与 濃 度	：適切に評価し得る濃度
投 与 回 数	：各感作処置及び惹起処置とも1回
観 察	：貼付除去後24時間及び48時間目に投与部位を肉眼観察
判定・評価	：適切に評価し得る採点法により判定・評価

出典	・「化粧品・医薬部外品製造販売ガイドブック2011-12」，薬事日報社，2011
	・医薬部外品の製造販売承認申請及び化粧品基準改正要請に添付する資料に関する質疑応答集（Q&A）について（厚生労働省医薬食品局審査管理課事務連絡，平成18年7月19日付）
	・Magnusson, B. and Kligman, A.M. (1969) The identification of contact allergens by animal assay. The guinea pig maximization test. Journal of Investigative Dermatology, 52, 268-276.
	・医薬品非臨床試験ガイドライン研究会:「医薬品非臨床試験ガイドライン解説」，薬事日報社，2013
	・OECD (1992) Test Guideline 406 (Skin Sensitisation)

* : Freund's Complete Adjuvant（フロイント・コンプリート・アジュバント）
**: Sodium Lauryl Sulfate（ラウリル硫酸ナトリウム）
注1）陽性対照物質として1-Chloro-2,4-Dinitrobenzene（DNCB）等の既知の感作性物質が用いられる。

―Adjuvant and Patch Test―

試験動物	:白色モルモット
試験群	:被験物質感作群，陽性対照感作群[注2]，対照群
動物数	:1群5匹以上
投与経路及び方法	:経皮
	第1回感作処置:除毛した頸部背側皮膚にFCA皮内注射後，擦過した皮膚に被験物質の24時間閉塞貼付
	第2回感作処置:第1回感作処置の1週間後，同部位に48時間閉塞貼付（濃度設定試験において被験物質による刺激性が認められない場合はSLS前処置を実施）
	惹起処置:第2回感作処置の2週間後，開放塗布
投与用量	:適切に評価し得る用量
投与濃度	:適切に評価し得る濃度
投与回数	:第1回感作処置は3回（FCA投与は1回目のみ），第2回感作処置及び惹起処置は1回
観察	:塗布後24時間目及び48時間目に投与部位を肉眼観察
判定・評価	:適切に評価し得る採点法により判定・評価

出典	・「化粧品・医薬部外品製造販売ガイドブック2011-12」，薬事日報社，2011
	・医薬部外品の製造販売承認申請及び化粧品基準改正要請に添付する資料に関する質疑応答集（Q&A）について（厚生労働省医薬食品局審査管理課事務連絡，平成18年7月19日付）
	・Sato, Y. et al. (1981) A modified technique of guinea pig testing to identify delayed hypersensitivity allergens. Contact Dermatitis, 7, 225-237.
	・医薬品非臨床試験ガイドライン研究会:「医薬品非臨床試験ガイドライン解説」，薬事日報社，2013

注2）陽性対照物質としてDNCB等の既知の感作性物質が用いられる。

―その他の試験法―

① Freund's Complete Adjuvant Test[a]

② Optimization Test[b]
③ Split Adjuvant Test[c]
④ CCET (The Cumulative Contact Enhancement Test)[d]
⑤ AP2 (Adjuvant and 24hr occlusive Patch 2 times test)[e]
⑥ CAP2 (Cyclophosphamide, Adjuvant and 24hr occlusive Patch 2 times test)[f]
⑦ s-APT (Short-term Adjuvant and Patch Test)[g]

参考文献

a) Klecak, G. et al. (1977) Screening of fragrance materials for allergenicity in the guinea pig. I. Comparison of four testing methods. Journal of the Society of Cosmetic Chemists, 28, 53-64.
b) Maurer, T.H. et al. (1980) The optimization test in the guinea pig in relation to other predictive sensitization methods. Toxicology, 15, 163-171.
c) Maguire, H.C. Jr. and Chase, M.W. (1972) Studies on the sensitization of animals with simple chemical compounds, Part XIII. The Journal of Experimental Medicine, 135, 357-375.
d) Tsuchiya, M. et al. (1982) Studies on contact hypersensitivity in the guinea pig. The cumulative contact enhancement test. Contact Dermatitis, 8, 246-255.
e) 鹿島隆一ら（1991）モルモット接触感作性試験の短期間試験法の検討（第1報），日本香粧品学会誌，15, 204-216.
f) 鹿島隆一ら（1991）モルモット接触感作性試験の短期間試験法の検討（第2報）－サイクロフォスファミドの増強効果の検討－，日本香粧品学会誌，15, 217-224.
g) Yanagi, M. et al. (2001) Modified short-term guinea pig sensitization tests for detecting contact allergens as an alternative to the conventional test. Contact Dermatitis, 44, 140-145.

B．アジュバントを用いない試験法
―Buehler法―[注1]

試 験 動 物	：白色モルモット
試　験　群	：被験物質感作群，陽性対照感作群[注2]，対照群
動　物　数	：1群5匹以上
投 与 経 路 及 び 方 法	：経皮 感作処置：除毛した背部皮膚に被験物質の6時間閉塞貼付 惹起処置：3回目の貼付終了2週間後，側腹部に6時間閉塞貼付
投 与 用 量	：適切に評価し得る用量
投 与 濃 度	：適切に評価し得る濃度
投 与 回 数	：感作処置；1回/週，3週間計3回　惹起処置；1回
観　　　察	：貼付除去後24時間及び48時間目に投与部位を肉眼観察
判定・評価	：適切に評価し得る採点法により判定・評価
出典	・「化粧品・医薬部外品製造販売ガイドブック2011-12」，薬事日報社，2011 ・医薬部外品の製造販売承認申請及び化粧品基準改正要請に添付する資料に関する質疑応答集（Q&A）について（厚生労働省医薬食品局審査管理課事務連絡，平成18年7月19日付） ・Buehler, E.V. (1965) Delayed contact hypersensitivity in the guinea pig. Archives of Dermatology, 91, 171-177. ・医薬品非臨床試験ガイドライン研究会：「医薬品非臨床試験ガイドライン解説」，薬事日報社，2013

・OECD (1992) Test Guideline 406 (Skin Sensitisation)

注1) 原典では感作時間は6時間で週3回，計9回とされており，被験物質によって感作時間と適用回数は変えてもよいとしている。また，OECDガイドライン及びPCPCガイドラインでは，感作時間は6時間で週1回，計3回の適用としていることを踏まえ，本指針では投与回数を両ガイドラインに合わせた。

注2) 陽性対照物質としてはDNCB等の既知の感作性物質が用いられる。

―その他の試験法―
① Draize Test[a]
② Open Epicutaneous Test[b]

参考文献

a) Draize, J.H. et al. (1944) Methods for the study of irritation and toxicity of substances applied topically to the skin and mucous membrane. Journal of Pharmacology and Experimental Therapeutics, 82, 377-390.

b) Klecak, G. et al. (1977) Screening of fragrance materials for allergenicity in the guinea pig. I. Comparison of four testing methods. Journal of the Society of Cosmetic Chemists, 28, 53-64.

C．ヒト皮膚感作性試験法[注1]

ガイドライン化された方法はないが，あらかじめ皮膚感作性リスクがないことを十分に確認した上で，ヒトで皮膚感作性を起こさないことを確認するために実施されている。

―RIPT（Repeated Insult Patch Test）―[注2]

被 験 者	：成人50名以上
投 与 部 位	：上背部（正中線部は除く）又は上腕あるいは前腕
投 与 経 路 及 び 方 法	：Shelanski & Shelanski 法 　　感作処置；被験物質の24時間閉塞貼付 　　　　　　　30日間の感作処置期間中，本操作を1日おきに計15回 　　惹起処置；最終貼付終了2週間後，48時間閉塞貼付 Marzulli & Maibach 法 　　感作処置；上腕外側皮膚に被験物質の48時間閉塞貼付（週末は72時間）3.5週間の感作処置期間中，本操作を計10回 　　惹起処置；最終貼付終了2週間後，72時間閉塞貼付
投 与 用 量	：適切に評価し得る用量
投 与 濃 度	：必要に応じて数段階濃度
観　　察	：Shelanski & Shelanski 法　貼付除去後及び24時間目に投与部位を肉眼観察 Marzulli & Maibach 法　貼付除去後に投与部位を肉眼観察
判定・評価	：皮膚反応をそれぞれの試験法に則した基準に従って判定・評価

出典
・Shelanski, H.A. and Shelanski, M.V. (1953) A new technique of human patch tests, Proceeding of Scientific Section, The Toilet Goods Association, 19, 46-49.
・Marzulli, F.N. and Maibach, H.I. (1973) Antimicrobials: Experimental contact sensitization in man, Journal of the Society of Cosmetic Chemists, 24, 399-421.

注1） 代替法試験や動物実験の結果から，感作性ポテンシャルが低いか，又はほとんど無視し得る程度であることが確認された被験物質に対して本試験法を適用する。

注2） 感作処置が24又は48時間閉塞適用計9回/3週で，惹起は24又は48時間閉塞適用が用いられている。

―その他の試験法―

① Human Maximization Test[a]

参考文献

a） Kligman, A.M. (1966) The identification of contact allergens by human assay. Ⅲ. The maximization test: A procedure for screening and rating contact sensitizers. The Journal of Investigative Dermatology, 47, 393-409.

2．皮膚感作性代替試験法

　1986年にKimberらにより提案されたLocal Lymph Node Assay（LLNA）は，感作物質の曝露による感作誘導期のリンパ節における抗原特異的なT細胞の増殖を，放射性同位元素を用いて評価する試験法である。この試験法は，2002年にOECDテストガイドライン429として採択され，2010年に改訂されている。日本では，平成24年4月に「皮膚感作性試験代替法及び光毒性試験代替法を化粧品・医薬部外品の安全性評価に活用するためのガイダンスについて」が厚生労働省医薬食品局審査管理課より事務連絡として発出されている。

　一方，LLNAの改良法としてLLNA: DA及びLLNA: BrdU-ELISAが開発された。LLNA: DAは，放射性ヌクレオシドの代わりに，細胞内のアデノシン三リン酸（ATP）を化学発光により定量するため，放射性物質を用いない方法である。また，LLNA: BrdU-ELISAも同様に，放射性ヌクレオシドの代わりに，Bromodeoxyuridine（BrdU）のDNAへの取り込み量を，酵素免疫測定法（ELISA）により吸光度として測定するため，放射性物質を用いない方法である。これらの試験法は2010年にOECDテストガイドライン442A及び442Bとして採択され，日本では平成25年5月に化粧品・医薬部外品の安全性評価に活用するためのガイダンスが事務連絡として発出されている。

　一方，感作誘導過程の一部を再現した*in chemico/in vitro*試験法の開発が進んでいる。Direct Peptide Reactivity Assay（DPRA）法及びARE-Nrf2 luciferase test法は2015年2月にOECDテストガイドライン442C及び442Dとして採択された。また，h-CLAT法は現在，OECDテストガイドラインの採択に向けた審議が行われている。

　このように，皮膚感作性について，動物実験を実施しないで評価する代替法の開発が進んでいるが，単独の試験法だけでは複雑な生体機能を完全に代替することが難しいことから，国際的にもAOP（Adverse Outcome Pathway: 有害機構経路）に基づいた，IATA（Integrated Approach on Testing and Assessment）が提案されており，これまでに開発された複数の試験法を組み合わせ，高精度に皮膚感作性を評価する取り組みが行われている。

1）試験の意義

　皮膚感作性試験代替法は，被験物質を皮膚に繰り返し接触させることによって生じる特異的な免疫システムの誘導や，その結果による皮膚反応惹起の有無とその程度を予測するために実施される。

2）化粧品・医薬部外品の皮膚感作性試験に資するためのガイダンス

以下に Reduction, Refinement の観点から開発されたマウスを用いた3試験法（LLNA, LLNA: DA 及び LLNA: BrdU-ELISA）の概要を記載する。

① LLNA法

使用動物	：マウス（CBA/Ca系又はCBA/J系）雌
群	：被験物質群，対照群，陽性対照群[注1]
動物数	：1群4匹以上
投与経路及び方法	：経皮 1, 2, 3日目；マウス両耳介背部に被験物質を塗布 4, 5日目　；無処置 6日目　　；^{3}H-メチルチミジン溶液[注2]を尾静脈内注射，その5時間後，耳介リンパ節を摘出。^{3}H-メチルチミジン標識リンパ球の増殖を指標に対照群と比較
投与用量	：25 μL
投与濃度	：3段階濃度以上[注3]
投与回数	：3回
判定・評価	：用量─反応相関を考慮した上で，被験物質群と対照群の放射活性の比（Stimulation Index）が3以上を陽性と判定する。ただし，用量相関性の強さ，統計学的有意差，対照群及び陽性対照群の反応も考慮する。
出典	・OECD (2010) Test Guideline 429 (Skin Sensitization: Local Lymph Node Assay) ・皮膚感作性試験代替法及び光毒性試験代替法を化粧品・医薬部外品の安全性評価に活用するためのガイダンスについて（厚生労働省医薬食品局審査管理課事務連絡，平成24年4月26日付）（添付資料1）

注1）25％ヘキシルシンナミックアルデヒドや5％メルカプトベンゾチアゾール等を投与する群を設定する。
注2）^{3}H-メチルチミジンの代わりにヨウ素125のラベル化合物でもよいとされている。
注3）塗布最高濃度は全身毒性反応や過度の刺激性が認められない最高濃度を用いる。

② LLNA: DA法

使用動物	：マウス（CBA/J系）雌
試験群	：被験物質群，対照群，陽性対照群[注1]
動物数	：1群4匹以上
投与経路及び方法	：経皮 1, 2, 3, 7日目；マウス両耳介背部に1％ラウリル硫酸ナトリウムを4, 5回塗布 　　　　　　　　　　1時間後に被験物質を塗布 4, 5, 6日目　　　；無処置 8日目　　　　　　；耳介リンパ節を摘出し，均一な細胞懸濁液を調製 ATP 測定キットを用いてルシフェリン─ルシフェラーゼ法により細胞懸濁液

のATP含量を測定

投与用量	：25 μL
投与濃度	：3段階濃度以上[注2]
投与回数	：4回
判定・評価	：対照群に対する被験物質群のATP含量の比（Stimulation index）が1.8倍未満の場合は陰性，2.5倍以上の場合は陽性と判定する。1.8倍以上〜2.5倍未満の場合は，付加的情報（用量反応情報，全身毒性若しくは過剰な局所皮膚刺激，必要に応じて対照群との統計的な比較，ペプチド反応性，分子量，関連物質の結果）を考慮し，判定する。
出典	・OECD (2010) Test Guideline 442A (Skin Sensitization: Local Lymph Node Assay: DA) ・皮膚感作性試験代替法（LLNA: DA, LLNA: BrdU-ELISA）を化粧品・医薬部外品の安全性評価に活用するためのガイダンスについて（厚生労働省医薬食品局審査管理課事務連絡，平成25年5月30日付）（添付資料2）

注1）25％ヘキシルシンナミックアルデヒドや25％オイゲノール等を投与する群を設定する。
注2）最高塗布濃度には，全身毒性反応や強度の皮膚刺激性を生じない最も高い濃度を用いる。

③ LLNA: BrdU-ELISA法

使用動物	：マウス（CBA/J系）雌
試験群	：被験物質群，対照群，陽性対照群[注1]
動物数	：1群4匹以上
投与経路 及び方法	：経皮 1，2，3日目；マウス両耳介背部に被験物質を塗布 4日目　　　；無処置 5日目　　　；BrdU（10 mg/mL）を0.5 mL（5 mg/mouse）腹腔内投与 6日目　　　；耳介リンパ節を摘出し，均一な細胞懸濁液を調製ペルオキシダーゼ標識されたBrdU特異的抗体を用い，細胞懸濁液のBrdUの取り込み量をELISAで測定
投与用量	：25 μL
投与濃度	：3段階濃度以上[注2]
投与回数	：3回
判定・評価	：対照群に対する被験物質群のBrdUの取り込みの比（Stimulation index）が1.6倍未満の場合は陰性，2.0倍以上の場合は陽性と判定する。1.6倍以上〜2.0倍未満の場合は，付加的情報（用量反応情報，全身毒性若しくは過剰な局所皮膚刺激，必要に応じて溶媒対照群との統計的な比較，ペプチド反応性，分子量，関連物質の結果）を考慮し，判定する。
出典	・OECD (2010) Test Guideline 442B (Skin Sensitization: Local Lymph Node Assay: BrdU-ELISA) ・皮膚感作性試験代替法（LLNA: DA, LLNA: BrdU-ELISA）を化粧品・医薬部外品の安全性評価に活用するためのガイダンスについて（厚生労働省医薬食品局審査管理課事務連絡，平成25年5月30日付）（添付資料2）

注1）25％ヘキシルシンナミックアルデヒドや25％オイゲノール等を投与する群を設定する。
注2）最高塗布濃度には，全身毒性反応や強度の皮膚刺激性を生じない最も高い濃度を用いる。

3）OECDテストガイドライン442C（DPRA法）及び442D（KeratinoSens™法）並びにドラフトテストガイドライン（h-CLAT法）

近年，感作誘導過程のメカニズム解明が進んだことで，感作誘導過程のキーとなる反応として，経皮吸収，タンパク結合，ケラチノサイトの活性化，樹状細胞の活性化，抗原特異的T細胞の増殖等が明らかとなった。これら全てを1つの in vitro 試験法として再現することは困難であるが，個々の反応を in vitro で再現した試験法が数多く開発されている。

ペプチド結合試験（Direct Peptide Reactivity Assay; DPRA法）は，皮膚感作性を示す化学物質の多くが求電子的であり，リジンやシステインなどの電子リッチなアミノ酸残基と共有結合する特性に着目した，in chemico 試験法である。リジン，あるいは，システインを含む合成ペプチドと被験物質を混合し，24時間反応させた後に残存するペプチドをHPLCにて定量し，そのペプチドの減少率から皮膚感作性の有無を評価する。

ARE-Nrf2 luciferase test（KeratinoSens™法）は，ヒトAKR1C2遺伝子の antioxidant response element（ARE）配列を組み込んだルシフェラーゼベクターを，ヒト角化細胞株HaCaTに定常的に発現させた発光細胞を用いた試験法である。ARE配列を活性化する様々なストレス因子が，感作性物質と構造的に類似していること，及び，感作性物質同様に求電子性を有する特徴があることに着目している。被験物質を処理して48時間後のルシフェラーゼの発光量から，皮膚感作性の有無を評価する。2015年にDPRA法とKeratinoSens™法はOECDテストガイドラインとして採択された。

human Cell Line Activation Test（h-CLAT法）は，感作性物質を認識し，活性化した樹状細胞がT細胞へ抗原提示する際に重要な細胞表面抗原のCD86及びCD54の発現亢進に着目した試験法である。樹状細胞の代わりとして，ヒト単球性白血病由来のTHP-1細胞を用い，被験物質を24時間曝露した後に細胞表面のCD86及びCD54の発現をフローサイトメーターで測定し，発現変化量により皮膚感作性の有無を評価する。h-CLATは現在，OECDテストガイドラインの採択に向けた審議が行われている。

以下にDPRA法，KeratinoSens™法，h-CLAT法の概要を記載する。

① ペプチド結合性試験（DPRA法）

基　　　質	：システインあるいはリジンを含む合成ペプチド
試　験　群	：被験物質群，対照群，陽性対照群[注1]
評価濃度	：100mM
測定機器	：HPLC
指　　　標	：24時間反応後のペプチド減少率
判定・評価	：①　システイン1：10/リジン1：50の平均減少率 　　　減少率が6.38％以下の場合に陰性，6.38％より大きい場合に陽性 ②　システイン1：10の平均減少率 　　　減少率が13.89％以下の場合に陰性，13.89％より大きい場合に陽性

出典　　　・OECD (2015) Test Guideline 442C (*In Chemico* Skin Sensitisation: Direct Peptide Reactivity

Assay (DPRA)

注1）シンナミックアルデヒドが用いられる。

② ARE-Nrf2 luciferase test（KeratinoSens™ 法）

細　　　胞	：ヒト AKR1C2遺伝子の ARE 配列を組み込んだルシフェラーゼベクターを定常発現させたヒト角化細胞株 HaCaT（KeratinoSens™）
試　験　群	：被験物質群，対照群，陽性対照群[注1]
試 験 濃 度	：0.98から2000 μM（公比2）の12濃度
曝 露 時 間	：48時間
測 定 機 器	：ルミノメーター
指　　　標	：対照群に対する被験物質群の相対発光量
判定・評価	：1000 μM 以下で細胞生存率が70％以上となる試験濃度において，相対発光量が1.5倍を超えた場合に陽性
出　典	・OECD (2015) Test Guideline 442D (*In Vitro* Skin Sensitisation: ARE-Nrf2 Luciferase Test Method)

注1）シンナミックアルデヒドが用いられる。

③ human Cell Line Activation test（h-CLAT 法）

細　　　胞	：THP-1細胞（human monocytic leukemia cell line）
試　験　群	：被験物質群，対照群，陽性対照群[注1]
試 験 濃 度	：細胞生存率75％と推定される試験濃度（CV75）を基準に8濃度（公比1.2）
曝 露 時 間	：24時間
測 定 機 器	：フローサイトメーター
指　　　標	：対照群に対する被験物質群の CD86と CD54の相対蛍光強度（RFI）
判定・評価	：細胞生存率が50％以上となる試験濃度において，CD86の RFI が150％以上，CD54の RFI が200％以上のどちらか片方でも超えた場合に陽性
出　典	・OECD GUIDELINE FOR THE TESTING OF CHEMICALS (DRAFT PROPOSAL FOR A NEW TEST GUIDELINE) *In Vitro* Skin Sensitisation: human Cell Line Activation Test (h-CLAT) http://www.oecd.org/chemicalsafety/testing/Draft-new-Test-Guideline-Skin-Sensitisation-h-CLAT-July-2014.pdf

注1）2,4-ジニトロクロロベンゼンが用いられる。

4）代替試験法を組み合わせた評価体系

　感作誘導過程のキー反応に着目した *in chemico*，又は，*in vitro* 試験法は1つの試験法だけで動物実験を完全に代替するのは難しいことから，複数の代替試験法を組み合わせた評価体系が必要になると考えられている。そのため，近年，OECD による IATA ガイダンスドキュメント[a, b]が作成中であり，国内でも粧工

連動物実験代替専門部会の感作性ワーキンググループによる評価体系構築に向けたプロジェクト[c]が発足するなど，評価体系に関する国際的な議論が活発化している。とりわけ，ガイドライン化された *in chemico/in vitro* 試験法や近年開発された OECD Toolbox[d]，TIMES-SS[e]，DEREK[f]等の *in silico* モデルなどを組合せた評価体系[g-j]は国際的に活発な審議がなされている。

5）バリデーション中の代替試験法
① IL-8 Luc Assay 法

細　　胞	：発光細胞株 THP-G8
指　　標	：対照群に対する被験物質群の相対発光量
出典	・Takahashi, T. *et al.* (2011) An *in vitro* test to screen skin sensitizers using a stable THP-1-derived IL-8 reporter cell line, THP-G8. Toxicological Sciences, 124, 359-369.

6）その他の代替試験法

　皮膚感作性を評価するための *in chemico* 及び *in vitro* 試験法は数多く論文報告されているが，近年，特に国内において，複数施設へ技術が移譲され，有用性の評価（Ring study など）を実施中の試験法に関して，以下に紹介する。上記試験法のように，ガイドライン化やバリデーションが行われている試験法ではないため，実際の安全性評価に利用する場合には，その試験法を用いた妥当性を説明できるかなどの点に留意する必要がある。

　① SH test 法[k]
　② EpiSensA 法[l]
　③ ADRA 法[m]

参考文献

a） Joint cross-sector workshop on Alternatives for Skin sensitization testing and assessment. (2015) Development of integrated approaches to testing and assessment at OECD. http://cefic-lri.org/wp-content/uploads/2014/03/B_IATA-development-at-OECD-Compatibility-Mode.pdf

b） Joint cross-sector workshop on Alternatives for Skin sensitization testing and assessment. (2015) Skin sensitisation overview/AOP and Guidance Document on the reporting of IATA. http://cefic-lri.org/wp-content/uploads/2014/03/D-ECHA-Ws-2015_Casati.pdf

c） 日本化粧品工業連合会。(2014) 動物実験代替法への取り組み。http://www.jcia.org/n/biz/info/bizinfo5/

d） Van Leeuwen, K. *et al.* (2009) Using chemical categories to fill data gaps in hazard assessment. SAR and QSAR in Environmental Research, 20, 207-220.

e） Paltlewicz, G. *et al.* (2007) TIMES-SS--a promising tool for the assessment of skin sensitization hazard. A characterization with respect to the OECD validation principles for (Q)SARs and an external evaluation for predictivity. Regulatory Toxicology and Pharmacology, 48, 225-239.

f） Estrada, E. *et al.* (2004) From knowledge generation to knowledge archive. A general strategy using TOPS-MODE with DEREK to formulate new alerts for skin sensitization. Journal of Chemical Information and Computer Sciences, 44, 688-698.

g） Jaworska, J. *et al.* (2013) Bayesian integrated testing strategy to assess skin sensitization potency: from theory to practice. Journal of Applied Toxicology, 33, 1353-1364.

h） Urbisch, D. *et al.* (2015) Assessing skin sensitization hazard in mice and men using non-animal test methods. Regula-

tory Toxicology and Pharmacology, 71, 337-351.
i) Takenouchi, O. *et al.* (2015) Test battery with the human cell line activation test, direct peptide reactivity assay and DEREK based on a 139 chemical data set for predicting skin sensitizing potential and potency of chemicals. Journal of Applied Toxicology, 35(11), 1318-1332.
j) Hirota, M. *et al.* (2015) Evaluation of combinations of *in vitro* sensitization test descriptors for the artificial neural network-based risk assessment model of skin sensitization. Journal of Applied Toxicology, 35(11), 1333-1347.
k) Suzuki, M. *et al.* (2009) Evaluation of changes of cell-surface thiols as a new biomarker for *in vitro* sensitization test. Toxicology in Vitro, 23, 687-696.
l) Saito, K. *et al.* (2013) Development of a new *in vitro* skin sensitization assay (Epidermal Sensitization Assay; EpiSensA) using reconstructed human epidermis. Toxicology in Vitro, 27, 2213-2224.
m) Fujita, M. *et al.* (2014) Development of a prediction method for skin sensitization using novel cysteine and lysine derivatives. Journal of Pharmacological and Toxicological Methods, 70, 94-105.

V．光毒性

1．光毒性試験

1）試験の意義

光毒性は，紫外線照射下で被験物質を皮膚に単回接触させ，光励起によって変化した刺激物質により生じる紅斑，浮腫，落屑などの変化を指標とする皮膚反応である。

光毒性試験は，ヒトが皮膚に被験物質を単回適用した後，紫外線（太陽光）に曝露されることによって生じる皮膚反応の程度を予測するために実施される。

ヒト皮膚光毒性試験はガイドライン化された方法ではないが，あらかじめ光毒性リスクがないことを十分に確認した上で，ヒトで光毒性をおこさないことを確認するために実施されている。

2）試験法の概略

以下に一般的に用いられる試験法[注1]の概略を例示する。

① 光毒性試験

試 験 動 物	：白色ウサギ又は白色モルモット
試 験 群	：必要に応じて光照射群，光非照射群（対照群）を設定
動 物 数	：1群5匹以上
皮 膚	：除毛した健常皮膚
投与経路及び方法	：経皮，背部皮膚へ2列に開放塗布，片側を遮蔽して光照射
投 与 用 量	：適切に評価し得る面積及び用量
投 与 濃 度	：必要に応じて数段階濃度
投 与 回 数	：1回
光 源	：UV-A領域のランプ単独又はUV-AとUV-B領域の各ランプを併用
照 射 量	：適切に評価し得る照射量[注2]
観 察	：投与後24，48及び72時間目に投与部位を肉眼観察
判定・評価	：紅斑及び浮腫について適切な採点法で判定し，照射部位と非照射部位の反応の差から光毒性の有無を判定・評価[注3]
出 典	・「化粧品・医薬部外品製造販売ガイドブック2011-2012」，薬事日報社，2011 ・医薬部外品の製造販売承認申請に関する質疑応答集（Q&A）について（その1）（厚生労働省医薬食品局審査管理課事務連絡，平成26年11月25日付） ・医薬部外品の承認申請に際し留意すべき事項について（薬食審発1121第15号，平成26年11月21日付） ・Morikawa, F. et al. (1974) Techniques for evaluation of phototoxicity and Photoallergy in laboratory animals and man. Sunlight and Man, University of Tokyo Press, Tokyo, pp.529-557.

注1）モル吸光係数が1,000 $Lmol^{-1}cm^{-1}$（290〜700 nm）を超えない場合には，その資料の添付を省略することができる。

注2) 光照射量については，一般的に10〜15 Joules/cm^{2}が用いられる。
注3) 陽性対照としては8-メトキシソラレン等の既知の光毒性物質が用いられる。

② ヒト皮膚光毒性試験[注4]

被 験 者	：健常成人
試 験 部 位	：日焼けをしていない背中中央部
投 与 経 路 及 び 方 法	：経皮 被験物質を適用し，不織布で覆い，テープで閉塞状態 6時間後[注5]に不織布を除去し，被験物質を皮膚からふき取り，UV照射対照として，同一物質による非照射部位を設定
投 与 用 量	：適切に評価し得る面積及び用量
光　　源	：150ワットのキセノンアークソーラーシュミレター （Scott WG-345フィルターを取り付けUV-Bを除く）
照 射 量	：最初の曝露8.5分（約17.5 Joules），何も反応が出ないようであれば14分まで延長（約28.5 Joules）[注6]
照 射 回 数	：1回
観　　察	：照射直後，照射24時間及び48時間後に適用部位を肉眼観察
判定・評価	：非照射部位に皮膚反応がなく，照射部位に紅斑，浮腫などの皮膚反応を認めた場合は光毒性陽性と判定
出典	・Kaidbey, K.H. and Kligman, A.M. (1978) Identifying of Topical Photosensitizing Agents in Human. The Journal of Investigative Dermatology, 70, 149-151.

注4) 代替法試験や動物実験の結果から光毒性のポテンシャルが低いか，又はほとんど無視し得る程度であることが確認された被験物質に対して本試験法を適用する。
注5) 被験物質の適用時間として24時間を設定する場合が多い。
注6) 光照射量については，適切に評価できる照射量を設定する。

3) その他の試験法
① Stott（経皮投与）法[a]
② Ison（腹腔内投与）法[b]
③ Ljunggren（経口又は腹腔内投与）法[c]
④ Sams（腹腔内投与）法[d, e]

参考文献
a) Stott, C.W. et al. (1970) Evaluation of the phototoxic potential of topically applied agents using long-wave ultraviolet. Journal of Investigative Dermatology, 55, 335-338.
b) Ison, A. & Blank, H. (1967) Testing drug phototoxicity in mice. Journal of Investigative Dermatology, 49, 508-511.
c) Ljunggren, B. (1984) The mouse tail phototoxicity test. Photodermatology, 1, 96-100.
d) Sams, W.W. & Epstein, J.H. (1966) The experimental production of drug phototoxicity in guinea pig. I. Using sunlight. Journal of Investigative Dermatology, 48, 89-94.
e) Sams, W.W. (1966) The experimental production of drug phototoxicity in guinea pigs. II. Using artificial light sources.

Archives of Dermatology, 94, 773-777.

2．光毒性代替試験法

光毒性代替試験法はいくつか報告されているが，Balb/c 3T3細胞を用いたニュートラルレッド取り込み法（3T3 NRU PT）が，EUの危険物指令のAnnex Vに取り入れられ，これに修正を加えた方法が，OECDテストガイドライン432「*In Vitro* 3T3 NRU Phototoxicity Test（以下，3T3 NRU PTと略す）」として受け入れられている。3T3 NRU PTは，医薬部外品等の安全性評価に関する代替法ガイダンス検討会においても議論され，厚生労働省医薬食品局審査管理課より事務連絡「皮膚感作性試験代替法及び光毒性試験代替法を化粧品・医薬部外品の安全性評価に活用するためのガイダンスについて」が発出された。その中には「光毒性試験代替法としての *in vitro* 3T3 NRU 光毒性試験を化粧品・医薬部外品の安全性評価に活用するためのガイダンス」が示されている[a]。

また被験物質に光を照射した際の活性酸素種（reactive oxygen species: ROS）産生能を評価するROSアッセイは，JaCVAMにおけるバリデーション，推奨プロトコル及びピアレビューの報告書[b]がまとめられた後，日米EU医薬品規制調和国際会議（ICH）で合意された医薬品の光安全性評価ガイドライン[c]に収載されている。医薬部外品の製造販売承認申請に関する質疑応答集（Q&A）について（その1）[d]では，光安全性試験は基本的には「医薬品の光安全性評価ガイドラインについて」を踏まえて実施することと回答されている。「医薬品の光安全性評価ガイドライン」では，評価する化合物の光化学的特性（290 nmから700 nmの波長におけるモル吸光係数），化学的試験法（ROSアッセイ），*in vitro* 試験法（3T3 NRU PTや再構築されたヒト皮膚試験法）から陰性結果が得られた場合，一般にさらなる光安全性評価（*in vivo* 試験法や臨床的な評価）を必要としないと記載されている。

1）試験の意義

光毒性代替試験法は，光照射下において被験物質を各種の生体細胞や再構築ヒト皮膚モデル，又は化学物質と接触させることにより生じる細胞の生存率の変化又は化学物質の光変性を指標とする *in vitro*, *in chemico* の試験である。

光毒性代替試験法は，ヒト試験又は動物実験における光毒性の有無を予測するために実施される。

2）試験法の概略
2-1）公的に認められている試験法

試験法の概要を以下に記載する。

① *In Vitro* 3T3 NRU 光毒性試験（3T3 NRU PT）[注1]

培養細胞	：Balb/c 3T3 clone A31
照射条件	：光源　　UVA ＋ 可視光領域
	照射量　5 Joules/cm² （UVA領域）
評価法	：Photo-Irritation-Factor（PIF）を求める方法[注2]，
	又は Mean Photo Effect（MPE）を求める方法[注3]
判定法	：被験物質の光照射時と非照射時における用量—細胞生存曲線を描き，光照射によって細胞毒性の増強が見られるか否かで光毒性の有無を判定する。生細胞の判別にニュー

トラルレッド（Neutral Red: NR）を用いる。

出典	・OECD (2004) Test Guideline 432 (*In Vitro* 3T3 NRU phototoxicity test) ・皮膚感作性試験代替法及び光毒性試験代替法を化粧品・医薬部外品の安全性評価に活用するためのガイダンスについて（厚生労働省医薬食品局審査管理課事務連絡，平成24年4月26日付）（添付資料1）

注1）単層培養系を使用した評価システムであり，溶解性に問題があるもの，著しく培養系に影響を与えるものは適正に評価できない。また製剤の評価には利用できない。

注2）PIF: 光照射時と非照射時の細胞50％生存濃度（IC_{50}）の比を表し，次の式で求める。
$$PIF = IC_{50}(UV-)/IC_{50}(UV+)$$

注3）MPE: 光非照射時から照射時への用量―細胞生存率曲線のシフトを評価する数値。各濃度における生存率方向の移動率（response effect）と，濃度方向における移動率（dose effect）を掛け合わせた値（photo effect）の平均値。MPE の算出には，専用のソフトウェアが OECD ウェブサイトからダウンロードできる[e]。

2-2）公的なガイドライン[c]に紹介されている試験法

試験法の概要を以下に記載する。

① 活性酸素種を指標とした光毒性代替試験法（ROS アッセイ）[注4]

試　　　薬	：・p-Nitrosodimethylaniline, Imidazole（Singlet oxygen（SO）測定用） ・Nitroblue tetrazolium chloride（Superoxide anion（SA）測定用）
照 射 条 件	：装置　　　　［UVB〜可視光を照射できる機器］ UVA 強度　　［陽性，陰性対照物質が基準値となる強度を設定する］ 照射時温度　［20−29℃］
評　価　法	：照射前後の吸光度変化から計算される SO 値（OD440減少量 × 1000）， 及び SA 値（OD560増加量 × 1000）
判　定　法	：SO 値25未満かつ SA 値20未満の場合は非光反応性（陰性）
出典	・医薬品の光安全性評価ガイドラインについて（平成26年5月21日）薬食審査発0521第1号 ・ROS アッセイピアレビュー報告書 　（http://www.jacvam.jp/news/news131017.html） ・ROS Assay Protocol Version 3.2 (28 November 2014) 　（http://www.jacvam.jp/files/doc/02_03/02_03_E3.pdf）

被験物質の終濃度：200 μM[注5]

　溶媒　　　：DMSO を第1選択，不溶の場合は20 mM のリン酸緩衝液（pH7.4）を用いる
　陽性対照　：Quinine hydrochloride (200 μM)，基準値［SO: 319〜583/SA: 193〜385］
　陰性対照　：Sulisobenzone (200 μM)，基準値［SO: -9〜11/SA: -20〜2］

注4）反応液中で化合物の析出や着色が認められる化合物は評価できない。
注5）ROS アッセイは濃度設定が mol/L で設定されており，被験物質の分子量が明らかである必要がある。

② 再構築ヒト皮膚モデルを用いる光毒性代替試験法[g), h]

材　　　料	：再構築ヒト皮膚モデル（EpiDerm™[i]，EPISKIN™[j]）

光　　源：UVA ＋ 可視光
指　　標：MTT 還元，又は MTT 還元 ＋ 炎症メディエーター（IL-1α）放出

2-3）バリデーションが実施された試験法

以下に紹介する試験法は，ガイドライン化には至ってないが公的にバリデーションが実施され，JaCVAM より報告書が公開されている試験法である。試験法の概要を以下に記載するが，表中に記載したような課題が残されている方法でもあるため，実際の安全性評価に利用する場合には，その試験法を用いた妥当性を説明できるかなどの点に留意する必要がある。

① 酵母光生育阻害試験と赤血球光溶血性試験の組み合わせによる光毒性代替試験法[k],[注6]

材　　料：酵母（ドライイースト），ポテトデキストロース寒天培地，赤血球（緬羊無菌保存血）
光　　源：UVA 及び可視光領域
指　　標：細胞膜と細胞小器官への作用に対する毒性を通じた細胞死や増殖抑制（酵母光生育阻害試験），赤血球膜破壊による溶血度（赤血球光溶血性試験）

注6）本試験法には光毒性物質のスクリーニング法として一定の有用性は認められるものの，十分な信頼性を持って実用化するためにはまだ検討すべき問題点が残っていると考えられると結論。

3）その他試験法

① 改良型 ROS アッセイ

ROS アッセイにおいては，反応液中で化合物の析出や着色が認められる化合物は評価できないが，この点の改良法については，下記 I，II，III が提案されている。また，天然物由来抽出物など被験物質の分子量が明らかでない場合については IV が検討されている。いずれも，公的なバリデーションは実施されていないため，実際の安全性評価に利用する場合には，その試験法を用いた妥当性を説明できるかなどの点に留意する必要がある。

　I　Albuminous ROS（aROS）アッセイ[l]
　II　Micellar ROS（mROS）アッセイ[m]
　III　着色化合物への対策[n]
　IV　分子量不明素材への対策[o]

参考文献

a）皮膚感作性試験代替法及び光毒性試験代替法を化粧品・医薬部外品の安全性評価に活用するためのガイダンスについて（厚生労働省医薬食品局審査管理課事務連絡，平成24年4月26日付）（添付資料1）
b）ROS アッセイ　ピュアレビュー報告書（http://www.jacvam.jp/news/news131017.html）
c）医薬品の光安全性評価ガイドラインについて（薬食審発0521第1号，平成26年5月21日）（添付資料4）
d）医薬部外品の製造販売承認申請に関する質疑応答集（Q&A）について（その1）（厚生労働省医薬食品局審査管理課事務連絡，平成26年11月25日付）
e）http://www.oecd.org/env/ehs/testing/section4software.htm
f）Onoue, S. *et al.* (2014) Intra-/inter-laboratory validation study on reactive oxygen species assay for chemical photosafety evaluation using two different solar simulators. Toxicology in Vitro, 28, 513-523.
g）Liebsch, M. *et al.* (1999) Prevalidation of the EpiDerm Phototoxicity Test, In Alternatives to Animal Testing II: Pro-

ceedings of the Second International Scientific Conference Organised by the European Cosmetic Industry Brussels, Belgium (ed. D. Clark, S. Lisansky & R. Macmillan), pp.160-166. Newbury UK: CPL Press.

h) Spielmann, H. *et al.* (2000) The Second ECVAM Workshop on Phototoxicity Testing. Alternatives to Laboratory Animals, 28, 777-814.

i) Kejlová, K. *et al.* (2007) Phototoxicity of bergamot oil assessed by in vitro techniques in combination with human patch tests. Toxicology in Vitro, 21, 1298-303.

j) Damien, Lelièvre. *et al.* (2007) The EPISKIN Phototoxicity Assay (EPA): Development of an in vitro tiered strategy to predict phototoxic potential. Alternatives to Animal Testing and Experimentation, 14, Special Issue, 389-396.

k) 笛木修ら (2012) 光毒性試験代替法の第三者評価報告書評価対象: 酵母光生育阻害試験と赤血球光溶血試験の組み合わせ, AATEX-JaCVAM, J1, 45-87.

l) Onoue, S. *et al.* (2014) Development of an albuminous reactive oxygen species assay for photosafety evaluation under experimental biomimetic conditions. Journal of Applied Toxicology, 34, 158-165.

m) Seto, Y. *et al.* (2013) Development of micellar reactive oxygen species assay for photosafety evaluation of poorly water-soluble chemicals. Toxicology in Vitro, 27, 1838-1846.

n) Onoue, S. *et al.* (2013) Non-animal photosafety assessment approaches for cosmetics based on the photochemical and photobiochemical properties. Toxicology in Vitro, 27, 2316-2324.

o) Nishida H. *et al.* (2015) Non-animal photosafety screening for complex cosmetic ingredients with photochemical and photobiochemical assessment tools. Regulatory Toxicology and Pharmacology, 72, 578-585.

VI. 光感作性

1. 光感作性試験

1) 試験の意義

光感作性は，紫外線照射下において被験物質を皮膚に繰り返し接触させ，その後に紫外線照射下で被験物質を単回接触させることにより生じる紅斑，浮腫，落屑などの変化を指標とする特異的皮膚反応である。

光感作性試験は，ヒトが皮膚に被験物質を繰り返し適用し，紫外線（太陽光）に曝露されることによって生じる特異的な免疫システムの誘導と，その結果による皮膚反応惹起の有無とその程度を予測するために実施される。

ヒト皮膚光感作性試験はガイドライン化された方法ではないが，あらかじめ光感作性リスクがないことを十分に確認した上で，ヒトで光感作性を起こさないことを確認するために実施されている。

2) 試験法の概略

以下に一般的に用いられる試験法の概略を例示する。

① Adjuvant and Strip 法[注1)]

試 験 動 物	：白色モルモット
試 験 群	：被験物質光感作群，陽性対照光感作群[注2)]，対照群
動 物 数	：1群5匹以上
投 与 経 路 及 び 方 法	：経皮 光感作処置：① モルモットの肩甲部を除毛し，FCAと水のW/O乳化物の皮内注射 ② 同部位をセロファンテープでストリッピングし，被験物質の開放塗布，UV照射 ③ ②の操作を連日　計5回実施 光惹起処置：① 光感作処置終了2週間後に背部皮膚全体を除毛 ② 被験物質を左右対称に塗布し，片側を被覆してUV照射
投 与 用 量	：光感作処置: 0.1 mL又は0.1 g/ 2×4 cm^2 光惹起処置: 0.02 mL又は0.02 g/1.5×1.5 cm^2
投 与 濃 度	：適切に評価し得る濃度
光 源	：UV-A領域のランプ単独又はUVA＋UVB領域のランプ
照 射 量	：10.2 Joules/cm^2
観 察	：光惹起処置の照射終了後，24時間目及び48時間目に投与部位を肉眼観察
判定・評価	：適切に評価し得る採点法により判定・評価

出典
- 「化粧品・医薬部外品製造販売ガイドブック2011-12」，薬事日報社，2011
- 医薬部外品の製造販売承認申請に関する質疑応答集（Q&A）について（その1）（厚生労働省医薬食品局審査管理課事務連絡，平成26年11月25日付）
- 医薬部外品の承認申請に際し留意すべき事項について（薬食審発1121第15号，平成26年11月

21日付）
- Ichikawa, H. et al. (1981) Photoallergic contact dermatitis in guinea pigs. Improved induction technique using Freund's complete adjuvant. The Journal of Investigative Dermatology, 76, 498-501.
- 医薬品非臨床試験研究会:「医薬品非臨床試験ガイドライン解説」, 薬事日報社, 2013

注1) モル吸光係数が1,000 Lmol^{-1}cm^{-1}（290〜700 nm）を超えない場合には，その資料の添付を省略することができる。

注2) 陽性対照として6-メチルクマリン，テトラクロロサリチルアニリド等の既知の光感作物質が用いられる。

② ヒト皮膚光感作性試験[注3]

被 験 者	:健常成人
試 験 部 位	:日焼けをしていない背中中央部
投 与 経 路 及 び 方 法	:経皮 光感作処理: ① 被験物質を24時間適用 ② 24時間後に被験物質を拭き取り，UV 照射 ③ 48時間休止後，同様の操作を週2回，3週にわたり計6回実施 光惹起処理: ① 2週間後に未試験部位に被験物質を24時間適用し，UV 照射 ② 対照部位は，同様に被験物質を適用し，不透明の粘着テープで覆い非照射部位を設定
投 与 用 量	:適切に評価し得る面積及び用量
光 源	:150ワットのキセノンアークソーラーシュミレター （Scott WG-345フィルターを取り付け UV-B を除く）
照 射 量	:4.0 Joules/cm^2 [注4]
観 察	:照射48時間及び72時間後に適用部位を肉眼観察
判定・評価	:非照射部位に皮膚反応がなく，照射部位に紅斑，浮腫などの皮膚反応を認めた場合は光感作陽性と判定
出 典	・Kaidbey, K. H. and Kligman, A. M. (1980) Photomaximization test for identifying photoallergic contact sensitizers. Contact Dermatitis, 6, 161-169.

注3) 動物実験の結果から光感作性のポテンシャルが低いか，又はほとんど無視し得る程度であることが確認された被験物質に対して本試験法を適用する。

注4) 光照射量については，適切に評価できる照射量を設定する。

3) その他の試験法
① Harber 法[a]
② Horio 法[b]
③ Jordan 法[c]
④ Kochever 法[d]
⑤ Maurer 法[e]

⑥ Morikawa法[f]

⑦ Vinson法[g]

参考文献

a) Harber, L.C. (1967) Contact photosensitivity patterns to halogenated salicylanilides. In man and guinea pigs. Archives of Dermatology, 96, 646-653.

b) Horio, T. (1976) The induction of photocontact sensitivity in guinea pigs without UV-B radiation. The Journal of Investigative Dermatology, 67, 591-593.

c) Jordan, W.P. (1982) The guinea pig as a model for predicting photoallergic contact dermatitis. Contact Dermatitis, 8, 109-116.

d) Kochever, I.E. *et al.* (1979) Assay of photocontact sensitivity to musk ambrette in guinea pigs. The Journal of Investigative Dermatology, 73, 144-146.

e) Maurer, T. *et al.* (1980) Predictive animal testing for photocontact allergenicity. British Journal of Dermatology, 103, 593-605.

f) Morikawa, F. *et al.* (1974) Techniques for evaluation of phototoxicity and photoallergy in laboratory animals and man. Sunlight and Man, Tokyo University Press, Tokyo, 529-557.

g) Vinson, L.J. (1966) A guinea pig assay of photosensitizing potential of topical germicides. Journal of the Society of Cosmetic Chemists, 17, 123-130.

Ⅶ. 眼刺激性

1. 眼刺激性試験

1) 試験の意義

眼刺激性は，被験物質を眼に直接接触させることにより生じる結膜の発赤・浮腫・分泌物，虹彩の変化や角膜の混濁度などの変化を指標とする刺激反応である。

眼刺激性試験は，ヒトが被験物質を粘膜に単回適用，あるいは誤って眼に入れた場合に生じる粘膜刺激性，結膜，虹彩，及び角膜に対する刺激性を予測するために実施される。

2) 試験法の概略

以下に一般的に用いられる試験法[注1,注2]の概略を例示する。

試験動物	：若齢成熟白色ウサギ
動物数	：1群3匹以上
投与経路及び方法	：点眼。片方の眼の結膜嚢内に投与し，上下眼瞼を約1秒間穏やかに閉眼。他方の眼は未処置のまま残し，無処置対照眼。
投与用量	：0.1 mL（液体），又は0.1 g（固体）
投与濃度	：必要に応じて数段階濃度
投与後処置	：眼刺激性が強いと予想される場合は，必要に応じて点眼後に洗浄等の適切な処置の実施
観察	：投与後1，24，48，72及び96時間目に眼の観察，角膜，虹彩の刺激反応が認められた場合，その経過及び可逆性の有無について観察を続ける。
判定・評価	：Draize 採点法により判定し，Kay ら[1]の基準で評価
出典	・「化粧品・医薬部外品製造販売ガイドブック2011-12」，薬事日報社，2011 ・医薬部外品の製造販売承認申請及び化粧品基準改正要請に添付する資料に関する質疑応答集（Q&A）について（厚生労働省医薬食品局審査管理課事務連絡，平成18年7月19日付） ・眼刺激性試験を化粧品・医薬部外品の安全性評価に活用するための留意事項について（厚生労働省医薬食品局審査管理課事務連絡，平成27年2月27日付）（添付資料5） ・Draize, J.H. (1959) Appraisal of the safety of chemicals in foods, drugs and cosmetics, Association of Food and Drug Officials of the United States ・OECD (2012) Test Guideline 405 (Acute Eye Irritasion/Corrosion: 2012年修正，動物の痛みと苦痛を回避，軽減するために，局所麻酔薬及び全身性鎮痛薬による定常的処置，痛みと苦痛の症状及びすべての眼傷害の観察についての具体的な方法，並びに，人道的エンドポイントの設定とその判断の際の実験動物獣医等の関与が規定された） (1) Kay, J.H. *et al.* (1962) Interpretation of eye irritation test. Journal of the Society of Cosmetic Chemists, 13, 281-289.

注1) pHが2.0以下，及び11.5以上の強酸性，又は強アルカリ性の被験物質で酸度やアルカリ度の高い場合は，試験は実施せず，強刺激性と判定する。

注2) 物理化学的性質又は構造活性相関から強い刺激性が懸念される場合には，点眼後に洗眼を行う又は適用濃度を薄める等の措置が必要である。

3) その他の試験法
① Low Volume 法[a]

参考文献
a) Griffith, J.F. et al. (1980) Dose-response studies with chemical irritants in the albino rabbit eye as a basis for selecting optimum testing conditions for predicting hazard to the human eye. Toxicology and Applied Pharmacology, 55, 501-513.

2．眼刺激性代替試験法

　眼刺激性代替試験法としては，牛摘出角膜の混濁及び透過性試験（Bovine Corneal Opacity and Permeability Test; OECDテストガイドライン437，以下BCOP法），ニワトリ摘出眼球を用いた眼刺激性試験（Isolated Chicken Eye Test; OECDテストガイドライン438，以下ICE法）及びフルオレセイン漏出試験（Fluorescein Leakage Test; OECDテストガイドライン460，以下FL法），短時間曝露試験（Short Time Exposure Test; OECDテストガイドライン491，以下STE法）及び再構築ヒト角膜様上皮試験（Reconstructed Human Cornea-like Epithelium Test; OECDテストガイドライン492，以下RhCE法）がこれまでにOECDテストガイドラインとして採択されている。またそれらに続き，サイトセンサーマイクロフィジオメーター試験（the Cytosensor Microphysiometer Test; CM法）のガイドライン化が進められている。更に，その他にも数々の眼刺激性代替試験法が開発され論文等で報告されている。それらは公的には受け入れられる段階には至っていないが，眼刺激性物質のスクリーニング又は生じる刺激の程度を推測するために一部の試験法が適用可能であることから記載する。

　なお，本邦においては，日本化粧品工業連合会が厚生科学研究班の眼刺激性代替試験法のバリデーション（Ohno, Y. 1999）[a]に協力し，その研究成果として「代替法を用いて化粧品原料の眼刺激性を評価するにあたっての指針」案が公表されている（大野泰雄 1999，Ohno, Y. 2004）[b,c]。また，「眼刺激性試験代替法としての牛摘出角膜の混濁及び透過性試験法（BCOP）を化粧品・医薬部外品の安全性評価に資するためのガイダンス」が厚生労働省医薬食品局審査管理課より課長通知として発出されている[d]。更に，「眼刺激性試験代替法としてのニワトリ摘出眼球を用いた眼刺激性試験法（ICE）を化粧品・医薬部外品の安全性評価に資するためのガイダンス」が厚生労働省からの発出に先立ち，JaCVAMホームページ上で公開されパブリックコメント募集が行われた[e]。

1）試験の意義
　眼刺激性代替試験法は，各種生体由来の器官・細胞，及び人工組織モデル，受精鶏卵等に被験物質を適用し，その結果生じる組織変化や細胞の生存率を指標とする in vitro 試験[注1,注2]であり，ヒトの眼刺激性の有無を予測したり，その程度を予測したりするために実施される。

注1）pHが2.0以下及び11.5以上の強酸性，又は強アルカリ性の被験物質で酸度やアルカリ度の高い場合は，強刺激性と判定する。
注2）培養細胞を用いた試験において，被験物質が培地と均一に混和できない場合は，得られた結果が被験物質の持つ細胞毒性を適切に反映していない可能性がある。

2）化粧品・医薬部外品の眼刺激性試験に資するためのガイダンス
① 牛摘出角膜の混濁及び透過性試験（BCOP法）

材　　　料	：畜牛の眼球から摘出した角膜
指　　　標	：角膜の混濁度と透過性の変化量をそれぞれオパシトメーター（opacitometer）及び可視光分光光度計を用いて定量的に測定
評　　　価	：角膜の混濁度及び平均透過性（OD_{490}）をそれぞれバックグラウンド混濁度及び陰性対照透過性 OD_{490} で補正したあと，各処理群の平均混濁度及び透過性 OD_{490} を，以下の実験的に求められた式に代入して in vitro irritancy score（IVIS）を処理群ごとに算出し IVIS に基づいて被験物質の in vivo 眼刺激性を予測。 （計算式）　IVIS ＝ 平均混濁度 ＋（15 × 平均透過性 OD_{490} 値） IVIS が 3 以下であった場合は，被験物質は無刺激性と判定する。
出典	・OECD (2013) Test Guideline 437 (Bovine Corneal Opacity and Permeability Test Method for Identifying i) Chemicals Inducing Serious Eye Damage and ii) Chemicals Not Requiring Classification for Eye Irritation or Serious Eye Damage) ・「眼刺激性試験代替法としての牛摘出角膜の混濁および透過性試験法（BCOP）を化粧品・医薬部外品の安全性評価に資するためのガイダンス」について（厚生労働省医薬食品局審査管理課長　薬食審査発0204第１号，平成26年２月４日付）（添付資料３）

② ニワトリ摘出眼球を用いた眼刺激性試験（ICE法）

材　　　料	：主に食用に屠殺されたニワトリから摘出した眼球
指　　　標	：眼球に生じる角膜の変性を，角膜腫大，角膜混濁及びフルオレセイン染色度の変化としてとらえる。 ●角膜腫大（Corneal swelling）：光学的厚度計（Optical Pachymeter）を装着した細隙灯顕微鏡を用いて角膜の厚さを測定し，各時点における角膜の厚さの変化率を以下の計算式により求め，更に被験物質，陽性対照，陰性対照の各群で平均値として得る。 $$\left[\frac{\text{時間 t における角膜の厚さ} - \text{時間 0 における角膜の厚さ}}{\text{時間 0 における角膜の厚さ}}\right] \times 100$$ ●角膜混濁（Corneal opacity）：角膜の最も混濁した部分について細隙灯顕微鏡を用いて評価し，角膜混濁の程度を 0 〜 4 の評点（スコア）で採点し，平均値を求める。 ●フルオレセイン染色度（Fluorescein retention）：細隙灯顕微鏡を用いてフルオレセイン染色度を評価し，0 〜 3 の評点（スコア）で採点し，平均値を求める。
評　　　価	：測定評価項目①角膜腫大，②角膜混濁，及び③フルオレセイン染色度の結果を傷害の程度により，眼刺激性の最も弱いクラスIから最も強いクラスIVの４段階に分類し，それらの分類結果を総合して被験物質の眼刺激性を判定する。以下の場合には『無刺激性』であると結論できる。 ●３種類の測定評価項目に関する ICE クラスがすべて I であった場合 ●３種類の測定評価項目に関する ICE クラスのうち，２種類が I であり，１種類が II であった場合

出典
- OECD (2013) Test Guideline 438 (Isolated Chicken Eye Test Method for Identifying i) Chemicals Inducing Serious Eye Damage and ii) Chemicals Not Requiring Classification for Eye Irritation or Serious Eye Damage)
- JaCVAM，平成27年3月，「眼刺激性試験代替法としてのニワトリ摘出眼球を用いた眼刺激性試験法（ICE）を化粧品・医薬部外品の安全性評価に資するためのガイダンス」

3）OECDテストガイドライン460（FL法），491（STE法）及び492（RhCE法）並びにドラフトテストガイドライン（CM法）

① フルオレセイン漏出試験（FL法）

材　料	：透過性セルカルチャーインサート，イヌ腎臓の尿細管上皮細胞（MDCK-CB997）
指　標	：細胞層とインサート薄膜を通過するフルオレセイン量（FL）
評　価	：%FL ＝ [(m － y)/z] × 100% m：各濃度のフルオレセイン強度値（FI）の3回の平均値，z: 100%漏出の平均値 z ＝ x － y　　x: 最大漏出 FI の平均値，y: 陰性対照の FI の平均値 FL_{20} ＝ [(A － B)/(C － B)] × (M_C － M_B) ＋ M_B A：20%漏出を示す%FL値，B: 20%漏出より小さい%FL値，C: 20%漏出より大きい%FL値， M_C: Cの濃度（mg/mL），M_B: Bの濃度（mg/mL） FL_{20} ≦ 100 mg/mL のとき，UN GHS Category 1と判定する。

出典
- OECD (2012) Test Guideline 460 (Fluorescein Leakage Test Method for Identifying Ocular Corrosives and Severe Irritants)

② 短時間曝露試験（STE法）[注1]

材　料	：ウサギ角膜上皮細胞（SIRC細胞）
指　標	：MTT アッセイによる細胞毒性評価（MTT還元）
評　価	：5％及び0.05％条件下における細胞生存率70％を指標としてスコア化し，UN GHS（Category1, No Category）を判定する。

出典
- OECD (2015) Test Guideline 491 (Short Time Exposure *In Vitro* Test Method for Identifying i) Chemicals Inducing Serious Eye Damage and ii) Chemicals Not Requiring Classification for Eye Irritation or Serious Eye Damage)

注1）UN GHS区分1の化学物質，混合物の同定に適する。また，高揮発性物質（飽和蒸気圧＞6kPa）と，活性剤以外の固体の化学物質及び固体の混合物を除く，UN GHS No Category の化学物質及び混合物の同定に適する。

③ 再構築ヒト角膜様上皮試験（RhCE法）

材　料	：再構築ヒト角膜様上皮細胞
指　標	：MTT アッセイによる細胞毒性評価（MTT還元）

評 価	：概ね60％の細胞生存率を指標として，被験物質の眼刺激性が UN GHS（No Category）であるかを判断する．1つの被験物質に対して少なくとも2回実施するので，細胞生存率が $60 \pm 5\%$ の場合には，再度試験実施することを検討する．
出 典	・OECD (2015) Test Guideline 492 (Reconstructed human Cornea-like Epithelium (RhCE) test method for identifying chemicals not requiring classification and labelling for eye irritation or serious eye damage)

④ サイトセンサーマイクロフィジオメーター試験（CM法）

材 料	：マウス L929 線維芽細胞
使用機器等	：サイトセンサーマイクロフィジオメーター
指 標	：細胞培養チャンバーに取り付けた pH メーターにより酸性化を検出する．
評 価	：MRD_{50}（Metabolic Rate decrement of 50%）被験物質をいくつかの濃度に希釈し，それぞれに曝露する前後での pH 測定値から，次式により酸性化割合（Percent of control acidification rate）を求め，50% を示す被験物質濃度 MRD_{50} を求める． $\%\text{ of control acidification rate} = \left[\dfrac{被験物質曝露後の酸性度}{被験物質曝露前の酸性度}\right] \times 100$
出 典	・DRAFT OECD GUIDELINE FOR THE TESTING OF CHEMICALS, The Cytosensor Microphysiometer Test Method: An *in vitro* Method for Identifying Ocular Corrosive and Severe Irritant Chemicals as well as Chemicals not Classified as Ocular Irritants. (21 December 2012)

4）バリデーション中の代替試験法

① Vitrigel-EIT 法[f]

材 料	：コラーゲンビトリゲル膜チャンバー，ヒト角膜上皮細胞株
指 標	：経上皮電気抵抗値

② SIRC-CVS 法[g]

材 料	：ウサギ角膜上皮細胞
指 標	：クリスタルバイオレット染色

③ 三次元モデルを用いた方法[h]

材 料	：三次元培養角膜モデル
指 標	：WST-8 法

5）その他の試験法

ここでは論文で発表され実際に細胞や評価キットを購入でき再現可能な代替法試験を挙げる．

① 受精鶏卵を用いた方法[i]
② 培養細胞を用いた方法[g, j-m]
③ 赤血球を用いた方法[n]
④ 無生物を用いた方法[o, p]

参考文献

a）Ohno, Y. *et al.* (1999) Interlaboratory validation of the in vitro eye irritation tests for cosmetic ingredients. (1) Overview of the validation study and Draize scores for the evaluation of the tests. Toxicology in Vitro, 13, 73-98.

b）大野泰雄（1999）代替法を組み込んだ化粧品の眼刺激性評価ガイダンス案について，フレグランスジャーナル，27, 21-26.

c）Ohno, Y. (2004) The validation and regulatory acceptance of alternative methods in Japan. Alternatives to Laboratory Aninals, 32, Supplement 1, 643-655.

d）「眼刺激性試験代替法としての牛摘出角膜の混濁及び透過性試験法（BCOP）を化粧品・医薬部外品の安全性評価に資するためのガイダンス」について（厚生労働省医薬食品局審査管理課長　薬食審査発0204第1号，平成26年2月4日付）（添付資料3）

e）平成27年3月，「眼刺激性試験代替法としてのニワトリ摘出眼球を用いた眼刺激性試験法（ICE）を化粧品・医薬部外品の安全性評価に資するためのガイダンス」のパブリックコメント。JaCVAM: http://www.jacvam.jp/effort/public.html

f）Yamaguchi, H. *et al.* (2013) Vitrigel-eye irritancy test method using HCE-T cells. Toxicological Sciences, 135, 347-355.

g）Tani, N. *et al.* (1999) Interlaboratory validation of *in vitro* eye irritation tests for cosmetic ingredients. (8) Evaluation of cytotoxicity tests on SIRC cells. Toxicology *in Vitro*, 13, 175-187.

h）Katoh, M. *et al.* (2013) Establishment of a new *in vitro* test method for evaluation of eye irritancy using a reconstructed human corneal epithelial model, LabCyte CORNEA-MODEL. Toxicology *in Vitro*, 27, 2184-2192.

i）Hagino, S. *et al.* (1999) Interlaboratory validation of *in vitro* eye irritation tests for cosmetic ingredients. (2) Chorioallantoic membrane (CAM) test. Toxicology *in Vitro*, 13, 99-113.

j）Chiba, K. *et al.* (1999) Interlaboratory validation of *in vitro* eye irritation tests for cosmetic ingredients. (9) Evaluation of cytotoxicity test on HeLa cells. Toxicology in Vitro, 13, 189-198.

k）Okumura, H. *et al.* (1999) Interlaboratory validation of *in vitro* eye irritation tests forcosmetic ingredients. (10) Evaluation of cytotoxicity test on CHL cells. Toxicology in Vitro, 13, 199-208.

l）Uchiyama, T. *et al.* (1999) Interlaboratory validation of *in vitro* eye irritation tests for cosmetic ingredients. (7) Evaluation of cytotoxicity test by Corne Pack^R. Toxicology in Vitro, 13, 163-173.

m）Ohno, T. *et al.* (1998) Validation study on five cytotoxicity assays by JSAAE: I. Overview of the study and analyses of variation of ED_{50} values. Alternatives to Animal Testing and Experimentation, 5, 1-38.

n）Okamoto, Y. *et al.* (1999) Interlaboratory validation of *in vitro* eye irritation tests for cosmetic ingredients. (3) Evaluation of the haemolysis test. Toxicology in Vitro, 13, 115-124.

o）Matsukawa, K. *et al.* (1999) Interlaboratory validation of *in vitro* eye irritation tests for cosmetic ingredients. (11) Evaluation of EYETEX™. Toxicology *in Vitro*, 13, 209-217.

p）Hatao, M. *et al.* (1999) Interlaboratory validation of *in vitro* eye irritation tests for cosmetic ingredients. (4) Evaluation of haemoglobin denaturation test. Toxicology *in Vitro*, 13, 125-137.

Ⅷ. 遺伝毒性

1. 遺伝毒性試験

1）試験の意義

　遺伝毒性は，被験物質を *in vitro* で各種細菌や細胞と接触させたり，*in vivo* で腹腔内，又は経口投与して細菌，細胞，臓器に生じる遺伝子突然変異，又は染色体異常を指標とする毒性反応である。

　遺伝毒性試験は，その結果が癌原性試験結果と良い相関性を有していることから，ヒトが皮膚に被験物質を繰り返し適用し，体内に経皮吸収される，あるいは経口摂取されることにより生じる発癌の危険性の有無を短期的に予測するために実施される。なお，*in vitro* 試験で遺伝毒性が疑われた場合には，動物の個体を用いる *in vivo* 試験を追加する必要がある。

2）試験法の概略

　以下に一般的に用いられる試験法の概略を例示する。

① 細菌を用いる復帰突然変異試験 [a-d]

菌　　　株	：ネズミチフス菌（S. typhimurium）TA1535, TA1537, TA98, TA100, 及び大腸菌（E. coli）WP2uvrA など
最 高 用 量	：生育阻害の現れない場合：5 mg/plate（被験物質が液体の場合，5 μL/plate） 生育阻害がある場合：生育阻害が現れる用量 被験物質が析出する最低用量を最高用量とすることもできる（生育阻害のない場合）
用　　　量	：5段階以上の解析ができる用量
対　　　照	：陰性対照：溶媒 陽性対照：既知変異原物質（S9mixを必要としない物質と必要とする物質）
代謝活性化	：S9mixを加えた試験を並行実施
試 験 方 法	：プレインキュベーション法又はプレート法
判定・評価	：復帰変異コロニー数の実測値とその平均値から判定・評価 [注1]
出典	・「化粧品・医薬部外品製造販売ガイドブック2011-12」，薬事日報社，2011 ・医薬部外品の製造販売承認申請及び化粧品基準改正要請に添付する資料に関する質疑応答集（Q&A）について（厚生労働省医薬食品局審査管理課事務連絡，平成18年7月19日付） ・OECD (1997) Test Guideline 471 (Bacterial Reverse Mutation Test) ・医薬品の遺伝毒性試験及び解釈に関するガイダンス（薬食審査発0920第2号，平成24年9月20日付）

注1）被験物質濃度の増加とともに復帰コロニー数が増加を示し，陰性対照試験のコロニー数のほぼ2倍以上になる場合は陽性と判定される。

② 哺乳類の培養細胞を用いる染色体異常試験 [d]

細　　　胞	：哺乳類の初代又は継代培養細胞

最 高 用 量	：1 mM 又は0.5 mg/mL のいずれか低い濃度が推奨される（細胞毒性は，細胞増殖抑制が約50％を超えないようにする）注1)
用　　　量	：3 段階以上
対　　　照	：陰性対照：溶媒 陽性対照：既知染色体異常誘発物質（S9mixを必要としない物質と必要とする物質）
代謝活性化	：S9mixを加えた試験を並行実施
試 験 方 法	（1）被験物質処理後，適切な時期に染色体標本を作製 （2）用量あたり300個の分裂中期像について，染色体の構造異常及び倍数性細胞をカウント
判定・評価	：染色体異常を持つ細胞の出現頻度及び倍数体の出現頻度から判定・評価注2)
出典	・「化粧品・医薬部外品製造販売ガイドブック2011-12」，薬事日報社，2011 ・医薬部外品の製造販売承認申請及び化粧品基準改正要請に添付する資料に関する質疑応答集（Q&A）について（厚生労働省医薬食品局審査管理課事務連絡，平成18年7月19日付） ・OECD (2014) Test Guideline 473 (*IN VITRO* MAMMALIAN CHROMOSOMAL ABERRATION TEST) ・医薬品の遺伝毒性試験及び解釈に関するガイダンス（薬食審査発0920第2号，平成24年9月20日付）

注1）医薬品の遺伝毒性試験及び解釈に関するガイダンス（薬食審査発0920第2号，平成24年9月20日付）による。
注2）染色体構造異常をもつ細胞，又は倍数体の出現頻度が溶媒対照と比較して上昇し，かつ，その作用に用量依存性，又は再現性が認められた場合には陽性と判定される。

③　哺乳類細胞を用いた *in vitro* 小核試験

細　　　胞	：哺乳類の初代又は継代培養細胞
最 高 用 量	：1 mM 又は0.5 mg/mL のいずれか低い濃度が推奨される（細胞毒性は，細胞増殖抑制が約50％を超えないようにする）注1)
用　　　量	：3 段階以上
対　　　照	：陰性対照：溶媒 陽性対照：既知染色体異常誘発物質（S9mixを必要としない物質と必要とする物質）
代謝活性化	：S9mixを加えた試験を並行実施
試 験 方 法	（1）被験物質処理後，適切な時期に標本を作製（サイトカラシンBありあるいはなしの2種類の方法から選択することができる） （2）用量あたり2000個以上の二核細胞（サイトカラシンあり）あるいは2000個以上の細胞（サイトカラシンなし）について，小核を有する細胞をカウント
判定・評価	：小核を持つ細胞の出現頻度から判定・評価注2)
出典	・医薬部外品の製造販売承認申請及び化粧品基準改正要請に添付する資料に関する質疑応答集（Q&A）について（厚生労働省医薬食品局審査管理課事務連絡，平成18年7月19日付） ・OECD (2014) Test Guideline 487 (*IN VITRO* MAMMALIAN CELL MICRONUCLEUS TEST)

・医薬品の遺伝毒性試験及び解釈に関するガイダンス（薬食審査発0920第2号，平成24年9月20日付）

注1）医薬品の遺伝毒性試験及び解釈に関するガイダンス（薬食審査発0920第2号，平成24年9月20日付）による。
注2）染色体構造異常をもつ細胞，又は倍数体の出現頻度が溶媒対照と比較して上昇し，かつ，その作用に用量依存性，又は再現性が認められた場合には陽性と判定される。

④ *In vivo* 小核試験[e-i]

試験動物	：雄マウス，又は雄ラット
動物数	：1群5匹以上
投与経路及び方法	：通常，経口，静脈内又は皮下などの臨床経路とするが，局所用剤のような場合には全身曝露を得るために，投与経路を変更してもよい。
投与用量	：2,000 mg/kg 又は最大耐量
投与濃度	：3段階以上
投与回数	：一般に1～3回投与
対照	：陰性対照：溶媒 陽性対照：既知小核誘発物質
試験方法	：(1) 被験物質処理後，適切な時期に処置して，骨髄塗抹標本を作製。 (2) 個体当たり4,000個以上の多染性赤血球について，小核の有無を検索。同時に500個以上の全赤血球に対する多染性赤血球の出現頻度を算出。
判定・評価	：小核を有する多染性赤血球の出現頻度，及び全赤血球に対する多染性赤血球の出現頻度から判定・評価[注1]
出典	・「化粧品・医薬部外品製造販売ガイドブック2011-12」，薬事日報社，2011 ・医薬部外品の製造販売承認申請及び化粧品基準改正要請に添付する資料に関する質疑応答集（Q&A）について（厚生労働省医薬食品局審査管理課事務連絡，平成18年7月19日付） ・医薬品非臨床試験ガイドライン研究会：「医薬品非臨床試験ガイドライン解説」，薬事日報，2013 ・OECD (2014) Test Guideline 474 (MAMMALIAN ERYTHROCYTE MICRONUCLEUS TEST) ・医薬品の遺伝毒性試験及び解釈に関するガイダンス（薬食審査発0920第2号，平成24年9月20日付）

注1）小核を有する多染性赤血球の出現頻度が溶媒対照処理，又は背景データと比較して統計学的に有意に上昇し，かつその作用に用量依存性，又は再現性が認められた場合には陽性と判定される。

3）その他の試験法
(1) 遺伝子突然変異試験
① OECD (2015) テストガイドライン476（哺乳類の培養細胞を用いる突然変異試験）[j]
② OECD (2013) テストガイドライン488（トランスジェニック齧歯類遺伝子突然変異試験）[k]
③ マウスリンフォーマ TK 試験[l]
④ OECD (2015) テストガイドライン490（チミジンキナーゼ遺伝子を用いた *in vitro* 哺乳類細胞遺

伝子突然変異試験)$^{m)}$

(2) 染色体異常試験

① OECD（2014）テストガイドライン475（哺乳類骨髄染色体異常試験）$^{n)}$
② OECD（2015）テストガイドライン483（哺乳類精原細胞染色体異常試験）$^{o)}$

(3) DNA損傷検出

① OECD（2014）テストガイドライン489（*in vivo* 哺乳類アルカリコメット試験）$^{p)}$

(4) その他

① *in silico* 法$^{q-v)}$

　遺伝毒性に関して，現状では主にAmes試験の結果を構造活性相関（Q）SARに基づいて予測することが試みられており，ソフトウェアとしては経験則に基づくDEREK，ToxTree，OECD（Q）SAR Toolbox，統計ベースのMulti-CASE，ADMEWorks，経験則と統計を組み合わせたOASIS/TIMESなどが多く用いられている$^{q-s)}$。2014年7月に発行されたICH-M7の医薬品における遺伝毒性不純物の評価ガイドライン（Step 4 version ドラフト）においては，原理の異なる2つの（Q）SAR法を用いて遺伝毒性を評価する方法が取り入れられている$^{t, u)}$。また，Aibaらは原理の異なる2つの *in silico* 法のバッテリー（DEREK NEXUSとADMEWorks）による化粧品原料の遺伝毒性評価を試みている$^{v)}$。

参考文献

a) Ames, B.N. *et al.* (1975) Methods for detecting carcinogens and mutagens with the Salmonella/mammalian-microsome mutagenicity test. Mutation Research, 31, 347-364.

b) Maron, D.M. & Ames, B.N. (1983) Revised methods for the salmonella mutagenicity test. Mutation Research, 113, 173-215.

c) Matsushima, T. *et al.* (1980) Factors modulating mutagenicity in microbial tests, In: Short-term Test Systems for Detecting Carcinogens. Ed. Norpoth, K.H. and Garner, R.C., Springer, Berlin-Heidelberg-New York. pp.273-285.

d)「労働省安全衛生部被験物質調査課編（1991）微生物を用いる変異原性試験ガイドブック：テストガイドラインとGLP」中央労働災害防止協会

e) 小核試験研究グループ（1986）Sex difference in the micronucleus test. The Collaborative Study Group for the Micronucleus Test. Mutation Research, 172, 151-163.

f) 小核試験研究グループ（1988）Strain difference in the micronucleus test. The Collaborative Study Group for the Micronucleus Test. Mutation Research, 204, 307-316.

g) Hayashi, M. *et al.* (1989) Difference between intraperitoneal and oral gavage application in the micronucleus test. The 3rd collaborative study by CSGMT/JEMS. MMS. Collaborative Study for the Micronucleus test/Mammalian mutagenicity Study Group of the Environmental Mutagen Society of Japan. Mutation Research, 223, 329-334.

h) 小核試験研究グループ（1992）Micronucleus test with mouse peripheral blood erythrocytes by acridine orange supravital staining: the summary report of the 5th collaborative study by CSGMT/JEMS. MMS, The Collaborative Study Group for the Mutation Test. Mutation Research, 278, 83-98.

i) Hayashi, M. *et al.* (1994) *In vivo* rodent erythrocyte micronucleus assay. Mutation Research, 312, 293-304.

j) OECD (2015) Test Guideline 476 (*In Vitro* Mammalian Cell Gene Mutation Test using the *Hprt* and *xprt* genes)

k) OECD (2013) Test Guideline 488 (Transgenic Rodent Somatic and Germ Cell Gene Mutation Assays)

l) Honma, M. *et al.* (1999) Evaluation of the mouse lymphoma tk assay (microwell method) as an alternative to the *in vitro* chromosomal aberration. Mutagenesis, 14, 5-22.

m) OECD (2015) Test Guideline 490 (*In Vitro* Mammalian Cell Gene Mutation Tests Using the Thymidine Kinase Gene)

n) OECD (2014) Test Guideline 475 (MAMMALIAN BONE MARROW CHROMOSOMAL ABERRATION TEST)

o) OECD (2015) Test Guideline 483 (MAMMALIAN SPERMATOGONIAL CHROMOSOMAL ABERRATION TEST)

p) OECD (2014) Test Guideline 489 (*IN VIVO* MAMMALIAN ALKALINE COMET ASSAY)

q) Hayashi, M. *et al.* (2005) In silico assessment of chemical mutagenesis in comparison with results of Salmonella microsome assay on 909 chemicals. Mutation Research, 588, 129-135.
r) 本間正充（2010）構造活性相関による遺伝毒性の予測，国立医薬品食品衛生研究所報告，128, 39-43.
s) Hillebrecht, A, *et al.* (2011) Comparative evaluation of *in Silico* systems for ames test mutagenicity prediction: scope and limitations. Chemical Research in Toxicology, 24, 843-854.
t) Sutter, A. *et al.* (2013) Use of *in silico* systems and expert knowledge for structure-based assessment of potentially mutagenic impurities. Regulatory Toxicology and Pharmacology, 67, 39-52.
u) ICH Harmonised Tripartite Guideline June 23rd 2014: Assessment and Control of DNA Reactive (Mutagenic) Impurities in Pharmaceuticals to Limit Potential Carcinogenic Risk: Step 4 version.
v) Aiba née Kaneko, M. *et al.* (2015) Prediction of genotoxic potential of cosmetic ingredients by and *in silico* battery system consisting of a combination of an expert rule-based system and a statistics-based system. Journal of Toxicological Science, 40, 77-98.

IX. ヒトパッチ

1. ヒトパッチテスト

1) 試験の意義

ヒトパッチテストは，被験物質の一次刺激性，場合によっては感作性により生ずる皮膚反応の程度を確認する方法である。

本試験は，被験物質の皮膚に対する安全性が代替試験法及び動物実験，既知物質の構造相関や製剤の処方比較等によって立証されて初めて，ヒト皮膚に対する安全性の確認試験として実施される。

2) 試験法の概略

以下に一般的に用いられる試験法[注1, 注2]の概略を例示する。

被 験 者	：成人40例以上
投与経路及び方法	：経皮，上背部（正中線部は除く）又は上腕あるいは前腕に閉塞貼付（24時間）[注3]
投 与 用 量	：適切に評価し得る面積及び用量
投 与 濃 度	：必要に応じて数段階濃度
投 与 回 数	：1回
観 察	：貼付（パッチ絆）除去後，除去時に生じる一過性の紅斑の消退を待って観察（通常1時間後，24時間後とするが，皮膚反応の発現状態によっては48時間以後も実施）。
判定・評価	：判定は本邦基準[1]又はこれに準じた方法により実施する。なお，皮膚アレルギーの判定基準（ICDRG*基準[2]等）を用いる場合は，判定項目に弱い刺激反応を追加して判定するとよい。
出典	・「化粧品・医薬部外品製造販売ガイドブック2011-2012」，薬事日報社，2011 ・医薬部外品の製造販売承認申請及び化粧品基準改正要請に添付する資料に関する質疑応答集（Q&A）について（厚生労働省医薬食品局審査管理課事務連絡，平成18年7月19日付） (1) 川村太郎ら（1970）貼付試験標準化の基礎研究，日本皮膚科学会雑誌，80, 301-314 (2) Fregert. S. and Bandmann. H.J. (1975) Test techniques, Patch Testing. Springer-Verlag, Berlin, 20-27.

＊：International Contact Dermatitis Research Group
注1）本試験は皮膚科専門医の指導のもとに行う。
注2）対照物質として，通常は溶媒対照又は生理食塩水が用いられる。
注3）閉塞適用で強い刺激が予想される被験物質については，必要に応じて開放適用で行う。

3) その他の試験法
① 4時間パッチテスト[a]
② 繰り返しパッチテスト[b]
③ 皮膚適合性試験[c]

参考文献

a) Robinson, M.K. *et al.* (1998) Application of a 4-h human patch test method for comparative and investigative assessment of skin irritation. Contact Dermatitis, 38, 194-202.

b) Shelanski, H.A. & Shelanski, M.V. (1953) A new technique of human patch tests. Proceedings of Scientific Section, The Toilet Goods Association, 19, 46-49.

c) Walker, A.P. *et al.* (1996) Test guidelines for assessment of skin compatibility of cosmetic finished products in man. Food and Chemical Toxicology, 34, 651-660.

X. 反復投与毒性

1. 反復投与毒性試験

1) 試験の意義

被験物質を1日1回，規定された期間にわたり投与することで，対象の亜急性あるいは亜慢性毒性学的特性を明らかにすることを目的として実施され，毒性の標的となる可能性のある器官が受ける影響を検討できる。

2) 試験法の紹介

OECDテストガイドラインでは，以下に示すように多くの in vivo 試験法がある。
1) げっ歯類における28日間反復経口投与毒性試験[a]
2) げっ歯類における90日間反復経口投与毒性試験[b]
3) 反復投与経皮毒性試験　21日又は28日試験[c]
4) 亜慢性経皮毒性90日試験[d]

また，ICHガイドラインにおいては，げっ歯類及び非げっ歯類による試験法が示されている[e]。

参考文献
a) OECD (2008) Test Guideline 407 (Repeated Dose 28-day Oral Toxicity Study in Rodents)
b) OECD (1998) Test Guideline 408 (Repeated Dose 90-day Oral Toxicity Study in Rodents)
c) OECD (1981) Test Guideline 410 (Repeated Dose Dermal Toxicity: 21/28-day Study)
d) OECD (1981) Test Guideline 411 (Subchronic Dermal Toxicity: 90-day Study)
e) 医薬品非臨床試験ガイドライン研究会:「医薬品非臨床試験ガイドライン解説」, 薬事日報社, 2013

2. 反復投与毒性代替試験法

1) 試験の意義

反復投与毒性は化学物質の長期曝露により細胞，組織，多くの臓器に進行的に誘発される機能障害であり，動物を用いた反復投与毒性試験では広範なエンドポイント（一般状態，体重，摂餌量，臨床検査，血液・血液化学的検査，尿検査，病理組織学的検査など）が評価されている。そのため，代替試験法としては古くから各臓器の障害を予測する in vitro 試験系，毒性指標の研究が行われてきた。しかし，反復投与毒性はそれらの相互作用を含め総合的な評価が必要であり，in vitro による有効な評価法は存在しない。一方，既に試験が実施されている構造類似物質の毒性情報から被験物質の毒性を類推するカテゴリーアプローチ，更には化学物質の構造と毒性との相関から化学物質の毒性を予測する構造活性相関が検討され，代替試験法が開発されている。

2) 試験法の紹介

OECDテストガイドラインに受け入れられている試験法は現在のところないが，以下の様な代替試験法が開発され，今後の展開が注目されている。ただし，いずれも，バリデーションやガイドライン化が行われている試験法ではないため，実際の安全性評価に利用する場合には，その試験法を用いた妥当性を説明できるかなどの点に留意する必要がある。

① Cramer rule [a-c]
② 有害性評価支援システム統合プラットフォーム HESS (Hazard Evaluation Support System Integrated Platform) [d]
③ OECD Toolbox [e]
④ DEREK [f]
⑤ TOPKAT [g]

参考文献

a) Cramer, G. M. *et al.* (1978) Estimation of toxic hazard-A decision tree approach. Food and Cosmetics Toxicology, 16, 255-276.

b) Munro, I. C. *et al.* (1996) Correlation of structural class with no-observed-effect levels: A proposal for establishing a threshold of concern. Food and Chemical Toxicology, 34, 829-867.

c) Renwick, A. G. (2005) Structure-based thresholds of toxicological concern-guidance for application to substances present at low levels in the diet. Toxicology and Applied Pharmacology, 207, 585-591.

d) Sakuratani, Y. *et al.* (2013) Hazard evaluation support system (HESS) for predicting repeated dose toxicity using toxicological categories. SAR and QSAR in Environmental Research, 24, 351-363.

e) Van Leeuwen, K. *et al.* (2009) Using chemical categories to fill data gaps in hazard assessment. SAR and QSAR in Environmental Research, 20, 207-220.

f) Greene, N. *et al.* (1999) Knowledge-based expert systems for toxicity and metabolism prediction: DEREK, StAR and METEOR. SAR and QSAR in Environmental Research, 10, 299-314.

g) Tilaoui, L. *et al.* (2007) Integrated computational methods for prediction of the lowest observable adverse effect level of food-borne molecules. QSAR & Combinatorial Science, 26, 102-108.

XI. 生殖発生毒性

1. 生殖発生毒性試験

1) 試験の意義

　生殖発生毒性は，被験物質によって誘発される生殖あるいは発生への有害な影響を示すものである。雌雄の生殖機能の障害，子孫の死亡や発育遅延及び形態的並びに機能的影響など，非遺伝的有害作用の誘発を含むすべての生殖発生段階が対象となる。

2) 試験法の紹介

　OECDやICHにおいて，哺乳動物を用いて被験物質の生殖発生毒性に対する影響を第一義的に検出する方法が示されている。

　OECDテストガイドラインでは，以下に示すように多くの $in\ vivo$ 試験法がある。

① 出生前発生毒性試験[a]
② 一世代繁殖毒性試験[b]
③ 二世代繁殖毒性試験[c]
④ 生殖/発生毒性スクリーニング試験[d]
⑤ 反復投与毒性試験と生殖発生毒性スクリーニングの複合試験[e]
⑥ 神経発生毒性試験[f]
⑦ 拡張一世代繁殖毒性試験[g]

　また，ICHガイドラインにおいては，試験法のデザインが提案されており，被験物質の用途，曝露の形態，予想される曝露濃度，接触する可能性のある時期により試験法は異なるため，適切な試験計画の選択が必要となる[h]。

参考文献
- a) OECD (2001) Test Guideline 414 (Prenatal Developmental Toxicity Study)
- b) OECD (1983) Test Guideline 415 (One-Generation Reproduction Toxicity Study)
- c) OECD (2001) Test Guideline 416 (Two-generation Reproduction Toxicity Study)
- d) OECD (2015) Test Guideline 421 (Reproduction/Developmental Toxicity Screening Test)
- e) OECD (2015) Test Guideline 422 (Combined Repeated Dose Toxicity Study with the Reproduction/Developmental Toxicity Screening Test)
- f) OECD (2007) Test Guideline 426 (Developmental Neurotoxicity Study)
- g) OECD (2012) Test Guideline 443 (Extended One-Generation Reproductive Toxicity Study)
- h) 医薬品非臨床試験ガイドライン研究会:「医薬品非臨床試験ガイドライン解説」，薬事日報社，2013

2. 生殖発生毒性代替試験法

1) 試験の意義

　生殖発生毒性代替試験法は，受精卵（初期胚）から様々な組織に分化する過程における被験物質の毒性を評価する必要があるため，通常の培養細胞で評価するのが困難であり，現在のところ有効な代替試験法は存在しない。ラットの初期胚を使用した全胚培養法や胚性幹細胞（ES細胞）を用いた代替法などの開発が検

討されている。特にES細胞は培養細胞であることから，汎用性が高く動物を全く使用しない点で注目されている。

2）試験法の紹介

動物を用いた方法やヒト及び動物組織を用いた方法以外で，OECDテストガイドラインに受け入れられている試験法は現在のところないが，1996-2000年にECVAMが以下の3つの生殖発生毒性のバリデーション試験を実施している。①EST（embryonic stem cell test），②マイクロマス試験（Micromass embryotoxicity assay，MM），③全胚培養試験（Whole rat embryo embryotoxicity assay，WEC）。また，最近，未分化のES細胞から心筋細胞に分化する過程における生細胞数及び分化効率（催奇性マーカーであるhand1遺伝子の発現量）を蛍光，発光量を測定することにより生殖発生毒性が評価可能なHand1-Lucアッセイが開発され，JaCVAMでバリデーション研究が進行中である。

① EST（embryonic stem cell test）[a-c]
　材料：マウスES細胞株：D3細胞
　　　　マウス線維芽細胞：3T3細胞
　指標：D3細胞及び3T3細胞の細胞毒性（MTTアッセイ）IC_{50} D3，IC_{50} 3T3
　　　　D3細胞の分化阻害　ID_{50}（心筋細胞への分化50％阻害する濃度）顕微鏡観察による収縮を継続している心筋細胞を含んだwellの計数

② マイクロマス試験（Micromass embryotoxicity assay，MM）[b-d]
　材料：妊娠ラットから取り出した胎児から分離した肢芽（Limb Bud）細胞
　指標：細胞毒性IC_{50}値（ニュートラルレッドアッセイ（オリジナルはMTTアッセイ））
　　　　分化阻害ID_{50}値（軟骨細胞への分化を50％阻害する濃度）アルシアンブルー染色した後，吸光度測定

③ 全胚培養試験（Whole rat embryotoxicity assay，WEC）[a,b]
　材料：妊娠ラットから取り出した胎盤が付いている状態の胎児
　指標：成長・発育の過程を肉眼で観察する。

④ Hand-1-Lucアッセイ[e-g]
　材料：ルシフェラーゼ発光機能を組み込んだマウス組み換えES細胞
　指標：細胞毒性：蛍光基質取込（蛍光強度測定），
　　　　Hand1発現量：ルシフェラーゼ活性（発光強度測定）

3）その他試験方法

その他にも以下の様な代替試験法が開発され，今後の展開が注目されている。ただし，いずれも，バリデーションやガイドライン化が行われている試験法ではないため，実際の安全性評価に利用する場合には，その試験法を用いた妥当性を説明できるかなどの点に留意する必要がある。

① ゼブラフィッシュ胚を用いた催奇形性評価法[h-k]

参考文献

a) Genschow, E. *et al.* (2004) Validation of the embryonic stem cell test in the international ECVAM validation study on three in vitro embryotoxicity tests. Alternatives to Laboratory Animals, 32, 209-244.

b) Scholz, G. *et al.* (1998) Results of the first phase of the ECVAM project "prevalidation and validation of three *in vitro* embryotoxicity tests". Alternatives to Animal Experimentation, 15, 3-8.

c) Genschow, E. *et al.* (2002) The ECVAM international validation study on *in vitro* embryotoxicity tests: results of the definitive phase and evaluation of prediction models. European Centre for the Validation of Alternative Methods. Alternatives to Laboratory Animals, 30, 151-176.

d) Spielmann, H. *et al.* (2004) Validation of the rat limb bud micromass test in the international ECVAM validation study on three in vitro embryotoxicity tests. Alternatives to Laboratory Animals, 32, 245-274.

e) Suzuki, N. *et al.* (2011) Evaluation of novel high-throughput embryonic stem cell tests with new molecular markers for screening embryotoxic chemicals *in vitro*. Toxicological Sciences, 124, 460-471.

f) Suzuki, N. *et al.* (2011) Analysis of altered gene expression specific to embryotoxic chemical treatment during embryonic stem cell differentiation into myocardiac and neural cells. Journal of Toxicological Sciences, 36, 569-585.

g) Suzuki, N. *et al.* (2012) Assessment of technical protocols for novel embryonic stem cell tests with molecular markers (Hand1- and Cmya1-ESTs): a preliminary cross-laboratory performance analysis. Journal of Toxicological Sciences, 37, 845-851.

h) Busquet, F. *et al.* (2008) Development of a new screening assay to identify proteratogenic substances using zebrafish danio rerio embryo combined with an exogenous mammalian metabolic activation system (mDarT). Toxicological Sciences, 104, 177-188.

i) Selderslaghs, I.W. *et al.* (2009) Development of a screening assay to identify teratogenic and embryotoxic chemicals using the zebrafish embryo. Reproductive Toxicology, 28, 308-320.

j) Van den Bulck K, *et al.* (2011) Zebrafish developmental toxicity assay: A fishy solution to reproductive toxicity screening, or just a red herring? Reproductive Toxicology, 32, 213-219.

k) Yamashita, A. *et al.* (2014) Improvement of the evaluation method for teratogenicity using zebrafish embryos. Journal of Toxicological Sciences, 39, 453-464.

XII. 経皮吸収性

1. 経皮吸収試験

1）試験の意義

被験物質の人体に対する安全性評価においては，その動態を示す ADME（吸収，分布，生体内変換（すなわち代謝）及び排泄）について十分な情報を得ることが重要であるが，その中でも，被験物質の人体への主な曝露経路である皮膚を介した経皮吸収についての評価が求められる。皮膚に適用された被験物質は，皮膚の多くの細胞層を通過する。その際，通過するための律速となるのは，死細胞からなる角質層である。皮膚での透過性は物質の親油性と表皮外層の厚さ，並びに，その分子量や濃度などの因子に依存する。

2）試験法の紹介

経皮吸収試験は，OECD テストガイドラインでは，*in vivo* 及び *in vitro* の2つのカテゴリーに分けられる。*in vivo* 試験法である，OECD テストガイドライン427（*in vivo* 皮膚吸収試験法）[a]は，皮膚吸収がヒトに近い動物を用いて，ヒトでの曝露量に相当する被験物質を塗布し，適切な曝露期間後に，血中濃度と塗布部の角質層への沈着量を測定する方法である。一方，*in vitro* 試験法には，OECD テストガイドライン428（*in vitro* 皮膚吸収試験法）[b]，SCCS/1358/10[c]及び COLIPA ガイドライン[d]などの試験法があるが，いずれも，拡散セルを用い，被験物質を一定時間曝露した後，レセプター液及び皮膚を回収し吸収量あるいは率を算出する方法である。

3）その他の試験法

動物を用いた方法やヒト及び動物皮膚組織を用いた方法以外で，OECD テストガイドラインなど公的に受け入れられている試験法は現在のところないが，以下の様な代替試験法が開発され，その活用が検討されている[e]。

① 三次元培養皮膚モデルを用いた方法[e,f]
② 人工膜を用いた方法[e,g]

参考文献

a）OECD (2004) Test Guideline 427 (Skin Absorption: *in vivo* Method)
b）OECD (2004) Test Guideline 428 (Skin Absorption: *in vitro* Method)
c）SCCS/1358/10 (2010) Basic criteria for the *in vitro* assessment of dermal absorption of cosmetic ingredients
http://ec.europa.eu/health/scientific_committees/consumer_safety/docs/sccs_s_002.pdf
d）COLIPA regulatory, Guidelines for percutaneous absorption/penetration (1997)
e）Worth, A. *et al.* (2014) JRC SCIENCE AND POLICY REPORTS Alternative methods for regulatory toxicology - a state-of-the-art review, 336-337
http://publications.jrc.ec.europa.eu/repository/handle/JRC91361
f）EUAL ECVAM DB-ALM: method summary
Reconstructed skin models for percutaneous absorption testing-Summary
http://ecvam-dbalm.jrc.ec.europa.eu/
g）EUAL ECVAM DB-ALM: method summary
Artificial membranes for percutaneous absorption testing-Summary
http://ecvam-dbalm.jrc.ec.europa.eu/

XIII. その他

1. 感覚刺激性

1）試験の意義

化粧品等を塗布した際の感覚刺激である，ピリピリ感，ヒリヒリ感，つっぱり感，かゆみ等，一般的に紅斑や浮腫といった皮膚炎症性の症状を伴わないで一過性に出現する反応をスティンギングという。このポテンシャルを評価することは，炎症を伴わない一過性の感覚刺激性に関する安全性確保という観点から，特に敏感肌用化粧品原料や製剤の評価方法として広く用いられている。

2）試験法の紹介[a-e]

被験物質のスティンギングポテンシャルを評価する方法として Kligman らによって開発され，その後改良が報告されている。試験は，感覚刺激の差を感じることのできる者（スティンガー）を被験者とし，洗顔料を用いて洗顔後，環境調整室にて馴化させ，発汗の影響がない状況下において実施する方法などがある。陽性対照（コントロール）には，乳酸や p-ヒドロキシ安息香酸エステル（通称：パラベン）などを用い，顔面の鼻唇溝や頬，顎又は頸側部を塗布部位とすることが多い。塗布方法としては，不織布やパッチテスターに被験物質を一定量染み込ませて貼付する方法や，綿棒等を用いて一定量を塗布する方法，被験者の指先に被験物質をとり直接塗布する方法などがある。

参考文献

a) Frosch, P.J. and Kligman, A.M. (1997) A method for apprising the stinging capacity of topically applied substance. Journal of the Society of Cosmetic Chemists, 28, 197-209.
b) 奥村秀信（1998）皮膚刺激感（痛み）について　日皮協ジャーナル, 39, 227-231.
c) 塚田弘行（2009）皮膚の血流と敏感肌の関連性（特集皮膚測定技術の最前線）　COSMETIC STAGE, 3(5), 24-26.
d) 須貝一郎（2002）敏感肌の皮膚生理的特徴　フレグランスジャーナル, 30(10), 29-36.
e) 小川朋康ら（2002）敏感肌におけるスティンギングテストと感受性に関する考察　フレグランスジャーナル, 30(10), 37-42.

2. 面皰形成評価

1）試験の意義

面皰（コメド）とは，痤瘡（ニキビ）の第一段階とされる非炎症性の皮疹であり，脂腺性毛包内に細菌，皮脂，角質などが詰まった状態をいう。化粧品原料や製品がコメドを誘発しないことを確認する目的で実施される試験がノンコメドジェニックテストである。

2）試験法の紹介[a]

ノンコメドジェニックテストにはいくつかの方法がある。例えば，比較的皮脂腺の多いヒトの背中の同一部位に被験物質を複数回繰り返し塗布し，塗布部位のレプリカをとり顕微鏡でマイクロコメドの数を数え，コメドが形成されているかどうかを確認する試験などがある。

参考文献

a） Mills, O.H. Jr. et al. (1982) A human model for assessing comedogenic substances. Archives of Dermatology, 118, 903-905.

3．即時型アレルギー性

1）試験の意義

被験物質を皮膚に塗布した際に，即時型アレルギー反応を誘発しないことを確認する目的で実施される試験法である。

2）試験法の紹介

ガイドライン化された方法はないが，即時型アレルギーリスクのポテンシャルを検討するための試験が報告され[a-c]，新しい知見が得られている。

BALB/cマウスを用いた試験において，経皮粘膜感作能を評価した方法[a]や in vitro 試験において，被験物質の惹起能を検討する方法[b]等を用いて，事前に被験物質の即時型アレルギーポテンシャルの強弱を確認することができる。

参考文献

a） Adachi, R. et al. (2012) Sensitization to acid-hydrolyzed wheat protein by transdermal administration to BALB/c mice, and comparison with gluten. Allergy, 67, 1392-1399.

b） Nakamura, R. et al. (2013) Evaluation of allergenicity of acid-hydrolyzed wheat protein using an in vitro elicitation test. International Archives of Allergy and Immunology, 160, 259-264.

c） Matsunaga, K. et al. (2015) Anaphylactic augmentation by epicutaneous sensitization to acid-hydrolyzed wheat protein in a guinea pig model. The Journal of Toxicological Sciences, 40, 745-752.

4．脱色素斑評価

1）試験の意義

被験物質を皮膚に塗布した際に，脱色素斑を誘発しないことを確認する目的で実施される試験法である。

2）試験法の紹介

ガイドライン化された方法はないが，脱色素斑の発生・メカニズムを確認するための試験が報告され，新しい知見が得られている。

モルモットを用いた試験において，メラニン色素の増減を確認する方法[a]，in vitro 試験において，チロシナーゼ活性を確認する方法[b]やメラノサイトの細胞毒性を確認する方法[c]等を用いて，事前に被験物質の脱色素斑の誘発性を確認することができる。

参考文献

a） Kuroda, Y. et al. (2014) Depigmentation of the skin induced by 4-(4-hydroxyphenyl)-2-butanol is spontaneously repigmented in brown and black guinea pigs. The Journal of Toxicological Sciences, 39, 615-623.

b) Kasamatsu, S. *et al.* (2014) Depigmentation caused by application of the active brightening material, rhododendrol, is related to tyrosinase activity at a certain threshold. Journal of Dermatological Science, 76, 16-24.

c) Sasaki, M. *et al.* (2014) Rhododendrol, a depigmentation-inducing phenolic compound, exerts melanocyte cytotoxicity via a tyrosinase-dependent mechanism. Pigment Cell and Melanoma Research, 27, 754-763.

<添付資料1>

皮膚感作性試験代替法及び光毒性試験代替法を化粧品・医薬部外品の安全性評価に活用するためのガイダンスについて

平成24年4月26日　事務連絡
各都道府県衛生主管部（局）薬務主管課あて　厚生労働省医薬食品局審査管理課

　今般，皮膚感作性試験代替法及び光毒性試験代替法について，その利用促進を図るため，平成23年度レギュラトリーサイエンス総合研究事業（研究代表者小島肇）において，それぞれ化粧品・医薬部外品の安全性評価に活用するためのガイダンスを作成したので，貴管下関係業者に対して周知願います。
　なお，その他の代替法に関するガイダンスについては，順次，作成する予定です。

（添付資料）
① 皮膚感作性試験代替法としてのLLNAを化粧品・医薬部外品の安全性評価に活用するためのガイダンス
② 光毒性試験代替法としての in vitro 3T3 NRU 光毒性試験を化粧品・医薬部外品の安全性評価に活用するためのガイダンス

（添付資料①）

皮膚感作性試験代替法としてのLLNAを化粧品・医薬部外品の安全性評価に活用するためのガイダンス

　医薬部外品の製造販売承認申請及び化粧品基準改正要請では，化学物質の感作性を評価するために，従来から，モルモットを用いた皮膚感作性試験が最も一般的に用いられてきている。OECDテストガイドラインに記載されている試験法としては，Maximization Test と Buehler Test がある[1]。これらの試験法は，感作成立後の惹起時における皮膚反応を判定することにより，化学物質の感作性を評価できる。
　一方，1986年に Kimber らにより提案[2]された，局所リンパ節アッセイ（Local Lymph Node Assay: LLNA）は，感作誘導期における局所リンパ節中の細胞増殖反応を指標とした，マウスを用いる皮膚感作性試験法である。本試験法は，これまでに，欧米の公的機関で評価され[3,4]，2002年に OECD テストガイドライン429（OECD Guideline for Testing of Chemicals, 429: Skin Sensitization: Local Lymph Node Assay）として採択され，2010年に改訂がなされている[5]。本試験法は，長年広く使われてきた Maximization Test や Buehler Test に比べ，動物に与える苦痛の低減や評価に用いる動物数の低減という点で意義ある代替法の一つと考えられている。また，従来のモルモットを用いた試験法は，惹起時の皮膚反応を肉眼判定するが，LLNA では細胞増殖反応を放射性同位元素の取り込みで測定しているため，より客観的な試験となっている。
　本ガイダンスは，OECDテストガイドライン429（reduced LLNA: rLLNA は除く。）として採択されている LLNA について，化粧品・医薬部外品の安全性評価への活用促進を図るため，その実施方法についてわかりやすく解説するとともに，必要な留意点等をガイダンスとしてとりまとめたものである。

1. 試験法の概要

1-1. 原理

　感作性を有する低分子量の化学物質は，経皮に浸透し，そのまま又は生体のタンパク質と結合した後，

皮膚中の樹状細胞に取り込まれるものと考えられている。その後，活性化した樹状細胞は皮膚から所属リンパ節へ遊走し，そこで抗原提示を介して抗原特異的な（感作性物質に特異的に反応する）T細胞の増殖を誘導し，次いで特異的なT細胞（感作T細胞）は全身に分布する。この一連の生体応答が感作と呼ばれている。LLNAでは，感作誘導期のリンパ節における抗原特異的なT細胞の増殖（DNA合成）を，放射性ヌクレオシドのDNAへの取り込みを指標として評価する。

1-2．試験手順及び判定
1-2-1．試験手順

詳細は，OECDテストガイドライン429を参照する（図1）。

8～12週齢のCBA/CaあるいはCBA/J系の雌マウスを使用し，個々の動物の体重が試験に供する全動物の平均体重値の±20%を超えないようにする。試験群としては，溶媒対照群（陰性対照群）の他3群以上の被験物質用量群を設定し，通常，陽性対照群を加える。1群当り最低4匹を用いる。全ての投与群で，マウスの両耳の耳介に被験物質を25 μLを3日間繰り返し塗布し，その3日後に[^{3}H-Methyl]-thymidine（^{3}H-TdR）（又は[^{125}I]-iododeoxyuridine（^{125}I-IUdR）及びfluorodeoxyuridine）を尾静脈投与する。その5時間後に耳介リンパ節を摘出し，その中に取り込まれた^{3}H-TdR（又は^{125}I-IUdR）の放射活性を測定する。

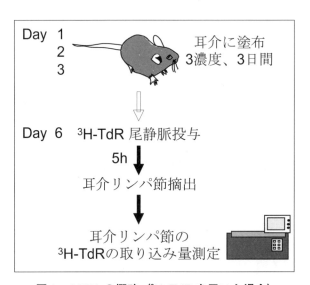

図1　LLNAの概略（^{3}H-TdRを用いた場合）

1-2-2．判定

溶媒対照群に対する被験物質投与群の^{3}H-TdR（又は^{125}I-IUdR）の取り込み量の比（Stimulation index: SI）が3倍を超えた際に，陽性と判定する。ただし，結果が明確でない場合は，用量相関性の強さ，統計学的有意差，陰性対照群及び陽性対照群の反応も考慮する[8,9,10,11]。

1-3．試験実施上の留意点
1-3-1．試験実施における各種条件及び注意事項

① 溶媒の選択

使用溶媒は被験物質の溶解性を考慮し，溶液又は懸濁液として最も高濃度で適用可能な溶媒を選択する。皮膚への適用性からacetone: olive oil（4：1, v/v；AOO），N,N-dimethylformamide（DMF），methyl ethyl ketone, propylene glycol, dimethylsulfoxide等が推奨される。また，エタノール溶液（例えば，70%エタノール）も使用可能である。水溶性の被験物質の場合，適切な溶媒（例えば，Pluronic® L92を1%含む溶液）を用い，皮膚を濡らし，直ちに流れ落ちないように注意すべきである。十分な科学的根拠があればその他の溶媒でも使用可能であるが，皮膚に対する付着性が悪い水溶液の使用は避ける。

② 塗布濃度設定の方法

＜添付資料1＞　皮膚感作性試験代替法及び光毒性試験代替法を化粧品・医薬部外品の安全性評価に活用するためのガイダンスについて

被験物質の塗布濃度は，100％，50％，25％，10％，5％，2.5％，1％，0.5％等，OECDテストガイドライン429で既定された濃度系列から，連続した少なくとも3用量を用いる。

最高塗布濃度には，全身毒性や強度の皮膚刺激性を生じない最も高い濃度を用いる。全身毒性や強度の皮膚刺激性を生じない濃度は，急性毒性，皮膚刺激性等の毒性情報や類似構造を含む物質や物理化学的特性情報等，利用可能な全ての情報を参照して決定する。これら既存情報から当該濃度を推察できない場合は，以下に示す予備スクリーニング試験を実施して設定する。

【予備スクリーニング試験】

1濃度につき1～2匹の動物を用い，本試験と同様に被験物質による塗布を行う。ただし，放射性同位元素の尾静脈投与は行わない。塗布濃度は，原則として被験物質の性状が液体である場合は100％，固形物，懸濁物の場合は調製可能な最高濃度とする。他の動物種（モルモット等）で得られた情報のうち，類似条件で行われた利用可能な情報がある場合はその条件を参考にする。

全身毒性は，試験期間中の一般状態の変化とDay1（被験物質処置前）及びDay6（最終処置3日後）の体重変化率を指標として評価する。皮膚刺激性は，Day1（被験物質処置前），Day3，Day6に，塗布部位の皮膚所見の観察と，耳介の厚さを測定して評価する。すなわち，投与期間中（Day1～Day6）に神経機能の変化（立毛，運動失調，振戦，痙攣等），行動変化，行動量変化，呼吸パターンの変化，傾眠，無反応症状，摂食量変化，ストレス症状等の一般状態の異常を認める場合，あるいはDay1からDay6の間で5％を超えた体重減少を生じる場合は，全身毒性があると判定する。また，Day3及びDay6に実施した刺激性評価において，2回の測定の両方，又はどちらかの耳介で，中等度以上の紅斑を示す所見を認める場合や，耳介厚の増減率が＋25％以上となる場合は，過度の刺激性があると判断する[5]。

以上の結果を踏まえ，100％，50％，25％，10％，5％，2.5％，1％，0.5％等，OECDテストガイドライン429で既定された濃度系列の中から，原則として，全身毒性反応や過度の刺激性反応が認められなかった最高濃度を本試験の最高用量に設定する。

③　その他
・ある種の金属化合物では，感作性物質を識別できないことがある。
・ある種の皮膚刺激性物質（界面活性剤等）で偽陽性反応を生じることがある。

1-3-2．試験成立条件について

試験が適正に実施されたことは，反応強度が明らかな陽性対照物質を用いて，SI値が34を超えることを確認する。試験毎に陽性対照群として25％ヘキシルシンナミックアルデヒドや5％メルカプトベンゾチアゾール等を投与する群を設定する。ただし，LLNAを定常的に実施し，陽性対照物質の背景データより試験結果の再現性や正確性を確認できる実験施設の場合には，陽性対照物質を試験に供するのは一定期間毎（例えば，6箇月毎）でもよい。

2．本試験法の運用方法に関する留意点

本試験法は，動物を使用した試験法であるが，従来の動物を用いた試験法（Maximization Test 等）と比較して，動物に与える苦痛の低減や評価に用いる動物数の低減が図ることができ，試験結果の定量性においても同程度の精度を有している。

①　製剤の試験には利用できない。
②　適正に実施されたLLNAで陰性と判定された場合には，当該物質の皮膚感作性は陰性と，陽性と判定された場合には皮膚感作性は陽性と結論し，原則としてそれ以上の追加試験は必要とされない。
③　ただし，適正に実施されたLLNAで，陽性と判断された場合でも，既に十分に使用実績のあることが知られている類縁物質の皮膚感作性データとの比較あるいは従来のアジュバントを用いないモルモット皮膚感作性試験による追加データ等から総合的に，皮膚感作性の安全性を担保できることがある。
④　LLNAが適正に実施できなかったと判断された場合，あるいは，LLNAの利用が適切でないと考え

<添付資料1> 皮膚感作性試験代替法及び光毒性試験代替法を化粧品・医薬部外品の安全性評価に活用するためのガイダンスについて

られる被験物質の場合，従来のモルモットを用いる皮膚感作性試験を実施する。

3．資料の信頼性の確保

適正な試験実施の信頼性を確保するため，LLNAを定常的に実施する施設において，陽性対照物質を試験に供さない場合，その施設における陽性対照物質の背景データについて整理しておく必要がある。

4．引用文献

1) OECD, 1992, OECD test guideline 406; OECD GUIDELINE FOR THE TESTING OF CHEMICALS: Skin Sensitization: <http://oberon.sourceoecd.org/vl=28459316/cl=11/nw=1/rpsv/ij/oecdjournals/1607310x/v1n4/s6/p1>
2) Kimber I. et al., 1986, Development of a murine local lymph node assay for the determination of sensitizating potential. Food Chem Toxicol, 24, 585-586.
3) ICCVAM-Interagency Coordinating Committee on the Validation of Alternative Methods, 1999. The Murine Local Lymph Node Assay: a test method for assessing the allergic contact dermatitis potential of chemicals/compounds. The results of an independent peer review evaluation coordinated by the ICCVAM and the NICEATM. NIH publication No. 99-4494. National Institute of Environmental Health Sciences. <http://www.iccvam.niehs.nih.gov>
4) Balls M. and Hellsten E., 2000, Statement on the validity of the local lymph node assay for skin sensitization testing. ECVAM Joint Research Centre, European Commission, Ispra, Italy. ATLA 28, 366-367.
5) OECD, 2010, OECD test guideline 429; OECD GUIDELINE FOR THE TESTING OF CHEMICALS: Skin Sensitization: Local Lymph Node Assay, http://iccvam.niehs.nih.gov/SuppDocs/FedDocs/OECD/OECD-TG429-2010.pdf
6) 医薬品非臨床試験法ガイドライン研究会編，医薬品非臨床試験法ガイドライン解説2010（薬事日報社），2-7 皮膚感作性試験，p.71-76
7) 感作性分科会，医薬部外品の製造販売承認申請における安全性に関する資料のあり方検討会最終報告書－感作性分科会報告－，平成21年度厚生労働科学研究動物実験代替法を用いた安全性評価体制の確立と国際協調に関する研究（平成22年4月）
8) Basketter D.A. et al., 1999, A comparison of statistical approaches to the derivation of EC3 values from local lymph node assay dose responses. J Appl Toxicol, 19(4), 261-266.
9) Boussiquet-Leroux C. et al., 1995, Evaluation of lymphocyte proliferation by immunohistochemistry in the local lymph node assay. J Appl Toxicol, 15(6), 465-475.
10) Angers-Loustau A. et al., 2011, The regulation use of the local lymph node assay for the notification of new chemicals in Europe. Reg Toxicol Pharm, 60, 300-307.
11) Kimber I and Dearmann RJ., 2010, The local lymph node assay and skin sensitization testing. In "Immunotoxicity Testing. Methods and Principles. Methods in Molecular Biology, vol.598", ed by Diertert RR, Humana Press, p.221-231

(添付資料②)

光毒性試験代替法としてのin vitro 3T3 NRU光毒性試験を化粧品・医薬部外品の安全性評価に活用するためのガイダンス

光毒性は，皮膚に化学物質を適用した場合，光（紫外線または紫外線及び可視光）照射が加わることで生ずる皮膚刺激反応である。光毒性の評価には，従来から，動物を用いた試験法が用いられている。すなわち，動物の皮膚に被験物質を塗布し，光照射部位と非照射部位を設定し，光照射後に生じた皮膚反応を非照射部位の反応と比較することで光毒性の有無を判定する試験法である。

光毒性試験に関するin vitroの試験法では，培養細胞を用いた試験法がEUにおいて研究開発され[1-4]，2004年にOECDテストガイドライン432（OECD Guideline for Testing of Chemicals, 432: in vitro 3T3 NRU phototoxicity test）[5]として採択された。現在，本試験法は，化学物質の光毒性の有無を検出する試験法として世界的に広く受け入れられ，特に感受性（Sensitivity）の高い試験法としても認識されている。

本試験法は，平成14年度厚生労働科学研究班「動物実験代替法の開発と利用に関する調査研究」において検討され光毒性の有無を検出するためのin vitro光毒性試験としての妥当性が検証されている[6]。

本ガイダンスは，OECDテストガイドライン432として採択されているin vitro 3T3 NRU光毒性試験について，化粧品・医薬部外品の安全性評価への活用促進を図るため，その実施方法についてわかりやすく解説するとともに，必要な留意点等をガイダンスとしてとりまとめたものである。

<添付資料1> 皮膚感作性試験代替法及び光毒性試験代替法を化粧品・医薬部外品の安全性評価に活用するためのガイダンスについて

1. 試験法の概要

1-1. 原理

　光毒性反応は，光が当たることにより励起された化学物質が定常状態に戻る際，エネルギーが何らかの形で放出されるが，その作用を契機として細胞全体が傷害されることで発現すると考えられている。本試験法は，この原理を利用し，マウス由来の線維芽細胞の単層培養系を用い，被験物質の光照射時と非照射時における用量-細胞生存率曲線を描き，光照射によって細胞毒性の増強が見られるか否かで被験物質の光毒性の有無を判定する方法である。生細胞の判別には Neutral Red（NR）を用いる。NR は弱カチオン性の色素で，細胞膜を能動輸送により透過してリソゾームに蓄積される性質を持つ。細胞傷害や，細胞死により，細胞膜の輸送能の低下やリソゾームの脆弱化が起こると NR が蓄積されなくなる。そのため，生細胞と傷害を受けた細胞又は死細胞とを区別することが可能である。その原理を応用し，吸光度により色素の取り込み量を測定し，その違いから光照射による細胞傷害性を評価する。

1-2. 試験手順及び判定

1-2-1. 試験手順

　詳細は，OECD テストガイドライン432（OECD Guideline for Testing of Chemicals, 432: in vitro 3T3 NRU phototoxicity test）や成書[8]を参照する。

　96穴のアッセイプレート2枚を用い，BALB/c 3T3細胞を24時間培養し，24時間後，96穴のアッセイプレート2枚から培養液を除去し，8段階に緩衝液（EBSS, HANKS 液等）で希釈した試験試料及び溶媒を含む緩衝液（溶媒対照）を培養液と交換し1時間培養する。被験物質の緩衝液に対する溶解性に問題がある場合は，良好な溶解性が得られる溶媒（水，エタノール，DMSO 等）に溶解した後，緩衝液をもちいて8段階に希釈し，試験試料を作製する。1時間培養後，アッセイプレートの一方は光を照射し，もう一方は遮光して放置する。照射光は，UVA と可視光領域を持つ光が推奨されており，照射量は UVA 領域での計測で $5\,\text{J/cm}^2$ とする。照射後，試験試料を除去し，培養液に交換した後，18-22時間培養する。培養後，NR を含む培養液を3時間培養して NR を取り込ませる。その後，細胞内に取り込まれた NR を抽出し，測定した吸光度を用いて，溶媒対照を細胞生存率100%として試験試料の各処理濃度における細胞生存率（%）を算出し，用量-細胞生存率曲線を得る。

1-2-2. 判定

　結果の評価法としては，Photo Irritant Factor（PIF）を求める方法と Mean Photo Effect（MPE）を求める方法と2つの評価法が，OECD テストガイドライン432において記されている。PIF は光照射時と非照射時の細胞50%生存濃度（IC_{50}）の比であり，以下の式で求められる。

$$\text{PIF} = IC_{50}(\text{UV}-)/IC_{50}(\text{UV}+)$$

　MPE は光非照射時から照射時への用量-細胞生存率曲線のシフトを評価する数値で，各濃度における生存率方向の移動率（response effect）と，濃度方向における移動率（dose effect）を掛け合わせた値（photo effect）の平均値である。それぞれの値を用いたときの判断基準を次頁の表に示した。

　どちらの評価軸を用いても評価結果に差はないことが確認されている。これらの判定基準により，光毒性ポテンシャルの有無を判断する。

表: PIF 及び MPE による光毒性判定基準

Classification	PIF	MPE
No phototoxicity	PIF < 2	MPE < 0.1
Probable phototoxicity	2 ≦ PIF < 5	0.1 ≦ MPE < 0.15
Phototoxicity	5 ≦ PIF	0.15 ≦ MPE 3

<添付資料1> 皮膚感作性試験代替法及び光毒性試験代替法を化粧品・医薬部外品の安全性評価に活用するためのガイダンスについて

1-3．試験実施上の留意点
1-3-1．試験実施における各種条件及び注意事項
① 培養細胞について
　OECDテストガイドラインにおいて，BALB/c 3T3 clone A31（CCL-163；ATCC又は86110401；ECACC）を推奨している。他の細胞の使用は可能であるが，同等性を示す必要がある。

② 光源及び照射光について
・照射光については，UVAと可視光領域の光を照射することとし，光源としては，ソーラーシミュレーターとして，キセノンランプ若しくは水銀メタルハライドランプが記載されている。
　太陽光との近似性はキセノンランプの方が高いとしているが，水銀メタルハライドランプは放熱が少ないことと，安価である点がメリットとして挙げられている。
・光源の種類によって波長特性が異なることや，照射装置の照射野のUV強度の差異が生じることにより化学物質との光化学反応や毒性として発現する生物学的な反応も変わってくる。そのため，光源の波長特性を予め把握しておくとともに，その試験条件下での細胞毒性の発現について充分な背景データを得ておく必要がある[9]。
・UV強度測定器計のメーカーによって，検出するUV波長域が異なるため，光源の波長特性に合致したUV強度測定器を選択することが重要である[6]。

③ その他
・溶解性の低い被験物質については，正確なデータが得にくい[6,9]。
・光毒性の有無を定性的に判断するための試験系であり，光毒性の強弱の程度，生体における用量・濃度反応関係については必ずしも評価できない[6,9]。
・被験物質の代謝などによる間接的な光毒性を検出できない[9]。

1-3-2．試験成立条件について
　本試験法によるデータの質を維持する為に，試験施設ごとの背景データをとり，試験が適正に実施されたことを確認する。
　試験成立を確認する参考としてOECDテストガイドラインで推奨されている数値を以下に示す。
・溶媒対照の細胞生存率：光照射条件下および非照射条件下の各プレートの溶媒対照の平均吸光度の値。OECDテストガイドラインでは0.4（溶媒による背景データの約20倍）以上が推奨されている。
・光照射に対する細胞の感受性：非照射条件下の陰性（溶媒）対照群に対する，光照射条件下の溶媒対照群の細胞生存率。OECDテストガイドラインでは80%以上であることが推奨されている。
・陽性対照に対する感受性：陽性対照物質のPIF値が試験施設の背景データから逸脱していないこと。OECDテストガイドラインでは，塩酸クロルプロマジンを陽性対照とした場合のPIF値は6以上であることが推奨されている。

　その他，OECDテストガイドラインのTABLE 1（添付資料）に挙げられている化合物を対照物質として，そのPIF値若しくはMPE値を比較することにより，条件設定を検討する必要がある。
　OECDテストガイドラインにて推奨されている以外の条件下においても，評価が適正に実施できる可能性はあるが，その場合には，試験条件の妥当性を評価し，科学的に説明する必要がある。

2．本試験法の運用方法に関する留意点
① 本試験は，製剤の試験には利用できない。
② 化学物質の紫外部吸収スペクトルを，波長290〜400 nmの範囲で測定し，光毒性試験を実施する必要があると判断された場合は，第一選択試験法として本試験法を推奨する。
③ 適正に実施された本試験法でNo phototoxicityと判定された場合には，陰性と判断する。
④ 本試験法にて判定結果がNo phototoxicity以外の場合，従来の動物を用いた試験法を含めた他の試験法にて確認し，陰性と判定された場合には，光毒性は陰性と判断することもできる。

⑤ 本試験法は，単層細胞培養系を使用した評価システムであり，溶解性に問題がある（緩衝液と均一に混合しない）もの，著しく培養系に影響を与える（例えば，緩衝液のpH変化をもたらす）ものは適正に評価できない。物性等から，明らかに本試験法への適用が困難であると判断された被験物質については，本試験法を適用できない。被験物質の物性等により，本試験法が適正に実施できていないと判断された場合，動物試験を含めた他の試験法にて確認する。

3．資料の信頼性の確保

適正な試験実施の信頼性を確保するため，以下の情報についても整理しておく必要がある。
・光照射機器購入時のスペクトラム分布情報
・UV強度測定器に関する情報（メーカー，機種，型番，校正記録）
・陽性対照物質の背景データ

4．引用文献

1) Spielmann H., et al., In vitro Phototoxicity testing, the report and recommendation of ECVAM workshop 2, ATLA, 22, 314-348, 1994.
2) Spielmann H., et al., EEC/COLIPA project on in vitro phototoxicity testing: first results obtained with Balb/3T3 cell phototoxicity assay, Toxicol. In Vitro, 8, 793-796, 1994.
3) Spielmann H., et al., The international EU/COLIPA in vitro phototoxicity validation study: results of phase Ⅱ (Blind Trial). part1: The 3T3 NRU phototoxicity test, Toxicol. In Vitro 12, 305-327, 1998.
4) Spielmann H., et al., A Study on UV Filter Chemicals from Annex Ⅶ of European Union Directive 76/768/EEC, in the In Vitro 3T3 NRU Phototoxicity Test, ATLA 26, 679-708, 1998.
5) OECD, OECD test guideline 432; OECD GUIDELINE FOR THE TESTING OF CHEMICALS: In Vitro 3T3 NRU phototoxicity test, http://iccvam.niehs.nih.gov/SuppDocs/FedDocs/OECD/OECDtg432.pdf
6) 大野泰雄ら，Balb/c 3T3細胞を用いNeutral red取り込みを指標とした光毒性試験代替法の評価結果報告，平成14年度厚生労働科学研究動物実験代替法の開発と利用に関する調査研究（H13-医薬-024）
7) 光関連毒性分科会，医薬部外品の製造販売承認申請における安全性に関する資料のあり方検討会最終報告書－光関連毒性分科会報告－，平成21年度厚生労働科学研究動物実験代替法を用いた安全性評価体制の確立と国際協調に関する研究（平成22年4月）
8) 最新動物実験代替法の技法ノウハウ（技術情報協会発行，2011）
9) CTFA Safety Evaluation Guidelines, Evaluation of Photoirritation and photoallergy potential

添付資料
OECD TG 432

TABLE 1

Chemical and CAS No		PIF	MPE	Absorption Peak	Solvent
Amiodarone HCL	[19774-82-4]	>3.25	0.27-0.54	242 nm 300 nm (shoulder)	ethanol
Chloropromazine HCL	[69-09-0]	>14.4	0.33-0.63	309 nm	ethanol
Norfloxacin	[70458-96-7]	>71.6	0.34-0.90	316 nm	acetonitrile
Anthracene	[120-12-7]	>18.5	0.19-0.81	356 nm	acetonitrile
Protoporphyrin IX, Disodium	[50865-01-5]	>45.3	0.54-0.74	402 nm	ethanol
L – Histidine	[7006-35-1]	no PIF	0.05-0.10	211 nm	water
Hexachlorophene	[70-30-4]	1.1-1.7	0.00-0.05	299 nm 317 nm (shoulder)	ethanol
Sodium lauryl sulfate	[151-21-3]	1.0-1.9	0.00-0.05	no absorption	water

<添付資料2>

皮膚感作性試験代替法（LLNA: DA, LLNA: BrdU-ELISA）を化粧品・医薬部外品の安全性評価に活用するためのガイダンスについて

平成25年5月30日　事務連絡
各都道府県衛生主管部（局）薬務主管課あて　厚生労働省医薬食品局審査管理課

　今般，皮膚感作性試験代替法（LLNA: DA，LLNA: BrdU-ELISA）について，その利用促進を図るため，平成24年度レギュラトリーサイエンス総合研究事業（研究代表者小島肇）において，それぞれ化粧品・医薬部外品の安全性評価に活用するためのガイダンスを作成したので，貴管下関係業者に対して周知願います。
　なお，その他の代替法に関するガイダンスについては，順次，作成する予定です。

（添付資料）
① 皮膚感作性試験代替法としてのLLNA: DAを化粧品・医薬部外品の安全性評価に活用するためのガイダンス
② 皮膚感作性試験代替法としてのLLNA: BrdU-ELISAを化粧品・医薬部外品の安全性評価に活用するためのガイダンス

（添付資料①）

皮膚感作性試験代替法としてのLLNA: DAを化粧品・医薬部外品の安全性評価に活用するためのガイダンス

　医薬部外品の製造販売承認申請及び化粧品基準改正要請では，化学物質の感作性を評価するために，従来から，モルモットを用いた皮膚感作性試験が最も一般的に用いられてきている。OECDテストガイドラインに記載されている試験法としては，Maximization TestとBuehler Testがある[1]。これらの試験法は，感作成立後の惹起時における皮膚反応を判定することにより，化学物質の感作性を評価できる。
　1986年にKimberらにより提案[2]された局所リンパ節アッセイ（Local Lymph Node Assay: LLNA）は，感作誘導期における局所リンパ節中の細胞増殖反応を指標としたマウスを用いる皮膚感作性試験法である。LLNAは，これまでに，欧米の公的機関で評価され[3,4]，2002年にOECDテストガイドライン429（OECD Guideline for Testing of Chemicals, 429: Skin Sensitization: Local Lymph Node Assay）として採択され，2010年に改訂がなされている[5]。
　一方，LLNAの改良法として開発されたLLNA: DAは，放射性のヌクレオシドの代わりに，細胞中のアデノシン三リン酸（ATP）を化学発光により定量するため，放射性物質を用いない方法であり，放射性物質による職業性被曝及び廃棄物処理問題に関する懸念が無い。本試験法は，国際的なピアレビューにより検証および検討が行われ[6,7]，2010年にOECDテストガイドライン442A（OECD Guideline for Testing of Chemicals, 442A: Skin Sensitization: Local Lymph Node Assay: DA）として採択された[8]。本試験法はLLNAと同様に，長年広く使われてきたMaximization TestやBuehler Testに比べ，動物に与える苦痛の低減や評価に用いる動物数の低減という点で意義ある代替法の一つと考えられている。また，従来のモルモットを用いた試験法は，惹起時の皮膚反応を肉眼判定するが，LLNA: DAでは細胞増殖反応を細胞中のATP量を指標として測定するため，より客観的な試験となっている。
　本ガイダンスは，OECDテストガイドライン442Aとして採択されているLLNA: DAについて，化粧品・医薬部外品の安全性評価への活用促進を図るため，その実施方法についてわかりやすく解説するとと

<添付資料2> 皮膚感作性試験代替法（LLNA: DA, LLNA: BrdU-ELISA）を化粧品・医薬部外品の安全性評価に活用するためのガイダンスについて

もに，必要な留意点等をガイダンスとしてとりまとめたものである。

1．試験法の概要

1-1．原理

感作性を有する低分子量の化学物質は，経皮に浸透し，そのまま又は生体のタンパク質と結合した後，皮膚中の樹状細胞に取り込まれるものと考えられている。その後，活性化した樹状細胞は皮膚から所属リンパ節へ遊走し，そこで抗原提示を介して抗原特異的な（感作性物質に特異的に反応する）T細胞の増殖を誘導し，次いで特異的なT細胞（感作T細胞）は全身に分布する。この一連の生体応答が感作と呼ばれている。LLNA: DAでは，感作誘導期のリンパ節における抗原特異的なT細胞の増殖を，生細胞数と相関性があることが知られている細胞中のATP量をルシフェリン－ルシフェラーゼ法により測定して評価する[9]。

1-2．試験手順及び判定

1-2-1．試験手順

本試験法では，LLNAと同等の検出感度を得るために，被験物質投与回数の変更及びラウリル硫酸ナトリウム（SLS）適用の追加がなされている。詳細は，OECDテストガイドライン442Aを参照する（図1）。

本試験のバリデーションで用いられたのはCBA/J系統のマウスのみであったため，CBA/Jが優先的に選択すべき系統とされている[10, 11]。8～12週齢のCBA/J系の雌マウスを使用し，個々の動物の体重が試験に供する全動物の平均体重値の±20％を超えないようにする。試験群としては，溶媒対照群（陰性対照群）の他3群以上の被験物質用量群を設定し，通常，陽性対照群を加える。1群当り最低4匹を用いる。全ての投与群で，マウスの両耳の耳介に感作を増強させる目的で1％SLS水溶液を絵筆等を用いて4，5回塗布する。SLS処置1時間後に，被験物質を25 μL塗布する。この操作を1，2，3，7日目に行う（4，5，6日目は無処置）。8日目に耳介リンパ節を摘出し，均一な細胞懸濁液を調製する。ATP測定キットを用いてルシフェリン－ルシフェラーゼ法により細胞懸濁液のATP含量を測定する。

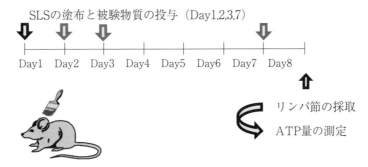

図1　LLNA: DAの概略

1-2-2．判定

溶媒対照群に対する被験物質投与群のATP含量の比（Stimulation index: SI）が1.8倍未満の場合は陰性，2.5倍以上の場合は陽性と判定する[7]。1.8倍以上～2.5倍未満の場合は，付加的情報（用量反応情報，全身毒性若しくは過剰な局所皮膚刺激，必要に応じて溶媒対照群との統計的な比較，ペプチド反応性，分子量，関連物質の結果）を考慮し，判定する[7, 12, 13, 14, 15]。

1-3．試験実施上の留意点

1-3-1．試験実施における各種条件及び注意事項

① 溶媒の選択

使用溶媒は被験物質の溶解性を考慮し，溶液又は懸濁液として最も高濃度で適用可能な溶媒を選択する。皮膚への適用性からacetone: olive oil（4：1, v/v；AOO），N,N-dimethylformamide（DMF），methyl

ethyl ketone, propylene glycol, dimethylsulfoxide 等が推奨される。また，エタノール溶液（例えば，70％エタノール）も使用可能である。水溶性の被験物質の場合，適切な溶媒（例えば，Pluronic® L92 を1％含む溶液）を用い，皮膚を濡らし，直ちに流れ落ちないように注意すべきである。十分な科学的根拠があればその他の溶媒でも使用可能であるが，皮膚に対する付着性が悪い水溶液の使用は避ける。

② 塗布濃度設定の方法

被験物質の塗布濃度は，100％，50％，25％，10％，5％，2.5％，1％，0.5％等，OECDテストガイドライン442Aで既定された濃度系列から，連続した少なくとも3用量を用いる。最高塗布濃度には，全身毒性や強度の皮膚刺激性を生じない最も高い濃度を用いる。全身毒性や強度の皮膚刺激性を生じない濃度は，急性毒性，皮膚刺激性等の毒性情報や類似構造を含む物質や物理化学的特性情報等，利用可能な全ての情報を参照して決定する。これら既存情報から当該濃度を推察できない場合は，以下に示す予備スクリーニング試験を実施して設定する。

③ SLSの適用，被験物質投与回数について

本試験法では，1％SLS水溶液を被験物質投与の前処理に用いることで感作を増強し，また被験物質の投与回数を増やすことでLLNAと同等の検出感度を得ている。このため，SLS濃度，SLS前処理の実施，被験物質の投与を正確に行う[16,17]。

SLS水溶液を全体に均一に塗布するために，絵筆等を用いるが，SLS水溶液へ被験物質のコンタミネーションを避けるため，一投与群終了毎に筆の交換または十分な水洗を行う[16,17]。

④ ATP含量の測定について

ATP含量は，動物の死亡後から経時的に減少すると考えられるため，動物の個体ごとに安楽死からATP含量測定までの時間を約30分以内で一定に保つ。[10,11,16,17,18]。

⑤ 判定基準について

本試験法の開発及び国内バリデーション試験時は，SI値が2.5以上を陽性と判定していたが，国際的なピアレビューの結果[6,7]，それ以下でも偽陰性と判定される物質があったことから，SI値1.8がカットオフ値として採用された。これによりSI値1.8〜2.5の場合には，偽陽性の結果を生じる可能性があるため，皮膚感作性の最終判定においては付加的情報（用量反応情報，全身毒性若しくは過剰な局所皮膚刺激，必要に応じて溶媒対照群との統計的な比較，ペプチド反応性，分子量，関連物質の結果）を考慮することとされている[7,12,13,14,15]。

⑥ その他

・ある種の金属化合物では，感作性物質を識別できないことがある。
・ある種の皮膚刺激性物質（界面活性剤等）で偽陽性反応を生じることがある。
・ATPレベルに影響する物質（ATP阻害剤として作用する物質）やATPの正確な測定を妨害する物質（ATP分解酵素の存在，リンパ節における細胞外ATPの存在）に対して本法の使用は不適切な場合がある。

【予備スクリーニング試験】

1濃度につき1〜2匹の動物を用い，本試験と同様に被験物質による塗布を行う。塗布濃度は，原則として被験物質の性状が液体である場合は100％，固形物，懸濁物の場合は調製可能な最高濃度とする。他の動物種（モルモット等）で得られた情報のうち，類似条件で行われた利用可能な情報がある場合は，その条件を参考にする。

全身毒性は，試験期間中の一般状態の変化とDay1（被験物質処置前）及びDay8（最終処置1日後）の体重変化率を指標として評価する。皮膚刺激性は，毎日塗布部位の皮膚所見の観察と，Day1（被験物質処置前），Day3，Day7（最終処置日），Day8（最終処置1日後）に，耳介の厚さを測定して評価する。すなわち，試験期間中（Day1〜Day7）に神経機能の変化（立毛，運動失調，振戦，痙攣等），行動変化，行動量変化，呼吸パターンの変化，傾眠，無反応症状，摂食量変化，ストレス症状等の一般状態の異常を認める場合，あるいはDay1からDay8の間で5％を超えた体重減少を生じる場合は，全身

毒性があると判定する。また，どの測定日であっても中等度以上の紅斑を示す所見を認める場合や，耳介厚の増減率が＋25％以上となる場合は，過度の刺激性があると判断する[8]。

以上の結果を踏まえ，100％，50％，25％，10％，5％，2.5％，1％，0.5％等，OECDテストガイドライン442Aで既定された濃度系列の中から，原則として，全身毒性反応や過度の刺激性反応が認められなかった最高濃度を本試験の最高用量に設定する。

1-3-2．試験成立条件について

試験が適正に実施されたことは，反応強度が明らかな陽性対照物質を用いて，SI値が3.0を超えることを確認する。試験毎に陽性対照群として25％ヘキシルシンナミックアルデヒドや25％オイゲノール等を投与する群を設定する[10,11]。ただし，LLNA: DAを定期的に実施し，陽性対照物質の背景データより，試験結果の再現性や正確性を確認できる実験施設の場合には，陽性対照物質を試験に供するのは一定期間毎（例えば，6箇月毎）でもよい。

2．本試験法の運用方法に関する留意点

本試験法は，動物を使用した試験法であるが，従来の動物を用いた試験法（Maximization Test等）と比較して，動物に与える苦痛の低減や評価に用いる動物数の低減を図ることができ，試験結果においても定量性があり，より客観的な試験となっている。また，LLNAと同程度の精度を有している。なお，以下の点を留意する必要がある。

① 製剤の試験には利用できない。
② 適正に実施されたLLNA: DAで陰性と判定された場合には，当該物質の皮膚感作性は陰性と，陽性と判定された場合には皮膚感作性は陽性と結論し，原則としてそれ以上の追加試験は必要とされない。
③ 適正に実施されたLLNA: DAで，陽性と判定された場合でも，既に十分に使用実績のあることが知られている類縁物質の皮膚感作性データとの比較あるいは従来のアジュバントを用いないモルモット皮膚感作性試験による追加データ等から総合的に，皮膚感作性の安全性を担保できることがある。
④ LLNA: DAの利用が適切でないと考えられる被験物質の場合，従来のモルモットを用いる皮膚感作性試験を実施する。

3．引用文献

1) OECD, 1992, OECD test guideline 406; OECD GUIDELINE FOR THE TESTING OF CHEMICALS: Skin Sensitization:
 <http://iccvam.niehs.nih.gov/methods/immunotox/llnadocs/OECDtg406.pdf>
2) Kimber I. et al., 1986, Development of a murine local lymph node assay for the determination of sensitizating potential. Food Chem Toxicol, 24, 585-586.
3) ICCVAM-Interagency Coordinating Committee on the Validation of Alternative Methods, 1999. The Murine Local Lymph Node Assay: a test method for assessing the allergic contact dermatitis potential of chemicals/compounds. The results of an independent peer review evaluation coordinated by the ICCVAM and the NICEATM. NIH publication No. 99-4494. National Institute of Environmental Health Sciences.
 <http://iccvam.niehs.nih.gov/docs/immunotox_docs/llna/llnarep.pdf>
4) Balls M. and Hellsten E., 2000, Statement on the validity of the local lymph node assay for skin sensitization testing. ECVAM Joint Research Centre, European Commission, Ispra, Italy. ATLA 28, 366-367.
5) OECD, 2010, OECD test guideline 429; OECD GUIDELINE FOR THE TESTING OF CHEMICALS: Skin Sensitization: Local Lymph Node Assay,
 <http://iccvam.niehs.nih.gov/SuppDocs/FedDocs/OECD/OECD-TG429-2010.pdf>
6) ICCVAM (2010), ICCVAM Test Method Evaluation Report. Nonradioactive local lymph node assay: modified by Daicel Chemical Industries, Ltd., based on ATP content test method protocol (LLNA: DA). NIH Publication No. 10-7551. Research Triangle Park, NC: National Institute of Environmental Health Sciences.
 <http://iccvam.niehs.nih.gov/docs/immunotox_docs/LLNA-DA/TMER.pdf>
7) ICCVAM (2009), Independent Scientific Peer Review Panel Report: Updated validation status of new versions and applications of the murine local lymph node assay: a test method for assessing the allergic contact dermatitis potential of

chemicals and products. Research Triangle Park, NC: National Institute of Environmental Health Sciences.
<http://iccvam.niehs.nih.gov/docs/immunotox_docs/LLNAPRPRept2009.pdf>
8) OECD, 2010, OECD test guideline 442A; OECD GUIDELINE FOR THE TESTING OF CHEMICALS: Skin Sensitization: Local Lymph Node Assay: DA,
<http://iccvam.niehs.nih.gov/SuppDocs/FedDocs/OECD/OECD-TG442A.pdf>
9) Crouch, S.P., Kozlowski, R., Slater, K.J. and Fletcher J. (1993), The use of ATP bioluminescence as a measure of cell proliferation and cytotoxicity. *J. Immunol. Meth.*, 160, 81-88.
10) Idehara, K., Yamagishi, G., Yamashita, K. and Ito, M. (2008), Characterization and evaluation of a modified local lymph node assay using ATP content as a non-radio isotopic endpoint. *J. Pharmacol. Toxicol. Meth.*, 58, 1-10.
11) Omori, T., Idehara, K., Kojima, H., Sozu, T., Arima, K., Goto, H., Hanada, T., Ikarashi, Y., Inoda, T., Kanazawa, Y., Kosaka, T., Maki, E., Morimoto, T., Shinoda, S., Shinoda, N., Takeyoshi, M., Tanaka, M., Uratani, M., Usami, M., Yamanaka, A., Yoneda, T., Yoshimura, I. and Yuasa, A. (2008), Interlaboratory validation of the modified murine local lymph node assay based on adenosine triphosphate measurement. *J. Pharmacol. Toxicol. Meth.*, 58, 11-26.
12) Chamberlain, M. and Basketter, D.A. (1996), The local lymph node assay: status of validation. *Food Chem, Toxicol.*, 34, 999-1002.
13) Basketter, D.A., Gerberick, G.F., Kimber, I. and Loveless, S.E. (1996), The local lymph node assay: A viable alternative to currently accepted skin sensitisation tests. *Food Chem, Toxicol.*, 34, 985-997.
14) Basketter, D.A., Gerberick, G.F. and Kimber, I. (1998), Strategies for identifying false positive responses in predictive sensitization tests. *Food Chem. Toxicol.*, 36, 327-333.
15) Kimber, I., Hilton, J., Dearman, R.J., Gerberick, G.F., Ryan, C.A., Basketter, D.A., Lea, L., House, R.V., Ladies, G.S., Loveless, S.E. and Hastings, K.L. (1998), Assessment of the skin sensitization potential of topical medicaments using the local lymph node assay: An interlaboratory exercise. *J. Toxicol. Environ. Health*, 53 563-79.
16) JaCVAM 新規試験法・評価報告書, 皮膚感作性試験代替法 (LLNA: DA 法) の評価報告書
<http://jacvam.jp/files/effort02/03_001_03.pdf>
17) JaCVAM 新規試験法・評価報告書, 代替試験法申請書類皮膚感作性試験: LLNA-DA 法
<http://jacvam.jp/files/effort02/03_001_08.pdf>
18) JaCVAM 新規試験法・評価報告書, LLNA-DA 法バリデーション研究報告書
<http://jacvam.jp/files/effort02/03_001_05.pdf>

(添付資料②)

皮膚感作性試験代替法としての LLNA: BrdU-ELISA を化粧品・医薬部外品の安全性評価に活用するためのガイダンス

　医薬部外品の製造販売承認申請及び化粧品基準改正要請では，化学物質の感作性を評価するために，従来から，モルモットを用いた皮膚感作性試験が最も一般的に用いられてきている。OECD テストガイドラインに記載されている試験法としては，Maximization Test と Buehler Test がある[1]。これらの試験法は，感作成立後の惹起時における皮膚反応を判定することにより，化学物質の感作性を評価できる。

　1986年に Kimber らにより提案[2]された局所リンパ節アッセイ (Local Lymph Node Assay: LLNA) は，感作誘導期における局所リンパ節中の細胞増殖反応を指標としたマウスを用いる皮膚感作性試験法である。LLNA は，これまでに，欧米の公的機関で評価され[3,4]，2002年に OECD テストガイドライン429 (OECD Guideline for Testing of Chemicals, 429: Skin Sensitization: Local Lymph Node Assay) として採択され，2010年に改訂がなされている[5]。

　一方，LLNA の改良法として開発された LLNA: BrdU-ELISA は，放射性のヌクレオシドの代わりに，Bromodeoxyuridine (BrdU) の DNA への取り込み量を，酵素免疫測定法 (ELISA) により吸光度として測定するため，放射性物質を用いない方法であり，放射性物質による職業性被爆及び廃棄物処理問題に関する懸念がない。本試験法は，国際的なピアレビューにより検証および検討が行われ[6,7]，2010年に OECD テストガイドライン442B (OECD Guideline for Testing of Chemicals, 442B: Skin Sensitization: Local Lymph Node Assay: BrdU-ELISA) として採択された[8]。本試験法は LLNA と同様に，長年広く使われてきた Maximization Test や Buehler Test に比べ，動物に与える苦痛の低減や評価に用いる動物数の低減という点で意義ある代替法の一つと考えられている。また，従来のモルモットを用いた試験法は，惹起時の皮膚反応を肉眼判定するが，LLNA: BrdU-ELISA では細胞増殖反応を BrdU の取り込み量を指標として測定

<添付資料2> 皮膚感作性試験代替法（LLNA: DA, LLNA: BrdU-ELISA）を化粧品・医薬部外品の安全性評価に活用するためのガイダンスについて

するため、より客観的な試験となっている。

本ガイダンスは、OECDテストガイドライン442Bとして採択されているLLNA: BrdU-ELISAについて、化粧品・医薬部外品の安全性評価への活用促進を図るため、その実施方法についてわかりやすく解説するとともに、必要な留意点等をガイダンスとしてとりまとめたものである。

1. 試験法の概要

1-1. 原理

感作性を有する低分子量の化学物質は、経皮に浸透し、そのまま又は生体のタンパク質と結合した後、皮膚中の樹状細胞に取り込まれるものと考えられている。その後、活性化した樹状細胞は皮膚から所属リンパ節へ遊走し、そこで抗原提示を介して抗原特異的な（感作性物質に特異的に反応する）T細胞の増殖を誘導し、次いで特異的なT細胞（感作T細胞）は全身に分布する。この一連の生体応答が感作と呼ばれている。LLNA: BrdU-ELISAでは、感作誘導期のリンパ節における抗原特異的なT細胞の増殖（DNA合成）を、BrdUのDNAへの取り込み量を指標として評価する。

1-2. 試験手順及び判定

1-2-1. 試験手順

詳細は、OECDテストガイドライン442Bを参照する（図1）。

バリデーションではCBA/JN系統のマウスが用いられていた[6,9]が、本系統の生産中止に伴いCBA/J系マウスにおいてその同等性が確認されている。従って本試験では、8～12週齢のCBA/J系の雌マウスを使用し、個々の動物の体重が試験に供する全動物の平均体重値の±20％を超えないようにする。試験群としては、溶媒対照群（陰性対照群）の他3群以上の被験物質用量群を設定し、通常、陽性対照群を加える。1群当り最低4匹を用いる。全ての投与群で、マウスの両耳の耳介に被験物質25 μLを3日間繰り返し塗布し、Day5（最終処置2日後）にBrdU（10 mg/mL）を0.5 mL（5 mg/mouse）腹腔内投与する。Day6（BrdU投与後約24時間）に動物を安楽死させた後、耳介リンパ節を摘出し、均一な細胞懸濁液を調製する。BrdUはチミジンのアナログであり、同じように増殖細胞のDNAに取り込まれる。ペルオキシダーゼ標識されたBrdU特異的抗体を用い、細胞懸濁液のBrdUの取り込み量をELISAで測定する。

1-2-2. 判定

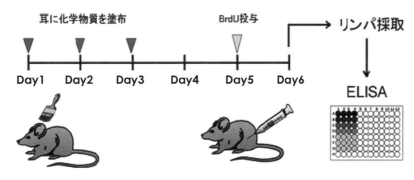

図1　LLNA: BrdU-ELISA の概略

溶媒対照群に対する被験物質投与群のBrdUの取り込み量の比（Stimulation index: SI）が1.6倍未満の場合は陰性、2.0倍以上の場合は陽性と判定する[6,7]。1.6倍以上～2.0倍未満の場合は、付加的な情報（用量反応情報、全身毒性若しくは過剰な局所皮膚刺激、必要に応じて溶媒対照群との統計的な比較、ペプチド反応性、分子量、関連物質の結果）を考慮し、判定する[10,11,12,13]。

1-3. 試験実施上の留意点

1-3-1. 試験実施における各種条件及び注意事項

① 溶媒の選択

<添付資料2> 皮膚感作性試験代替法（LLNA: DA, LLNA: BrdU-ELISA）を化粧品・医薬部外品の安全性評価に活用するためのガイダンスについて

使用溶媒は被験物質の溶解性を考慮し，溶液又は懸濁液として最も高濃度で適用可能な溶媒を選択する。皮膚への適用性から acetone: olive oil（4：1, v/v；AOO），*N*,*N*-dimethylformamide (DMF), methyl ethyl ketone, propylene glycol, dimethylsulfoxide 等が推奨される。また，エタノール溶液（例えば，70％エタノール）も使用可能である。水溶性の被験物質の場合，適切な溶媒（例えば，Pluronic® L92を1％含む溶液）を用い，皮膚を濡らし，直ちに流れ落ちないように注意すべきである。十分な科学的根拠があればその他の溶媒でも使用可能であるが，皮膚に対する付着性が悪い水溶液の使用は避ける。

② 塗布濃度設定の方法

被験物質の塗布濃度は，100％，50％，25％，10％，5％，2.5％，1％，0.5％等，OECDテストガイドライン442Bで既定された濃度系列から，連続した少なくとも3用量を用いる。最高塗布濃度には，全身毒性や強度の皮膚刺激性を生じない最も高い濃度を用いる。全身毒性や強度の皮膚刺激性を生じない濃度は，急性毒性，皮膚刺激性等の毒性情報や類似構造を含む物質や物理化学的特性情報等，利用可能な全ての情報を参照して決定する。これら既存情報から当該濃度を推察できない場合は，以下に示す予備スクリーニング試験を実施して設定する。

【予備スクリーニング試験】

1濃度につき1～2匹の動物を用い，本試験と同様に被験物質による塗布を行う。ただし，BrdUの投与及びリンパ節摘出は行わない。塗布濃度は，原則として被験物質の性状が液体である場合は100％，固形物，懸濁物の場合は調製可能な最高濃度とする。他の動物種（モルモット等）で得られた情報のうち，類似条件で行われた利用可能な情報がある場合は，その条件を参考にする。

全身毒性は，試験期間中の一般状態の変化とDay1（被験物質処置前）及びDay6（最終処置3日後）の体重変化率を指標として評価する。皮膚刺激性は，塗布部位の皮膚所見の観察とDay1（被験物質処置前），Day3，Day6に耳介の厚さを測定して評価する。すなわち，試験期間中（Day1～Day6）に神経機能の変化（立毛，運動失調，振戦，痙攣等），行動変化，行動量変化，呼吸パターンの変化，傾眠，無反応症状，摂食量変化，ストレス症状等の一般状態の異常を認める場合，あるいはDay1からDay6の間で5％を超えた体重減少を生じる場合は，全身毒性があると判定する。また，どの判定日であっても中等度以上の紅斑を示す所見を認める場合や，耳介厚の増減率が＋25％以上となる場合は，過度の刺激性があると判断する[8]。

以上の結果を踏まえ，100％，50％，25％，10％，5％，2.5％，1％，0.5％等，OECDテストガイドライン442Bで既定された濃度系列の中から，原則として，全身毒性反応や過度の刺激性反応が認められなかった最高濃度を本試験の最高用量に設定する。

③ 細胞懸濁液の調製について

試験間におけるバラつきを低減させるため，リンパ節採取の際に不要な組織片を取り除き，均一な分散状態の細胞懸濁液を調製する必要がある。また，事前に溶媒対照群のBrdU取り込み量の平均吸光度を0.1～0.2の範囲に入るよう細胞懸濁液の最終容量を決定する。細胞懸濁液の最終容量は15 mL程度になることが多い。

④ BrdU取り込み量の測定について

BrdUは市販のELISAキットにて測定し，プレートの洗浄及び乾燥や二次抗体の反応時間，波長については各キットの推奨プロトコールに沿って実施する。一方で，ELISA測定時の室内温度，試薬の使用時の温度や発色時間などがバラつきの要因となることが考えられるため，可能な限り室内温度や発色時間を一定にして測定することが望ましい。

⑤ 陽性判定基準について

本試験法の開発および国内バリデーション試験時は，SI値2以上を陽性と判定していたが，国際的なピアレビューの結果[6]，それ以下でも偽陰性と判断される物質があったことから，SI値1.6がカットオフ値として採用された。これによりSI値が1.6～1.9の場合には，偽陽性の結果を生じる可能性があるため，皮膚感作性の最終判定においては付加的な情報（用量反応情報，全身毒性若しくは過剰な局所皮

<添付資料２> 皮膚感作性試験代替法（LLNA: DA, LLNA: BrdU-ELISA）を化粧品・医薬部外品の安全性評価に活用するためのガイダンスについて

膚刺激，必要に応じて溶媒対照群との統計的な比較，ペプチド反応性，分子量，関連物質の結果）を考慮することとされている[10, 11, 12, 13]。

⑥ その他
・ある種の金属化合物では，感作性物質を識別できないことがある。
・ある種の皮膚刺激性物質（界面活性剤等）で偽陽性反応を生じることがある。

1-3-2．試験成立条件について

試験が適正に実施されたことは，反応強度が明らかな陽性対照物質を用いて，SI値が2.0以上であることを確認する。試験毎に陽性対照群として25%ヘキシルシンナミックアルデヒド，25%オイゲノール等を投与する群を設定する[14]。ただし，LLNA: BrdU-ELISAを定期的に実施し，陽性対照物質の背景データより，試験結果の再現性や正確性を確認できる実験施設の場合には，陽性対照物質を試験に供するのは一定期間毎（例えば，6箇月毎）でもよい。

2．本試験法の運用方法に関する留意点

本試験法は，動物を使用した試験法であるが，従来の動物を用いた試験法（Maximization Test等）と比較して，動物に与える苦痛の低減や評価に用いる動物数の低減を図ることができ，試験結果においても定量性があり，より客観的な試験となっている。また，LLNAと同程度の精度を有している。なお，以下の点を留意する必要がある。

① 製剤の試験には利用できない。
② 適正に実施されたLLNA: BrdU-ELISAで陰性と判定された場合には，当該物質の皮膚感作性は陰性と，陽性と判定された場合には皮膚感作性は陽性と結論し，原則としてそれ以上の追加試験は必要とされない。
③ 適正に実施されたLLNA: BrdU-ELISAで，陽性と判断された場合でも，既に十分に使用実績のあることが知られている類縁物質の皮膚感作性データとの比較あるいは従来のアジュバントを用いないモルモット皮膚感作性試験による追加データ等から総合的に，皮膚感作性の安全性を担保できることがある。
④ LLNA: BrdU-ELISAの利用が適切でないと考えられる被験物質の場合，従来のモルモットを用いる皮膚感作性試験を実施する。

3．引用文献

1）OECD, 1992, OECD test guideline 406; OECD GUIDELINE FOR THE TESTING OF CHEMICALS: Skin Sensitization:
 <http://iccvam.niehs.nih.gov/methods/immunotox/llnadocs/OECDtg406.pdf>
2）Kimber I. et al., 1986, Development of a murine local lymph node assay for the determination of sensitizating potential. Food Chem Toxicol, 24, 585-586.
3）ICCVAM-Interagency Coordinating Committee on the Validation of Alternative Methods,1999. The Murine Local Lymph Node Assay: a test method for assessing the allergic contact dermatitis potential of chemicals/compounds. The results of an independent peer review evaluation coordinated by the ICCVAM and the NICEATM. NIH publication No. 99-4494. National Institute of Environmental Health Sciences.
 <http://iccvam.niehs.nih.gov/docs/immunotox_docs/llna/llnarep.pdf >
4）Balls M. and Hellsten E., 2000, Statement on the validity of the local lymph node assay for skin sensitization testing. ECVAM Joint Research Centre, European Commission, Ispra, Italy. ATLA 28, 366-367.
5）OECD, 2010, OECD test guideline 429; OECD GUIDELINE FOR THE TESTING OF CHEMICALS: Skin Sensitization: Local Lymph Node Assay,
 <http://iccvam.niehs.nih.gov/SuppDocs/FedDocs/OECD/OECD-TG429-2010.pdf>
6）ICCVAM (2010), ICCVAM Test Method Evaluation Report. Nonradioactive local lymph node assay: BrdU-ELISA Test Method Protocol (LLNA: BrdU-ELISA). NIH Publication No. 10- 7552A/B. Research Triangle Park, NC: National Institute of Environmental Health Sciences. Available at:
 <http://iccvam.niehs.nih.gov/methods/immunotox/llna-ELISA/TMER.htm>
7）ICCVAM (2009), Independent Scientific Peer Review Panel Report: Updated validation status of new versions and applications of the murine local lymph node assay: a test method for assessing the allergic contact dermatitis potential of

chemicals and products. Research Triangle Park, NC: National Institute of Environmental Health Sciences. Available at:
   <http://iccvam.niehs.nih.gov/docs/immunotox_docs/LLNAPRPRept2009.pdf>
8) OECD, 2010, OECD test guideline 442B; OECD GUIDELINE FOR THE TESTING OF CHEMICALS: Skin Sensitization: Local Lymph Node Assay: BrdU-ELISA,
   <http://iccvam.niehs.nih.gov/SuppDocs/FedDocs/OECD/OECD-TG442B.pdf>
9) Takeyoshi, M., Iida, K., Shiraishi, K. and Hoshuyama, S. (2005), Novel approach for classifying chemicals according to skin sensitizing potency by non-radioisotopic modification of the local lymph node assay. J. Appl. Toxicol., 25, 129-134.
10) Basketter, D.A., Gerberick, G.F., Kimber, I. and Loveless, S.E. (1996), The local lymph node assay: A viable alternative to currently accepted skin sensitization tests. Food Chem. Toxicol., 34, 985-997.
11) ICCVAM (1999), The murine local lymph node Assay: A test method for assessing the allergic contact dermatitis potential of chemicals/compounds: The results of an independent peer review evaluation coordinated by the Interagency Coordinating Committee on the Validation of Alternative Methods (ICCVAM) and the National Toxicology Program Center for the Evaluation of Alternative Toxicological Methods (NICETAM). NIH Publication No: 99-4494. Research Triangle Park, N.C. Available at:
   <http://iccvam.niehs.nih.gov/docs/immunotox_docs/llna/llnarep.pdf>
12) Kimber, I., Hilton, J., Dearman, R.J., Gerberick, G.F., Ryan, C.A., Basketter, D.A., Lea, L., House, R.V., Ladies, G.S., Loveless, S.E. and Hastings, K.L. (1998), Assessment of the skin sensitization potential of topical medicaments using the local lymph node assay: An interlaboratory exercise. J. Toxicol. Environ.l Health, 53, 563-79.
13) Basketter, D.A., Gerberick, G.F. and Kimber, I. (1998), Strategies for identifying false positive responses in predictive sensitisation tests. Food Chem. Toxicol., 36, 327-33.
14) Kojima, H. et al. (2010), Inter-laboratory validation of the modified murine local lymph node assay based on 5-bromo-2'-deoxyuridine incorporation. J. Appl. Toxicol., 31, 63-74.

<添付資料3>

「眼刺激性試験代替法としての牛摘出角膜の混濁および透過性試験法（BCOP）を化粧品・医薬部外品の安全性評価に資するためのガイダンス」について

平成26年2月4日　薬食審査発0204第1号
各都道府県衛生主管部（局）長あて　厚生労働省医薬食品局審査管理課長（公印省略）

　眼刺激性試験は，ウサギを用いた急性眼刺激性/腐食性を評価するDraize法がこれまで用いられていますが，これに代わる代替法である「牛摘出角膜の混濁および透過性試験（Bovine Corneal Opacity and Permeability Test: BCOP）」が，強度の眼刺激性から無刺激性の物質を同定する試験法としてOECDテストガイドライン437として採択されています。
　今般，BCOP法について，化粧品・医薬部外品の安全性評価に利用するに当たり，必要な留意点等を，別添のとおりガイダンスとして取りまとめましたので，貴管下関係業者に対して周知方お願いします。

（別添）

眼刺激性試験代替法としての牛摘出角膜の混濁および透過性試験法（BCOP）を化粧品・医薬部外品の安全性評価に資するためのガイダンス

　眼刺激性は，被験物質を眼に直接接触させることにより生じる結膜の発赤・浮腫・分泌物，虹彩の変化や角膜の混濁等を指標とする反応であり，眼刺激性試験はヒトが被験物質を粘膜に適用，あるいは誤って眼に入れた場合に生じる結膜，虹彩，及び角膜に対する刺激性を予測するために実施される。
　医薬部外品の製造販売承認申請及び化粧品基準改正要請では，これまで，ウサギを用いた急性眼刺激性/腐食性（Acute Eye Irritation/Corrosion）を評価するDraize法[1]（OECDテストガイドライン405として1981年に採択され，その後改定及び更新されている[2]。）が用いられてきた。
　一方，眼刺激性試験に関する*in vitro*試験法である「牛摘出角膜の混濁および透過性試験（Bovine Corneal Opacity and Permeability Test: BCOP）」が，日本動物実験代替法評価センター（Japanese Center for the Validation of Alternative Methods: JaCVAM），米国動物実験代替法検証省庁間連絡委員会（Interagency Coordinating Committee on the Validation of Alternative Methods: ICCVAM），欧州動物実験代替法評価センター（European Centre for the Validation of Alternative Methods: ECVAM）により2006年と2010年に評価された。[3,4,5,6]
　OECDでは，BCOP法を，2009年にGHS（United Nations Globally Harmonized System of Classification and Labeling of Chemicals: UN GHS）区分で強度の眼刺激性を有する化学物質あるいは混合物を同定するOECDテストガイドライン437[7]として採択し，2013年には，UN GHS区分で無刺激性の化学物質あるいは混合物も併せて同定する試験法として改訂を行った[8]。
　本ガイダンスは，改定された最新のOECDテストガイドライン437 BCOP法について，化粧品・医薬部外品の安全性評価に利用するに当たって，必要な留意点等を取りまとめたものである。

1．試験法の概要

1-1．原理

　眼刺激性は，被験物質を眼に直接接触させることにより生じる結膜の発赤・浮腫・分泌物，虹彩の変化や角膜の混濁等を指標とする反応である。角膜は偶発的な事故等により刺激物に曝露される眼表面組織の

＜添付資料３＞　「眼刺激性試験代替法としての牛摘出角膜の混濁および透過性試験法（BCOP）を化粧品・医薬部外品の安全性評価に資するためのガイダンス」について

広範囲を占めており，その損傷は視力障害を引き起こす可能性がある。したがって，従来の眼刺激性試験評価法であるウサギを用いた眼刺激性試験（Draize 法）では，角膜への影響に評価の重みをおいている。牛眼球から採取した角膜を用いる牛摘出角膜の混濁および透過性試験（BCOP 法）も，Draize 法と同様な考え方に基づいて化学物質の眼刺激性を評価していると考えられる。

BCOP 法は食用に屠殺された直後の畜牛の眼球から摘出した角膜を使用し，牛角膜の正常な生理学的・生化学的機能を $in\ vitro$ で短期間維持して使用する器官型モデルである。本試験法では，角膜の混濁度と透過性の変化量をそれぞれオパシトメーター（opacitometer）および可視光分光光度計を用いて定量的に測定する。両測定値を用いて $In\ Vitro$ Irritancy Score（IVIS）を算出し，IVIS に基づいて被験物質の $in\ vivo$ 眼刺激性を予測する。

１-２．試験手順及び判定
１-２-１．試験手順

詳細な内容を確認する場合には，更新 OECD Test Guideline 437[8]を参照する。

眼球の準備

眼球の摘出からチャンバー装着までは，汚染のリスクを最小限にするよう留意する。眼球の入手から試験の実施までは短い時間で行い，通常，眼球入手と同日に試験が行われる。角膜の上皮と内皮の損傷を避けるように注意しながら，強膜辺縁を２〜３mm 残したままで切開して，異常のないことを確認して角膜を採取する。摘出した角膜を，角膜ホルダーに装着する（図１参照）。前部および後部区画はそれぞれ角膜の上皮側と内皮側に接続する。両チャンバーをあらかじめ温めたイーグルの最少必須培地（EMEM）で泡が発生しないようにあふれるまで満たし（後部チャンバーを最初に），その後，装置を32 ± 1℃で1時間以上維持する。

平衡化した後，新たに調製して温めた EMEM を両チャンバーに加え，角膜ごとに混濁度のベースライン値（バックグラウンド混濁度）を測定する。肉眼的組織損傷（擦過傷，色素沈着，新生血管形成等）がみられる角膜，または混濁度が 7 を超えた角膜は試験に用いない。被験物質，陽性対照，及び陰性（または溶媒）対照にそれぞれ最低 3 個の角膜を使用する。

被験物質の適用

・液体と界面活性剤（固体または液体）の場合

液体の被験物質は希釈しないでそのまま用いるが，界面活性剤は0.9％塩化ナトリウム溶液，蒸留水，または試験系に影響を及ぼさないことが証明されている溶媒を用いて10％ w/v の濃度で試験する。半固体，クリーム，ワックスは，通常，液体と同様に試験する。上記と異なる希釈濃度を用いるときは適切な根拠を示す。被験物質は，角膜に10分間曝露する。

・非界面活性固体の場合

0.9％塩化ナトリウム溶液，蒸留水，または試験系に影響を及ぼさないことが証明されている溶媒を用いて溶液または懸濁液として，20％ w/v の濃度で試験する。固体の場合，一定の状況および適切な科学的根拠があれば，開放系チャンバー法を用いて角膜表面に直接適用して試験することもできる。非界面活性固体の場合は角膜に 4 時間曝露させる。

なお，いずれの被験物質についても，曝露時間を変更する場合は適切な科学的根拠が必要である。被験物質の物理学的および化学的特性（例えば，固体，液体，液体の粘性）に応じて異なる処理法が用いることができる。被験物質が上皮表面を十分に覆い，洗浄段階では被験物質を完全に除去することが重要である。閉鎖系チャンバー法は一般的に非粘性〜低粘性液体の被験物質に用い，一方，開放系チャンバー法は半粘性および粘性液体の被験物質，ならびに水に分散しない固体に使用する。

被験物質，陰性対照物質および陽性対照物質は角膜上皮表面を覆うために十分な量（750 μL）をチャンバーの前部区画上部にある孔から加え，曝露中は孔にキャップをする。開放系チャンバー法の場合は，あるいは完全に角膜を覆うために十分な量を直接角膜上皮表面に曝露する。

曝露後のインキュベーション

　曝露後，被験物質，陰性対照物質および陽性対照物質を前部チャンバーから取り除き，上皮層をEMEM（フェノールレッドを含む）で3回以上（または被験物質が肉眼で認められなくなるまで）洗浄する。フェノールレッドがまだ変色（黄色または紫色）したままであるか，または被験物質がまだ肉眼で認識できる場合は4回以上洗浄する。被験物質を完全に除去したのち，フェノールレッドを除去するため，EMEM（フェノールレッドを含まない）で1回洗浄する。次いで前部チャンバーを，EMEM（フェノールレッドを含まない）で再度満たす。

　液体または界面活性剤の場合は，洗浄後，角膜を32±1℃でさらに2時間インキュベートする。非界面活性固体で処理した角膜は4時間の曝露終了後，十分に洗浄する。

　液体および界面活性剤では曝露後のインキュベーションの終了時点，非界面活性固体では4時間の曝露の終了時点で，各角膜の混濁度と透過性を測定する。また，各角膜を肉眼で観察して関連観察所見（組織剥皮，被験物質残存，不均一な混濁パターン等）を記録する。

対照物質

　試験ごとに陰性対照または溶媒/媒体対照，および陽性対照を同時に試験する。

　BCOP法で100%の液体物質を試験する場合，試験系における非特異的変化を検出し，測定評価項目に関するベースラインを得るために陰性対照（0.9%塩化ナトリウム溶液または蒸留水等）を同時に測定する。希釈液体，界面活性剤または固体を試験する場合，試験系の非特異的変化を検出し，測定評価項目に関するベースラインを得るために溶媒/媒体対照群を同時に実施する。試験系に対して影響がないことが証明されている溶媒/媒体のみを使用する。

　試験ごとに陽性対照を同時に試験して，適切な反応が誘導されることも確認する。液体被験物質用の陽性対照物質の例は100%エタノールや100%ジメチルホルムアミドである。固体被験物質用の陽性対照物質の例は20% w/vイミダゾール0.9%塩化ナトリウム溶液である。

　ベンチマーク物質は，特定の化学または製品クラスに属する未知の化学物質の眼刺激性，または刺激反応が特定の範囲内にある眼刺激性物質の相対的刺激性を評価する上で有用である。なお，被験物質との比較に用いられるベンチマーク物質は以下の性質が必要である。すなわち，(i)供給源に一貫性および信頼性があること，(ii)構造および機能が試験対象物質のクラスに類似していること，(iii)物理的/化学的特性が既知であること，(iv)既知の眼刺激作用に関するデータがあること，(v)眼刺激性が望ましい範囲内にあること（ヒトが安全に使用できること等）を示す既知のデータがあること，である。

測定評価項目

　混濁度はオパシトメーターを用いて角膜を通過する透過光を定量的に測定する。

　透過性は角膜全細胞層（角膜外表面の上皮層から角膜内表面の内皮細胞まで）を貫通するフルオレセインナトリウム色素量で測定する。1 mLのフルオレセインナトリウム溶液（液体および界面活性剤の測定では4 mg/mL，非界面活性固体の測定では5 mg/mL）を角膜ホルダーの前部チャンバー（角膜の上皮側に面する）に添加し，一方，後部チャンバー（角膜の内皮側に面する）にはEMEMを満たす。次いでホルダーを水平にして32±1℃で90±5分インキュベートする。後部チャンバーまで通過したフルオレセインナトリウムの量をUV/VIS分光光度計で定量的に測定する。490 nmの波長で分光光度計を用いて測定した値を光学密度（OD_{490}）または吸光度値として記録する。フルオレセイン透過性は標準1 cm光路長を用いた可視光分光光度計によるOD_{490}値を用いて測定する。なお，96ウェルマイクロタイタープレートリーダーを使用することができるが，その条件は(i)プレートリーダーでフルオレセインOD_{490}測定の直線範囲を確立できること，および(ii)96ウェルプレートで正確な容量のフルオレセイン試薬を使用し，その結果標準1 cm光路長に等価なOD_{490}値を得ることができること（これにはウエルを完全に満たす必要がある（通常360 μL））である。

<添付資料3> 「眼刺激性試験代替法としての牛摘出角膜の混濁および透過性試験法（BCOP）を化粧品・医薬部外品の安全性評価に資するためのガイダンス」について

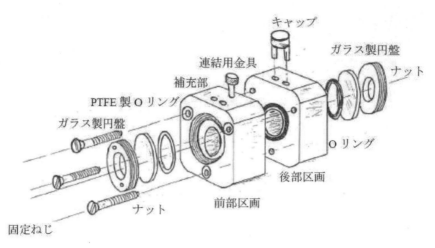

図1．BCOP試験用角膜ホルダー

　BCOP試験用角膜ホルダーはポリプロピレン等の不活性素材からできている。ホルダーは前部区画（チャンバー）と後部区画（チャンバー）からなり，2つの類似した円筒状の内部チャンバーを有する。各チャンバーの容積は5 mLであり，ガラス製窓で仕切られている。その窓を通して混濁度が測定される。各内部チャンバーの直径は1.7 cm，深さは2.2 cmである＊。後部チャンバーにOリングを付けて漏出を防止している。角膜は，内皮側が後部チャンバーのOリングに接触するように置き，前部チャンバーを角膜の上皮側に置く。チャンバーはステンレス製のねじ3個を用いて外周縁部で固定する。各チャンバーの端には，角膜を扱いやすいように取り外し可能なガラス製窓を付ける。Oリングをガラス製窓とチャンバーの間に取り付けて漏出を防止する。各チャンバーの上部にある2つの孔から培地や被験物質の添加や除去ができる。注入孔は処理およびインキュベーション中はゴム製キャップで封をする。

　＊上記の寸法は12～60ヶ月齢の畜牛用の角膜ホルダーについてのものである。6～12ヶ月齢の動物を使用するのであれば代わりに各チャンバーの容積が4 mL，各内部チャンバーの直径が1.5 cm，深さが2.2 cmになるようにホルダーを設計する。角膜ホルダーを新たに設計する場合は後部チャンバー容積に対する角膜曝露面積の比率を従来の角膜ホルダーと同じ比率にすることが特に重要である。これは，透過性を正確に測定し，本ガイドラインで提案した式でIVISを計算するために必要である。

1-2-2．判定

　混濁度および平均透過性（OD_{490}）をそれぞれバックグラウンド混濁度および陰性対照透過性OD_{490}で補正したあと，各処理群の平均混濁度および透過性OD_{490}を，以下の実験的に求められた式に代入してIVISを処理群ごとに算出する。

　　　　　　（計算式）　IVIS ＝ 平均混濁度 ＋（15 × 平均透過性OD_{490}値）

　IVISが3以下の場合はGHS基準の区分外，すなわち無刺激性と判定され，原則としてそれ以上の追加試験は必要としない。IVISが3を超えた場合には，『2．本試験法の運用方法に関する留意点』を参照し，必要に応じて他の評価法にて確認する[9]。

1-3．試験実施上の留意点

1-3-1．試験実施における各種条件及び注意事項

　試験施設については，1）新鮮な牛眼球を入手できること，2）特殊な機器が必要ではないが非滅菌組織を取り扱う標準手順を整備することが必要である。

　なお，新たに試験を実施する試験施設では，BCOP試験用の評価用化学物質等を活用し精度の向上に努めること。

1-3-2．試験成立条件について

　陽性対照物質のIVISが最新の背景データ平均値から2標準偏差以内であれば，試験結果を採用できる。陰性または溶媒/媒体対照の混濁度および透過性が，それぞれの陰性または溶媒/媒体対照で処理された牛

角膜から得られるバックグラウンドの混濁度および透過性の上限値未満である必要がある。

本試験法では被験物質ごとに最低3個の角膜を使用するが3個の角膜の試験結果にばらつきが見られ，判定できない場合，すなわち，3個のうち2個の角膜のIVISに基づいた試験結果が，3個全ての角膜の平均IVISに基づいた試験結果と一致しない場合は2回目の試験の実施を検討すべきである。

表1．2回目の試験実施の検討が必要な被験物質の試験結果の例

角膜	混濁度	透過性（OD_{490}）	IVIS	結果
1	3.8	0.035	4.3	陽性
2	2.2	0.008	2.3	陰性
3	2.8	0.006	2.9	陰性
平均	2.9	0.016	3.2	陽性

3個の角膜の平均IVISは3.2で陽性となるが，3個のうち2個の角膜のIVISが2.3及び2.9であり陰性となるため，平均IVISに基づく試験結果と一致しない。

2回目の試験の結果，その平均IVISから1回目の試験結果と一致した場合は，最終判断とする。しかし，一致しなかった場合は，3回目まで試験を実施することができる。

2．本試験法の運用方法に関する留意点

1）原料で評価し，IVISが3以下であった場合は，原料は無刺激性であると結論できる[10]。
2）原料のIVISが3を越えた場合，原料の製剤配合濃度以上の適当な濃度で評価することも可能である。その場合の手順を以下に示す。
　① IVISが3以下であった場合は，適用濃度では無刺激性であると結論できる[10]。
　② IVISが3を超えた場合は，最終製剤を用いて評価し，IVISが3以下であった場合は，最終製剤では無刺激性であると結論してもよい。また，原料に関連したベンチマーク物質との相対評価を行うことも可能である。
3）本試験法は高い偽陽性率（約69％）であることに留意する[8]。
4）本試験法の結果，刺激性ありと判断された場合は，最終的な評価は，他の試験結果も考慮することができる。

3．引用文献

1) Draize, J.H. (1959) Appraisal of the safety of chemicals in foods, drugs and cosmetics, Association of Food and Drug Officials of the United States.
2) OECD (2012). Test Guideline 405. OECD Guideline for Testing of Chemicals. Acute eye irritation/corrosion.
   <http://www.oecd.org/document/40/0,2340,en_2649_34377_37051368_1_1_1_1,00.html>
3) ICCVAM (2006). Test Method Evaluation Report - *In Vitro* Ocular Toxicity Test Methods for Identifying Ocular Severe Irritants and Corrosives. Interagency Coordinating Committee on the Validation of Alternative Methods (ICCVAM) and the National Toxicology Program (NTP) Interagency Center for the Evaluation of Alternative Toxicological Methods (NICEATM). NIH Publication No.: 07-4517.
   <http://iccvam.niehs.nih.gov/methods/ocutox/ivocutox/ocu_tmer.htm>
4) ICCVAM (2010). ICCVAM Test Method Evaluation Report: Current Validation Status of *In Vitro* Test Methods Proposed for Identifying Eye Injury Hazard Potential of Chemicals and Products. NIH Publication No.10-7553. Research Triangle Park, NC: National Institute of Environmental Health Sciences.
   <http://iccvam.niehs.nih.gov/methods/ocutox/MildMod-TMER.htm>
5) 牛摘出角膜を用いた眼刺激性試験代替法（BCOP法: Bovine Corneal Opacity and Permeability Test）の評価会議報告書，JaCVAM評価会議，平成21年（2009年）12月17日，平成23年（2011年）4月20日改定
6) 改定OECD TG No.437牛摘出角膜の混濁および透過性試験法（BCOP法: Bovine Corneal Opacity and Permeability

<添付資料3> 「眼刺激性試験代替法としての牛摘出角膜の混濁および透過性試験法（BCOP）を化粧品・医薬部外品の安全性評価に資するためのガイダンス」について

Test）の評価会議報告，JaCVAM 評価会議，平成25年（2013年）10月21日

7) OECD (2009). Test Guideline 437. Bovine corneal opacity and permeability test method for identifying ocular corrosives and severe irritants.
〈http://www.oecd-ilibrary.org/environment/test-no-437-bovine-corneal-opacity-and-permeability-test-method-for-identifying-ocular-corrosives-and-severe-irritants_9789264076303-en〉

8) OECD (2013). Test Guideline 437. Bovine corneal opacity and permeability test method for identifying i) chemicals inducing serious eye damage and ii) chemicals not requiring classification for eye irritation or serious eye damage
〈http://www.oecd-ilibrary.org/environment/test-no-437-bovine-corneal-opacity-and-permeability-test-method-for-identifying-i-chemicals-inducing-serious-eye-damage-and-ii-chemicals-not-requiring-classification-for-eye-irritation-or-serious-eye-damage_9789264203846-en〉

9) UN (2011). United Nations Globally Harmonized System of Classification and Labeling of Chemicals (GHS), ST/SG/AC.10/30 Rev 4, New York and Geneva: United Nations.
〈http://www.unece.org/trans/danger/publi/ghs/ghs_rev04/04files_e.html〉

10) 眼刺激性分科会，医薬部外品の製造販売承認申請における安全性に関する資料のあり方検討会最終報告書―眼刺激性分科会報告―，平成21年度厚生労働科学研究動物実験代替法を用いた安全性評価体制の確立と国際協調に関する研究（平成22年4月）

その他関連情報

BCOP 試験用の評価用化学物質

略号等：

CAS: Chemical Abstracts Service Registry Number

[1] National Library of Medicine Medical Subject Headings（MeSH）分類（http//www.nlm.nih.gov/mesh）に基づき，標準的な分類スキームを用いてそれぞれの被験物質に化学的分類を割り当てた。

[2] *in vivo* rabbit eye test（OECD TG 405）の結果に基づき，UN GHS に従って表示。

[3] 2A または2B の区分については，GHS 基準の解釈による。*in vivo* 試験では3匹の動物を用いる。区分2A の分類には7日目に3匹のうち1匹での反応となるか，または3匹のうち2匹での反応となるかによる。1匹の動物において，結膜充血以外の項目で7日目より前にスコアが0となり回復を示す。7日目に完全に回復しない1匹の動物に関しては，7日目の結膜充血スコアが1であり，10日目までに完全に回復する。

<添付資料4>

医薬品の光安全性評価ガイドラインについて

平成26年5月21日　薬食審査発0521第1号
各都道府県衛生主管部（局）長殿　厚生労働省医薬食品局審査管理課長（公印省略）

　日米EU医薬品規制調和国際会議（以下「ICH」という。）が組織され，品質，安全性及び有効性の各分野で，ハーモナイゼーションの促進を図るための活動が行われているところである。
　今般，医薬品の製造販売承認に際して添付すべき非臨床における安全性試験の資料に関し，ICHにおける三極の合意事項として，新たに「医薬品の光安全性評価ガイドライン」を別添のとおり定めましたので，下記事項を御了知の上，貴管内関係業者等に対し周知方御配慮願います。

記

1．本ガイドラインの要点
(1) 本ガイドラインは，医薬品の光毒性及び光アレルギー検出のために行われる安全性評価の望ましい実施方法を示すものであり，従来の非臨床試験に係るガイドラインを補完するものである。
(2) 本ガイドラインは，新規医薬品有効成分，新規添加剤，経皮投与用臨床製剤（皮膚貼付剤等），及び光線力学療法用製剤に適用される。
(3) 本ガイドラインで取り扱う内容は，光毒性（光刺激性）及び光アレルギーであり，光遺伝毒性及び光がん原性については取り扱われない。
(4) 光安全性評価の実施については，薬剤開発者に委ねられているが，外来での臨床試験を行う前に，光毒性の初期評価（UV〜可視光領域の吸収スペクトルの評価等）の実施が提案・推奨されるほか，必要に応じ，実験的評価（*in vitro* 又は *in vivo* 試験）を実施すべきとされている。
(5) 光安全性評価の方法はフレキシブルであり，様々なアプローチが選択し得る。

（別添）

医薬品の光安全性評価ガイドライン

目次
1．緒言 …………………………………………………………………………………………… 82
　1.1 ガイドラインの目的 ……………………………………………………………………… 82
　1.2 背景 ………………………………………………………………………………………… 82
　1.3 適用範囲 …………………………………………………………………………………… 82
　1.4 一般原則 …………………………………………………………………………………… 83
2．光安全性評価において考慮すべき要因 …………………………………………………… 83
　2.1 光化学的特性 ……………………………………………………………………………… 83
　2.2 組織分布/ファーマコキネティクス ……………………………………………………… 83
　2.3 代謝物に関して …………………………………………………………………………… 84
　2.4 薬理学的特性 ……………………………………………………………………………… 84
3．非臨床光安全性試験 ………………………………………………………………………… 84
　3.1 一般的概念 ………………………………………………………………………………… 84

3.2	化学的試験法を用いた光反応性試験	85
3.3	*In vitro* 試験法を用いた光毒性試験	85
3.4	全身適用薬の *in vivo* 光安全性試験	86
3.5	経皮適用薬の *in vivo* 光安全性試験	87
4．	臨床における光安全性評価	87
5．	評価手法	87
5.1	全身適用薬に推奨される評価手法	88
5.2	経皮適用薬に推奨される評価手法	89
6．	注釈	90
7．	用語の解説	91
8．	参考文献	91

1．緒言

1.1 ガイドラインの目的

　本ガイドラインの目的は，光安全性評価についての国際的な基準を勧告し，ヒト臨床試験や医薬品の製造販売承認申請に必要とされるこれらの評価の国際的調和をはかることである。本ガイドラインには，光安全性を評価するにあたり考慮すべき要因や追加の評価が必要な場合についても述べており，ICH M3（R2）ガイドライン第14章の「光安全性試験（文献1）」とあわせて読む必要がある。本ガイドラインにより地域間で勧告される光安全性評価に本質的な相違が生じる可能性は少なくなるであろう。

　本ガイドラインはいくつかの章に分かれている。第2章では光安全性評価において考慮すべき要因について論じる。第3章では既存の非臨床光安全性試験について説明するが，この章では特定の試験方法について説明しない。第4章では，臨床での光安全性評価について言及する。第5章では，全身曝露を意図して投与する，あるいは経皮投与する医薬品の光安全性を評価する方法を決定するための手法について，第2章，第3章，および第4章で説明した考え方と試験を用いて提示する。

　3R（代替法の利用/使用動物数の削減/苦痛の軽減）の原則に従って使用動物数を削減するために，動物を使わない方法あるいは臨床データの活用による光安全性評価を考慮すべきである。

1.2 背景

　ICH M3（R2）ガイドラインには，臨床開発に係る光安全性評価の実施時期についての情報が記載されている。当該ガイドラインでは，光毒性の可能性に関する初期評価を行い，必要に応じて，多数の被験者への投与（第Ⅲ相試験）が行われる前に，実験的評価を行うことが推奨されている。同様に，ICH S9ガイドライン（文献2）には，抗悪性腫瘍薬に関する光安全性試験の実施時期に関する記載がある。しかしながら，ICHM3（R2）ガイドラインおよびICH S9ガイドラインのいずれにも，具体的な評価手法は述べられていない。本ガイドラインでは，光安全性試験が必要とされる場合および可能な評価手法の詳細を概説する。

1.3 適用範囲

　本ガイドラインは，新規医薬品有効成分（API），新規添加剤，経皮投与用臨床製剤（皮膚貼付剤など），および光線力学療法用製剤に適用される。

　眼に投与される医薬品については，眼の光毒性を予測する *in vitro* 評価手法の信頼性が不明であり，標準化された *in vivo* 評価手法がないことから，具体的なガイダンスを提供しない（注1を参照のこと）。

　光線力学療法に用いられる医薬品については，意図する薬理作用に元来付随する光化学的な活性をもって開発されており，通常，これらについて追加的な光毒性の検討を行う必要がない。しかしながら，光線力学療法に用いられる医薬品においても，患者における適切なリスク管理のために，トキシコキネティクスや組織分布の検討を行うべきである。

　本ガイドラインは，一般的に，ペプチド，蛋白質，抗体薬物複合体あるいはオリゴヌクレオチドに適用されない。さらに，すでに市販された成分について，APIあるいは添加剤に新たな懸念要因（錠剤から局所

用クリームへの剤型変更など）がなければ，本ガイドラインは適用されない。

1.4 一般原則

医薬品の光安全性評価は，光化学的特性，非臨床試験のデータおよび臨床安全性情報をふまえた統合的なプロセスである。光安全性評価は，ヒトでの有害事象の発生を防ぐために，リスクを最小化する方策が必要とされるかどうかを決定することを目的とする。

光安全性試験との関連で，従来から4つの異なる作用（光毒性，光アレルギー，光遺伝毒性，光がん原性）が議論されてきた。光遺伝毒性（注2を参照のこと）および光がん原性（ICH M3（R2）ガイドラインの注6）の試験については，ヒトの医薬品に関して，現状で有用でないと考えられている。本ガイドラインでは，以下に定義する光毒性と光アレルギーの作用のみを扱う。

・光毒性（光刺激性）：光照射によって産生される光反応性物質に対する急性の組織反応。
・光アレルギー：光化学反応によって蛋白質付加体などの光反応生成物を形成し，それにより引き起こされる免疫を介した反応。

光感作性とは，光照射により惹起される組織反応に対し，時折使用される一般用語である。しかしながら，本ガイドラインでは，光毒性と光アレルギーを明確に区別するために，光感作性という用語を用いないこととする。

化学物質が光毒性や光アレルギーを示すためには，以下の性質が重要である。

・太陽光の波長内（290-700 nm）に光の吸収帯が存在する。
・UVあるいは可視光の吸収により，反応性に富んだ分子種を形成する。
・光に曝露される組織（皮膚や眼）に十分な量が分布する。

これらの条件の一つでも当てはまらない場合には，通常その化合物は光毒性の懸念を直接呈することがないと考えられる。しかし，光に対する皮膚の感受性亢進が間接的メカニズムにより起きることもある。本ガイドラインで概説する試験は，一般的にそのようなメカニズムに対応していない（第2.4項も参照すること）。

2．光安全性評価において考慮すべき要因

2.1 光化学的特性

光反応性を評価するためには，まず，化合物が290から700 nm の間の波長で光を吸収するか否かについて考慮する。290から700 nm の波長においてモル吸光係数（MEC）が1000 $L mol^{-1} cm^{-1}$を上回らない化合物（文献3）については，直接的光毒性を引き起こすほどの光反応性がないと考えられる（詳細については注3を参照のこと）。

光による分子の励起は，エネルギー転移メカニズムにより，スーパーオキシドアニオンや一重項酸素を含む活性酸素種（ROS）を生成する。光反応性により別の分子（光付加体や細胞毒性を持つ光反応物質の形成など）を生じることもあるが，その場合であっても，通常は，同様にROSが生成されると考えられる。このため光（UV～可視領域）の照射によるROS生成は，光毒性の指標となりうる。

光安定性試験（文献4）も光反応性を示唆しうる。しかしながら，これらの条件下ですべての光反応性物質を検出することはできず，光により分解することがそのままその薬剤の光毒性を示唆するわけではない。このため，光安定性試験だけでは，さらなる光安全性評価を必要とするかどうかを決めるべきでない。

光化学的特性の評価は，データの収集記録を容易に確認できる，科学的に質の高い基準で実施されるか，またはGLP/GMPに準拠して実施されるべきである。

2.2 組織分布／ファーマコキネティクス

光照射時に組織に分布する光反応性物質の濃度は，光毒性反応が生じるか否かを決定する非常に重要な薬物動態学的パラメータである。この濃度は，化学物質の血漿中濃度や，組織内の血流，血管から間質および細胞への分配，さらに組織内での結合，貯留および蓄積などの様々な要因に依存している。曝露期間は，血漿や組織内半減期に反映されるクリアランス速度に依存する。全体として，これらのパラメータによって光反応性物質の組織内における平均滞留時間が決まる。

化合物の組織内での結合，貯留あるいは蓄積は，光毒性反応にとって決定的なものでない。光反応性が十分に高い分子であれば，血漿中あるいは細胞間質液中で到達する濃度において光毒性反応を生じる可能性がある。しかしながら，血漿中半減期が長い化合物や日光に曝される組織に長時間滞留する化合物，あるいは組織/血漿濃度比が高い化合物は，半減期や滞留時間が短い，あるいは組織/血漿濃度比が低い化合物よりも光毒性反応を引き起こしやすい。さらに，光化学反応が生じるのに必要な化合物濃度を超えている時間が長ければ長いほど，ヒトは，より長く光毒性のリスクに曝される。

光毒性反応のリスクを無視できるという組織濃度の閾値は，科学的に存在し得るが，現在のところ，すべての化合物に適用できる一般的な閾値を設定し得るだけのデータがない。しかしながら，ヒトにおける実際の，あるいは予想される組織内濃度に基づき，また，上述の要因を考察することによって，さらなる光安全性評価を必要としないと判断することは，ケースバイケースで可能である。その例としては，1）全身の総曝露量が非常に低い薬剤，あるいは2）血漿中半減期や組織滞留時間が非常に短い薬剤などが挙げられよう。

化合物の組織構成要素（たとえば，メラニンやケラチン）への結合は，組織での貯留や蓄積が生じるメカニズムの一つである。メラニンとの結合により組織での化合物濃度は増加するが，メラニン結合性のある薬剤に関するこれまでの経験から，メラニン結合性のみでは光安全性に対する懸念にならないことが示唆されている。

単回投与による組織分布試験において，投与後の複数の時点で動物を調べることにより，一般的には，組織/血漿濃度比，組織滞留時間，滞留と蓄積のポテンシャルについて適切な評価が可能になる。そのような試験において血漿中あるいは組織中薬物濃度の消失半減期を明らかにするためには，評価のタイムポイントを適切な間隔で設定すべきである。

可視光により活性化され，内部組織における消失半減期の長い化合物に関しては，医学的処置中に強い光の照射を受けてこれらの組織に損傷を生じる場合があることが知られている。従って，光線力学療法に用いる医薬品のように，可視光で活性化され *in vivo* で強い光毒性を有する化合物や，あるいは作用機序に基づいて光毒性を有することが知られている化合物では，内部組織における分布を測定し，組織特異的半減期を推定すべきである。UV領域にのみ吸収を有する薬物や組織からの消失半減期が短い薬物については，光反応性を有することが知られていても内部組織におけるリスクを惹起することがないであろう。

2.3 代謝物に関して

代謝により親化合物と大幅に異なるクロモフォアが生じることは通常ないことから，一般的に代謝物について別途光安全性評価を行う必要はない。

2.4 薬理学的特性

多くの場合，薬物誘発性の光毒性は，化学構造に起因するものであり，薬理作用によるものでない。しかしながら，ある種の薬理学的特性（たとえば，免疫抑制作用，ヘム代謝の撹乱作用）を持つ場合は，皮膚刺激やUV誘発性皮膚腫瘍形成など，光誘発性作用に対する感受性を増幅する可能性がある。本ガイドラインに概説されている試験手法は，このようなタイプの間接的なメカニズムを検出するものでない。これらの間接的なメカニズムの中には，他の非臨床の薬理/毒性試験により確認され，評価できるものがある。しかしながら，間接的メカニズムに関連した光毒性には，その他に，ヒトでの使用経験の中で初めて明らかになるものもある。

3．非臨床光安全性試験

3.1 一般的概念

非臨床光安全性試験に関しては，モデルシステムと適切な照射スペクトルの両方を考慮した試験条件を慎重に選択することが重要である。理想的に，非臨床試験法は，高い感度と特異度の両方（すなわち，低い偽陰性率と偽陽性率）を有していることが望ましい。しかしながら，本ガイドラインに述べられている評価を行うために最も重要なことは，非臨床光安全性試験が，偽陰性の頻度が低くなるような高い感度（すなわち，高い陰性予測率）を有していることである。なぜなら，陰性結果の場合，通常さらなる光安全性評価を求め

られないからである。現在利用可能な非臨床試験法は in vitro および in vivo 共に，主に潜在的な光毒性を検出することに重点を置いているものであり，臨床的な光毒性に，必ずしもそのまま外挿できるとは限らない。

照射条件の選択は，in vitro および in vivo 試験法のいずれにおいても重要である。我々が通常曝露されている太陽光は，非常に幅広いスペクトルを有している。しかしながら，太陽光は，明確に定義されたものでなく，緯度，標高，季節，時刻，天候などの様々な要因によって変化し得る。さらに太陽光に対するヒトの皮膚の感受性も，様々な要因（たとえば，スキンタイプ，解剖学的部位，日焼けの度合い）によって変化し得る。標準的な太陽光の照射条件については，様々な機関において定義されてきた。ソーラーシミュレータの光源の適切性を評価するためには，そのような標準規格（たとえば文献5）を参照すべきであり，照度と照射量を照射スペクトルのUVA領域に基づいて標準化すべきである。現行の in vitro および in vivo の光毒性試験法では，UVAで $5 \sim 20 \, J/cm^2$ の範囲の照射量が用いられている。このUVA照射量は，夏の昼間に，温帯地域の海抜ゼロ地点で長時間の屋外活動を行った場合に相当する。通常，ヒトでは，UVBで生じる日焼け反応により全体的な光照射量が制限されている。しかしながら，非臨床光毒性試験法では，UVB照射量によって全体の照射量が制限されるべきでなく，試験法の感度を下げずに十分なUVA照射量での試験を行うために（部分的にフィルターをかけることにより）UVB量を減少させることもある。ヒト皮膚におけるUVBの曝露は表皮に限定されるのに対し，UVAは毛細血管中の血液にまで到達する。それゆえに，全身適用される医薬品においては，UVAに比べUVBによる光化学的な活性化が臨床上重要でないと考えられている。しかしながら，光曝露を受ける組織に塗布される局所適用製剤の場合には，UVB照射にも考慮する必要がある。適切な光源（スペクトル分布，照度，および照射量）の選択とモニタリング，および用いる手順については，試験方法に明確に記載されていなければならない（例，文献6）。

3.2 化学的試験法を用いた光反応性試験

医薬品開発者が光反応性評価の実施を選択した場合には，試験法の感度が適切であることを医薬品を用いて検証するべきである。そのような試験法の一つが，たとえば文献7に記載されているROSアッセイである。データからは，この試験法は in vivo における直接的な光毒性物質を予見する上での感度が高いことが示されている。しかし，偽陽性結果の割合が高いことから，特異度は低い。$200 \, \mu M$ の試験濃度で，適切な条件下で実施された場合，この試験法での陰性結果は光毒性の懸念が非常に低いことを示すが，陽性結果は（どの濃度であっても）追加的評価を考慮すべき指標と考える。

3.3 In vitro 試験法を用いた光毒性試験

化学物質の光毒性誘発能を評価するために，多くの in vitro 試験法が開発されてきた。これらの試験法の一部は，医薬品の評価に用いるための検証が行われていない。ある試験法は評価化合物を培養液に溶解して用いる試験法であり，このような方法の適格性は化合物の溶解性に依存するが，薬物中の有効成分や添加物の評価に適することが多い。その他に，組織表面へ直接適用される試験法もあり，これらは，局所投与を意図した製剤全体としての評価に適切であろう。

最も広く用いられている in vitro の光毒性試験法は3T3ニュートラルレッド取り込み光毒性試験（3T3 NRU PT）であり，これに関しては該当するOECDガイドライン（文献6）がある。この手法は，水溶性物質に関して現在もっとも適切な in vitro スクリーニング手法であると考えられている。

この試験法に関してECVAMの実施した正式のバリデーションでは高い感度（93%）と高い特異度（84%）が示されたが，企業体は経験的に特異度についてより低いものと考えている。OECDガイドラインは，特に医薬品に関して検証されたものでない。医薬品の低い特異度に対処するためには，OECDガイドラインを一部改変することが提唱されている（注4を参照のこと）。提唱されたこれらの改変は，医薬品の試験として適切である。3T3 NRU PT の感度は高く，この試験法で陰性結果が得られた化合物についてはヒトで光毒性を生じる懸念が非常に低いと考えられる。しかしながら，3T3 NRU PTで陽性結果が得られた場合は，臨床的な光毒性を必ずしも示唆するものでないが，追加的評価を考慮すべき指標と考えるべきである。

BALB/c 3T3細胞はUVBによる傷害を受けやすいため，光照射にあたっては320 nm以下の光を減衰する

フィルターの使用が当初推奨されていた（文献6）。しかしながら，用いられる光源とフィルターを適切に設定することによって，UVB対UVAの比率を調整し，UVBによる光毒性の評価を可能とすることができる。UVBはほとんど表皮より下に到達しないことから，UVBによる光毒性は全身適用される医薬品においてほとんど問題とならない。しかしながら，UVBによる光毒性は，局所適用される製剤に関係してくる。UVB域の波長を主に吸収する局所製剤で in vitro の評価を必要とする場合には，改変した照射条件（上記参照）で3T3 NRU PT を実施しても良い。あるいは，UVB耐性のより高い in vitro の皮膚モデルを用いても良い。

角質層を有するヒト皮膚の再構築モデルを用いれば，原薬から最終的な臨床製剤に至るまでの様々な局所適用物質の試験が可能となる。再構築ヒト皮膚を用いてこれまでに開発された試験法は，照射の有無により細胞の生死を測定するものである。そのような試験法では，ヒト皮膚に対する既知の急性光毒性物質を検出することが可能であると考えられる。しかし，in vivo のヒト皮膚よりも感受性が低く，陽性反応を生じる最低用量が高い試験法もある。したがって，使用する試験法の感度を理解し，より高濃度の製剤の使用や照射時間の延長など，妥当かつ可能な試験法の条件を適宜調整することが重要である。

投与経路によらず，眼における光毒性を特異的に評価できる in vitro モデルは存在しない。3T3 NRU PTやヒト皮膚再構築試験法で陰性結果が得られれば，リスクが低いことを示唆できるかもしれないが，眼の光毒性に対するこれらの試験法の予測性は不明である。

3.4　全身適用薬の in vivo 光安全性試験

全身適用薬の光毒性試験は，モルモット，マウス，ラット等の様々な動物種で実施されている。標準的試験デザインは確立されていないため，以下に述べる要素を現時点で最良の方法として使用しても差し支えない。

動物種の選択にあたっては，照射に対する感受性（最小紅斑量），熱に対する忍容性，対照物質における成績を考慮すべきである。有色およびアルビノのいずれの動物モデルも利用可能である。光毒性の検出のためには，アルビノのほうが有色動物よりも感受性が高い傾向があるが，標的組織に十分な曝露が行えない場合，メラニンに著しく結合する API（第2.2項を参照のこと）に対して有色動物の使用を考慮すべきである。

In vivo の光毒性試験を実施する場合には，試験をデザインする前に，化合物の薬物動態学的プロファイルに関する情報を得ておくことが望ましい。これは，動物への照射を T_{max} 付近にて確実に行い，意図する臨床曝露に対応して適切な試験期間を選択できるようにするためである。関連する薬物動態学的データをまだ入手していない場合には，in vivo 光毒性試験の一環として収集すべきである。

光毒性は，通常，急性反応であるが，in vivo の試験法の試験期間について慎重に考えるべきである。光に曝露される組織における反復投与後の化合物の蓄積は，光毒性反応を増大させる可能性がある。同様に，各投与後の反復照射も，損傷の蓄積により光毒性反応を増大させる可能性がある。一般に，可能であれば臨床で用いられる投与経路を使い，試験の投与期間は1日あるいは数日間までとするので十分である。投与後（T_{max} 付近で）の照射については，単回あるいは連日反復実施のいずれを選択してもよい。

全身適用薬の非臨床 in vivo 光毒性試験における投与量を選択する際には，ヒトでのリスクアセスメントに資するものとすべきである。これらの試験における最高投与量は，ICH M3（R2）ガイドライン第1.5項に示されている一般毒性試験で推奨される投与量の規定に準じて決定することが適切と考える。最大投与量において陰性結果が得られる場合，通常，低用量での検討は必要でない。しかしながら，陽性結果が予測される場合は，追加的用量群を設定することにより，C_{max} の比較を考慮しつつ，無毒性量に基づくリスクアセスメントを行うことが可能となる。溶媒対照群および非照射投与群の設定により，化合物に関連した光毒性を特定し，照射によらず誘導される有害事象と照射により誘導される有害事象を識別することができる。動物で設定可能な最大全身曝露量が臨床曝露量を下回る場合は，陰性結果が得られたとしても，ヒトでのリスクを予測する上で信頼性に疑問が残る。

通常，紅斑発現照射量の閾値未満の照射において，化合物により誘導されるもっとも鋭敏な光毒性の初期徴候は，紅斑とその後に発現する浮腫である。反応の種類は，化合物により異なる可能性がある。光毒性反応が確認された場合は，それぞれにつき用量および時間依存性の評価を行い，可能であれば，無毒性量を決

定すべきである。追加的エンドポイント（皮膚の初期炎症マーカー，急性の刺激性を示唆するリンパ節の反応など）を設定することにより，ハザードの特定が可能になるかもしれない。

400 nm 超の光を吸収する全身適用薬に関して，動物で光毒性試験を行う場合に，網膜の光毒性は，詳細な病理組織学的評価を用いて検討すべきである。400 nm 未満の光しか吸収しない化合物に関しては，そのような光の角膜，水晶体および硝子体での透過が限定的であり，成人の網膜に到達しないことから，網膜における評価を通常必要としない。

In vivo 光毒性試験は，正式に検証されていないため，医薬品を含む適当な陽性対照物質を用いることにより，適切に使用できることを示す必要がある。試験法の適切性を確立するためには，ヒトにおいて光毒性を示し，複数の化学的分類および光毒性発現機序からなる化合物を含めて検証すべきである。網膜光毒性に関する陽性対照物質としては，可視光領域（400 nm 超）に吸収を有するものが推奨される。ある *in vivo* 試験法が正式に検証されるか，あるいは一般に受け入れられ，試験実施施設で確立されている場合には，各試験における陽性対照物質の同時使用を必要としない。

全身適用薬についての光アレルギー試験は推奨されない。全身適用後のヒトにおける光アレルギー反応はまれであり，全身適用薬に関する非臨床光アレルギー試験法は確立されていない。

3.5 経皮適用薬の in vivo 光安全性試験

動物種の選択や，試験期間，照射条件など，全身投与における評価の場合に推奨される内容が，経皮投与の場合においても適用される。経皮適用薬では，一般的に臨床製剤を用いた試験を行うべきである。可能な限り，予定される臨床投与条件を採用する。曝露部位への照射は投与後，特定の時間に行うべきであり，投与から照射までの間隔は製剤の特性に基づいて決定すべきである。光毒性の兆候は，適切なエンドポイントに基づいて評価すべきである（第3.4項を参照のこと）。試験法の感度については，適切な陽性対照物質を用いて示すべきである。経皮適用薬の光毒性試験において，全身的な薬物濃度の評価は一般的に必要ない。

経皮投与の医薬品の場合，接触光アレルギーについては急性光毒性（光刺激性）と共に，非臨床試験で評価されてきた。しかし，このような試験法の正式なバリデーションは行われていない。これらの試験で観察される急性光刺激はヒトにも関係すると考えられるが，ヒトの光アレルギーに対して，これらの試験の予測性は不明である。製造販売承認申請のためには，非臨床光アレルギー試験が一般的に推奨されない。

4．臨床における光安全性評価

ヒトでのデータ収集が必要とされる場合には，臨床試験での標準的な有害事象報告から，光安全性に目的を絞った臨床試験にわたる多くのオプションが存在する。詳細な方法についてはケースバイケースで決定される。

5．評価手法

光安全性評価の方法の選択は，薬剤開発者に委ねられている。ICH M3（R2）ガイドラインでは，外来での臨床試験に先立ち，光化学的性質および薬理学的/化学的分類に基づく光毒性の初期評価を行うよう提案している。UV～可視光領域の吸収スペクトルの評価は，これを行えばさらなる光安全性評価を行う必要がなくなる場合もあることから，初期評価の手法として推奨される。さらに，ヒトへのリスクおよび追加的試験の必要性に関してさらに多くの情報を得るためには，皮膚および眼への分布を評価してもよい。その後，必要ならば，光毒性の実験的評価（*in vitro*, *in vivo* 試験あるいは臨床的な評価）を多数の被験者への曝露（第Ⅲ相試験）を行う前に行うべきである。

図1に光毒性評価方法の概要を示す。図は，本ガイドラインの本文で概説された評価方法に基づく。評価方法はフレキシブルである。特定の状況において，評価の一部は任意であり，行う必要がない場合もある。

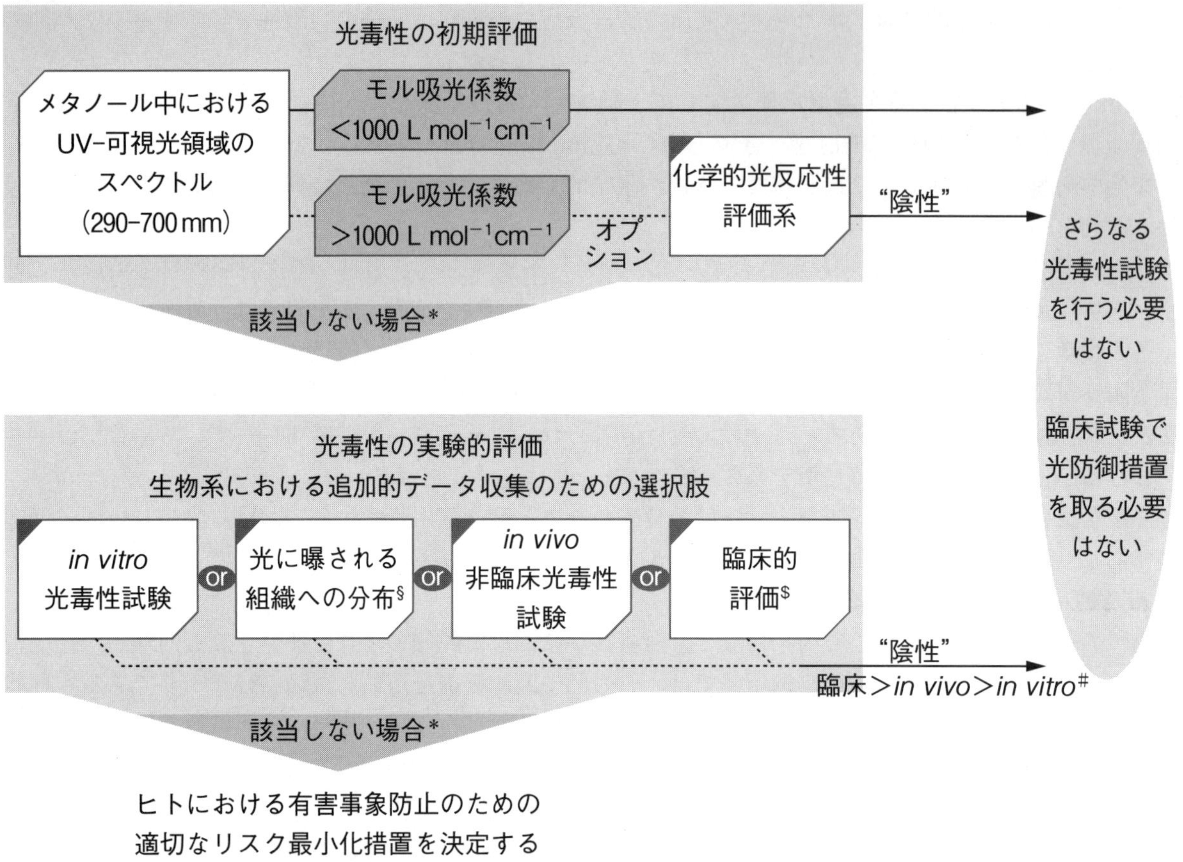

図1　全身および皮膚経路で投与される医薬品に関して考えられる光毒性評価方法の概要

＊データにより光毒性の懸念が小さいことが立証されない，あるいはデータがない（試験法/試験/評価が行われない）場合を指す．

＃適切に行われた in vivo 光毒性試験における"陰性"の結果は，in vitro での陽性結果に優先する．適切に実施された臨床光安全性評価で懸念が示されなかった場合は，非臨床での陽性結果に優先する．In vitro 光毒性試験における陽性結果は，組織分布データにより，有効性を失う場合がある（本文参照）．米国では，皮膚適用される製品に関しては，市販予定製剤を用いた光安全性の臨床評価が必要になる場合がある．

＄臨床試験での一般的有害事象報告から，光安全性評価のための臨床試験まで及ぶ．

§組織分布は皮膚適用する医薬品の光毒性のための考慮事項でない．

5.1 全身適用薬に推奨される評価手法

5.1.1 光毒性ポテンシャルの評価

その物質の MEC が $1000\ \text{Lmol}^{-1}\ \text{cm}^{-1}$（290－700 nm）を超えない場合，光安全性試験の実施は推奨されず，ヒトにおいて直接的光毒性は発現しないものと考えられる．しかしながら，まれではあるが，間接的メカニズムによる光毒性（偽ポルフィリン症やポルフィリン症など）が起きる可能性が排除できないことに注意すべきである．MEC が $1000\ \text{Lmol}^{-1}\ \text{cm}^{-1}$ 以上である化合物に関しては，薬剤開発者が光反応性試験の実施を選択する場合，陰性結果によってそれ以上の光安全性評価を不要とする判断を支持することができる（第3.2項を参照のこと）．それ以外の場合には，その物質の非臨床/臨床光安全性評価を実施すべきである．化学的分類上関連する化合物の光毒性に関して入手可能なデータについては，取るべきアプローチに関する情報がそこから得られる可能性があるので，評価すべきである．

5.1.2 光毒性の実験的評価

3R の原則に従って動物の使用を減らすために，動物試験を行う前に，一般的には検証された in vitro の評価法を考慮すべきである（たとえば Directive 2010/63/EU を参照のこと）．薬剤開発者が in vitro のアプローチを選択する場合，現在のところ，3T3 NRU PT が最も広く用いられている試験法であり，多

くの場合，最初の光毒性試験として考慮される。感度の高い3T3 NRU PTは陰性結果の予測性に優れていることから，陰性結果はその化合物に光毒性がないとする十分な証拠として一般に受け入れられている。この場合，さらなる試験の実施は必要なく，ヒトへの直接的な光毒性は発現しないものと考えられる。

いくつかの条件下（たとえば難水溶性化合物）では，光毒性の初期評価として in vitro の試験法を用いるのが適切でない場合がある。この場合には，動物またはヒトを用いた評価が考慮される。あるいは，薬剤の分布データが入手できる場合には，ケースバイケースであるものの，それ以上の光安全性評価を不要とする判断を支持することができる（第2.2項を参照のこと）。

In vitro の光毒性評価法にて陽性結果が得られた場合，*in vitro* で検出された光毒性の *in vivo* における反応との関連性を評価するために，動物を用いた光毒性試験を実施することが可能である。あるいは，薬剤の分布データにより，*in vivo* における光毒性のリスクが非常に低いと判断される場合には，それ以上の光安全性評価を不要とする判断を支持することができる（第2.2項を参照のこと）。又は，別の選択肢として，光安全性リスクを臨床において評価したり，光防御手段を利用して管理することも可能である。適切に実施された動物あるいはヒトにおける光毒性試験の陰性結果は，*in vitro* の陽性結果よりも優先される。そのような場合，さらなる試験実施は必要なく，ヒトにおいて直接的光毒性は発現しないものと考えられる。動物試験において陽性結果が得られた場合でも，C_{max} の比較を考慮した無毒性量に基づくリスク評価により，ヒトでの直接的光毒性が発現する懸念が少ないと判断できることもある。それ以外の場合には，臨床評価が必要とされる。いずれの場合においても，適切に実施された臨床光毒性評価で問題がないことが示された場合は，非臨床での陽性結果よりも優先される。*In vitro* の光毒性試験における陽性結果は，その後に化学的光反応性試験（ROSアッセイなど）で陰性結果を得たとしても覆されない。

動物を用いた光毒性試験あるいは臨床光毒性試験がすでに実施されている場合は，その後に化学的光反応性試験あるいは *in vitro* 光毒性試験を実施する必要がない。

5.2 経皮適用薬に推奨される評価手法

5.2.1 光毒性ポテンシャルの評価

有効成分および添加剤のMECが$1000\,\mathrm{L\,mol^{-1}\,cm^{-1}}$（290－700 nm）を超えない場合は，さらなる光安全性試験の実施が推奨されず，ヒトにおいて光毒性が発現しないものと考えられる。MECが$1000\,\mathrm{L\,mol^{-1}\,cm^{-1}}$以上の化合物についても，光反応性試験（ROSアッセイなど）で陰性結果が得られた場合，さらなる光安全性評価を必要としない場合がある（例外については注5を参照のこと）。それ以外の場合には，その物質の非臨床/臨床光安全性評価を実施すべきである。化学的分類上関連する化合物の光毒性に関して入手可能なデータについては，取るべきアプローチに関する情報がそこから得られる可能性があるので，評価すべきである。

経皮投与製剤の光毒性に関して，組織分布は，考慮すべき要因とならない。経皮投与製剤は，皮膚に直接適用されることから，塗布される部位が通常光に曝露されない場合を除き，光に曝露される組織に分布すると見なされる。

5.2.2 光毒性および光アレルギーの実験的評価

適切な試験条件（たとえば，溶解性の低さに起因する濃度制限がないこと，適切なUVB照射量が確保できること）が得られるのであれば，3T3 NRU PTをAPIおよび新規添加剤，それぞれの光毒性評価に用いることができる。光毒性のある成分が *in vitro* で特定されなかった場合には，その臨床製剤における光毒性ポテンシャルが全体として低いものと考えて差し支えない。

臨床製剤において光毒性反応に影響を与えるような性質（たとえば皮膚透過性や細胞内への取り込み）の一部は，3T3 NRU PTのみで評価することができない。したがって，臨床製剤を用いた評価や，臨床試験のモニタリング結果により，総合的な陰性結果の確認が必要である。

再構築されたヒト皮膚モデルは，臨床製剤の光毒性の評価に使用可能である。再構築されたヒト皮膚試験法で適切な条件下（第3.3項を参照のこと）において陰性結果が得られた場合には，その製剤の直接的光毒性ポテンシャルが低いとみなすことができる。この場合，一般にさらなる試験実施は必要ない（例外

については注5を参照のこと)。

　適切な in vitro 試験法がない場合には，初期評価から臨床製剤を用いて in vivo の光毒性試験を実施してもよい。適切に実施された in vivo 動物試験で陰性結果が得られた場合には，当該製剤が直接的光毒性を有さないと判断して差し支えなく，さらなる光毒性試験を実施する必要がない（例外については注5を参照のこと）。あるいは，光毒性ポテンシャルを臨床的に評価しても差し支えない。

　290から700 nm の間のどの波長でも MEC が1000 $Lmol^{-1}\,cm^{-1}$ を上回る API あるいは新規添加剤を含む経皮投与製剤については，光毒性に加え，光アレルギーの評価が一般的に必要とされる。非臨床光アレルギー試験の予測性は不明であるため，一般的には市販予定製剤を用いた臨床評価として，第Ⅲ相試験の中で実施される。

　局所曝露を目的に皮膚貼付剤として適用される臨床製剤の光安全性評価は，上記の経皮投与される臨床製剤に関する原則に従って行う。全身曝露を目的とした皮膚貼付剤に関しては，皮膚適用薬と全身適用薬の両者に関する原則を適用する。さらに，全体的リスク評価においては，意図する臨床における用法（使用時に奨励される皮膚領域，適用期間など）や貼付剤基剤の特性（UV と可視光を通さないなど）を考慮する。

6. 注釈

注1: 該当する波長を吸収し，MEC が1000 $Lmol^{-1}\,cm^{-1}$ を超える眼に投与される化合物（点眼薬，眼内投与される薬剤など）については，光毒性ポテンシャルの評価を，光毒性評価の一般原則に従って行うべきである。眼における薬剤の分布および眼の光学的特性も考慮すべきである。化合物あるいは化学的分類上関連する化合物に関して入手できるすべてのデータは，総合的評価の中で考慮すべきである。

　400 nm 未満の波長の光だけを吸収し，水晶体よりも後方（硝子体など）に眼内投与される化合物に関しては，成人の後眼部に到達する光が400 nm 以上に限られることから，網膜光毒性に関する懸念が少ない。しかしながら，およそ10歳未満の小児の水晶体は400 nm 未満の波長の光を完全には防御しない。

注2: 光遺伝毒性試験を標準的な光毒性試験プログラムの一部として実施することは推奨されない。過去にいくつかの地域的なガイドライン（たとえば CPMP/SWP/398/01）では，特に in vitro のほ乳類細胞を用いた光染色体異常誘発性試験（染色体異常試験あるいは小核試験）の実施を推奨していた。しかしながら，CPMP/SWP ガイドラインが発行されて以降のこれらのモデルにおける経験より，これらの試験は感度が過剰に高く，光染色体異常の偽陽性結果が生じることが報告されてきた（文献8）。さらに，光遺伝毒性試験データの解釈，すなわち臨床的に関連性のある UV 依存性の皮膚がん増加に対する意義は不明瞭である。

注3: MEC 測定のための標準化された条件は非常に重要である。適切な溶媒の選択について，分析に必要な条件（たとえば溶解性や UV ～可視領域の光の透過性）と生理学的な妥当性（たとえば pH7.4の緩衝液）の両面から決定すべきある。メタノールは望ましい溶媒として推奨されており，MEC の閾値を1000 $Lmol^{-1}\,cm^{-1}$ とする際に用いられた（文献3）。UV ～可視領域の光のスペクトルを測定する際には，潜在的な限界（たとえば，高濃度あるいは低溶解性に起因するアーティファクト）について考慮すべきである。もし，分子中のクロモフォアが pH 感受性を有すると考えられる場合（たとえば，フェノール構造や芳香族アミン/カルボン酸など）には，水性の pH7.4の緩衝条件下で追加的スペクトル測定を行うことにより，吸光スペクトルや MEC の差異に関する有益な情報が得られる。メタノール中での測定と pH 調整条件での測定の間に有意な差が認められた場合には，1000 $Lmol^{-1}\,cm^{-1}$ という MEC の閾値を用いることはできない。

注4: 製薬企業体が実施した調査では，OECD TG 432に述べられている3T3 NRU PT において高い割合（約50%）で陽性結果が得られ，その大部分が動物やヒトでの反応と関連しないことが示されている（文献9）。医薬品のデータの遡及的調査を受けて，試験の最高濃度を1000から100 $\mu g/mL$ に下げることが適切とされた（文献10）。光照射条件下でこの濃度まで細胞毒性を示さない化合物は光毒性を有さないと考えて差し支えない。さらに，全身適用薬では，OECD TG 432で「光毒性の可能性あり」とされるカテゴリー（す

なわち photo irritation factor（PIF）値が2〜5の間，あるいは mean photo effect（MPE）値が0.10〜0.15の間）の場合，毒性学的関連性が疑わしい。このカテゴリーに含まれる化合物に関しては，一般的に光安全性評価をさらに行う必要がない。PIF値が2〜5の化合物で照射なしでIC_{50}を測定することができない場合には，MPEの計算で陽性に分類されないこと，すなわちMPEが0.15未満であることを確認することが重要である。

　光に当たるヒト組織で到達すると考えられる濃度よりもかけ離れて高い in vitro 濃度のみで3T3 NRU PTが陽性となった全身適用薬に関しては，ケースバイケースで，また規制当局との協議の上，追加の in vivo 試験を行わずに，ヒトでの光毒性に関して「低リスク」であると考えることができる場合もある。

　注5：米国では皮膚適用される製品に関しては，製品認可に必要な市販予定製剤（APIおよびすべての添加剤）を用いた光毒性（光刺激性）臨床試験が必要となる場合がある。

7．用語の解説

3T3 NRU PT: *In vitro* 3T3 Neutral Red Uptake Phototoxicity Test（3T3ニュートラルレッド取り込み光毒性試験）。

評価: 本ガイドライン内の意味としては，入手できるすべての情報を用いて判断を行うことであり，必ずしも追加試験を実施することを意味するわけでない。

クロモフォア: 可視光あるいはUVを吸収する分子の部分構造。

経皮適用薬: 皮膚に局所適用される医薬品。

直接的光毒性: 医薬品あるいは添加剤が光を吸収することにより引き起こされる光毒性。

間接的光毒性: 医薬品あるいは添加剤により引き起こされる細胞学的，生化学的，生理学的変化による光毒性であるが，医薬品あるいは添加剤の光化学的反応に関連しないもの（ヘム代謝の撹乱など）。

照度: 照射されるUVあるいは可視光の単位面積当たりの強度であり，W/m^2あるいはmW/cm^2で表される。

照射: ある物体がUVあるいは可視光に曝露される過程。

MEC: Molar Extinction Coefficient（モル吸光係数）は，ある特定の波長において分子が光子を吸収できる効率を反映し（通常$Lmol^{-1} cm^{-1}$で表される），溶媒などいくつかの要素による影響を受ける。

MPE: Mean Photo Effect は，3T3 NRU PT の結果から算出される。MPEは完全な濃度反応曲線との比較に基づく（OECD TG 432を参照）。

NOAEL: No Observed Adverse Effect Level（無毒性量）。

OECD TG: 経済協力開発機構試験法ガイドライン。

外来での臨床試験: 患者が臨床試験実施施設に拘束されない臨床試験。

光反応生成物: 光化学反応の結果として生じる新規化合物/構造。

光反応性: 光の吸収の結果として他の分子と反応する化学物質の性質。

PIF: Photo Irritation Factor は3T3 NRU PT の結果から算出される照射時および非照射時のIC_{50}値の比。

ROS: Reactive Oxygen Species はスーパーオキシドアニオンや一重項酸素などを含む活性酸素種。

全身適用薬: 全身曝露を意図して投与される医薬品。

UVA: 紫外線A（波長320-400 nm）。

UVB: 紫外線B（波長280-320 nm；地上に到達する太陽光の一部としては波長290-320 nm）。

8．参考文献

1．ICH M3 (R2) Guideline: Guidance on Nonclinical Safety Studies for the Conduct of Human Clinical Trials and Marketing Authorization for Pharmaceuticals; June 2009.
2．ICH S9 Guideline: Nonclinical Evaluation for Anticancer Pharmaceuticals; Oct. 2009.
3．Bauer D, Averett LA, De Smedt A, Kleinman MH, Muster W, Pettersen BA, Robles C.Standardized UV-vis spectra as the foundation for a threshold-based, integrated photosafety evaluation. Regul Toxicol Pharmacol 2014; 68(1): 70-5.
4．ICH Q1B Guideline: Stability Testing: Photostability Testing of New Drug Substances and Products; Nov. 1996.

5．CIE-85-1989: Solar Spectral Irradiance; Jan. 1989.
6．OECD (2004), *Test No. 432: In vitro 3T3 NRU Phototoxicity Test*, OECD Guidelines for the Testing of Chemicals, Section 4, OECD Publishing.
7．Onoue S, Igarashi N, Yamada S, Tsuda Y. High-throughput reactive oxygen species (ROS) assay: An enabling technology for screening the phototoxic potential of pharmaceutical substances. J Pharm Biomed Anal 2008; 46(1): 187-193.
8．Lynch AM, Robinson SA, Wilcox P, Smith MD, Kleinman M, Jiang K, Rees RW. Cycloheximide and disulfoton are positive in the photoclastogenicity assay but do not absorb UV irradiation: another example of pseudophotoclastogenicity? Mutagenesis 2008; 23(2): 111-118.
9．Lynch, AM, Wilcox, P. Review of the performance of the 3T3 NRU *in vitro* phototoxicity assay in the pharmaceutical industry. Exp Toxicol Pathol 2011; 63(3): 209-214.
10. Ceridono M, et al. Workshop Report: The 3T3 neutral red uptake phototoxicity test: Practical experience and implications for phototoxicity testing - The report of an ECVAM-EFPIA workshop. Regul Toxicol Pharmacol 2012; 63(3): 480-488.

<添付資料5>

眼刺激性試験を化粧品・医薬部外品の安全性評価に活用するための留意事項について

平成27年2月27日　事務連絡
各都道府県衛生主管部（局）薬務主管課あて　厚生労働省医薬食品局審査管理課

　眼刺激性試験については，「医薬部外品の製造販売承認申請及び化粧品基準改正要請に添付する資料に関する質疑応答集（Q&A）について」（平成18年7月19日付け審査管理課事務連絡）により，参考となる試験条件を示してきたところです。
　今般，OECDテストガイドライン405の2012年の改訂を踏まえ，平成26年度医薬品等規制調和・評価研究事業「新規動物試験代替法の開発，国際標準化及び普及促進に関する研究」（研究代表者国立医薬品食品衛生研究所小島肇）において，JaCVAM: Japanese Center for the Validation of Alternative Methods（日本動物実験代替法評価センター）の資料をもとに，別添のとおり，眼刺激性試験を化粧品・医薬部外品の安全性評価に活用するにあたり必要な留意事項が取りまとめられましたので，参考までお知らせいたします。

眼刺激性試験を化粧品・医薬部外品の安全性評価に活用するための留意事項

1．序論

　眼刺激性は，被験物質を眼に直接接触させることにより生じる結膜の発赤・浮腫・分泌物，虹彩の変化や角膜の混濁等を指標とする変化であり，眼刺激性試験はヒトが被験物質を粘膜に適用，あるいは誤って眼に入れた場合に生じる結膜，虹彩及び角膜に対する傷害を予測するために実施される。
　医薬部外品の製造販売承認申請および化粧品基準改正要請では，原料および製剤の眼刺激性を評価するため，従来，ウサギを用いた方法（Draize法[1]）が通常実施されてきた。Draize法は，急性眼刺激性/腐食性（Acute Eye Irritation/Corrosion）を評価する経済協力開発機構（OECD）テストガイドライン（Test Guideline: TG）405として1981年に採択され，その後改訂および更新されている[2]。
　2012年のOECD TG 405の改訂に先立ち，米国の動物実験代替法評価センター（ICCVAM）の国際的な第三者評価委員会（International Scientific Peer Review Panel）[3]において，局所麻酔薬と全身性鎮痛薬の使用により，試験成績に影響を与えることなく動物の痛みと苦痛を回避できるか，そして，その際の局所麻酔薬と全身性鎮痛薬の処方およびエンドポイントについて議論された。その結果，ウサギを用いた眼刺激性試験において，試験成績に影響を与えることなく動物の痛みと苦痛が軽減されると考えられ，本改訂にいたった。
　今回のOECD TG 405（2012）の改訂の要点を次に示す。
　1）被験物質投与前には，局所麻酔薬（例：プロパラカイン，テトラカイン）と全身性鎮痛薬（例：ブプレノルフィン）による前処置を行う。
　2）被験物質投与後では，全身性鎮痛薬（例：ブプレノルフィン，メロキシカム）による処置を行う。
　3）動物の痛みと苦痛の症状の計画観察，モニタリングおよび記録。
　4）全ての眼傷害の（症状，程度および進行状況）計画観察，モニタリング，記録及びエンドポイントの設定。
　本文書は，TG405（2012）を用い，化粧品・医薬部外品の安全性評価に利用するに当たっての必要な留意点を取りまとめたものである。
　なお，試験実施にあたっては，JaCVAMの資料編纂委員会報告書[4]やOECDTG 405（2012）の原文[2]を参照することにも留意すべきである。

2. ウサギ眼刺激性試験手順

2.1. 供試動物

健康な若齢成熟のアルビノウサギを供試動物として使用する。試験開始前24時間以内に供試動物の両眼を検査する。眼の刺激，眼傷害又は角膜損傷が認められた動物は使用しない。

動物は個別飼育とし，通常の動物室で飼育する。

2.2. 局所麻酔薬及び全身性鎮痛薬の適用

眼刺激性試験の実施にあたり，動物の痛み及び苦痛を回避ないし最小限にする適用方法を例示する。

被験物質投与の60分前に，ブプレノルフィン0.01 mg/kg（鎮痛薬として治療に用いられる用量）を皮下投与する。

被験物質投与5分前に，両眼に局所麻酔薬（例えば，0.5％塩酸プロパラカインあるいは0.5％塩酸テトラカイン）を1，2滴点眼する。局所麻酔点眼薬中の防腐剤が試験結果に影響する可能性を回避するため，防腐剤無添加の局所麻酔点眼薬の使用を推奨する。[注1] 対照眼には被験物質は投与せず，局所麻酔薬のみを投与する。

被験物質投与8時間後に，ブプレノルフィン0.01 mg/kg及びメロキシカム0.5 mg/kgを皮下投与する。なお，メロキシカムが1日1回皮下投与で眼に対する抗炎症性作用を示すというデータはないが，被験物質投与の8時間後まではメロキシカムを投与すべきではない。

被験物質投与8時間以降は，眼所見や痛み及び苦痛が消失するまで，ブプレノルフィン0.01 mg/kgを12時間間隔，メロキシカム0.5 mg/kgを24時間間隔で皮下投与する。[注2]

2.3. 被験物質の適用

下眼瞼を穏やかに引き，各動物の片眼の結膜嚢内に被験物質を投与する。被験物質の流失を防ぐため，約1秒間上下の眼瞼を静かに合わせ，閉じたままにしておく。

2.3.1. 洗浄

被験物質が固体の場合や投与直後に眼刺激性・腐食性作用を示す場合を除いては，被験物質投与後少なくとも24時間は被験動物の眼を洗浄しない。24時間後に洗浄してもよい。

科学的に妥当性がない限り，洗浄による影響を評価するためのサテライト群の使用は推奨できない。もし，サテライト群が必要な場合は2例のウサギを使用する。洗浄の条件，例えば洗浄時間，洗浄液の組成，温度及び量などを記録する。

注1　OECD TG 405（2012）で例示されている局所麻酔薬は，わが国において，現時点では医薬品として流通していない。それゆえ，わが国で入手可能な局所麻酔薬を用いるべきである。防腐剤を添加していない局所麻酔点眼薬として，「オキシブプロカイン塩酸塩ミニムス点眼液0.4％「センジュ」（千寿製薬株式会社）」がある。

注2　先行投与の鎮痛薬および局所麻酔薬の効果が不十分な場合には，被験物質投与直後に鎮痛薬の投与を実施する。試験期間中に動物が痛みや苦痛を示した際には直ちに追加の鎮痛薬（0.03 mg/kgブプレノルフィン，皮下投与）を投与し，必要に応じて8時間毎に投与する。0.5 mg/kgメロキシカムは緊急用量のブプレノルフィンと併用し，24時間間隔で皮下投与する。なお，その際は12時間間隔で実施しているブプレノルフィン投与は実施しない。

2.3.2. 用量

(1) 液体での試験

被験物質が液体の場合，投与量は0.1 mLとする。

(2) 固体での試験

被験物質が固体，ペースト及び粒子状の場合，投与量は容量として0.1 mL，あるいは重量で100 mg以下の量とする。被験物質は摩砕して微粉末化する。固体物質の容量は容器に詰めた後に秤量する。固体物質が投与後1時間の観察時点で，生理的機能によって眼から除去されていない場合には，眼を生理食塩液又は蒸留水で洗浄してもよい。

(3) エアゾールでの試験

ポンプスプレー及びエアゾール製品の場合は，予め内容物を採取し眼に適用することが推奨される。ただし，被験物質が気化するために加圧エアゾール容器に入れられている場合は例外であり，その場合は開眼させ，眼の直前10 cmの距離から約1秒間単回噴射して被験物質を眼に適用する。この距離は，スプレーの射出圧力およびその含量に応じて変えてもよい。スプレーの射出圧力で眼を損傷しないように注意する。スプレーからの噴射による投与量は，以下のシュミレーションによって概算の投与量を推定する。

被験物質を秤量用紙の直前に置いたウサギの眼のサイズの穴を通してスプレーし，秤量用紙の重量増加から眼にスプレーされる量を概算する。揮発性物質の投与量については，被験物質をスプレーする前と後の容器重量を秤量することにより推定する。

2.4. 初回試験（動物1例を用いる *in vivo* 眼刺激性・腐食性試験）

段階的試験戦略（下記3項）に示すように，*in vivo* 試験では，まず1例の動物を用いて実施する。確認試験に移る前に，眼刺激性の重症度と回復性の有無を観察する。この初回試験の観察結果により，被験物質が腐食性又は強度の眼刺激性を有すると判断される場合には，それ以降の確認試験は実施しない。

2.5. 確認試験（追加動物を用いる *in vivo* 眼刺激性試験）

初回試験において腐食性ないし強度の眼刺激性作用が観察されない場合は，1例ないし2例の動物を追加して刺激反応の有無を確認する。初回試験で中等度の眼刺激性が認められた場合は，確認試験で2例の動物を同時に投与するよりも，1例ずつ段階的に投与する確認試験を実施することが推奨される。そして2例目の動物において，腐食性又は強度の眼刺激性作用が認められた場合はそれ以降の試験を実施しない。また2例目の動物の結果でハザード分類に十分と判断された場合でも，それ以降の確認試験は実施しない。

2.6. 観察期間

観察期間としては，傷害の程度及び回復性を十分に評価できる期間とする。しかし，動物が重度の苦痛又は傷害を示した場合は，その時点で試験を中止する。傷害の回復性を評価するためには，被験物質投与後，通常21日までは観察する。回復性が21日以前に確認できた場合は，その時点で試験を中止する。

2.7. 臨床観察及び眼刺激性スコア（評点）

投与後1時間及びその後数日間毎日観察し，眼の傷害の有無を詳細に観察する。眼刺激性のスコア（評点）を各試験で記録する。その他の眼の所見（例えばパンヌス，染色，前眼房の変化）や全身性の影響も詳細に記録する。

動物は試験期間中，定期的に苦痛及び痛み（例；繰り返しの眼部接触又は擦り，過度の瞬きをする，過度の流涙など）の症状を観察する。フルオレセイン染色は定期的に行うべきであり，必要と考えられた場合は細隙灯生体顕微鏡を使用し，眼の損傷域の検出及び程度を適切に判断する（例；角膜潰瘍が認められる時の損傷の深さの検出）。またこれら方法は安楽殺処分のための制定されたエンドポイント要件を充足する判断にも使用される。眼における傷害の程度を不変的な記録として保存する目的で，傷害部位をデジタルカメラ等も用いた記録は参考資料となる。評価に必要な十分なデータが得られた後は，意味のない動物飼育は避ける。

動物が重篤な苦痛を示した場合や次のような眼傷害を起こした動物は安楽殺を実施する。角膜の穿孔やぶどう腫（Staphyloma）を含む角膜の重度の潰瘍形成，前眼房の出血，グレード4の角膜混濁，72時間継続する対光反射の消失（虹彩反応；グレード2），結膜の潰瘍，結膜又は瞬膜の壊死，脱落が挙げられる。このような傷害は一般的に回復しない。さらに，21日間の観察終了までに次の眼傷害が認められた場合には，動物愛護の観点からのエンドポイントとして試験を中止する判断を推奨する。それらの眼傷害は，重い損傷（例：角膜実質層に達する角膜損傷），角膜輪部の損傷が50%以上（結膜組織の蒼白化により評価），重度の感染症状（化膿性の分泌物）であり，これらの眼所見は21日間の観察終了時までに完全に回復することが望めない，あるいは腐食性又は強度の眼刺激性による損傷を示すと考えられるからである。また，角膜表面への血管新生（パンヌス），フルオレセインによる染色域（毎日の観察によって縮小しない），あるいは被験物質投与後5日以降に見られる角膜上皮再生の欠落などの複合的所見もまた早期試験中止の判定根拠として考

えられる。

　しかしながら，上記に示した各々の眼所見だけでは，試験中止判断材料として十分ではない。総合的に重症度を判定し，早期に試験を中止すべきかどうかの判断のため，選任獣医師，資格のある実験動物獣医師あるいは臨床症状を正確に判定できるよう訓練された実験動物技術者に試験の継続に関して助言を求めねばならない。

　眼の刺激性反応（結膜，角膜及び虹彩）は被験物質投与後1，24，48及び72時間に採点する。眼の傷害が認められない時は，投与後3日以内に試験を終了させてはならない。軽度から中等度の眼刺激性が明らかに認められる場合は投与後21日まで観察し，その時点で試験を終了する。観察の実施および記録は少なくとも投与後1時間，24時間，48時間，72時間，7日，14日及び21日に損傷の状態を観察して，回復の有無を評価する。被験物質を投与された動物が動物愛護の観点から安楽殺処分された場合，評価の対象にするか否かの判断は，所見の観察結果によって判断されるべきである。

　眼刺激性のスコア（評点）は，試験施設及び実験者が観察結果を一致させるため，判断が主観的となることがある。観察者は適切な訓練を受け正確に評価することが必要である。

2.8. 結果の評価

　眼刺激性スコアを採点し，その傷害の種類及び重症度，並びにその回復性の有無について化学品の分類及び表示に関する世界調和システム（UN GHS）の基準に従い評価する。また，個別のスコアは眼刺激性評価に用いない。

3．眼刺激性及び腐食性評価のための段階的試験戦略（TG 405（2012）の付属文書）

　科学的妥当性及び動物福祉を目的として，強度の眼刺激性を惹起する可能性が高い被験物質を動物の眼に投与する眼刺激性試験は回避あるいは最小限にとどめ，不必要な動物の使用を避けることが重要である。ウサギを用いた *in vivo* 試験の実施前に，段階的試験戦略の一部として被験物質の潜在的眼刺激性・腐食性に関する可能な限り多くの情報を収集し，評価する必要がある。以下の情報から，強度の眼刺激性や腐食性が認められる場合には *in vivo* 試験を実施すべきではない。

1）ヒトまたは動物の既存データおよび国際的に承認された方法による *in vitro* 試験データの評価
2）構造活性相関（SAR）の解析
3）物理的化学的特性及び化学反応性（例えば，pH2.0以下又は11.5以上の強酸，強塩基物質）
4）上記以外の既存情報（塗布による全身毒性等利用可能なすべての情報）
5）*in vitro* 皮膚腐食性試験の評価（皮膚腐食性及び強度の眼刺激性影響：*in vitro* 皮膚腐食性試験法：TG430，431及び435）
6）*in vitro* 又は *ex vivo* 眼刺激性試験の評価（*in vitro* 又は *ex vivo* 試験：TG437及びTG438）

4．本試験法の運用方法に関する留意点

TG 405（2012）の利用に際しては次の点を考慮すべきである。

1）ウサギを用いる *in vivo* 試験を実施する場合には，OECD TG 405（2012）に記載されている段階的試験戦略（上記3項）に従って，被験物質の潜在的眼刺激性・腐食性に関するすべての情報，皮膚刺激性試験情報及び眼刺激性 *in vitro* 又は *ex vivo* 試験情報を収集・評価すべきである。これらの情報及び試験結果により強度の眼刺激性や腐食性が認められると判断される場合には，ウサギを用いる *in vivo* 試験を実施すべきではない。
2）特段の理由がない限り，動物愛護の観点から，ウサギを用いる *in vivo* 試験の実施には局所麻酔薬及び鎮痛薬を使用すべきである。
3）OECD TG 405（2012）中に記載のある局所麻酔薬，鎮痛薬は例示であり，本邦では医薬品として流通していない薬剤もある。同様の効能・効果を持つ医薬品あるいは動物用医薬品である局所麻酔薬及び鎮痛薬を適宜使用することで問題ない。

4）実験動物の生理，疾患，症状等を熟知し，臨床兆候を確認できるよう訓練された者が試験の実施及びエンドポイントの適切な判定に従事すべきである。

5．引用文献

1) Draize,J.H. (1959) Appraisal of the safety of chemicals in foods, drugs and cosmetics, Association of Food and Drug Officials of the United States
2) OECD (2012). Test Guideline 405. OECD Guideline for Testing of Chemicals. Acute eye irritation/corrosion.
http://www.oecd.org/document/40/0,2340,en_2649_34377_37051368_1_1_1_1,00.html
3) ICCVAM (2010), ICCVAM Test Method Evaluation Report: Recommendations for Routine Use of Topical Anesthetics, Systemic Analgesics, and Humane Endpoints to Avoid or Minimize Pain and Distress in Ocular Safety Testing, NIH Publication No. 10-7514, Research Triangle Park, NC, USA
4) JaCVAM(2014)
http://www.jacvam.jp/

Guidance for the Safety Evaluation of Cosmetics (2015)

Safety Subcommittee, Technical Committee,
Japan Cosmetic Industry Association

1. Introduction

A recommendation in the study titled "Basic Study on Selection of Safety Items for Cosmetic Ingredients and Cosmetics", which was conducted under a Health Sciences Research Grants from the Ministry of Health and Welfare (MHW) in 1986, is assumed to be the first official document regarding the formulation of guidelines for the safety evaluation of cosmetics in Japan.

In response to this report, the MHW (now the Ministry of Health, Labor and Welfare; MHLW) published the "Scope of Safety Data to be Attached to Manufacturing or Import Applications for Cosmetics Containing New Ingredients (draft)" dated June 18, 1987, in which nine tests, such as the primary skin irritation test and sensitization test, were included in the scope of safety data.

Thereafter, in order to develop standard methods for each test item, "Study Group for Safety Evaluation Guidelines for New Cosmetics" was formed with the MHW Health Sciences Research Grants between 1988 and 1989. This group established a draft standard guidance known as the "Report of Study Group for Safety Evaluation Guidelines for New Cosmetics." However, in the revision of the Pharmaceutical Affairs Law enforced on April 1, 2001, the item-by-item preauthorization system -- including the Cosmetic Type -Specific Approval Standards -- was abolished, and the labeling of all ingredients was introduced. Moreover, except for some categories, new ingredients could be formulated for cosmetics under corporate responsibility, and as a result in Japan the safety assurance of cosmetics became the responsibility of companies, just as in the EU and the U.S. In light of this situation, in 2001 the Japan Cosmetic Industry Association (JCIA) established the "Guidance for Cosmetic Safety Evaluation," which was designed to contribute independent efforts to assure the safety of cosmetics and cosmetic ingredients in the wake of the relaxation of regulations. This contained some of the contents of the "Report of Study Group for Safety Evaluation Guidelines for New Cosmetics." Furthermore, JCIA published a revised version entitled "Guidance for Cosmetic Safety Evaluation" in 2008. An overview of the "Report of Study Group for Safety Evaluation Guidelines for New Cosmetics" was released as part of the "Guide to Quasi-drug and Cosmetic Regulations in Japan" (Yakuji Nippo, Ltd.). It is also included in the "Guide to Quasi-drug and Cosmetic Regulations in Japan 2011-12", a new version released after revisions were made in 2006, and in the "Questions and Answers (Q&A) on Data to be Attached to Marketing Approval Applications for Quasi-drugs and Requests for Revision of Cosmetic Standards" (Notice of the Evaluation and Licensing Division, Pharmaceutical and Food Safety Bureau, the MHLW, dated July 19, 2006).

In the EU, a prohibition of animal testing and strict regulations on ingredients on the basis of the precautionary principle were introduced with and enforced by the 7th Amendment to the EC Cosmetics Directive (76/768/EEC), which was passed by the European Commission (EC) in 2003. The new EU Cosmetic Regulation known as RECAST (1223/2009) was issued in 2009. When it came into force on July 11, 2013, the 7th Amendment to the Cosmetics Directive was fully replaced by RECAST. The EC Scientific Committee in charge of the safety evaluation of cosmetics was reorganized into the SCCS (Scientific Committee on Consumer Safety, 2009-present) through the SCCNFP (Scientific Committee on Cosmetic Products and Non-Food Products, 1999-2004) and the SCCP (Scientific Committee on Consumer Products, 2004-2009). Besides publication of their safety evaluation opinion for the regulations on ingredients on an "as required" basis, the SCCS has revised every few years the "SCCS's Notes of Guidance for the Testing of Cosmetic Ingredients and their Safety Evaluation" which gathered the safety evaluation method to which a cosmetic companies should refer , and the 8th edition was published in 2012.

In the U.S., the Safety Evaluation Guidelines were thoroughly revised in 2007 by the Cosmetic, Toiletry, and Fragrance Association (CTFA), whose name was changed to the Personal Care Products Council (PCPC) in 2007. The revised version of these Safety Evaluation Guidelines with the addition of new information such as a newly-developed alternative method and an exposure assessment method was published in 2014.

In Asia, the "Provisions for Application and Acceptance of Administrative Licensing for Cosmetics" (enforced on April 1, 2010) was introduced following a revision of the "Hygiene Standard for Cosmetics" (enforced on March 1, 2007). This made risk assessment for cosmetic products and ingredients required in China. Additionally, the "Guide for Risk Assessment of Possible Substances with Safety Risks in Cosmetics" (issued on August 23, 2010) was published, and the China-specific control system on trace ingredients was introduced. The regulation system that requires special consideration for cosmetic products for children was initiated according to the "Guidance to Application and Review of Children Cosmetics" (enforced on February 1, 2013). With institutional reforms, the Chinese cosmetics regulatory agency known as the SFDA (State Food and Drug Administration) was reorganized into the CFDA (China Food and Drug Administration). In the Association of South-East Asian Nations (ASEAN), the ASEAN Cosmetic Directive was established in 2008, and the ASEAN Cosmetic Safety Assessment Guidance, the ASEAN Cosmetic Directive (ACD) Guidelines for Product Information File (PIF), and the ASEAN Cosmetic Scientific Body (ACSB) Botanical Safety Assessment Guidance were established in 2008, 2007 and at the end of 2014, respectively, as an associated guideline. The basic concept of the ASEAN Cosmetic Directive is similar to those of the EC Cosmetic Directive and the SCCP's Guidance for safety evaluation, which are described above.

As seen above, regulations, guidance, and guidelines for safety evaluation have been developed independently in each country or region. In the SCCS's Safety Evaluation Guidance, evaluation items such as repeated-dose toxicity and reproductive and developmental toxicity have been described in addition to those of primary skin irritation, ocular irritation, genotoxicity, and skin sensitization as the safety data for ingredients formulated in cosmetics. In China, repeated-dose toxicity data is principally required for new ingredients. In the ASEAN Cosmetic Safety Assessment Guidance, sub-acute toxicity is described as one of the evaluation items for compounds other than plant and animal origin (chemical ingredients).

In Japan, adverse events due to cosmetics or quasi-drugs which give rise to a social concern have not occurred since the outbreak of melanosis during the 1970s. However, many cases showing severe symptoms have been reported. These include the immediate-type allergy caused by hydrolyzed wheat protein in soap in 2010 and the depigmentation problem in 2013 which was caused by rhododenol, an active ingredient for whitening agent that is classified as a quasi-drug. As a result, concerns about the safety of cosmetics have increased.

As described above, the circumstances surrounding cosmetics in Japan and abroad have significantly changed during the approximately seven years since the development of the "Guidance for Cosmetic Safety Evaluation (2008)." These changes include an increase in concern about the safety of cosmetics, the global spread of animal testing ban and development of alternative testing methods started in the EU, and the globalization of the EU standards for safety evaluation including repeated-dose toxicity and reproductive and developmental toxicity. Thus, the concept of safety evaluation also requires a major change. Safety evaluation according to adequate testing methods is essential in the manufacture and import of cosmetics under corporate responsibility because ensuring safety and consumer protection are fundamental issues. Testing should reflect the latest trends in Japan and abroad, and therefore JCIA decided to review and revise the guidelines again mainly via the Safety Subcommittee and Subcommittee of Experts on Alternatives to Animal Testing. Major revised points in the explanation of the overview of testing methods are as follows: The description of the guidelines of public agencies and recent evidence for repeated-dose toxicity, reproductive and developmental toxicity, skin absorption, and immediate-type allergy and depigmentation, in addition to the test items described in the 1st edition (2001) and the subsequent edition (2008), and the improvement of the evaluation methods in humans described in the 1st edition and the subsequent edition. In addition, the alternative *in vitro* testing methods in the OECD Test Guidelines and the latest status of the alternative testing methods which have been discussed in Japan, the EU and the U.S. are included in the present guidance. Moreover, safety evaluation using the *in silico* testing methods which have been recently developed is also described.

This guidance delineates the concepts necessary for the standard safety evaluation, similar to the 1st edition (2001) and the subsequent edition (2008), but is not the definitive standards. We hope that companies utilize this guidance as a manual to guide them in the fulfillment of their responsibility for safety assurance. For your reference, the Japanese translations of the SCCS's Notes of Guidance for the Testing of Cosmetic Ingredients and their Safety Evaluation, the COLIPA (the name was changed to the Cosmetics Europe (CE)) Guidelines for the Safety Assessment of a Cosmetics Product, and the PCPC Safety Evaluation Guidelines are listed to help understanding of the concepts of the safety tests including the alternative testing methods in the EU and U.S.

2. Purpose

The purpose of this guidance is to explain the concepts of the safety evaluation of ingredients utilized in cosmetics and the representative testing methods, and provide information on the safety evaluation and safety assurance of cosmetics. Regarding fragrance, please refer to the International Fragrance Association (IFRA) regulations as the international voluntary standard for the industry.

3. Concept of formulation

The safety evaluation of finished cosmetic products (hereinafter referred as products) is to be performed using an adequate method under the responsibility of each company based on the results of the safety evaluation of products kept in each company in consideration of various complex factors such as the application methods and application sites of the products (see Section 5). Accordingly, the present guidance is indicated mainly the safety evaluation of ingredients which then forms the basis for the safety evaluation of products.

The timing for the review of the guidance shall not be set because it is more realistic to review and revise the guidance in response to the changing situations in Japan and abroad.

4. Concept of the revision

The safety guidelines and guidance regarding the test items for the safety evaluation of ingredients which were published by the cosmetic regulatory agencies and cosmetic industries in Japan, the U.S., and the EU after the formulation of the "Guidance for Cosmetic Safety Evaluation (2008)" were taken into consideration. The 2001 and 2008 versions of the "Guidance for Cosmetic Safety Evaluation" were both based on nine test items (single dose toxicity, primary skin irritation, cumulative skin irritation, skin sensitization, phototoxicity, photosensitization, ocular irritation, genotoxicity, and patch test) which had been required for submitting approval applications for new cosmetic ingredients before the cosmetic regulations were revised in 2001. However, repeated-toxicity and reproductive and developmental toxicity have been added to the evaluation items in the guidelines in the EU and U.S., and these two tests may be required depending on the properties of the ingredients (novelty, functionality, etc.). Therefore, the related guidelines were introduced in the present revised version as a reference. Additionally, information about the alternative testing methods corresponding to trends such as bans on animal testing, human tests which have recently come to be used widely, and the evaluation methods for adverse events due to cosmetics were also described.

5. Safety evaluation of products

In principle, the safety assurance of cosmetics is performed on the product itself. Generally, the safety of the products consisting of only market-proven ingredients is basically considered to be ensured by the market record of the products when the application methods of products are the same as the following items.

However, the safety of the products containing market-unproven ingredients, or those which are applied in different ways or to different subjects should be evaluated by an appropriate method under the responsibility of each company in consideration of the following items.

1) Market record and safety evaluation results for the ingredients
2) Type of product
3) Application method: rubbing, spraying, leaving on, or rinsing off
4) Concentration of ingredients in product
5) Application amount of product
6) Frequency of application
7) Total contact area with skin
8) Site of application
9) Duration of application
10) Foreseeable misuse

11) Target user groups

12) Market record of products with similar composition

13) Exposure amount in the body

14) Application to skin sites exposed to sunlight

6. Safety evaluation of ingredients

1) Lists of ingredients

With the revision of the cosmetic regulations enforced on April 1, 2001, the MHW (currently MHLW) formulated the regulations as the Japanese Cosmetic Standards and published a "positive list" and a "negative list" for ingredients contained in cosmetics.

The positive list includes the ingredients allowed in cosmetics, among which are those that fall under the category of preservatives, ultraviolet absorbers and tar dyes (hereinafter referred as designated ingredients), and those that can be used in cosmetics within the limits shown in the list. When an ingredient which is not included in the positive list among the designated ingredients is used, the safety data of the ingredient should be submitted to the MHLW. After the ingredient is listed in the positive list following rigorous review, the ingredient is allowed in cosmetics within the limits shown in the list. Three test items, repeated-dose toxicity, reproductive and developmental toxicity, and absorption, distribution, metabolism and excretion (ADME), which have been previously stipulated for ingredients, such as ultraviolet absorbers, to be more carefully handled owing to their toxicity, are added besides the nine test items described above as the safety data attached to the listing request. Omission of these tests requires a scientific rationale.

The negative list contains the ingredients other than the designated ingredients which are prohibited for use in cosmetics and those which are restricted for use in cosmetics.

Therefore, although the ingredients which are not included in the positive list and negative list may be used in cosmetics under the corporate responsibility, each company is required to collect the safety information and the hazard information on its own products. Moreover, when adverse events have been found, each company should collect the safety management information from the health professionals as is done with pharmaceuticals, mainly using with improvement of the Adverse Reactions Reporting System which requires individual case reports and expansion of coverage for adverse reactions reporting, according to the "Pharmaceutical Affairs Law Enforcement Regulations" revised in 2014 and the "Ministerial Ordinances on GVP (Good Vigilance Practice)". It is necessary to pay attention to cases in which a hazard-causing substance might be listed in the negative list due to the appearance of a post-market hazard.

2) Alternatives to animal testing

The social demand for a ban on animal testing and the trend toward a transition to alternative testing methods has increased since the publication of the previous version of the guidelines. The 7th Amendment to the EU Cosmetic Directive (2003/15/EC) fixed a strict deadline for the application of alternative methods. It prescribed an immediate prohibition on animal testing for cosmetic products, and a prohibition of phototoxicity, single dose toxicity, eye irritation, and genotoxicity (micronucleus) tests by March 11, 2009 and also sensitization, photosensitization, repeated-dose toxicity, toxicokinetics, and reproductive/developmental toxicity tests by March 11, 2013 for marketing products and ingredients included in cosmetic products which were tested on animals. The movement of this animal testing ban in safety and effectiveness tests is spreading to regions other than the EU, and as of 2015 similar regulations of animal testing ban have been implemented in Israel, India, and New Zealand.

It is important to select appropriate alternative testing methods to evaluate the safety of ingredients without using animal tests. Alternative methods to animal testing should be scientifically validated in principle[a]. However, alternative testing methods have not been developed for all safety tests, and thus efforts are actively being made to address this issue through collaboration between industry, educational institutions, and government bodies mainly in Japan, the U.S., and the EU. The following alternative methods to animal testing have been accepted as OECD Test Guidelines after 2008: The Bovine Corneal Opacity and Permeability (BCOP) Test and the Isolated Chicken Eye (ICE) Test (revised in 2013) in 2009, the Fluorescein Leakage (FL) Test in 2012 and the Short Time Exposure (STE) Test and the Reconstructed human Cornea-like Epithelium (RhCE) Test in 2015 for the ocular irritation tests, the Reconstructed Human Epidermis (RhE) Test (revised in 2013 and 2015) in 2010 for the skin irritation tests, the In Vitro Micronucleus Test in 2010 for the genotoxicity tests, the Direct Peptide Reactivity Assay (DPRA) and the KeratinoSens method (ARE-Nrf2 Luciferase Test Method) in 2015 for the skin sensitization tests. However, these testing methods alone are not sufficient alternatives for the animal tests even for the test items with approved alternative testing methods. Furthermore, although alternative methods for the single dose toxicity and photosensitization tests have been developed, their acceptance in the OECD Test Guidelines will require additional time. Useful testing methods for the repeated-dose and reproductive/developmental toxicity tests have not been developed at this time due to the complexity of their toxic mechanisms.

Given these circumstances, the OECD has proposed the IATA (Integrated Approach on Testing and Assessment) as a strategy for regulatory acceptance that evaluates the toxicity based on a combination of separate consultations regarding the AOP(Adverse Outcome Pathway) consisting of complex toxic mechanisms and surrounding information including exposure. In addition, the usefulness in the safety evaluation of cosmetics of predictions by *in silico* methods based on QSAR (Quantitative Structure-Activity Relationship) which predicts the safety from the structure of compounds and Read Across, which predicts the safety from information about similar compounds, has come to be recognized. In this guidance, predictions by *in silico* methods are also included taking their usefulness.

In Japan, in order to reduce the use of animals to the extent possible according to the "3Rs" (Replacement, Reduction, Refinement), the MHLW issued a notice entitled "Use of Alternatives to Animal Experiments in Preparation of Application Data for Approval of Quasi Drugs" in 2011[b], which delineates the proactive use of scientifically validated alternative testing methods. Subsequently, the Guidance Committee was organized with a Health Labor Sciences Research Grant, the "Comprehensive Studies of Regulatory Science Project (fiscal 2011; study representative: Hajime Kojima)," and the guidance for phototoxicity, sensitization and eye irritation tests for safety evaluation of cosmetics and quasi-drugs were issued by the MHLW. Accordingly, guidance for these tests is included in the present guidance.

It is necessary to proactively utilize alternative testing methods which may be suitable for evaluation as screening methods under certain conditions in order to determine the necessity of animal tests in final safety evaluations. Furthermore, the trend toward international harmonization of guidelines and guidance for safety evaluations in the EU and the U.S. as well as other parts of the world should be clearly recognized. In 2014, the "Alternative methods for regulatory toxicology – a state of the art review," which describes the regulatory acceptance of alternative methods, was published by the European Union Reference Laboratory for Alternatives to Animal Testing (EURL ECVAM) of the Joint Research Centre of the European Commission (JRC)[c]. This report describes the regulatory acceptance of various alternative methods in the EU, including alternative methods which have not yet been listed in the guidelines and which are known as "non-standard methods."

Based on the above circumstances, the alternative testing methods which have been published in the literature and are reproducible by purchasing cell and evaluation kits, as well as those which have been established as guidelines or are currently being validated are included in the 'other testing methods' as safety evaluation methods. However, the testing facilities need to possess sufficient scientific background data and be able to explain the applicability of the testing methods.

a) Balls, M. et al. (1990) Report and Recommendation of the CAAT/ERGATT Workshop on the Validation of Toxicity Test Procedures. Alternatives to Laboratory Animals, 18, 313-337.

b) The Use of Alternatives to Animal Experiments in Preparation of Application Data for the Approval of Quasi Drugs and Facilitation of JaCVAM Activity. Notice issued in February 4, 2011 by MHLW.
http://www.japal.org/contents/20110204_jimu.pdf

c) European Commission Joint Research Center EURL ECVAM, (2014) "JRC Science and Policy Reports: Alternative methods for regulatory toxicology – a state-of the-art review"
https://ec.europa.eu/jrc/sites/default/files/echa_jrc_sla_report_public_05-09-14_withcover_ipo.pdf

3) Safety data on ingredients

The safety evaluation of cosmetic ingredients is based on the evaluation by actually conducting the tests according to this guidance. However, utilization of the market record of cosmetic ingredients and the existing toxicity data (database) is considered to be extremely useful for the safety evaluation of ingredients. Additionally, safety information from the manufacturers, evaluation results of public organizations in Japan and abroad, various data obtained from the internet and other sources, and the scientific literature (scientific journals) are available as safety information on the ingredients in addition to in-house data. It is important to use these information sources in the safety evaluation of ingredients.

Typical examples of information sources and institutions providing information are shown below.

- Literature database (Toxnet: http://toxnet.nlm.nih.gov/, Medline: http://www.ncbi.nlm.nih.gov/sites/entrez?db=PubMed, etc.)
- CIR Report (Cosmetic Ingredient Review: Reevaluation of cosmetic ingredients by the Personal Care Products Council)
http://www.cir-safety.org/
- Research Institute for Fragrance Material (RIFM) Database
http://www.rifm.org/*Pre-registration required for use
- National Toxicology Program (NTP)
http://ntp.niehs.nih.gov/
- International Agency for Research on Cancer (IARC)

http://www.iarc.fr/
- Registry of Toxic Effects of Chemical Substances (RTECS)
  http://www.cdc.gov/niosh/rtecs/
- European Centre for Ecotoxicology and Toxicology of Chemicals (ECETOC)
  http://www.ecetoc.org/
- TNO BIBRA International Ltd. (TNO BIBRA)
  http://www.bibra-information.co.uk/
- National Institute of Health Sciences: http://www.nihs.go.jp/index-j.html
- Market record (National Consumer Affairs Center of Japan): http://www.kokusen.go.jp/

4) Test items for the safety evaluation of ingredients

As in the previous concepts, in principle the safety items to be evaluated are the following nine items: I. Single dose toxicity, II. Primary skin irritation, III. Cumulative skin irritation, IV. Skin sensitization, V. Phototoxicity, VI. Photosensitization, VII. Ocular irritation, VIII. Genotoxicity, and IX. Human patch. However, the four items of X. Repeated-dose toxicity, XI. reproductive and developmental toxicity, XII. Skin absorption, and XIII. Others are added as the test items to be examined as required in consideration of the properties of the ingredients. The test items for alternative testing methods including the *in silico* tests besides the animal tests and human tests are set in each evaluation item and the implications of each evaluation item and the outlines of the tests are described.

In preparation for the outlines of the testing methods, the following items were added to the examples of outlines of safety testing methods in "Guide to Quasi-drug and Cosmetic Regulations in Japan 2011-12." (Yakuji Nippo, Ltd., 2011) and the content of "Questions and Answers (Q&A) on Data to be Attached to Marketing Approval Applications for Quasi-drugs and Requests for Revision of Cosmetic Standards" in order to allow the selection of the appropriate testing method as required in consideration of the properties of ingredients, type of products, application methods, and application sites, etc.

① Implications of each evaluation item
② Sources of typical testing methods (original text)
③ Description of alternative testing methods
④ List of other testing methods and references

The OECD Test Guidelines are mainly included for "Other testing methods". Other useful testing methods are also described.

7. Explanation of the outline of testing methods for safety evaluations

Only the principle of each testing procedure is described in the outlines of the testing methods. Therefore, actual evaluations should be performed under an appropriate study design for the intended application and others, while maintaining this principle as a basis.

The test items for safety evaluation to be performed as required are also described in addition to the nine items which are ordinarily required for the safety evaluation of cosmetics.

The outlines of the alternative testing methods for which guidance has been published for use in safety evaluations of cosmetics and quasi-drug from the Ministry of Health, Labor and Welfare and those which have been accepted as the OECD Test Guidelines are described. The testing methods with guidance are outlined according to the guidance and not to OECD Test Guidelines.

I. Single dose toxicity
II. Primary skin irritation
III. Cumulative skin irritation
IV. Skin sensitization
V. Phototoxicity
VI. Photosensitization
VII. Ocular irritation
VIII. Genotoxicity
IX. Human patch
X. Repeated-dose toxicity
XI. Reproductive and developmental toxicity
XII. Skin absorption
XIII. Others
  1. Sensory irritation
  2. Comedo formation evaluation
  3. Immediate-type allergy
  4. Depigmentation evaluation

Overviews of Safety Evaluation Testing Methods for Cosmetic Products

I. Single Dose Toxicity

1. Single dose toxicity testing

1) Implications

Single dose toxicity refers to the toxic reactions manifested as a change in clinical signs, including lethality, due to a single administration of a test material, and has quantitative and qualitative aspects.

Single dose oral toxicity testing is conducted to predict the possible dose causing acute toxicity and the symptoms to appear upon occurrence of accidental ingestion in humans.

2) Outline

The testing method generally used[Note 1] is outlined below.

Test animals: Male and female rats or mice
Number of animals: At least five animals per group
Administration route and method[Note 2]: Oral gavage administration
Dosage: Adequate dose levels providing the toxic profiles. Dose levels are not required if animal death is not observed in the test using one dose above 2000 mg/kg.
Frequency of administration: Once
Observations: Type, degree, onset, progress and reversibility of toxic signs are observed and recorded for 14 days in relation to dose and time. If toxic signs are persisted during this period, it is necessary to prolong the period of observation. Both animals found dead during the observation period and animals surviving at the end of observation period are all necropsied and subjected to histopathological examinations of organs and tissues, if necessary. Causes of toxic signs and death (including delayed death) should be examined as possible.

Source:
- Guide to Quasi-drug and Cosmetic Regulations in Japan 2011-12 (in Japanese): Yakuji Nippo, Ltd., 2011.
- Questions and Answers (Q&A) on Data to be Attached to Marketing Approval Applications for Quasi-drugs and Requests for Revision of Cosmetic Standards. A notice of the Evaluation and Licensing Division, Pharmaceutical and Food Safety Bureau, the Ministry of Health, Labor and Welfare, dated July 19, 2006.
- Japanese Guidelines for Non-Clinical Studies of Drugs Manual (in Japanese); Study Group for Non-Clinical Studies on Drugs: Yakuji Nippo, Ltd., 2013.

Remark: OECD Test Guideline 401 (Acute Oral Toxicity) was deleted on December 17, 2002.

Note 1) 'Approximate lethal dose' is shown as a lethal dose according to the OECD Guidelines.
Note 2) Dermal or inhalation route of administration may be adopted as necessary in consideration of the characteristics of the ingredient.

3) Other testing methods
① A testing method for classifying a poisonous or a deleterious drug[a].
② OECD (1987) Test Guideline 402 (Acute Dermal Toxicity).
③ OECD (2009) Test Guideline 403 (Acute Inhalation Toxicity).
④ OECD (2001) Test Guideline 420 (Acute Oral Toxicity-Fixed Dose Procedure).
⑤ OECD (2001) Test Guideline 423 (Acute Oral Toxicity-Acute Toxic Class Method).
⑥ OECD (2008) Test Guideline 425 (Acute Oral Toxicity-Up-and-Down Procedure).

References:
a) Yamanaka, S. (1998) Study of alternative methods to single dose toxicity test (acute toxicity test) in Japan (in Japanese). Alternative to Animal Testing and Experimentation, 5, Suppl., 325-331.

2. Alternative methods for single dose toxicity testing

The OECD Guidance Document No. 129, "GUIDANCE DOCUMENT ON USING CYTOTOXICITY TESTS TO ESTIMATE STARTING DOSES FOR ACUTE ORAL SYSTEMIC TOXICITY TESTS", and cytotoxicity testing methods recommended by EURL ECVAM are officially accepted as the alternative methods for a single dose toxicity testing.

In the OECD Guidance Document No. 129, *in vitro* cytotoxicity tests are established to estimate the starting doses for acute oral toxicity tests. On the basis of the Background Review Document (BRD), which summarized the results of a third party evaluation performed by ICCVAM, JaCVAM conducted the expert evaluation, concluding that *in vitro* cytotoxicity tests might be available to decide the starting doses for acute oral toxicity tests.

EURL ECVAM recommends the 3T3 Neutral Red Uptake (NRU) Cytotoxicity Assay for the identification of non-classified chemical substances with $LD_{50} > 2000$ mg/kg, which do not fall under the acute toxicity categories between 1 and 4 in GHS hazard classification for oral acute toxicity.

1) Implications

Alternative methods for a single dose toxicity test are available for information on a starting dose in an acute toxicity test, as required. However, the testing methods are not appropriate to evaluate the following substances: Substances with organ specific effects, substances exhibiting toxicity by metabolic activation, volatile substances, and low-soluble substances.

Therefore, in consideration of these limitations, the testing methods are conducted as a screening test to estimate the starting doses for acute oral toxicity tests, which provide the same supplementary information as similar structures, physicochemical properties, and structure-activity relationships.

2) Outline

An alternative testing method (3T3NRU method)[Note 1, Note 2] described in the OECD Guidance Document No. 129 is outlined below. Additionally, EURL ECVAM recommends the use of this testing method to identify non-classified substances[a].

Cells: BALB/c3T3 cell, clone 31
Media: Dulbecco's Modification of Eagle's Medium (DMEM)
Culture conditions: Temperature: 37 ± 1°C, humidity: 90 ± 10%, CO_2 concentration: 5.0 ± 1.0%
Number of seeding cells: 2.0 — 3.0 × 10^3 cells/100 μL/96 well
Pre-culture time: 24 ± 2 hours
Highest concentration of test material: 100 mg/mL or the highest soluble concentration
Geometric ratio: 3.16 (= $2\sqrt{10}$)
Treatment time: 48 ± 0.5 hours
Positive control: Sodium lauryl sulfate
Measurement indices: Neutral red uptake method
                       Neutral red concentration: 25 μg/mL
                       Neutral red treatment time: 3.0 ± 0.1 hours
                       Neutral red isolation time: 50% ethanol/1% glacial acetic acid, shaking for 20-45 minutes
Absorbance: 540 ± 10 nm
Measurement Index: IC_{50}
Acceptance criteria:
(1) A difference in mean OD value between the right line and left line in the vehicle control is less than 15% compared to mean OD value calculated from OD values of both lines in the vehicle control.
(2) At least one calculated cytotoxicity value ≥ 0% and < 50% viability and at least one calculated cytotoxicity value ≥ 50% and ≤ 100% viability should be present.
(3) The positive control fitted dose-response curve should have an R^2 (coefficient of determination) ≥ 0.85 for the Hill model fit.
(4) C_{50} value of sodium lauryl sulfate, the positive control, should be within ± 2.5 standard deviation (SD) of the historical mean established by the laboratory.

Source: · OECD Series on Testing and Assessment No.129 GUIDANCE DOCUMENT ON USING CYTOTOXICITY TESTS TO ESTIMATE STARTING DOSES FOR ACUTE ORAL SYSTEMIC TOXICITY TESTS
        · Testing methods for safety evaluation of cosmetics and quasi-drugs, Jiho, 2014.
        · Report of assessment meeting for alternative methods to single dose toxicity test, JaCVAM Assessment Meeting, 2011

Note 1) The testing method is a procedure to set a starting dose for an acute oral toxicity test.
Note 2) The testing method is not available to evaluate the following substances: Substances insoluble in the culture medium, volatile substances, substances exhibiting toxic activity thorough metabolic activation, and substances significantly affecting vital organs such as the nerve system, circulation organs and respiratory organs.

Reference:
a) EURL ECVAM Recommendation on the 3T3 Neutral Red Uptake Cytotoxicity Assay for Acute oral Toxicity testing (on the 3T3 Neutral Red Uptake (3T3) Cytotoxicity Assay for the Identification of Substances not requiring Classification for Acute Oral Toxicity)

II. Primary Skin Irritation

1. Primary skin irritation testing

1) Implications

Primary skin irritation refers to the production of a skin reaction in the form of erythema, edema or desquamation due to a single application of a test substance to the skin (normal or abraded). A severe skin reaction caused by irreversible tissue damages is called skin corrosivity.

The primary skin irritation test is conducted to predict the degree of a skin reaction caused by a single application of a test substance to human skin, including abnormal status.

2) Outline

The testing method generally used is outlined below.

Test animals: Young adult white rabbits or white guinea pigs

Number of animals: Three or more animals per group

Skin state: Clipped normal skin. In case of pursuing the usage in the damaged skin, the test in the damaged skin is also performed.

Administration route and methods: Transdermal. 24-hour open or occlusive application

Dosage: Areas and dose levels that allow an appropriate evaluation (Generally, 0.03 mL – an amount at which the fluid will not run off – is applied on 2 x 2 cm area in open application, and 0.5 mL of liquid or 0.5 g of solid or semisolid material on an area measuring 6 cm^2 (approximately 2.5 x 2.5 cm) in occlusive application. The dosage is increased or decreased depending on application area.)

Dosage concentrations: Several concentrations are employed in principle so that non-irritating concentration is included to appropriately evaluate the primary skin irritation.[Note 1, Note 2]

Frequency of application: Once

Post-dosing treatment: Rinsing or other treatments, as necessary

Observations: Macroscopic observation of the application sites at 24, 48, and 72 hours after application.

Judgment and evaluation: Judgment and evaluation by a scoring method that allows an appropriate evaluation.

Sources: · Guide to Quasi-drug and Cosmetic Regulations in Japan 2011-12 (in Japanese): Yakuji Nippo, Ltd., 2011.
· Questions and Answers (Q&A) on Data to be Attached to Marketing Approval Applications for Quasi-drugs and Requests for Revision of Cosmetic Standards. A notice of the Evaluation and Licensing Division, Pharmaceutical and Food Safety Bureau, the Ministry of Health, Labor and Welfare, dated July 19, 2006.
· U.S. Federal Register (1978) Primary dermal irritation study. 43 (§ 163), 81-85, 37360-37361.
· OECD (2015) Test Guideline 404 (Acute Dermal Irritation/Corrosion)

Note 1) When strong irritation due to physicochemical properties, structure-activity relationships, or the results of *in vit-*

ro tests is a concern prior to conducting a primary skin irritation test measures such as dilution of the concentrations applied are required.

Note 2) The applied concentration in a formulation is not necessarily required, provided that the safety of a test substance at the applied concentration in formulation is assured from the concentrations causing slight irritation and no irritation obtained in a primary skin irritation test. There is another method to confirm the safety of a test substance without setting the applied concentration in the formulation by conducting a test using raw materials already formulated in cosmetics or quasi-drugs as a control at concentrations capable of comparative evaluation.

2. Alternative methods for primary skin irritation testing

Currently, methods using cells have become for the main alternative to skin irritation testing. A testing method using reconstructed human epidermis models is listed in OECD Test Guideline 439.

In the reconstructed human epidermis models, keratinocytes are cultured to form multiple layers with structures and functions that are similar to human skin. The OECD Test Guideline 439 calls for the application of a test substance to the models to evaluate damage by using cytotoxicity as indices, which has become a major testing method for the evaluation of skin irritation. A total of 4 models have been adopted in the Test Guideline: EPISKIN™ (SM), EpiDerm™ SIT (EPI-200) and SkinEthic™ RhE in 2010, and LabCyte EPI-MODEL24SIT in 2012.

While this testing method is useful to evaluate the irritation potential of a certain substance, it is not suitable for risk assessments. In addition, the testing method is designated to predict the results of a primary skin irritation test in animals for a 4-hour exposure period. The results of this test alone do not satisfy the requirements for the approval application of cosmetics or quasi-drugs in Japan because evaluation using a primary skin irritation test on animals for a 24-hour exposure period is required[a, b]. The Working Group of alternative methods for skin irritation testing in The Japanese Society for Alternatives to Animal Experiments and manufacturers of reconstructed skin models have been discussing about correlation between the OECD Test Guideline 439 and a primary skin irritation test for a 24-hour exposure period. We are looking forward to the future progress. In addition to methods using cells, testing methods for the evaluation of skin irritation using quantitative structure-activity relationships (Q-SAR) to predict the toxicity of a new chemical based on relationships between existing chemicals and their toxicity, such as OECD Toolbox, Toxtree, and TOPKAT, have also been examined[c]. Furthermore, "Integrated Approach on Testing and Assessment (IATA) for Skin Corrosion and Irritation"[d] was proposed as a new approach by the OECD in 2014. This approach describes a framework to evaluate skin corrosion and skin irritation through a combination of alternatives, evaluation methods in humans, and structure-activity relationships, which has become a decision tree to classify hazards according to the GHS and the EU CLP. As seen above, although there are many problems with the evaluation of skin irritation by non-animal testing methods, in consideration of human ethics, it remains necessary to examine skin irritation using alternatives consisting of cells and a combination of patch tests.

1) Implications

An alternative testing method for skin irritation is an *in vitro* method using cell survival rates as indices following the application of a test substance to the reconstructed human epidermis models.

The alternative testing method for skin irritation is conducted to predict the skin irritation potential of chemicals in humans or animals tests and its degree of irritation (classification).

2) Outline

The alternative method to skin irritation test in OECD Test Guideline 439[Note 1] is outlined below.

In vitro skin irritation a testing method using reconstructed human epidermis models.
Materials: Reconstructed human epidermis models (EPISKIN™ (SM), EpiDerm™ SIT (EPI-200), SkinEthic™ RhE and LabCyte EPI-MODEL24SIT)
Methods: Application of a test substance to a model at a given volume and during a given period of time (differs depending on the model). Cell viability is measured by the MTT assay following incubation for 42 hours after removal of a test substance by washing.

	EPISKIN™ (SM)	EpiDerm™ SIT(EPI-200)	SkinEthic™ RHE	LabCyte EPI-MODEL24 SIT
Amount of test substance (liquid)	10 μL	30 μL	16 μL	25 μL
Amount of test substance (solid)	10 mg	25 mg	16 mg	25 mg
Application time	15 min	60 min	42 min	15 min

Evaluation: A test substance is judged as a skin irritant if cell viability is below 50% (equivalent to Class 2 in the UN GHS classification).

Sources: · OECD (2015) Test Guideline 439 (*In Vitro* Skin Irritation: Reconstructed Human *Epidermis* Test Method)

Note 1) The results of this test alone do not satisfy the requirements for the approval application of cosmetics or quasi-drugs in Japan since the testing method is an alternative to the 4-hour exposure animal test.

3) Other testing methods

For resolving challenges in the use of OECD Test Guideline 439 for skin irritation test, we can refer to several methods, including using reconstructed human skin models with a shortened incubation period and a protocol with extended application times of the test substance. However, those test methods neither have proper guidelines nor have they gone through a validation process. Therefore, when they are used for actual safety evaluation, we have to consider whether the adequacy of the test method used is explainable. Since skin corrosion causing irreversible damage to the skin is an important element of hazard identification, alternative testing methods are also described in the OECD Test Guidelines.
  ① Utilization of reconstructed human skin models[e, f].
  ② Alternative methods for skin corrosion testing (OECD TG 430[g], 431[h], 435[i])

References:

a) National Institute of Health Sciences, "Report of the Investigative Commission on the Quality of Safety Data on Applications for Manufacturing and Marketing Approval of Quasi-drugs" Proceedings, December 10, 2009.

b) National Institute of Health Sciences, "Report of the Assessment Conference on Alternative Testing Methods for Skin Irritation using Human Skin Model (Three Dimensional Cultured Skin Model, EPISKIN)", JaCVAM Assessment Meeting, March 4, 2010, April 20, 2011 (revision)

c) ICCR (2014) topics and documents: 2014-07 *In-Silico* Approaches for Cosmetic Product Safety Assessments (http://www.iccrnet.org/topics/)

d) OECD (2014) NEW GUIDANCE DOCUMENT ON AN INTEGRATED APPROACH ON TESTING AND ASSESSMENT (IATA) FOR SKIN CORROSION AND IRRITATION (http://www.oecd.org/officialdocuments/publicdisplaydocumentpdf/?cote=env/jm/mono%282014%2919&doclanguage=en)

e) Faller, C. *et al.* (2002) Predictive ability of reconstructed human epidermis equivalents for the assessment of skin irritation of cosmetics. Toxicology in Vitro, 16, 557-572.

f) Ikeda, H. *et al.* (2013) Study of *in vitro* Skin Irritation Test targeted for Sensitive Skin (in Japanese). Journal of Society Cosmetic Chemists Japan, 47, 9-18.

g) OECD (2015) Test Guideline 430 (*In Vitro* Skin Corrosion: Transcutaneous Electrical Resistance Test (TER))

h) OECD (2015) Test Guideline 431 (*In vitro* skin corrosion: reconstructed human epidermis (RHE) test method)

i) OECD (2015) Test Guideline 435 (*In Vitro* Membrane Barrier Test Method for Skin Corrosion)

III. Cumulative Skin Irritation

1. Cumulative skin irritation testing

1) Implications

Cumulative skin irritation refers to the production of a skin reaction in the form of erythema, edema, or desquamation caused by repeated contact of a test substance with the skin.

The cumulative skin irritation test is conducted to predict the degree of skin reaction caused by repeated applications of a test substance to human skin.

The Repeated Open Application Test (ROAT) is able to evaluate cumulative irritation by repeated applications of a test substance to the skin. The advantage of this test is the fact that it provides practical data in actual use in contrast to occlusive patch tests.

2) Outline

The testing methods generally used are outlined below.

① Cumulative skin irritation testing

Test animals: Young adult white rabbits or white guinea pigs

Number of animals: Three or more animals per group

Skin state: Clipped normal skin

Administration route and methods: Transdermal, open application

Dosage: Areas and dose levels that allow an appropriate evaluation (Generally, 0.03 mL – an amount at which the fluid will not run off – is applied on a 2 x 2 cm area in open application. The dosage is increased or decreased depending on application area.)

Dosage concentrations: For the appropriate evaluation of the cumulative skin irritation, several concentrations are employed in principle so that non-irritating concentration is included.[Note 1]

Frequency of application: Once a day for two weeks (at least five days per week)

Post-dosing treatment: Rinsing or other treatments, as necessary

Observations: Macroscopic observation on the application sites before application every day during the treatment period and at 24 hours after the final application

Judgment and evaluation: Judgment and evaluation by a scoring method that allows an appropriate evaluation.

Sources: · Guide to Quasi-drug and Cosmetic Regulations in Japan 2011-12 (in Japanese): Yakuji Nippo, Ltd., 2011.
· Questions and Answers (Q&A) on Data to be Attached to Marketing Approval Applications for Quasi-drugs and Requests for Revision of Cosmetic Standards. A notice of the Evaluation and Licensing Division, Pharmaceutical and Food Safety Bureau, the Ministry of Health, Labor and Welfare, dated July 19, 2006.

Note 1) The applied concentration in a formulation is not necessarily required, provided that the safety of a test substance at the applied concentration in formulation is assured from the concentrations causing slight irritation and no irritation obtained in a cumulative skin irritation test. There is another method to confirm the safety of the test substance without setting the applied concentration in a formulation by conducting a test using raw materials already formulated in cosmetics or quasi-drugs as a control at concentrations capable of comparative evaluation.

② ROAT: Repeated Open Application Test[Note 2]

Subject: Healthy adults
Administration route and methods: Transdermal, application on the inner side of the forearms or the upper arms.
Dosage: Areas and dose levels that allow an appropriate evaluation
Frequency of application: Once or twice a day
Testing period: Repeated application up to occurrence of reactions[Note 3]
Observations: Macroscopic observation on the application sites
Judgment and evaluation: Judgment according to the Japanese criteria[1] or an equivalent method.

Sources: · Hannuksela, M. and Salo H. (1986) The repeated open application test (ROAT). Contact Dermatitis, 14, 221-227.
· Clemmensen, A. (2008) The irritant potential of n-propanol in cumulative skin irritation: a validation study of two different human *in vivo* test models. Skin Research and Technology, 14, 277-286.
(1) Kawamura, T. *et al.* (1970) Basic studies on the standardization of patch test (in Japanese). The Japanese Journal of Dermatology, 80, 301-314.

Note 2) In the field of dermatology, the test is performed when patch tests cannot be applied or diagnosis cannot be determined due to false-positive patch tests results.
Note 3) A testing period between one and two weeks is generally utilized.

3) Other testing methods
① 4-day repeated open application test[a]
② 16-day repeated open application test[b]

References:
a) Tsuchiya, S. *et al.* (1980) Skin irritancy of cosmetic products and their materials (in Japanese). Hifu, 22, 373-377.
b) Marzulli, F.N. and Maibach, H.I. (1975) The rabbit as model for evaluating skin irritants; A comparison of results obtained on animal and man using repeated skin exposure. Food and Cosmetics Toxicology, 13, 533-540.

IV. Skin Sensitization

1. Skin sensitization testing

1) Implications

Skin sensitization refers to the production of a specific skin reaction in the form of erythema, edema, or desquamation due to repeated skin contact with a test substance and a subsequent single skin contact with the same test substance.

Skin sensitization test is conducted to predict a skin reaction and its degree elicited by induction of specific immune systems following repeated applications of a test substance to the human skin.

2) Outline

There are two testing methods, Method A with an adjuvant (immune enhancer) and Method B without an adjuvant, that are used as the typical test methods for skin sensitization. If a test substance cannot be subcutaneously administered due to its poor solubility or insolubility in solvent, it is preferable to select a test method using transdermal application. Generally, the test with an adjuvant examines the sensitization potential of a test substance as the initial step. If the positive results are shown, a test without an adjuvant is often carried out to further examine the sensitization potential of a test substance under conditions related more closely to actual use.

Method C is an example of a testing method for confirming the non-sensitization potential in humans.

The testing methods generally used are described below.

A. Testing methods with adjuvant
— Maximization test —

Test animals: White guinea pigs
Test groups: Test substance group, positive control group[Note 1)] and negative control group
Number of animals: Five or more animals per group
Administration route and methods: Intradermal and transdermal
   1st Induction treatment:
               Intradermal injection of ① FCA*, ② a test substance, and ③ a test substance emulsified by FCA in clipped skin at the back of the neck.
   2nd Induction treatment:
               48-hour occlusive patch onto the same site one week after the 1st induction treatment (if no skin irritation in the dose finding test, pretreatment with SLS** is performed)
   Challenge treatment:
               24-hour occlusive patch on a clipped dorsal or flank region two weeks after the 2nd induction treatment
Dosage: Dose levels that allow an appropriate evaluation
Dosage concentrations: Concentrations that allow an appropriate evaluation

Frequency of application: Once for each induction treatment and challenge treatment
Observations: Macroscopic observation on the application sites at 24 and 48 hours after patch removal.
Judgment and evaluation: Judgment and evaluation by a scoring method that allows an appropriate assessment.

Sources:
- Guide to Quasi-drug and Cosmetic Regulations in Japan 2011-12 (in Japanese): Yakuji Nippo, Ltd., 2011.
- Questions and Answers (Q&A) on Data to be Attached to Marketing Approval Applications for Quasi-drugs and Requests for Revision of Cosmetic Standards. A notice of the Evaluation and Licensing Division, Pharmaceutical and Food Safety Bureau, the Ministry of Health, Labor and Welfare, dated July 19, 2006.
- Magnusson, B. and Kligman, A.M. (1969) The identification of contact allergens by animal assay. The guinea pig maximization test. Journal of Investigative Dermatology, 52, 268-276.
- Japanese Guidelines for Non-Clinical Studies of Drugs Manual (in Japanese): Study Group for Non-Clinical Studies on Drugs: Yakuji Nippo, Ltd., 2013.
- OECD (1992) Test Guideline 406 (Skin Sensitisation)

---

*: Freund's Complete Adjuvant

**: Sodium Lauryl Sulfate

Note 1) A known sensitizing substances, such as 1-chloro-2, 4-dinitrobenzene (DNCB), is used as a positive control.

— Adjuvant and patch test —

Test animals: White guinea pigs
Test groups: Test substance group, positive control group[Note 2] and negative control group
Number of animals: Five or more animals per group
Administration route and methods: Transdermal
  1st Induction treatment:
    Following intradermal injection of FCA at the back of the neck, the test site is abraded and 24-hour occlusive patch loaded with test substance is applied.
  2nd Induction treatment:
    48-hour occlusive patch onto the same site one week after the 1st induction (if no skin irritation in the dose finding test, pretreatment with SLS is performed)
  Challenge treatment:
    Open patch is applied two weeks after the 2nd induction treatment.
Dosage: Dose levels that allow an appropriate evaluation
Dosage concentrations: Concentrations that allow an appropriate evaluation
Frequency of application: Three times for the first induction (FCA is injected only at the first time). Once for the treatments of 2nd induction and challenge
Observations: Macroscopic observation on the application sites at 24 and 48 hours after the challenge treatment
Judgment and evaluation: Judgment and evaluation by a scoring method enable of an appropriate assessment.

Sources: · Guide to Quasi-drug and Cosmetic Regulations in Japan 2011-12 (in Japanese): Yakuji Nippo, Ltd., 2011.
· Questions and Answers (Q&A) on Data to be Attached to Marketing Approval Applications for Quasi-drugs and Requests for Revision of Cosmetic Standards. A notice of the Evaluation and Licensing Division, Pharmaceutical and Food Safety Bureau, the Ministry of Health, Labor and Welfare, dated July 19, 2006.
· Sato, Y. et al. (1981) A modified technique of guinea pig testing to identify delayed hypersensitivity allergens. Contact Dermatitis, 7, 225-237.
· Japanese Guidelines for Non-Clinical Studies of Drugs Manual (in Japanese); Study Group for Non-Clinical Studies on Drugs: Yakuji Nippo, Ltd., 2013.

Note 2) A known sensitizing substance such as DNCB is used as a positive control.

— Other testing methods —
① Freund's Complete Adjuvant Test[a]
② Optimization Test[b]
③ Split Adjuvant Test[c]
④ CCET (The Cumulative Contact Enhancement Test)[d]
⑤ AP2 (Adjuvant and 24hr occlusive Patch 2 times test)[e]
⑥ CAP2 (Cyclophosphamide, Adjuvant and 24hr occlusive Patch 2 times test)[f]
⑦ s-APT (Short-term Adjuvant and Patch Test)[g]

References:
a) Klecak, G. et al. (1977) Screening of fragrance materials for allergenicity in the guinea pig. I. Comparison of four testing methods. Journal of the Society of Cosmetic Chemists, 28, 53-64.
b) Maurer, T.H. et al. (1980) The optimization test in the guinea pig in relation to other predictive sensitization methods. Toxicology, 15, 163-171.
c) Maguire, H.C. Jr. and Chase, M.W. (1972) Studies on the sensitization of animals with simple chemical compounds, Part XIII. The Journal of Experimental Medicine, 135, 357-375.
d) Tsuchiya, M. et al. (1982) Studies on contact hypersensitivity in the guinea pig. The cumulative contact enhancement test. Contact Dermatitis, 8, 246-255.
e) Kashima, R. et al. (1991) Studies of new short period method for delayed contact hypersensitivity assay in the guinea pig (I) (in Japanese). Journal of Japanese Cosmetic Science Society, 15, 204-216.
f) Kashima, R. et al. (1991) Studies of new short period method for delayed contact hypersensitivity assay in the guinea pig (II) – Studies of enhancement effect of cyclophosphamide – (in Japanese). Journal of Japanese Cosmetic Science Society, 15, 217-224.
g) Yanagi, M. et al. (2001) Modified short-term guinea pig sensitization tests for detecting contact allergens as an alternative to the conventional test. Contact Dermatitis, 44, 140-145.

B. Testing methods without adjuvant
—Buehler method—[Note 1)]

Test animals: White guinea pigs
Test groups: Test substance groups, positive control group[Note 2)] and negative control group
Number of animals: Five or more animals per group
Administration route and methods: Transdermal
  Induction treatment:
    6-hour occlusive patch embedded with test substance onto clipped dorsal skin area
  Challenge treatment:
    6-hour occlusive patch embedded with test substance onto flank skin area two weeks after the third induction treatment patch.
Dosage: Dose levels that allow an appropriate evaluation
Dosage concentrations: Concentrations that allow an appropriate evaluation
Frequency of application:
  Induction treatment: Once a week, three times in total per three weeks
  Challenge treatment: Once
Observations: Macroscopic observation on the application sites at 24 and 48 hours after patch removal.
Judgment and evaluation: Judgment and evaluation by a scoring method that allows an appropriate assessment.

Sources:
- Guide to Quasi-drug and Cosmetic Regulations in Japan 2011-12 (in Japanese): Yakuji Nippo, Ltd., 2011.
- Questions and Answers (Q&A) on Data to be Attached to Marketing Approval Applications for Quasi-drugs and Requests for Revision of Cosmetic Standards. A notice of the Evaluation and Licensing Division, Pharmaceutical and Food Safety Bureau, the Ministry of Health, Labor and Welfare, dated July 19, 2006.
- Buehler, E.V. (1965) Delayed contact hypersensitivity in the guinea pig, Archives of Dermatology, 91, 171-177.
- Japanese Guidelines for Non-Clinical Studies of Drugs Manual (in Japanese); Study Group for Non-Clinical Studies on Drugs: Yakuji Nippo, Ltd., 2013.
- OECD (1992) Test Guideline 406 (Skin Sensitisation)

Note 1) The original publication indicates that an occlusive patch is applied for 6 hours three times a week and nine times in total for induction, but the duration and frequency for induction is allowed to change depending on test substances. In addition, the guidelines of the OECD and PCPC indicate that an occlusive patch is applied for 6 hours once a week and three times in total for induction, and therefore the frequency of application in this guideline conformed to these guidelines.

Note 2) A known sensitizing substance such as DNCB is used as a positive control.

— Other testing methods —
① Draize Test[a)]

② Open Epicutaneous Test[b]

References:
a) Draize, J.H. *et al.* (1944) Methods for the study of irritation and toxicity of substances applied topically to the skin and mucous membrane. Journal of Pharmacology and Experimental Therapeutics, 82, 377-390.
b) Klecak, G. *et al.* (1977) Screening of fragrance materials for allergenicity in the guinea pig. I. Comparison of four testing methods. Journal of the Society of Cosmetic Chemists, 28, 53-64.

C. Human skin sensitization testing methods[Note 1]

Although no human sensitization test has been officially accepted as a guideline, the test is utilized to confirm that a test substance does not cause skin sensitization in humans after precisely identifying that there is no skin sensitization risk in advance.

— RIPT (Repeated Insult Patch Test)—[Note 2]

Subject: 50 or more adults
Administration site: Upper dorsal part (except the median line), brachium or forearm
Administration route and method:
  Shelanski & Shelanski method
    Induction treatment: 24-hour occlusive patch embedded with test substance. The procedure is repeated 15 times in total every other day during a 30-day induction treatment period.
    Challenge treatment: 48-hour occlusive patch two weeks after the last induction
  Marzulli & Maibach method
    Induction treatment: 48-hour occlusive patch embedded with test substance on the lateral brachium (72-hour occlusive patch on a weekend). The treatment is repeated 10 times during a 3.5-week induction period.
    Challenge treatment: 72-hour occlusive patch two weeks after the last induction
Dosage: Dose levels that allows an appropriate evaluation
Dosage concentrations: Several concentrations, as necessary
Observations:
Shelanski & Sheraski method
        Macroscopic observation on application sites after patch removal and 24 hours later
Marzulli & Maibach method
        Macroscopic observation of the application sites after patch removal
Judgment and evaluation: Judgment and evaluation of skin reactions based on the criteria according to each testing method.

Sources: · Shelanski, H.A. and Shelanski, M.V. (1953) A new technique of human patch tests, Proceeding of Scientific Section. The Toilet Goods Association, 19, 46-49.
· Marzulli, F.N. and Maibach, H.I. (1973) Antimicrobials: Experimental contact sensitization in man. Journal of the Society of Cosmetic Chemists, 24, 399-421.

Note 1) The test method is applied to a test substance that has been confirmed to have low or almost negligible sensitization potential from the results of alternative tests or animal tests.

Note 2) 24-hour or 48-hour occlusive patch, nine times in total per three weeks, for induction and 24-hour or 48-hour occlusive patch for challenge are utilized.

—Other testing methods—

① Human Maximization Test[a]

Reference:

a) Kligman, A.M. (1966) The identification of contact allergens by human assay. III. The maximization test: A procedure for screening and rating contact sensitizers. The Journal of Investigative Dermatology, 47, 393-409.

2. Alternative methods for skin sensitization testing

The Local Lymph Node Assay (LLNA) proposed by Kimber et al. in 1986 is a testing method that uses radioisotope to evaluate the proliferation of antigen-specific T cells in the lymph nodes during the induction phase of skin sensitization caused by the exposure of sensitizers. This test method was adopted as OECD Test Guideline 429 in 2002 and revised in 2010. In Japan, the "Guidance on the availability of alternative test methods for skin-sensitization testing and phototoxicity testing for use in the safety evaluations of cosmetics and quasi-drug" was issued as a notice of the Evaluation and Licensing Division, Pharmaceutical and Food Safety Bureau, the Ministry of Health, Labor and Welfare in April 2012.

On the other hand, the LLNA: DA and LLNA: BrdU-ELISA have been developed as the revised methods of the LLNA. The LLNA: DA is a testing method without radioisotope that quantifies the level of intracellular adenosine triphosphate (ATP) instead of radioactive-labeled nucleoside by a chemiluminescence method. Additionally, the LLNA: BrdU-ELISA is also a non-radioactive method, which measures incorporation of bromodeoxyuridine (BrdU) instead of radioactive-labeled nucleoside into the DNA using an enzyme-linked immunosorbent assay (ELISA). The LLNA: DA and LLNA: BrdU-ELISA were adopted as OECD Test Guidelines 442A and 442B, respectively. In Japan, the "Guidance on the availability of alternative test methods for skin-sensitization testing (LLNA: DA, LLNA: BrdU-ELISA) for use in safety evaluations of cosmetics and quasi-drug" was issued as a notice of the Evaluation and Licensing Division, Pharmaceutical and Food Safety Bureau, the Ministry of Health, Labor and Welfare in May 2013.

The development of *in chemico/in vitro* testing methods that reproduced a part of the reaction during the induction phase of skin sensitization has advanced. The Direct Peptide Reactivity Assay (DPRA) and ARE-Nrf2 luciferase tests were adopted as OECD Test Guidelines 442C and 442D in February 2015, respectively. In addition, the The h-CLAT is now under discussion toward adoption as OECD Test Guideline.

As mentioned above, alternative methods to animal tests for skin sensitization have been developed, but it is difficult to entirely replace the complex vital functions with a single testing method alone. Therefore, IATA (Integrated Approach on Testing Assessment) based on AOP (Adverse Outcome Pathway) has been proposed worldwide, and efforts are being made to evaluate skin sensitization with a high degree of accuracy by several testing method batteries developed up until this point.

1) Implications

Alternative testing methods for skin sensitization are conducted to predict the skin reactions and their degree elicited by the induction of specific immune systems following repeated applications of a test substance to the human skin.

2) Guidance on utilization for skin sensitization tests of cosmetics and quasi-drugs

Three testing methods using mice (LLNA, LLNA: DA and LLNA: BrdU-ELISA) which have been developed in terms of Reduction and Refinement are described below

① LLNA

Test animals: Female mice of CBA/Ca or CBA/J strain
Test groups: Test substance group, vehicle control group and positive control group[Note 1]
Number of animals: Four or more animals per group
Administration route and methods: Transdermal
　Day1, 2 and 3: Application of a test substance onto the dorsum of each ear.
　Day 4 and 5: No treatment.
　Day 6: Injection of ^{3}H-methyl thymidine solution[Note 2] intravenously via the tail vein. Five hours later, excision of the auricular lymph nodes. Comparison of the proliferation of lymphocytes labeled with ^{3}H-methyl thymidine between the test group and the vehicle control group.
Dosage: 25 μL
Dosage concentrations: Three or more dose levels[Note 3]
Frequency of application: Three times
Judgment and evaluation: The test substance is judged as positive if the ratio of radioactivity between the test substance group and the vehicle control group (Stimulation Index) is three or greater after evaluating a dose dependency. In addition, the strength of the dose-response relationship, statistical significance, consistency of the vehicle and positive control responses should be also evaluated.

Sources: ・OECD (2010) Test Guideline 429 (Skin Sensitization)
　　　　　・Guidance on availability of alternative test methods for skin-sensitization testing and phototoxicity testing for use in safety evaluations of cosmetics and quasi-drug. A notice of the Evaluation and Licensing Division, Pharmaceutical and Food Safety Bureau, the Ministry of Health, Labor and Welfare, dated April 26, 2012 (Attached document No.1)

Note 1) The treatment group with 25% hexyl cinnamic aldehyde or 5% mercaptobenzothiazole is set.
Note 2) Compound labeled with ^{125}I is allowed to use instead of ^{3}H-methyl thymidine.
Note 3) The highest concentration at which systemic toxicity or excessive irritation is not observed is used as the maximum dose for application.

② LLNA: DA

Test animals: Female mice of CBA/Ca strain
Test groups: Test substance group, vehicle control group and positive control group[Note 1]
Number of animals: Four or more animals per group
Administration route and methods: Transdermal
  Day1, 2, 3 and 7: Application of 1% sodium lauryl sulfate aqueous solution onto the dorsum of each ear four or five times. One hour later, application of a test substance.
  Day 4, 5 and 6: No treatment
  Day 8: Excision of the auricular lymph nodes and preparation of a uniform cell suspension. Measurement of the content of ATP of a cell suspension by the luciferin/luciferase method using an ATP measurement kit.
Dosage: 25 μL
Dosage concentration: Three or more dose levels[Note 2]
Frequency of application: Four times
Judgment and evaluation: The test substance is judged as negative if the ratio of the ATP content between the test substance group and the vehicle control group (Stimulation Index) is less than 1.8, and judged as positive if the Stimulation Index is 2.5 or more. For a Stimulation Index between 1.8 and 2.5, the result is judged with consideration for additional information such as dose-response relationships, evidence of systemic toxicity or excessive topical irritation, and where appropriate, statistical comparison with the vehicle control, peptide reactivity, molecular weight, and results of related substances.

Sources: ・OECD (2010) Test Guideline 442A (Skin Sensitization: Local Lymph Node Assay: DA)
・Guidance on availability of alternative test methods for skin-sensitization testing (LLNA: DA, LLNA: BrdU-ELISA) for use in safety evaluations of cosmetics and quasi-drug. A notice of the Evaluation and Licensing Division, Pharmaceutical and Food Safety Bureau, the Ministry of Health, Labor and Welfare, dated May 30, 2013 (Attached document No.2)

Note 1) Treatment group of 25% hexyl cinnamic aldehyde or 25% eugenol is set.
Note 2) The highest concentration at which systemic toxicity or excessive irritation is not observed is used as the maximum dose for application.

③ LLNA: BrdU-ELISA

Test animals: Female mice of CBA/J strain
Test groups: Test substance group, vehicle control group, and positive control group[Note 1]
Number of animals: Four or more animals per group
Administration route and methods: Transdermal
  Day1, 2 and 3: Application of the test substance to the dorsum of each ear
  Day 4: No treatment
  Day 5: Intraperitoneal injection of BrdU (10 mg/mL) at a volume of 0.5 mL (5 mg/mouse)
  Day 6: Excitation of the auricular lymph nodes and preparation of a uniform cell suspension. The in-

corporation of BrdU into a single-cell suspension is measured by ELISA using an antibody for BrdU that is labeled with peroxidase.

Dosage: 25 μL

Dosage Concentrations: Three or more dose levels[Note 2]

Frequency of application: Three times

Judgment and evaluation: The test substance is judged as negative if the ratio of the incorporation of BrdU between the test chemical group and the vehicle control group (Stimulation Index) is less than 1.6, and judged as positive if the Stimulation Index is 2.0 or greater. For a Stimulation Index between 1.6 and 2.0, the result is judged with consideration for additional information such as dose-response relationships, evidence of systemic toxicity or excessive topical irritation, and where appropriate, statistical comparison with the vehicle control, peptide reactivity, molecular weight, results of related substances.

Sources: · OECD (2010) Test Guideline 442B (Skin Sensitization: Local Lymph Node Assay: BrdU-ELISA)
· Guidance on availability of alternative test methods for skin-sensitization testing (LLNA: DA, LLNA: BrdU-ELISA) for use in safety evaluations of cosmetics and quasi-drug. A notice of the Evaluation and Licensing Division, Pharmaceutical and Food Safety Bureau, the Ministry of Health, Labor and Welfare, dated May 30, 2013 (Attached document No.2)

Note 1) Treatment group of 25% hexyl cinnamic aldehyde or 25% eugenol is set.

Note 2) The highest concentration at which systemic toxicity or excessive irritation is not observed is used as the maximum dose for application.

3) OECD Test Guidelines 442C (DPRA) and 442D (KeratinoSens™) and a draft Test Guideline (h-CLAT)

Recently, as understanding of the mechanisms associated with the induction of sensitization has increased, it has become evident that skin penetration, protein binding, activation of keratinocytes, activation of dendritic cells, and proliferation of antigen-specific T cells play a key role in induction of sensitization. Although it is difficult to reproduce all these events underlying skin sensitization with a single *in vitro* testing method alone, a number of *in vitro* testing methods addressing individual reactions of skin sensitization have been developed.

The Direct Peptide Reactivity Assay (DPRA) is an *in chemico* testing method which focused on the finding that many of skin sensitizers have electrophilic properties to covalently bind to nucleophilic amino acid residues such as cysteine and lysine. The DPRA quantifies the remaining peptide using high-performance liquid chromatography (HPLC) following 24 hours of incubation of synthetic peptide containing cysteine or lysine with the test chemical to evaluate skin sensitization from the depletion rate of the peptide.

The ARE-Nrf2 luciferase test method (KeratinoSens™) is a testing method using HaCaT human keratinocytes which are stably transfected with a luciferase vector incorporated antioxidant response element (ARE) sequence in the human AKR1C2 gene. This test method focuses on the similarity of structures between the various stress factors activating ARE sequence and sensitizers, and electrophilic properties of these stress factors similar to sensitizers. The test evaluates skin sensitization based on the amount of luminescence 48 hours after treatment with a test substance. The DPRA and KeratinoSens™ have been adopted as OECD Test Guideline in 2015.

The human Cell Line Activation Test (h-CLAT) is the test method focused on the up-regulation of the expression of cell surface molecules CD86 and CD54 when the activated dendritic cells by recognition of sensitizer present antigen to T-cells. In this test, THP-1 cells derived from human monocytic leukemia are used as surrogate of dendritic cells, and the expression of CD86 and CD54 on the surface of THP-1 cells is measured using flow cytometer after the cells are exposed to a test substance for 24 hours. Skin sensitization is evaluated based on a change in the expression of these cell surface molecules. The h-CLAT is now under discussion toward adoption as OECD Test Guideline.

The test methods of DPRA, KeratinoSens™ and h-CLAT are described below.

① Direct Peptide Reactivity Assay (DPRA)

Substrate: Synthetic peptide containing cysteine or lysine
Test groups: Test substance group, solvent control group and positive control group[Note 1]
Concentrations: 100 mM
Measurement equipment: HPLC
Index: Depletion rate of the peptide after reaction for 24 hours
Judgment and evaluation:
    ① Mean depletion rate of cysteine 1 : 10/lysine 1 : 50
       Negative, if the depletion rate is 6.38% or less.
       Positive, if the depletion rate is above 6.38%.
    ② Mean depletion rate of cysteine 1 : 10
       Negative, if the depletion rate is 13.89% or less.
       Positive, if the depletion rate is above 13.89%.

Source: · OECD (2015) Test Guideline 442C (*In Chemico* Skin Sensitisation: Direct Peptide Reactivity Assay (DPRA))

Note 1) Cinnamic aldehyde is used.

② ARE-Nrf2 luciferase test method (KeratinoSens™)

Cells: HaCaT human keratinocytes (KeratinoSens™) stably transfected with a luciferase vector with antioxidant response element (ARE) sequence in human AKR1C2 gene
Test groups: Test substance group, solvent control group and positive control group[Note 1]
Concentrations: 12 concentrations between 0.98 and 2000 μM (prepare two-fold serial dilutions)
Exposure time: 48 hours
Measurement equipment: Luminometer
Index: Relative amount of luminescence of the test group to the solvent control group.
Judgment and evaluation:
    Positive, if relative amount of luminescence exceeds 1.5 at the concentrations < 1000 μM where

cell viability is 70% or more.

Source: · OECD (2015) Test Guideline 442D (*In Vitro* Skin Sensitisation: ARE-Nrf2 Luciferase Test Method)

Note 1) Cinnamic aldehyde is used.

③ human Cell Line Activation Test (h-CLAT)

Cells: THP-1 cells (human monocytic leukemia cell line)
Test groups: Test substance group, solvent control group and positive control group[Note 1]
Concentration: 8 concentrations (prepare 1.2-fold serial dilutions) on the basis of the concentration showing 75% cell viability (CV75).
Exposure time: 24 hours
Measurement equipment: Flow cytometer
Index: Relative fluorescence intensity (RFI) of CD86 or CD54 in the test group to that in the solvent control group.
Judgment and evaluation:
   Positive, if RFI of CD86 is equal to or above 150% or RFI of CD54 is equal to or above 200% at the concentrations where cell viability is 50% or more.

Source: · OECD GUIDELINE FOR THE TESTING OF CHEMICALS (DRAFT PROPOSAL FOR A NEW TEST GUIDELINE) *In Vitro* Skin Sensitisation: human Cell Line Activation Test (h-CLAT)
http://www.oecd.org/chemicalsafety/testing/Draft-new-Test-Guideline-Skin-Sensitisation-h-CLAT-July-2014.pdf

Note 1) 2,4-Dinitrochlorobenzene is used.

4) Testing strategy with combination of alternative testing methods

It is difficult to entirely replace the animal tests with a single *in vitro* test method alone, and a testing strategy with combination of several alternative testing methods focused on the key reactions during the induction phase is considered to become necessary. Recently, there have been world-widely intense discussions for testing strategies, e.g., drafting guidance document on IATA in OECD[a, b] and setting up the project to develop a testing strategy at the skin sensitization working group in JCIA[c]. Of the testing strategies, international intense peer-reviews have been focused on strategies[g-f] with combinations of *in chemico/in vitro* test methods, which were adopted as OECD Test Guideline, and recently developed *in silico* models like OECD Toolbox[d], TIMES-SS[e], and DEREK[f].

128 Overviews of Safety Evaluation Testing Methods for Cosmetic Products

5) Outline of a testing method under validation
   ① IL-8 Luc Assay

Cells: Luminous cell line THP-G8
Index: Relative amount of luminescence of test group to the solvent group

---

Source:　・Takahashi, T. *et al.* (2011) An *in vitro* test to screen skin sensitizers using a stable THP-1-derived IL-8 reporter cell line, THP-G8. Toxicological Sciences, 124, 359-369.

---

6) Outline of other testing methods

Although there are many publications on *in chemico* and *in vitro* test methods to evaluate skin sensitizing potential, the test methods, which are recently transferable to laboratories in Japan and now under evaluation of the performance on predictivity and reproducibility (i.e., Ring study), are described below. The test methods indicated below are not validated and adopted as OECD Test Guideline yet. Therefore, it should be taken into due consideration, when use these test methods for current practices on safety evaluation.
   ① SH test method[k]
   ② EpiSensA method[l]
   ③ ADRA method[m]

References:
   a) Joint cross-sector workshop on Alternatives for Skin sensitization testing and assessment. (2015) Development of integrated approaches to testing and assessment at OECD.
      http://cefic-lri.org/wp-content/uploads/2014/03/B_IATA-development-at-OECD-Compatibility-Mode.pdf
   b) Joint cross-sector workshop on Alternatives for Skin sensitization testing and assessment. (2015) Skin sensitisation overview/AOP and Guidance Document on the reporting of IATA.
      http://cefic-lri.org/wp-content/uploads/2014/03/D-ECHA-Ws-2015_Casati.pdf
   c) Japan Cosmetic Industry Association (2014) Alternatives to Animal Testings, http://www.jcia.org/n/biz/info/bizinfo5/
   d) Van Leeuwen, K. *et al.* (2009) Using chemical categories to fill data gaps in hazard assessment. SAR and QSAR in Environmental Research, 20, 207-220.
   e) Paltlewicz, G. *et al.* (2007) TIMES-SS-a promising tool for the assessment of skin sensitization hazard. A characterization with respect to the OECD validation principles for (Q)SARs and an external evaluation for predictivity. Regulatory Toxicology and Pharmacology, 48, 225-239.
   f) Estrada, E. *et al.* (2004) From knowledge generation to knowledge archive. A general strategy using TOPS-MODE with DEREK to formulate new alerts for skin sensitization. Journal of Chemical Information and Computer Sciences, 44, 688-698.
   g) Jaworska, J. *et al.* (2013) Bayesian integrated testing strategy to assess skin sensitization potency: from theory to practice. Journal of Applied Toxicology, 1353-1364.
   h) Urbisch, D. *et al.* (2015) Assessing skin sensitization hazard in mice and men using non-animal test

methods. Regulatory Toxicology and Pharmacology, 71, 337-351.

i) Takenouchi, O. *et al.* (2015) Test battery with the human cell line activation test. direct peptide reactivity assay and DEREK based on a 139 chemical data set for predicting skin sensitizing potential and potency of chemicals. Journal of Applied Toxicology, 35(11), 1318-1332.

j) Hirota, M. *et al.* (2015) Evaluation of combinations of *in vitro* sensitization test descriptors for the artificial neural network-based risk assessment model of skin sensitization, Journal of Applied Toxicology, 35(11), 1333-1347.

k) Suzuki, M. *et al.* (2009) Evaluation of changes of cell-surface thiols as a new biomarker for *in vitro* sensitization test. Toxicology in Vitro, 23, 687-696.

l) Saito, K. *et al.* (2013) Development of a new *in vitro* skin sensitization assay (Epidermal Sensitization Assay; EpiSensA) using reconstructed human epidermis. Toxicology in Vitro, 27, 2213-2224.

m) Fujita, M. et al. (2014) Development of a prediction method for skin sensitization using novel cysteine and lysine derivatives. Journal of Pharmacological and Toxicological Methods, 70, 94-105.

V. Phototoxicity

1. Phototoxicity testing

1) Implications

Phototoxicity refers to the production of a skin reaction in the form of erythema, edema, or desquamation due to the irritants produced by photo-excitation following a single contact of a test substance with the skin under UV irradiation.

The phototoxicity test is conducted to predict the degree of skin reaction caused by a single application of a test substance to human skin and subsequent exposure to UV (sunlight).

Although a human skin phototoxicity test is not a method established as a test guideline, the test is conducted to confirm that a test substance may not cause phototoxicity to humans after precisely identifying no phototoxicity risk in advance.

2) Outline

The testing methods[Note 1)] generally used are outlined below.

① Phototoxicity testing

Test animals: White rabbits or white guinea pigs
Test groups: UV irradiation group and non-UV irradiation group (control group), are set as necessary
Number of animals: Five or more animals per group
Skin state: Clipped normal skin
Administration route and methods: Transdermal. Open application at two lines on the dorsal skin area and subsequent UV irradiation to one of two lines. The other should be avoided from irradiation by a cover.
Dosage: Areas and dose levels that allow an appropriate evaluation
Dosage Concentrations: Several concentrations, as necessary
Frequency of application: Once
Light Sources: UV-A lamp alone or combination use of UV-A and UV-B lamps
Irradiation dose: Irradiation dose that allows an appropriate evaluation[Note 2)]
Observations: Macroscopic observation on the application sites at 24, 48 and 72 hours after the application of a test substance.
Judgment and evaluation: Erythema and edema are judged by an appropriate scoring method. Phototoxicity is evaluated based on the difference in skin reactions between irradiated site and non-irradiated site[Note 3)].

Sources: · Guide to Quasi-drug and Cosmetic Regulations in Japan 2011-12 (in Japanese): Yakuji Nippo, Ltd., 2011.
· Questions and Answers (Q&A) on Data to Attached to Marketing Approval Applications for Quasi-drugs (Part 1). A notice of the Evaluation and Licensing Division, Pharmaceutical and Food Safety Bureau, the Ministry of Health, Labor and Welfare, dated November 25, 2014.

- Points to be considered on applications for approval of quasi-drugs. Notification 1121 No. 15 issued by the Evaluation and Licensing Division, Pharmaceutical and Food Safety Bureau, the Ministry of Health, Labor and Welfare, dated November 21, 2014.
- Morikawa, F. et al. (1974) Techniques for evaluation of phototoxicity and photoallergy in laboratory animals and man. Sunlight and Man, University of Tokyo Press, Tokyo, pp.529-557.

Note 1) Attachment of data can be eliminated when a Molar Extinction Coefficient does not exceed 1000 $Lmol^{-1} cm^{-1}$ (290-700 nm).

Note 2) Irradiation dose between 10 and 15 $Joules/cm^2$ is generally employed.

Note 3) A known photosensitizing substance such as 8-methoxypsoralen is used as positive control.

② Human Skin Phototoxicity Test[Note 4]

Subjects: Healthy adults

Application site: Mid back region without sunburn

Administration route and methods: Transdermal. Following application of a test substance, the application site is covered with a non-woven cloth and held in place by tape to keep occlusive condition. Six hours later[Note 5], the non-woven cloth is removed and a test substance is wiped off, followed by UV irradiation. Non-irradiation site applied with the same substance is set as a control.

Dosage: Areas and dose levels that allow an appropriate evaluation

Light Sources: Solar simulator with xenon-arc of 150 watt (UV-B should be removed with Scott WG-345 filter)

Irradiation dose: 8.5-minute exposure (approximately 17.5 Joules). In case of no response, exposure time is prolonged up to 14 minutes (approximately 28.5 Joules)[Note 6].

Irradiation frequency: Once

Observations: Macroscopic observation on the application sites immediately after irradiation and at 24 and 48 hours after irradiation.

Judgment and evaluation: A test substance is judged as positive if there are no skin reactions on non-irradiation site and skin reactions, such as erythema and edema, on irradiation site.

Source: · Kaidbey, K. H. and Kligman, A. M. (1978) Identifying of Topical Photosensitizing Agents in Human. The Journal of Investigative Dermatology, 70, 149-151.

Note 4) The test method is applied to a test substance that has been confirmed to have low or almost negligible phototoxicity potential from the results of alternative testing or animal testing.

Note 5) A 24-hour application is often employed.

Note 6) Irradiation levels that allow an appropriate evaluation are set.

3) Other testing methods
① Stott (transdermal administration) method[a]
② Ison (intraperitoneal administration) method[b]

③ Ljunggren (oral or intraperitoneal administration) method[c]

④ Sams (intraperitoneal administration) method[d, e]

References:
a) Stott, C.W. *et al.* (1970) Evaluation of the phototoxic potential of topically applied agents using long-wave ultraviolet. Journal of Investigative Dermatology, 55, 335–338.
b) Ison, A. & Blank, H. (1967) Testing drug phototoxicity in mice. Journal of Investigative Dermatology, 49, 508–511.
c) Ljunggren, B. (1984) The mouse tail phototoxicity test. Photodermatology, 1, 96–100.
d) Sams, W.W. & Epstein, J.H. (1966) The experimental production of drug phototoxicity in guinea pig. I. Using sunlight. Journal of Investigative Dermatology, 48, 89–94.
e) Sams, W.W. (1966) The experimental production of drug phototoxicity in guinea pigs. II. Using artificial light sources. Archives of Dermatology, 94, 773–777.

2. Alternative methods for phototoxicity testing

Several alternative testing methods for phototoxicity have been reported, among which the 3T3 Neutral Red Uptake Phototoxicity Test using Balb/c 3T3 cells was accepted in Annex V of the Directive on Dangerous Substances and the revised method was adopted as OECD Test Guideline 432, "*In Vitro* 3T3 NRU Phototoxicity Test (hereinafter referred as 3T3 NRU PT)". The 3T3 NRU PT has been discussed in the Investigative Committee of Alternative Method Guidance for Safety Assessment of Quasi-Drugs and Others, and the "Guidance on availability of alternative test methods for skin-sensitization testing and phototoxicity testing for use in safety evaluations of cosmetics and quasi-drug" has been issued as a notice by the Evaluation and Licensing Division, Pharmaceutical and Food Safety Bureau, the Ministry of Health, Labor and Welfare. This includes the "Guidance on availability of *in vitro* 3T3 NRU phototoxicity test as an alternative method in phototoxicity test for use in safety evaluation of cosmetics and quasi-drugs"[a]. The 3T3 NRU PT is a test method for detecting the phototoxicity of a test substance.

The ROS assay, which determines the production of reactive oxygen species (ROS) following light irradiation to a test substance, has been adopted in the Guidance on Photosafety Assessment of a Pharmaceuticals, agreed upon by the International Conference on Harmonization of Technical Requirements for Registration of Pharmaceuticals for Human Use (ICH)[b], after the reports of the results from the validation studies, recommended protocols and peer reviews were compiled by JaCVAM[c]. The Questions and Answers (Q&A) on Data to Attached to Marketing Approval Applications for Quasi-drugs (Part 1)[d] states that the photosafety tests shall in principle be conducted based on the "Guideline for photosafety evaluation of pharmaceuticals," in which further photosafety evaluation (*in vivo* tests and clinical assessments) is not required in general if a test substance is judged as negative from the results of photochemical properties (a Molar Extinction Coefficient at a wavelength between 290 nm and 700 nm), *in chemico* tests (ROS assay), and *in vitro* tests (3T3 NRU PT and reconstructed human skin assay).

1) Implications

Alternative testing methods for phototoxicity are *in vitro* or *in chemico* tests which utilize cell viability or photo-modification of chemicals caused by contact of a test substance to various cells, reconstructed human skin models, or chemicals under light irradiation.

Alternative testing methods for phototoxicity are conducted to predict phototoxicity in humans and animal tests.

2) Outline

2-1) Test method admitted publicly

The test method is outlined below.

(ア) In Vitro 3T3 NRU phototoxicity test (3T3 NRU PT)[Note 1]

Cultured cells: Balb/c 3T3 clone A31
Irradiation condition: Light Sources: UVA + visible light regions
　　　　　　　　　　　Irradiance level: 5 Joules/cm^2 (UVA region)
Evaluation method: A method to determine Photo-Irritation-Factor (PIF)[Note 2]
　　　　　　　　　A method to determine Mean Photo Effect (MPE)[Note 3]
Judgment: Phototoxicity is judged according to whether photo irradiation enhances the cytotoxicity or not based on a difference between dose-cell survival curves with irradiation and those without irradiation. Neutral Red (NR) is used to determine living cells.

Sources: ・OECD (2004) Test Guideline 432 (In Vitro 3T3 NRU phototoxicity test)
　　　　　・Guidance on the availability of alternative test methods for skin-sensitization testing and phototoxicity testing for use in safety evaluations of cosmetics and quasi-drug. A notice dated April 26, 2012

Note 1) The test method is not able to evaluate such chemicals that have a problem with solubility or significantly affect the cell culture system because cell cultures grow in a monolayer. In addition, the test method is not employed for the evaluation of formulation.

Note 2) PIF: The ratio of the 50% cell survival concentration (IC$_{50}$) with UV irradiation and that without UV irradiation. PIF is calculated using the following formulation:
[PIF = IC$_{50}$ (UV−)/IC$_{50}$ (UV+)].

Note 3) MPE: Numerical value to evaluate a shift of the dose-survival rate curves by UV irradiation. Mean of photo effects multiplied a response effect toward the survival rate by that toward concentration at each concentration. The specific software to calculate MPE can be downloaded from the web site of the OECD[e].

2-2) Test methods described in public guideline[c]

The test method is outlined below.

① Reactive Oxygen Species Assay (ROS Assay)[Note 4]

Reagents: ・p-Nitrosodimethylaniline, Imidazole (for measurement of Singlet oxygen; SO)
　　　　　・Nitroblue tetrazolium chloride (for measurement of Superoxide anion; SA)
Irradiation conditions: Equipment: [Instrument to irradiate light from UVB to visible light]
　　　　　　　　　　　Strength of UVA: [setting the strength of positive and negative control substanc-

134 Overviews of Safety Evaluation Testing Methods for Cosmetic Products

                          es as standards]

Temperature at irradiation: [20-29°C]

Evaluation method: SO values (decrement at OD_{440} x 1000) and SA value (increment at OD_{560} x 1000) calculated from a change in absorption between pre-irradiation and post-irradiation

Judgment method: Non-photo reactivity (negative), if SO value is less than 25 and also SA value is less than 20.

Sources: · Guideline for photosafety evaluation of pharmaceuticals. Notification 0521 No. 1 of the Evaluation and Licensing Division, Pharmaceutical and Food Safety Bureau, the Ministry of Health, Labor and Welfare dated May 21, 2014.
        · Peer review report of the ROS assay
          (http://www.jacvam.jp/news/news131017.html)
        · ROS Assay Protocol Version 3.2 (28 November 2014)
          (http://www.jacvam.jp/files/doc/02_03/02_03_E3.pdf)

Final concentration of a test substance: 200 μM[Note 5]

Solvent: First choice of solvent is DMSO. When a test substance is insoluble in DMSO, 20 mM phosphate buffer (pH 7.4) is available.

Positive control: Quinoline hydrochloride (200 μM), standard value [SO: 319-583/SA: 193-385]

Negative control: Sulisobenzone (200 μM), standard value [SO: -9 to 11/SA: -20 to 2]

Note 4) Evaluation of test chemicals generating precipitation or coloration in the reaction solution is impossible.

Note 5) In ROS assay, test sample should be prepared with mol/L, therefore the molecular weight of the test materials has to be clear.

② An Alternative method for phototoxicity testing on reconstructed human skin models[g, h]

Materials: Reconstructed human skin model (EpiDerm™ [i], EPISKIN™ [j])

Light Sources: UVA + visible light

Index: MTT reduction, or MTT reduction + release of inflammation mediator (IL - 1α)

2-3) Test method validation study has been performed.

  The test method is introduced in the following, although not reached the guideline, a test method has been published the evaluation report from JaCVAM after publicly validation study was performed. However, it has been pointed out issues to be considered in this method. When using this method for evaluation of phototoxicity potential, it is necessary to consider its adequacy sufficiently.

① An alternative method for phototoxicity test by photo-growth inhibition test in yeast and photo-hemolysis test in erythrocytes batteries[k], Note 6)

Materials: Yeast (dry yeast), potato dextrose agar media, erythrocyte (stored germ free blood from sheep)

Light Sources: UVA + visible light

Index: Cell death or growth inhibition due to toxic effects on cell membranes and organelles (photo-growth inhibition test in yeast), hemolysis due to erythrocyte membrane disruption (photo-hemolysis test)

Note 6) Although these testing methods might be available for a screening test on phototoxic substances, there are still some issues to be examined in order to put them into practical use with a high degree of confidence.

3) Other test methods
① Improved ROS assay

A substance with a precipitation and coloration and with the unclear molecular weight like plant extract could not evaluate of phototoxicity by ROS assay. The following methods (I-IV) are proposed about improved method of these points. Since the validation study on these test methods not performed, in the case of using these methods for evaluation of phototoxicity potential, it is necessary to consider its adequacy sufficiently.

    I   Albuminous (aROS) Assay[l]

    II   Micellar ROS (mROS) Assay[m]

    III A countermeasure to colored compounds[n]

    IV Measure to the molecular weight unclear material[o]

References:

a) Guidance on the availability of alternative test methods for skin-sensitization testing and phototoxicity testing for use in safety evaluations of cosmetics and quasi-drug, a notice by the Evaluation and Licensing Division, Pharmaceutical and Food Safety Bureau, the Ministry of Health, Labor and Welfare, April 26, 2012 (Attached document No.1)

b) Guideline for the photosafety evaluation of pharmaceuticals. Notification 0521 No. 1 of the Evaluation and Registration Division, Pharmaceutical and Food Safety Bureau, the Ministry of Health, Labor and Welfare, dated May 21, 2014 (Attached document No.4).

c) Peer review report of the ROS assay (http://www.jacvam.jp/news/news131017.html)

d) Questions and Answers (Q&A) on Data to Attached to Marketing Approval Applications for Quasi-drugs (Part 1). A notice of the Evaluation and Licensing Division, Pharmaceutical and Food Safety Bureau, the Ministry of Health, Labor and Welfare, dated November 25, 2014 (attached at the end of this document).

e) http://www.oecd.org/env/ehs/testing/section4software.htm

f) Onoue, S. et al. (2014) Intra-/inter-laboratory validation study on reactive oxygen species assay for chemical photosafety evaluation using two different solar simulators. Toxicology in Vitro, 28, 513-523.

g) Liebsch, M. et al. (1999) Prevalidation of the EpiDerm Phototoxicity Test, In Alternatives to Animal Testing II: Proceedings of the Second International Scientific Conference Organised by the European Cosmetic Industry Brussels, Belgium (ed. D. Clark, S. Lisansky & R. Macmillan), pp.160-166. Newbury UK: CPL Press.

h) Spielmann, H. et al. (2000) The Second ECVAM Workshop on Phototoxicity Testing. Alternatives to Laboratory Animals, 28, 777-814.

i) Kejlová, K. *et al.* (2007) Phototoxicity of bergamot oil assessed by in vitro techniques in combination with human patch tests. Toxicology in Vitro, 21, 1298-303.

j) Damien, Lelièvre. *et al.* (2007) The EPISKIN Phototoxicity Assay (EPA): Development of an in vitro tiered strategy to predict phototoxic potential. Alternatives to Animal Testing and Experimentation, 14, Special Issue, 389-396.

k) Fueki, O. *et al.* (2012) A report of the third party evaluation of alternative methods for phototoxicity test: A combination of photo-growth inhibition test in yeast and photo-hemolysis test in erythrocytes. AATEX-JaCVAM, J1, 45-87.

l) Onoue, S. *et al.* (2014) Development of an albuminous reactive oxygen species assay for photosafety evaluation under experimental biomimetic conditions. Journal of Applied Toxicology, 34, 158-165.

m) Seto, Y. *et al.* (2013) Development of micellar reactive oxygen species assay for photosafety evaluation of poorly water-soluble chemicals. Toxicology in Vitro, 27, 1838-1846.

n) Onoue, S. *et al.* (2013) Non-animal photosafety assessment approaches for cosmetics based on the photochemical and photobiochemical properties. Toxicology in Vitro, 27, 2316-2324.

o) Nishida, H. *et al.* (2015) Non-animal photosafety screening for complex cosmetic ingredients with photochemical and photobiochemical assessment tools. Regulatory Toxicology and Pharmacology, 72, 578-585.

VI. Photosensitization

1. Photosensitization testing

1) Implications

Photosensitization refers to the production of a specific skin reaction in the form of erythema, edema or desquamation due to repeated skin contact with the test substance and a subsequent single skin contact with the same test substance under UV irradiation.

The photosensitization test is conducted to predict a skin reaction elicited by induction of specific immune systems due to repeated application of the test substance to the human skin and subsequent exposure of UV (sunlight).

Although a human skin photosensitization test is not a method established as a guideline, the test is conducted to confirm that a test substance may not cause photosensitization to humans after adequately confirming no risks for photosensitization in advance.

2) Outline

The testing methods generally used are described below.

① Adjuvant and Strip Method[Note 1]

Test animals: White guinea pigs
Test groups: Test substance group, positive control group[Note 2] and negative control group
Number of animals: Five or more animals per group
Administration route and methods: Transdermal
 Photoinduction treatment:
  ① Intradermal injection of an emulsion of FCA and water in the clipped shoulder region.
  ② After stripping the test area with a cellophane adhesive tape, open patch and subsequent UV irradiation.
  ③ The procedures of 2 are performed daily, five times in total.
 Photochallenge treatment:
  ① Clipping the whole dorsal skin area two weeks after completion of photoinduction treatment.
  ② Application of the test substance on both sites of the dorsal area symmetrically. UV Irradiation on both sites with covering one of two sites.
Dosage: Photoinduction: 0.1 mL or 0.1 g/2 x 4 cm^2
     Photochallenge: 0.02 mL or 0.02 g/1.5 x 1.5 cm^2
Dosage concentration: Concentrations that allow an appropriate evaluation
Light Sources: UV-A lamp alone or combinations of UV-A and UV-B lamps
Irradiation dose: 10.2 Joules/cm^2
Observations: Macroscopic observation on the application sites at 24 and 48 hours after UV irradiation in the photochallenge treatment
Judgment and evaluation: Judgment and evaluation by a scoring method that allow an appropriate evaluation.

138 Overviews of Safety Evaluation Testing Methods for Cosmetic Products

Sources:
- Guide to Quasi-drug and Cosmetic Regulations in Japan 2011-12 (in Japanese): Yakuji Nippo, Ltd., 2011.
- Questions and Answers (Q&A) on Data to Attached to Marketing Approval Applications for Quasi-drugs (Part 1). A notice of the Evaluation and Licensing Division, Pharmaceutical and Food Safety Bureau, the Ministry of Health, Labor and Welfare, dated November 25, 2014.
- Points to consider on applications for approval of quasi-drugs (Notification 1121 No. 15 of the Evaluation and Licensing Division, Pharmaceutical and Food Safety Bureau, the Ministry of Health, Labor and Welfare, dated November 21, 2014.
- Ichikawa, H. *et al.* (1981) Photoallergic contact dermatitis in guinea pigs. Improved induction technique using Freund's complete adjuvant. The Journal of Investigative Dermatology, 76, 498 -501.
- Japanese Guidelines for Non-Clinical Studies of Drugs Manual (in Japanese); Study Group for Non-Clinical Studies on Drugs: Yakuji Nippo, Ltd., 2013.

Note 1) Attachment of data can be eliminated when a Molar Extinction Coefficient does not exceed $1,000 \text{ L mol}^{-1} \text{ cm}^{-1}$ (290 -700 nm).

Note 2) A known photosensitizers such as 6-methylcumarine and tetrachlorosalicylanilide is used as positive control.

② Human Skin Photosensitizaiton Test[Note 3]

Subjects: Healthy adults
Application sites: Midback region without sunburn
Administration route and methods: Transdermal.
  Photoinduction treatment:
    ① Application of a patch embedded with a test substance for 24 hours.
    ② 24 hours later, the test substance is wiped off and subsequent UV irradiation.
    ③ Following a 48-hour treatment-free period, the same procedures are performed twice a week and six times in total for three weeks.
  Photochallenge treatment:
    ① Two weeks later, a patch embedded with test chemical is applied on the test site for 24 hours and subsequent UV irradiation.
    ② A patch embedded with test chemical is applied on the control site in a similar manner, and covered with the opaque adhesive tape to make non-irradiation site.
Dosage: Areas and dose levels that allow an appropriate evaluation
Light Sources: Solar simulator with xenon-arc of 150 watt (UV-B is removed with Scott WG-345 filter)
Irradiation level: 4.0 Joules/cm^2[Note 4]
Observations: Macroscopic observation on the sites of application 48 and 72 hours after irradiation.
Judgment and evaluation: Positive, if any skin reactions are not observed at non-irradiation site and also skin reactions such as erythema and edema are observed at irradiation site.

Source:
- Kaidbey, K. H. and Kligman, A. M. (1980) Photomaximization test for identifying photoallergic contact sensitizers. Contact Dermatitis, 6, 161-169.

Note 3) The test method is applied to a test substance that has been confirmed to have low or almost negligible phototoxicity potential from the results of animal testing.

Note 4) Irradiation levels that allow an appropriate evaluation are set.

3) Other testing methods
   ① Harber method[a]
   ② Horio method[b]
   ③ Jordan method[c]
   ④ Kochever method[d]
   ⑤ Maurer method[e]
   ⑥ Morikawa method[f]
   ⑦ Vinson method[g]

References:
   a) Harber, L.C. (1967) Contact photosensitivity patterns to halogenated salicylanilides. In man and guinea pigs, Archives of Dermatology, 96, 646-653.
   b) Horio, T. (1976) The induction of photocontact sensitivity in guinea pigs without UV-B radiation. The Journal of Investigative Dermatology, 67, 591-593.
   c) Jordan, W.P. (1982) The guinea pig as a model for predicting photoallergic contact dermatitis. Contact Dermatitis, 8, 109-116.
   d) Kochever, I.E. et al. (1979) Assay of photocontact sensitivity to musk ambrette in guinea pigs. The Journal of Investigative Dermatology, 73, 144-146.
   e) Maurer, T. et al. (1980) Predictive animal testing for photocontact allergenicity. British Journal of Dermatology, 103, 593-605.
   f) Morikawa, F. et al. (1974) Techniques for evaluation of phototoxicity and photoallergy in laboratory animals and man. Sunlight and Man. Tokyo University Press, Tokyo, 529-557.
   g) Vinson, L.J. (1966) A guinea pig assay of photosensitizing potential of topical germicides. Journal of the Society of Cosmetic Chemists, 17, 123-130.

VII. Ocular Irritation

1. Ocular irritation testing

1) Implications

Ocular irritation refers to the production of an irritation reaction in the form of redness, edema, secretions of the conjunctiva, a change in the color of the iris, or cornea opacity due to a direct eye contact with a test substance.

Ocular irritation test is conducted to predict a mucosal irritation caused by a single application of a test substance in humans, or an irritation of the conjunctiva, iris, or cornea caused by an accidental eye contact with a test substance.

2) Outline

A testing method[Note 1, Note 2] generally used is outlined below.

Test animals: Young adult white rabbits

Number of animals: Three or more animals per group

Administration route and method: Instillation. A test substance is dropped in the conjunctival sac of one eye, and the upper and lower eyelids are gently held together for approximately 1 second. The other eye, which remains untreated, serves as a control.

Dosage: 0.1 mL (liquid) or 0.1 g (solid)

Dosage concentration: Several concentrations, as necessary

Post-dosing treatment: If strong ocular irritation is suspected, an appropriate treatment such as rinsing after instillation should be carried out.

Observations: Observation of the eyes at 1, 24, 48, 72, and 96 hours after instillation. If irritant reactions are observed in the cornea or iris, the progress and reversibility of the reactions are continuously observed.

Judgment and evaluation: Judgment by the Draize scoring system and evaluation by the criteria proposed by Kay et al.[1]

Sources:
- Guide to Quasi-drug and Cosmetic Regulations in Japan 2011-12 (in Japanese): Yakuji Nippo, Ltd., 2011.
- Questions and Answers (Q&A) on Data to be Attached to Marketing Approval Applications for Quasi-drugs and Requests for Revision of Cosmetic Standards. A notice of the Evaluation and Licensing Division, Pharmaceutical and Food Safety Bureau, the Ministry of Health, Labor and Welfare, dated July 19, 2006.
- Points to consider on ocular irritation testing for use in safety evaluations of cosmetics and quasi-drug , a notice by the Evaluation and Licensing Division, Pharmaceutical and Food Safety Bureau, the Ministry of Health, Labor and Welfare, February 27, 2015 (Attached document No.5)
- Draize, J.H. (1959) Appraisal of the safety of chemicals in foods, drugs and cosmetics. Association of Food and Drug Officials of the United States

- OECD (2012) Test Guideline 405 (Acute Eye Irritation/Corrosion), (revised in 2012: in order to avoid or minimize pain and distress, routine treatments with a topical anesthetics and a systemic analgesics, procedures to observe clinical signs of pain and/or distress and eye lesions, humane endpoints and involvement of veterinarian in making decision were stipulated.)
  (1) Kay, J.H. et al. (1962) Interpretation of eye irritation test. Journal of the Society of Cosmetic Chemists, 13, 281-289.

Note 1) When a test substance is highly acidic, below pH 2.0, or strongly alkaline, above pH 11.5, it is judged to be severely irritative without conducting the test.

Note 2) When a test substance is suspected to be severely irritative based on physicochemical properties or structure-activation relationships, the treatment such as eye washing after instillation or dilution of the applied concentrations is needed.

3) Other testing methods
   ① Low Volume eye irritation test (LVET)[a]

References:
a) Griffith, J.F. et al. (1980) Dose-response studies with chemical irritants in the albino rabbit eye as a basis for selecting optimum testing conditions for predicting hazard to the human eye. Toxicology and Applied Pharmacology, 55, 501-513.

2. Alternative methods for ocular irritation testing

Regarding alternative testing methods for ocular irritation, the Bovine Corneal Opacity and Permeability Test (OECD TG 437, hereafter referred to as the BCOP method), the Isolated Chicken Eye Test (OECD TG 438, hereafter referred to as the ICE method), the Fluorescein Leakage Test (OECD TG 460, hereafter referred to as the FL method), the Short Time Exposure Test (OECD TG 491, hereafter referred to as the STE method) and the Reconstructed Human Cornea-like Epithelium Test (OECD TG 492, hereafter referred to as the RhCE method) have been adopted as the OECD test guidelines to date. In addition, efforts have been made to develop guidelines on the Cytosensor Microphysiometer Test (CM method). Moreover, a number of other alternative testing methods for ocular irritation have been developed and reported in the publications. These test methods have not yet reached the stage of official acceptance; however, these test methods are introduced in this guidance because some testing methods are applicable to the screening of ocular irritants or to estimating the degree of irritation.

In Japan, the Japan Cosmetic Industry Association cooperated with the validation studies of alternative testing methods for ocular irritation performed by the Health Science granted study group (Ohno, Y. 1999)[a], and the findings of the validation studies have been published as "Draft guidelines for evaluation of ocular irritation of cosmetic ingredients using alternative methods" (Ohno, Y. 1999, Ohno, Y. 2004)[b, c]. In addition, the "Guidance on utilization of Bovine Corneal Opacity and Permeability Test as an alternative method for ocular irritation test to safety evaluation of cosmetics and quasi-drugs" has been issued as a notification of the Evaluation and Licensing Division Chief, Pharmaceutical and Food Safety Bureau, the Ministry of Health, Labor and Welfare in February 2014[d]. Moreover, the "Guidance on utilization of Isolat-

142 Overviews of Safety Evaluation Testing Methods for Cosmetic Products

ed Chicken Eye Test (ICE method) as an alternative method in ocular irritation test to safety evaluation of cosmetics and quasi-drugs" was released on JaCVAM web site to call for public comments before the issue of the guidance from the Ministry of Health, Labor and Welfare[e].

1) Implications

Alternative testing methods for ocular irritation are *in vitro* tests[Note 1, Note 2] measuring changes in tissues or cell viability as the indices caused by applying a test substance to various kinds of organs or cells, artificial tissue models, or fertilized chicken eggs to predict ocular irritation and its degree in humans.

Note 1) When a test substance is highly acidic (below pH 2.0) or strongly alkaline (above pH 11.5), it should be considered to be severe irritants without conducting the test.

Note 2) When a test substance is not uniformly mixed with the medium, the obtained results may not properly reflect the cytotoxicity of a test substance in the test using cultured cells.

2) Guidance on utilization for ocular irritation of cosmetics and quasi-drugs
   ① Bovine Corneal Opacity and Permeability Test (BCOP method)

Materials: Corneas isolated from the eyes of cattle

Index: Quantitative measurement of a change in opacity and permeability in the cornea using an opacitometer and a visible spectrophotometer, respectively.

Evaluation: Once the opacity and mean permeability (OD_{490}) values have been corrected for background opacity and the negative control permeability OD_{490} values, the mean opacity and permeability OD_{490} values for each treatment group should be combined in an empirically derived formula to calculate an *in vitro* irritancy score (IVIS) for each treatment group as follows and the *in vivo* ocular irritation of a test substance is predicted on the basis of IVIS.

(Calculation formulation) IVIS = mean opacity value + (15 x mean permeability OD_{490})

A test substance is judged as not-irritant when IVIS is below 3.

Sources: · OECD (2013) Test Guideline 437 (Bovine Corneal Opacity and Permeability Test Method for Identifying i) Chemicals Inducing Serious Eye Damage and ii) Chemicals Not Requiring Classification for Eye Irritation or Serious Eye Damage)

· "Guidance on utilization of Bovine Corneal Opacity and Permeability Test as an alternative method for ocular irritation test for safety evaluation of cosmetics and quasi-drugs" Notification 0204 No. 1 of the Evaluation and Licensing Division Chief, Pharmaceutical and Food Safety Bureau, the Ministry of Health, Labor and Welfare dated February 4, 2014. (Attached document No.3)

② Isolated Chicken Eye Test (ICE method)

Materials: Eyes isolated from chickens mainly slaughtered for food

Index: The corneal degeneration in the eyes is assessed by corneal swelling, corneal opacity, and a change of fluorescein retention.

· Corneal swelling: The corneal thickness is measured using a slit lamp microscope with an optical pachymeter. A change rate of corneal thickness at each time point is calculated from the following formulation, and the mean values in each group of test chemical, positive control and negative control are calculated.

$$\left(\frac{\text{Corneal thickness at time t} - \text{corneal thickness at time 0}}{\text{corneal thickness at time 0}}\right) \times 100$$

- Corneal opacity: The most densely opacified area is observed using a slit lamp microscope, and the degree of opacity is scored on a 0 to 4 basis and is expressed as mean value.
- Fluorescein retention: Fluorescein retention is observed using a slit lamp microscope, and the degree of retention is scored on a 0 to 3 basis and is expressed as mean value.

Evaluation: Each result of Corneal swelling, Corneal opacity and Fluorescein retention is classified to 4 categories of ocular irritation between the weakest Class I and the severest Class IV based on the degree of lesion. Ocular irritation of a test substance is judged by considering all the classification results together. The following cases can be judged as not-irritant.
- All three measurement items are classified to Class I.
- Two of the three measurement items are classified to Class I and the other is classified to Class II.

Sources:
- OECD (2013) Test Guideline 438 (Isolated Chicken Eye Test Method for Identifying i) Chemicals Inducing Serious Eye Damage and ii) Chemicals Not Requiring Classification for Eye Irritation or Serious Eye Damage)
- "Guidance on utilization of Isolated Chicken Eye Test (ICE method) as an alternative method in ocular irritation test to safety evaluation of cosmetics and quasi-drugs". Guidance draft by the Evaluation and Licensing Division Chief, Pharmaceutical and Food Safety Bureau, the Ministry of Health, Labor and Welfare, on March 2015.

3) OECD Test Guidelines 460 (FL method), 491 (STE method) and 492 (RhCE method) and a draft Test Guideline (CM method)
① Fluorescein Leakage Test (FL method)

Materials: Permeable cell culture inserts. Renal tubular epithelial cells originating from dog kidneys (MDCK-CB997)
Index: The amount of fluorescein passed through cell layers and insert filmy layers (FL)
Evaluation: %FL = [(m − y)/z] x 100%
  m: mean value of fluorescein intensity (FI) measured three times at each concentration, z: mean value of 100% leakage
  z = x − y, x: mean value of maximum leakage FI values,
  y: mean value of FI values in the negative control
  $FL_{20} = [(A - B)/(C - B)] \times (M^C - M^B) + M^B$
  A: % FL value producing 20% leakage
  B: % FL value less than 20% leakage
  C: % FL value more than 20% leakage
  M^C: concentration of C (mg/mL)
  M^B: concentration of B (mg/mL)

A test substance is judged as UN GHS Category 1 when FL_{20} is below 100 mg/mL.

Source: · OECD (2012) Test Guideline 460 (Fluorescein Leakage Test Method for Identifying Ocular Corrosives and Severe Irritants)

② Short Time Exposure (STE method)[Note 1]

Materials: Rabbit corneal epithelium cells (Statens Seruminstitut Rabbit Cornea cells: SIRC cells)
Index: Cytotoxicity by the MTT assay (MTT reduction)
Evaluation: A test chemical is classified as UN GHS Category 1 when both the 5% and 0.05% concentrations result in a cell viability of ≦70%. Conversely, a chemical is predicted as UN GHS No Category when both 5% and 0.05% concentrations result in a cell viability of >70%.

Source: · OECD (2015) Test Guideline 491 (Short Time Exposure *In Vitro* Test Method for Identifying i) Chemicals Inducing Serious Eye Damage and ii) Chemicals Not Requiring Classification for Eye Irritation or Serious Eye Damage)

Note 1) The STE method is suitable to identify UN GHS Category 1 chemicals (substances and mixtures) as well as UN GHS No Category substances and mixtures, with the exception of i) highly volatile substances with a vapor pressure over 6 kPa and ii) solid mixtures and solid substances other than surfactants.

③ Reconstructed Human Cornea-like Epithelium Test (RhCE method)

Materials: Reconstructed human Corneal-like epithelium cells
Index: Cytotoxicity by the MTT assay (MTT reduction)
Evaluation: A test substance is identified as UN GHS (No Category) for ocular irritation if the percent cell viability is about 60%. Since the test is performed at least two times, a second test should be considered, if the mean percent cell viability is equal to 60 ± 5%.

Source: · OECD (2015) Test Guideline 492 (Reconstructed human Cornea-like Epithelium (RhCE) test method for identifying chemicals not requiring classification and labelling for eye irritation or serious eye damage)

④ Cytosensor microphysiometer (CM method)

Materials: Mouse L929 fibroblast cells
Equipment: Cytosensor microphysiometer
Index: Detection of acidification using a pH meter placed to the cell culture chamber.
Evaluation: MRD_{50} (Metabolic Rate decrement of 50%)
After a test substance solution is diluted to several concentrations, pH is measured before and after exposure of cells to each solution. Percent of control acidification rate is calculated from following formulation, and MRD_{50} is determined.

$$\% \text{ of control acidification rate} = \left(\frac{\text{acidification rate after exposure to test chemical}}{\text{basal acidification rate}}\right) \times 100$$

Source: · DRAFT OECD GUIDELINE FOR THE TESTING OF CHEMICALS, The Cytosensor Microphysiometer Test Method: An *in vitro* Method for Identifying Ocular Corrosive and Severe Irritant Chemicals as well as Chemicals not Classified as Ocular Irritants (21 December 2012)

4) Testing methods under on-going validation studies

① Vitrigel-EIT method[f]
Materials: Collagen vitrigel membrane chamber, human corneal epithelial cell line
Index: Transepithelial electrical resistance

② SIRC-CVS method[g]
Materials: Rabbit corneal epithelium cells
Index: crystal violet staining

③ Testing method using three-dimensional models[h]
Materials: Three-dimensional cultured corneal model
Index: WST-8 method

5) Other testing methods

This section addresses the reproducible alternative testing methods that are reported in publications and users can purchase cells or evaluation kits.

① A testing method using fertilized chicken eggs[i]
② A testing method using cultured cells[g, j-m]
③ A testing method using erythrocytes[n]
④ A cell-free testing method[o, p]

References:

a) Ohno, Y. *et al.* (1999) Interlaboratory validation of the *in vitro* eye irritation tests for cosmetic ingredients. (1) Overview of the validation study and Draize scores for the evaluation of the tests. Toxicology in Vitro, 13, 73-98.

b) Ohno, Y. (1999) Guidance for evaluation of eye irritation and alternatives to draize test for cosmetics (in Japanese). FRAGRANCE JOURNAL, 27(7), 21-26.

c) Ohno, Y. (2004) The validation and regulatory acceptance of alternative methods in Japan. Alternatives to Laboratory Animals, 32, Supplement 1, 643-655.

d) "Guidance on utilization of Bovine Corneal Opacity and Permeability Test as an alternative method for ocular irritation test for safety evaluation of cosmetics and quasi-drugs" Notification 0204 No. 1 of the Evaluation and Licensing Division Chief, Pharmaceutical and Food Safety Bureau, the Ministry of Health, Labor and Welfare dated February 4, 2014 (Attached document No.3).

e) "Guidance on utilization of Isolated Chicken Eye Test (ICE method) as an alternative method in ocular irritation test to safety evaluation of cosmetics and quasi-drugs". Public comment on March, 2015. JaCVAM: http://www.jacvam.jp/effort/public.html

f) Yamaguchi, H. *et al.* (2013) Vitrigel-eye irritancy test method using HCE-T cells. Toxicological Sciences, 135, 347-355.

g) Tani, N. *et al.* (1999) Interlaboratory validation of *in vitro* eye irritation tests for cosmetic ingredients. (8)Evaluation of cytotoxicity tests on SIRC cells. Toxicology in Vitro, 13, 175-187.

h) Katoh, M. *et al.* (2013) Establishment of a new *in vitro* test method for evaluation of eye irritancy using a reconstructed human corneal epithelial model, LabCyte CORNEA-MODEL. Toxicology in Vitro, 27, 2184-2192.

i) Hagino, S. *et al.* (1999) Interlaboratory validation of *in vitro* eye irritation tests for cosmetic ingredients. (2)Chorioallantoic membrane (CAM) test. Toxicology in Vitro, 13, 99-113.

j) Chiba, K. *et al.* (1999) Interlaboratory validation of *in vitro* eye irritation tests for cosmetic ingredients. (9)Evaluation of cytotoxicity test on HeLa cells. Toxicology in Vitro, 13, 189-198.

k) Okumura, H. *et al.* (1999) Interlaboratory validation of *in vitro* eye irritation tests forcosmetic ingredients. (10) Evaluation of cytotoxicity test on CHL cells. Toxicology in Vitro, 13, 199-208.

l) Uchiyama, T. *et al.* (1999) Interlaboratory validation of *in vitro* eye irritation tests for cosmetic ingredients. (7)Evaluation of cytotoxicity test by Corne Pack^R. Toxicology in Vitro, 13, 163-173.

m) Ohno, T. *et al.* (1998) Validation study on five cytotoxicity assays by JSAAE: I. Overview of the study and analyses of variation of ED50 values. Alternatives to Animal Testing and Experimentation, 5, 1-38.

n) Okamoto, Y. *et al.* (1999) Interlaboratory validation of *in vitro* eye irritation tests for cosmetic ingredients. (3)Evaluation of the haemolysis test. Toxicology in Vitro, 13, 115-124.

o) Matsukawa, K. *et al.* (1999) Interlaboratory validation of *in vitro* eye irritation tests for cosmetic ingredients. (11) Evaluation of EYETEX™. Toxicology in Vitro, 13, 209-217.

p) Hatao, M. *et al.* (1999) Interlaboratory validation of *in vitro* eye irritation tests for cosmetic ingredients. (4)Evaluation of haemoglobin denaturation test. Toxicology in Vitro, 13, 125-137.

VIII. Genotoxicity

1. Genotoxicity testing

1) Implications

Genotoxicity refers to the production of a toxic response such as gene mutations or chromosome aberrations in bacteria, cells, or organs caused by treatment of various microorganisms or cells with a test substance *in vitro* or by intraperitoneal or oral administration of a test substance to animals *in vivo*.

The genotoxicity test is conducted to predict the carcinogenicity of a test substance in short-term caused by transdermal absorption following repeated topical applications or by oral intake because the results from genotoxicity tests are well correlated with those from carcinogenicity tests. If genotoxicity is suspected from the results of *in vitro* tests, *in vivo* tests in animals must be conducted.

2) Outline

The testing methods generally used are described below.

① Reverse mutation testing using microorganisms[a-d]

Bacterial strains: *Salmonella typhimurium* TA1535, TA1537, TA98 and TA100, *Escherichia coli* WP2 *uvr*A, etc.

Highest dose: In the case of no-growth inhibition: 5 mg/plate (5 μL/plate for liquid)
　　　　　　In the case of growth inhibition: the minimum dose, which causes growth inhibition
　　　　　　The minimum dose with precipitation can be employed as the highest dose (in the case of no-growth inhibition).

Dosage: At least five different analyzable concentrations of the test substance

Control: Negative control: Solvent
　　　　　Positive control: Suitable positive controls for assays that exert mutagenicity with or without metabolic activation

Metabolic activation: The test with S9 mix should be concurrently performed.

Test method: Pre-incubation method or plate incorporation method

Judgment and evaluation: Based on the number of revertant colonies and its mean value[Note 1].

Sources: · Guide to Quasi-drug and Cosmetic Regulations in Japan 2011-12 (in Japanese): Yakuji Nippo, Ltd., 2011.
　　　　　· Questions and Answers (Q&A) on Data to be Attached to Marketing Approval Applications for Quasi-drugs and Requests for Revision of Cosmetic Standards. A notice of the Evaluation and Licensing Division, Pharmaceutical and Food Safety Bureau, the Ministry of Health, Labor and Welfare, dated July 19, 2006.
　　　　　· OECD (1997) Test Guideline 471 (Bacterial Reverse Mutation Test)
　　　　　· Guidance on Genotoxicity Testing and Interpretation for Pharmaceuticals. (a notification 0920 No. 2 of the Evaluation and Licensing Division, Pharmaceutical and Food Safety Bureau, the Ministry of Health, Labor and Welfare, dated September 20, 2012)

Note 1) The test substance is judged as positive if the number of revertant colonies increases more than double compared with that of solvent control in a dose-dependent manner.

② Chromosome aberration testing using mammalian cell culture[d]

Cells: Primary or established mammalian cell lines
Highest dose: The maximum concentration should be 1 mM or 5 mg/mL, whichever is the lower (Cell growth inhibition should not exceed about 50%)[Note 1].
Dosage: At least three analyzable dose levels
Control: Negative control: Solvent,
   Positive control: Known mutagens that exert mutagenicity with or without metabolic activation, respectively.
Metabolic activation: The test with S9 mix should be concurrently performed.
Test methods:
   (1) Prepare chromosome specimens at an appropriate time after treatment with a test substance.
   (2) Examine at least 300 well-spread metaphase cells per dose for scoring structural and numerical aberrations of chromosomes.
Judgment and Evaluation: Based on the frequency of cells with structural and numerical aberrations of chromosomes[Note 2].

Sources: · Guide to Quasi-drug and Cosmetic Regulations in Japan 2011-12 (in Japanese): Yakuji Nippo, Ltd., 2011.
· Questions and Answers (Q&A) on Data to be Attached to Marketing Approval Applications for Quasi-drugs and Requests for Revision of Cosmetic Standards. A notice of the Evaluation and Licensing Division, Pharmaceutical and Food Safety Bureau, the Ministry of Health, Labor and Welfare, dated July 19, 2006.
· OECD (2014) Test Guideline 473 (*IN VITRO* MAMMALIAN CHROMOSOMAL ABERRATION TEST)
· Guidance on Genotoxicity Testing and Interpretation for Pharmaceuticals. Notification 0920 No. 2 of the Evaluation and Licensing Division, Pharmaceutical and Food Safety Bureau, the Ministry of Health, Labor and Welfare, dated September 20, 2012.

Note 1) Guidance on Genotoxicity Testing and Interpretation for Pharmaceuticals. (Notification 0920 No. 2 of the Evaluation and Licensing Division, Pharmaceutical and Food Safety Bureau, the Ministry of Health, Labor and Welfare, dated September 20, 2012.)
Note 2) The test substance is judged as positive if there is an increase in the frequency of cells with chromosomal aberrations or polyploidy in a dose-dependent or reproducible manner in comparison with that in the solvent control and also dose dependency or reproducibility is observed.

③ *In vitro* micronucleus testing using mammalian cells

Cells: Primary or established mammalian cell lines
Highest dose: The maximum concentration should be 1 mM or 5 mg/ml, whichever is the lower (Cell

growth inhibition should not exceed about 50%)[Note 1].

Dosage: At least three analyzable dose levels

Control: Negative control: Solvent

   Positive control: Known mutagens that exert mutagenicity with or without metabolic activation, respectively.

Metabolic activation: The test with S9 mix should be concurrently performed.

Test method:
(1) Prepare specimens at an appropriate time after treatment with a test substance (the preparation method can be selected from two protocols with or without cytochalasin B.)
(2) Count the number of micronucleated cells among at least 2000 binucleate cells (with cytochalasin B treatment) or at least 2000 cells per culture (without cytochalasin B treatment) per culture.

Judgment and Evaluation: Based on the frequency of cells micronucreated cells[Note 2].

Sources:
- Questions and Answers (Q&A) on Data to be Attached to Marketing Approval Applications for Quasi-drugs and Requests for Revision of Cosmetic Standards. A notice of the Evaluation and Licensing Division, Pharmaceutical and Food Safety Bureau, the Ministry of Health, Labor and Welfare, dated July 19, 2006.
- OECD (2014) Test Guideline 487 (*IN VITRO* MAMMALIAN CELL MICRONUCLEUS TEST)
- Guidance on Genotoxicity Testing and Interpretation for Pharmaceuticals. Notification 0920 No. 2 of the Evaluation and Licensing Division, Pharmaceutical and Food Safety Bureau, the Ministry of Health, Labor and Welfare, dated September 20, 2012.

Note 1) Guidance on Genotoxicity Testing and Interpretation for Pharmaceuticals. (Notification 0920 No. 2 of the Evaluation and Licensing Division, Pharmaceutical and Food Safety Bureau, the Ministry of Health, Labor and Welfare, dated September 20, 2012)

Note 2) The test substance is judged as positive if there is an increase in the frequency of cells with chromosomal aberrations or polyploidy in a dose-dependent or reproducible manner in comparison with that in the solvent control and also dose dependency or reproducibility is observed.

④ *In vivo* micronucleus testing[e-i]

Test animals: Male mice or rats

Number of animals: Five or more analyzable animals per group

Administration route and methods: A clinical administration route such as oral, intravenous or subcutaneous, is generally employed. Administration route can be changed for certain substances, such as a topical agent, to obtain systemic exposure.

Maximum dosage: 2000 mg/kg or maximum tolerable dose

Dosage: Three or more dose levels

Number of administrations: From one to three times in general

Control: Negative control: Solvent

   Positive control: Known micronucleus-inducing substances.

Test method:
(1) Sacrifice animals and prepare specimens of bone marrow at an appropriate time after adminis-

tration of the test substance.

(2) Examine at least 4000 polychromatic erythrocytes per animal for scoring the incidence of micronuclei. Also calculate the ratio of polychromatic cells to more than 500 total erythrocytes.

Judgment and evaluation: Based on the frequency of polychromatic erythrocytes with micronuclei and the frequency of polychromatic erythrocytes per total erythrocytes[Note 1].

Sources:
- Guide to Quasi-drug and Cosmetic Regulations in Japan 2011-12 (in Japanese): Yakuji Nippo, Ltd., 2011.
- Questions and Answers (Q&A) on Data to be Attached to Marketing Approval Applications for Quasi-drugs and Requests for Revision of Cosmetic Standards. A notice of the Evaluation and Licensing Division, Pharmaceutical and Food Safety Bureau, the Ministry of Health, Labor and Welfare, dated July 19, 2006.
- Guidelines for Non-Clinical Studies of Drugs Manual (in Japanese); Study Group for Non-Clinical Studies on Drugs: Yakuji Nippo Ltd., 2013.
- OECD (2014) Test Guideline 474 (MAMMALIAN ERYTHROCYTE MICRONUCLEUS TEST)
- Guidance on Genotoxicity Testing and Interpretation for Pharmaceuticals. (Notification 0920 No. 2 of the Evaluation and Licensing Division, Pharmaceutical and Food Safety Bureau, the Ministry of Health, Labor and Welfare, dated September 20, 2012)

Note 1) The test substance is judged as positive if the frequency of polychromatic erythrocytes with micronuclei significantly increases in a dose-dependent or reproducible manner in comparison with that in the solvent control group or the background data.

3) Other testing methods
(1) Gene mutation test
　① OECD (2015) Test Guideline 476 (*In Vitro* Mammalian Cell Gene Mutation Test using the *Hprt* and *xprt* genes)[j]
　② OECD (2013) Test Guideline 488 (Transgenic Rodent Somatic and Germ Cell Gene Mutation Assays)[k]
　③ Mouse Lymphoma TK Assay[l]
　④ OECD (2015) Test Guideline 490 (*In Vitro* Mammalian Cell Gene Mutation Tests Using the Thymidine Kinase Gene)[m]
(2) Chromosome aberration test
　① OECD (2014) Test Guideline 475 (MAMMALIAN BONE MARROW CHROMOSOMAL ABERRATION TEST)[n]
　② OECD (2015) Test Guideline 483 (MAMMALIAN SPERMATOGONIAL CHROMOSOMAL ABERRATION TEST)[o]
(3) Detection of DNA damages
　① OECD (2014) Test Guideline 489 (*IN VIVO* MAMMALIAN ALKALINE COMET ASSAY)[p]
(4) Others
　① *in silico* method

On the subject of genotoxicity, a number of *in silico* approaches are actually attempted, mainly based on (quantitative) structure-activity relationship, (Q)SAR, to predict the results of Ames test. Several software tools with different principles are available; mechanistic-models such as DEREK, ToxTree, OECD (Q)SAR Toolbox, statistic models like Multi-CASE, ADMEWorks, and hybrid approach, for example OASIS/TIMES[q–s]. The ICH M7 Guideline on Assessment and Control of DNA Reactive (Mutagenic) Impurities in Pharmaceuticals to Limit Potential Carcinogenic Risk (Step 4 version, draft), published in July 2014, adopted an *in silico* approach for genotoxicity evaluation that uses 2 (Q)SAR models with different principles[t, u]. Aiba *et al.* tried to assess genotoxicity of cosmetic ingredients with a battery of 2 *in silico* methods (DEREK NEXUS and ADMEWorks)[v].

References:
a) Ames, B.N. *et al.* (1975) Methods for detecting carcinogens and mutagens with the Salmonella/mammalian-microsome mutagenicity test. Mutation Research, 31, 347-364.
b) Maron, D.M. & Ames, B.N. (1983) Revised methods for the salmonella mutagenicity test. Mutation Research, 113, 173-215.
c) Matsushima, T. *et al.* (1980) Factors modulating mutagenicity in microbial tests, In: Short-term Test Systems for Detecting Carcinogens. Ed. Norpoth, K.H. and Garner, R.C., Springer, Berlin-Heidelberg-New York. pp.273-285.
d) Guidebook to the Mutagenicity Test in Microorganisms: Test Guidelines and GLP, edited by the Chemical Substances Investigation Division, the Ministry of Labor (1991), Japan Industrial Safety and Health Association.
e) The Collaborative Study Group for the Micronucleus Test (1986) Sex difference in the micronucleus test. The Collaborative Study Group for the Micronucleus Test. Mutation Research, 172, 151-163.
f) The Collaborative Study Group for the Micronucleus Test (1988) Strain difference in the micronucleus test. The Collaborative Study Group for the Micronucleus Test. Mutation Research, 204, 307-316.
g) Hayashi, M. et al. (1989) Difference between intraperitoneal and oral gavage application in the micronucleus test. The 3rd collaborative study by CSGMT/JEMS. MMS. Collaborative Study for the Micronucleus test/Mammalian mutagenicity Study Group of the Environmental Mutagen Society of Japan. Mutation Research, 223, 329-334.
h) The Collaborative Study Group for the Micronucleus Test (1992) Micronucleus test with mouse peripheral blood erythrocytes by acridine orange supravital staining: the summary report of the 5th collaborative study by CSGMT/JEMS. MMS, The Collaborative Study Group for the Mutation Test. Mutation Research, 278, 83-98.
i) Hayashi, M. *et al.* (1994) In vivo rodent erythrocyte micronucleus assay. Mutation Research, 312, 293-304.
j) OECD (2015) Test Guideline 476 (*In Vitro* Mammalian Cell Gene Mutation Test using the *Hprt* and *xprt* genes)
k) OECD (2013) Test Guideline 488 (Transgenic Rodent Somatic and Germ Cell Gene Mutation Assays)
l) Honma, M. *et al.* (1999) Evaluation of the mouse lymphoma tk assay (microwell method) as an alternative to the *in vitro* chromosomal aberration. Mutagenesis, 14, 5-22.
m) OECD (2015) Test Guideline 490 (*In Vitro* Mammalian Cell Gene Mutation Tests Using the Thymi-

dine Kinase Gene)

n) OECD (2014) Test Guideline 475 (MAMMALIAN BONE MARROW CHROMOSOMAL ABERRATION TEST)

o) OECD (2015) Test Guideline 483 (MAMMALIAN SPERMATOGONIAL CHROMOSOMAL ABERRATION TEST)

p) OECD (2014) Test Guideline 489 (*IN VIVO* MAMMALIAN ALKALINE COMET ASSAY)

q) Hayashi, M. *et al.* (2005) In silico assessment of chemical mutagenesis in comparison with results of Salmonella microsome assay on 909 chemicals. Mutation Research, 588, 129-135.

r) Honma, M. (2010) Structural activity relationship approaches for assessing genotoxicity (in Japanese). Bulletin of National Institute of Health Sciences, 128, 39-43.

s) Hillebrecht, A. *et al.* (2011) Comparative evaluation of *in Silico* systems for ames test mutagenicity prediction: scope and limitations. Chemical Research in Toxicology, 24, 843-854.

t) Sutter, A. *et al.* (2013) Use of *in silico* systems and expert knowledge for structure-based assessment of potentially mutagenic impurities. Regulatory Toxicology and Pharmacology, 67, 39-52.

u) ICH Harmonised Tripartite Guideline June 23rd 2014: Assessment and Control of DNA Reactive (Mutagenic) Impurities in Pharmaceuticals to Limit Potential Carcinogenic Risk: Step 4 version.

v) Aiba née Kaneko, M. *et al.* (2015) Prediction of genotoxic potential of cosmetic ingredients by and *in silico* battery system consisting of a combination of an expert rule-based system and a statistics-based system. Journal of Toxicological Science, 40, 77-98.

IX. Human Patch

1. Human patch testing

1) Implications

Human patch testing is a method to confirm the degree of a skin reaction caused by primary irritation, or skin sensitization in some cases, of a test substance.

This test is conducted as a confirmation test for the safety to the human skin only after the safety of a test substance to the skin has been verified through alternative tests, animal tests, structure-activity relationships with known substances, and comparisons with formulations and others.

2) Outline

The testing method[Note 1, Note 2] generally used is described below.

Subject: 40 or more adults

Administration route and method: Transdermal. 24-hour occlusive patch[Note 3] on upper dorsal area (except median line), brachium, or antebrachium

Dosage: Area and dose level that allow an appropriate evaluation

Dosing concentration: Several concentrations, as necessary

Frequency of application: Once

Observation: Skin reactions are observed at the time when a transient erythema after patch removal has resolved (usually 1 and 24 hours after removal, or 48 hours after removal depending on the expression status of skin reactions).

Judgment and Evaluation: Judgment according to the Japanese criteria[1] or equivalent criteria. When applying criteria for skin allergy (ICDRG* criteria[2] etc.), skin reactions can be judged by adding a weak irritating reaction to the Judgment items.

Sources: · Guide to Quasi-drug and Cosmetic Regulations in Japan 2011-12 (in Japanese): Yakuji Nippo, Ltd., 2011.

· Questions and Answers (Q&A) on Data to be Attached to Marketing Approval Applications for Quasi-drugs and Requests for Revision of Cosmetic Standards. A notice of the Evaluation and Licensing Division, Pharmaceutical and Food Safety Bureau, the Ministry of Health, Labor and Welfare, dated July 19, 2006.

(1) Kawamura, T. et al. (1970) Basic Studies on the standardization of patch test (in Japanese). Japanese Journal of Dermatology, 80, 301-314.

(2) Fregert. S. and Bandmann. H.J. (1975) Test techniques, Patch Testing. Springer-Verlag, Berlin, 20-27.

---

*: International Contact Dermatitis Research Group

Note 1) This test should be performed under the supervision of a dermatologist.

Note 2) Vehicle or saline is generally used as a control.

Note 3) If a test substance is suspected to cause severe irritation upon occlusive application, the open application should be employed.

3) Other testing methods
   ① Four-hour patch test[a]
   ② Repeated patch test[b]
   ③ Skin compatibility test[c]

References:
a) Robinson, M.K. *et al.* (1998) Application of a 4-h human patch test method for comparative and investigative assessment of skin irritation. Contact Dermatitis, 38, 194-202.
b) Shelanski, H.A. & Shelanski, M.V. (1953) A new technique of human patch tests. Proceedings of Scientific Section, The Toilet Goods Association, 19, 46-49.
c) Walker, A.P. *et al.* (1996) Test guidelines for assessment of skin compatibility of cosmetic finished products in man. Food and Chemical Toxicology, 34, 651-660.

X. Repeated Dose Toxicity

1. Repeated dose toxicity testing

1) Implications

Repeated dose toxicity test is conducted to reveal the sub-acute or sub-chronic toxicological properties of a test substance by once daily dosing during the prescribed period, and will enable to investigate the effects of a test substance on possible target organs.

2) Introduction of testing methods

There are a number of *in vivo* testing methods in OECD Test Guidelines, as described below.
① Repeated Dose 28-day Oral Toxicity Study in Rodents[a]
② Repeated Dose 90-day Oral Toxicity Study in Rodents[b]
③ Repeated Dose Dermal Toxicity: 21/28-day Study[c]
④ Subchronic Dermal Toxicity: 90-day Study[d]

Additionally, testing methods in rodents and non-rodents are described in ICH guidelines[e].

References:
a) OECD (2008) Test Guideline 407 (Repeated Dose 28-day Oral Toxicity Study in Rodents)
b) OECD (1998) Test Guideline 408 (Repeated Dose 90-day Oral Toxicity Study in Rodents)
c) OECD (1981) Test Guideline 410 (Repeated Dose Dermal Toxicity: 21/28-day Study)
d) OECD (1981) Test Guideline 411 (Subchronic Dermal Toxicity: 90-day Study)
e) Japanese Guidelines for Non-Clinical Studies of Drugs Manual (in Japanese); Study Group for Non-Clinical Studies on Drugs: Yakuji Nippo, Ltd., 2013.

2. Alternative methods for repeated dose toxicity testing

1) Implications

Repeated dose toxicity refers to the production of a functional disturbance in cells, tissues, and various organs which are progressively induced by long-term exposure of chemical substances. In repeated dose toxicity testing in animals, extensive endpoints (clinical observation, body weight, food consumption, clinical examination, blood/blood chemical examination, urinalysis, histopathological examination, and others) are evaluated. Therefore, the *in vitro* testing methods used to predict damage in each organ and the toxicity indices have been studied as alternative testing methods for a long time. However, there is no effective *in vitro* testing method, because comprehensive evaluation, including interaction, is required to reveal repeated dose toxicity. On the other hand, the category approach, which estimates the toxicity of a test substance based on toxicity information on similar substances that toxicological tests were previously performed, and the structure-activity relationships, which predict the toxicity of a test substance from a relationship between chemical structure and toxicity, have been examined, and alternative testing methods have been developed.

2) Introduction of testing methods

At the present time, although there are no testing methods accepted as OECD Test Guidelines, the following alternative testing methods have been developed and the further expansion has been watched. These test methods are not validated and are not fully promoted for guideline yet. Therefore, it is necessary to consider its adequacy sufficiently when the test methods are used for the practical safety evaluation.

① Cramer rule[a-c]
② Hazard Evaluation Support System Integrated Platform (HESS)[d]
③ OECD Toolbox[e]
④ DEREK[f]
⑤ TOPKAT[g]

References:

a) Cramer, G. M. *et al.* (1978) Estimation of toxic hazard – A decision tree approach. Food and Cosmetics Toxicology, 16, 255-276.

b) Munro, I. C. *et al.* (1996) Correlation of structural class with no-observed-effect levels: A proposal for establishing a threshold of concern. Food and Chemical Toxicology, 34, 829-867.

c) Renwick, A. G. (2005) Structure-based thresholds of toxicological concern – guidance for application to substances present at low levels in the diet. Toxicology and Applied Pharmacology, 207, 585-591.

d) Sakuratani, Y. *et al.* (2013) Hazard evaluation support system (HESS) for predicting repeated dose toxicity using toxicological categories. SAR and QSAR in Environmental Research, 24, 351-363.

e) Van Leeuwen, K. *et al.* (2009) Using chemical categories to fill data gaps in hazard assessment. SAR and QSAR in Environmental Research, 20, 207-220.

f) Greene, N. *et al.* (1999) Knowledge-based expert systems for toxicity and metabolism prediction: DEREK, StAR and METEOR. SAR and QSAR in Environmental Research, 10, 299-314.

g) Tilaoui, L. *et al.* (2007) Integrated computational methods for prediction of the lowest observable adverse effect level of food-borne molecules. QSAR & Combinatorial Science, 26, 102-108.

XI. Reproductive and Developmental Toxicity

1. Reproductive and developmental toxicity testing

1) Implication

Reproductive and developmental toxicity refers to the production of an adverse effect on reproduction or development caused by a test substance. It involves all effects including the induction of non-genetic adverse effects during the reproductive and developmental processes such as disturbance of reproductive function of male and female, death of progeny, developmental delay and morphological and functional effects.

2) Introduction of testing methods

The OECD and ICH provide for testing methods in animals to primarily detect the effects of a test substance on reproductive and developmental toxicity.

There are various *in vivo* testing methods as shown below in OECD Test Guidelines.
① Prenatal Development Toxicity Study[a]
② One-Generation Reproduction Toxicity Study[b]
③ Two-Generation Reproduction Toxicity Study[c]
④ Reproduction/Developmental Toxicity Screening Test[d]
⑤ Combined Repeated Dose Toxicity Study with the Reproduction/Developmental Toxicity Screening Test[e]
⑥ Developmental Neurotoxicity Study[f]
⑦ Extended One-Generation Reproductive Toxicity Study[g]

In addition, a design of testing methods has been proposed in the ICH guidelines, and it is necessary to select an adequate study program because a testing method to be employed is different depending on the use, exposure form, possible exposure concentration, or exposure time of a test substance[h].

References:
- a) OECD (2001) Test Guideline 414 (Prenatal Developmental Toxicity Study)
- b) OECD (1983) Test Guideline 415 (One-Generation Reproduction Toxicity Study)
- c) OECD (2001) Test Guideline 416 (Two-generation Reproduction Toxicity Study)
- d) OECD (2015) Test Guideline 421 (Reproduction/Developmental Toxicity Screening Test)
- e) OECD (2015) Test Guideline 422 (Combined Repeated Dose Toxicity Study with the Reproduction/Developmental Toxicity Screening Test)
- f) OECD (2007) Test Guideline 426 (Developmental Neurotoxicity Study)
- g) OECD (2012) Test Guideline 443 (Extended One-Generation Reproductive Toxicity Study)
- h) Japanese Guidelines for Non-Clinical Studies of Drugs Manual (in Japanese); Study Group for Non-Clinical Studies on Drugs: Yakuji Nippo, Ltd., 2013.

2. Alternative methods for reproductive and developmental toxicity testing

1) Implications

Since a reproductive and developmental toxicity test must evaluate toxicity in the differentiation process from the fertilized ovum to various tissues, it is difficult to investigate such toxicity by using cultured cells. Although there are no available alternative methods at present, alternative testing methods using whole early embryos of rats or embryonic stem cells (ES cells) has been developed. Embryonic stem cells that can be cultured have been especially noted for their greater versatility and the fact that the usage of animals is not required.

2) Introduction of testing methods

At the present time, there are no testing methods officially accepted by OECD Test Guidelines; however, ECVAM has conducted validation studies for the following three reproductive and developmental tests between 1996 and 2000: (1) Embryonic stem cell test (EST), (2) Micromass (MM) test, (3) Whole embryo culture (WEC) test. Recently, the Hand1-Luc Assay has been developed. This assay enables the evaluation of reproductive and developmental toxicity by determining the number of cells and differentiation efficiency (expression levels of hand 1 gene, a teratogenic marker) during cell differentiation from undifferentiated ES cells to the cardiomyocites based on the amount of fluorescence and luminescence. The JaCVAM validation studies for the Hand1-Luc Assay are now in progress.

① Embryonic stem cell test (EST)[a-c]
   Materials: Mouse ES cell line: D3 cell, Mouse fibroblast cells: 3T3 cells
   Index: Cytotoxicity of D3 cells and 3T3 cells (MTT assay) IC50 D3, IC50 3T3
   Differentiation inhibition of D3 cells. ID50 (50% inhibition concentration of differentiation to cardiomyocyte). Count of the number of wells with contracting cardiomyocyte under microscopic observation

② Micromass embrytoxicity assay, MM test[b-d]
   Materials: Limb Bub cells isolated from fetus removed from pregnant rat
   Index: Cytotoxicity IC50 (neutral red assay: MTT assay in original)
   Differentiation inhibition ID50 (50% inhibition concentration of differentiation to chondrocyte) absorbane determination after alcian blue staining.

③ Whole embryo culture assay, WEC test[a, b]
   Materials: Fetus with placenta removed from pregnant rat
   Index: Macroscopic observation of growth and development

④ Hand1-Luc Assay[e-g]
   Materials: Mouse recombinant ES cells combined with luciferase luminescence function
   Index: Cytotoxicity: Uptake of fluorescent substrate (measurement of fluorescent intensity)
   Hand 1 expression: luciferase activity (measurement of fluorescent intensity)

3) Other testing methods

The following alternative testing methods have been developed and the further expansion has been watched. These test methods are not validated and are not fully promoted for guideline yet. Therefore, it is necessary to consider its adequacy sufficiently when the test methods are used for the practical safety evaluation.

① An evaluation method for teratogenicity using zebrafish embryo[h-k]

References:
- a) Genschow, E. *et al.* (2004) Validation of the embryonic stem cell test in the international ECVAM validation study on three in vitro embryotoxicity tests. Alternatives to Laboratory Animals, 32, 209-244.
- b) Scholz, G. *et al.* (1998) Results of the first phase of the ECVAM project "prevalidation and validation of three *in vitro* embryotoxicity tests". Alternatives to Animal Experimentation, 15, 3-8.
- c) Genschow, E. *et al.* (2002) The ECVAM international validation study on *in vitro* embryotoxicity tests: results of the definitive phase and evaluation of prediction models. European Centre for the Validation of Alternative Methods. Alternatives to Laboratory Animals, 30, 151-176.
- d) Spielmann, H. *et al.* (2004) Validation of the rat limb bud micromass test in the international ECVAM validation study on three in vitro embryotoxicity tests. Alternatives to Laboratory Animals, 32, 245-274.
- e) Suzuki, N. *et al.* (2011) Evaluation of novel high-throughput embryonic stem cell tests with new molecular markers for screening embryotoxic chemicals *in vitro*. Toxicological Sciences, 124, 460-471.
- f) Suzuki, N. *et al.* (2011) Analysis of altered gene expression specific to embryotoxic chemical treatment during embryonic stem cell differentiation into myocardiac and neural cells. Journal of Toxicological Sciences, 36, 569-585
- g) Suzuki, N. *et al.* (2012) Assessment of technical protocols for novel embryonic stem cell tests with molecular markers (Hand1- and Cmya1-ESTs): a preliminary cross-laboratory performance analysis. Journal of Toxicological Sciences, 37, 845-851.
- h) Busquet, F. *et al.* (2008) Development of a new screening assay to identify proteratogenic substances using zebrafish danio rerio embryo combined with an exogenous mammalian metabolic activation system (mDarT). Toxicological Sciences, 104, 177-188.
- i) Selderslaghs, I.W. *et al.* (2009) Development of a screening assay to identify teratogenic and embryotoxic chemicals using the zebrafish embryo. Reproductive Toxicology, 28, 308-320.
- j) Van den Bulck, K. *et al.* (2011) Zebrafish developmental toxicity assay: A fishy solution to reproductive toxicity screening, or just a red herring? Reproductive Toxicology, 32, 213-219.
- k) Yamashita, A. *et al.* (2014) Improvement of the evaluation method for teratogenicity using zebrafish embryos. Journal of Toxicological Sciences, 39, 453-464.

XII. Skin Absorption

1. Skin absorption testing

1) Implications

It is important to obtain sufficient information on ADME (Absorption, Distribution, Biotransformation, i.e. Metabolism, and Excretion) showing the disposition for safety evaluation of a test substance to humans. Especially, the evaluation for effects through transdermal absorption that is a main exposure route of test substances to humans is required. A test substance applied to the skin is passed through a number of cell layers. The limiting factor for passing is the stratum corneum consisting of dead cells. Skin permeability depends on factors such as the lipophilic property of a test substance and the thickness of the outer layer of the epidermis, and also molecular weight and the concentration of the test substance.

2) Introduction of testing methods

The skin absorption tests are divided into two categories; *in vitro* and *in vivo* among OECD Test Guideline. In OECD Test Guideline 427 (*in vivo* skin absorption test)[a], a test substance is applied to the animals exhibiting similar skin absorption to humans at concentrations equivalent to exposure levels in humans, and subsequently the blood level and the amount of deposition to the stratum corneum at application site are determined after an adequate exposure period. There are several *in vitro* tests, such as OECD Test Guideline 428 (*in vitro* skin absorption test)[b], SCCS/1358/10[c], and COLIPA Guidelines[d]. However, in either the absorption amount or rate of a test substance in the receptor fluid and the treated skin is calculated after exposure of a test substance to a diffusion cell during a given time period.

3) Other testing methods

At the present time, although there are no testing methods officially accepted, e.g. by the OECD Test Guidelines, other than the testing methods using animals or animal and human skin tissues, the following alternative methods have been developed and examined for their utilization[e].

1. Method using three-dimensional cultured skin model[e, f]
2. Method using artificial membranes[e, g]

References:
- a) OECD (2004) Test Guideline 427 (Skin Absorption: *in vivo* Method)
- b) OECD (2004) Test Guideline 428 (Skin Absorption: *in vitro* Method)
- c) SCCS/1358/10 (2010) Basic criteria for the *in vitro* assessment of dermal absorption of cosmetic ingredients
  http://ec.europa.eu/health/scientific_committees/consumer_safety/docs/sccs_s_002.pdf
- d) COLIPA regulatory, Guidelines for percutaneous absorption/penetration (1997)
- e) Worth, A. et al. (2014) JRC SCIENCE AND POLICY REPORTS Alternative methods for regulatory toxicology - a state-of-the-art review, 336-337
  http://publications.jrc.ec.europa.eu/repository/handle/JRC91361

f) EUAL ECVAM DB-ALM: method summary
    Reconstructed skin models for percutaneous absorption testing - Summary
    http://ecvam-dbalm.jrc.ec.europa.eu/
g) EUAL ECVAM DB-ALM: method summary
    Artificial membranes for percutaneous absorption testing - Summary
    http://ecvam-dbalm.jrc.ec.europa.eu/

XIII. Others

1. Sensory irritation

1) Implications

A reaction that transiently occurs without an inflammatory symptom in the form of erythema or edema, such as a sharp tingling sensation, a tingling sensation, a sensation of tensing of the skin-, or an itching sensation which are sensory stimuli associated with the application of cosmetics, are referred to as "stinging." The appraisal of the stinging capacity is widely used as a method to especially evaluate the cosmetic ingredients and formulations for sensitive skin in terms of ensuring safety for transient sensory irritation without inflammation.

2) Introduction of testing methods[a-e]

A testing method to evaluate the stinging potential of a test substance has been developed by Kligman et al., and has been revised thereafter. People (known as "stingers") who are able to feel differences between sensory stimuli take part in the test as subjects. They are acclimated in the environment adjustment room after washing their faces with a facial cleanser, and evaluate the sensory irritation under situation without effects by perspiration. Lactic acid or *para*-hydroxybenzonate (paraben) is used as a positive control and the nasolabial grooves, cheeks, jaw, or the side of the neck is often used as an application site. There are several application methods, such as application of a patch tester or non-woven cloth embedded with a test substance, application of a certain amount of a test substance with a cotton swab, and direct application of a test substance with finger.

References:
a) Frosch, P. J. and Kligman, A.M. (1997) A method for apprising the stinging capacity of topically applied substance. Journal of the Society of Cosmetic Chemists, 28, 197-209.
b) Okumura, H. (1998) Skin irritating sensation (in Japanese). The Journal of the Japanese Society for Cutaneous Health, 39, 227-231.
c) Tsukata, H. (2009) Relationship between blood flow in the skin and sensitive skin (feature: the forefront of skin measurement technology) (in Japanese). COSMETIC STAGE, 3 (5), 24-26.
d) Sugai, I. (2002) Physiological characteristics of the sensory hypersensitive skin to cosmetics (in Japanese). FRAGRANCE JOURNAL, 30 (10), 29-36.
e) Ogawa, T. *et al.* (2002) Stinging test in sensitive skin, and consideration about susceptibility (in Japanese). FRAGRANCE JOURNAL, 30 (10), 37-42.

2. Comedo formation evaluation

1) Implications

A comedo is a non-inflammatory eruption identified as the first step to acne, and is observed as a lipid hair follicle in the skin clogged with bacteria, sebum, or dead skin cells. A testing method conducted to confirm that cosmetic ingredients or cosmetic products do not induce a comedo is a non-comedogenic test.

2) Introduction of testing methods[a]

There are several non-comedogenic testing methods. For example, after a test substance is applied several times on the same site of the back with a relatively large number of sebaceous glands, the number of microcomedo in a replica of the application site is counted under a microscope to confirm the formation of comedo.

Reference:
   a) Mills, O.H. Jr. *et al.* (1982) A human model for assessing comedogenic substances. Archives of Dermatology, 118, 903-905.

3. Immediate-type allergy

1) Implications

The test is performed to confirm that a test substance does not induce a reaction of immediate-type allergy in applying a test substance to the skin.

2) Introduction of testing methods

There are no test methods accepted by the guidelines; however, new findings have been obtained from test methods that have been developed to examine the potential of immediate-type allergy[a-c].

The level of the potential of immediate-type allergy risks can be confirmed in advance using a method to evaluate the effects of a test substance on transdermal mucosal sensitization[a] in BALB/c mice or by an *in vitro* test to examine the ability of a test substance to induce allergy[b].

References:
   a) Adachi, R. *et al.* (2012) Sensitization to acid-hydrolyzed wheat protein by transdermal administration to BALB/c mice, and comparison with gluten. Allergy, 67, 1392-1399.
   b) Nakamura, R. *et al.* (2013) Evaluation of allergenicity of acid-hydrolyzed wheat protein using an in vitro elicitation test. International Archives of Allergy and Immunology, 160, 259-264.
   c) Matsunaga, K. et al. (2015) Anaphylactic augmentation by epicutaneous sensitization to acid-hydrolyzed wheat protein in a guinea pig model. The Journal of Toxicological Sciences, 40, 745-752.

4. Depigmentation evaluation

1) Implications

The test is performed to confirm that a test substance does not cause depigmentation when the test substance is applied to the skin.

2) Introduction of testing methods

There are no test methods accepted by the guidelines, however, new findings have been obtained from the test methods that have been developed to examine the generation mechanisms of depigmentation spots.

The ability of a test substance to induce depigmentation can be confirmed in advance by a method to confirm the increase or decrease of melanin pigments in guinea-pig[a], or by *in vitro* tests to examine the tyrosine kinase activity[b] or cytotoxicity on melanocytes[c].

References:

a)   Kuroda, Y. *et al.* (2014) Depigmentation of the skin induced by 4-(4-hydroxyphenyl)-2-butanol is spontaneously re-pigmented in brown and black guinea pigs. The Journal of Toxicological Sciences, 39, 615-623.

b)   Kasamatsu, S. *et al.* (2014) Depigmentation caused by application of the active brightening material, rhododendrol, is related to tyrosinase activity at a certain threshold. Journal of Dermatological Science, 76, 16-24.

c)   Sasaki, M. *et al.* (2014) Rhododendrol, a depigmentation-inducing phenolic compound, exerts melanocyte cytotoxicity via a tyrosinase-dependent mechanism. Pigment Cell and Melanoma Research, 27, 754-763.

［参考資料］

参考資料1． 化粧品成分の試験および安全性評価に関するSCCSガイダンス
通知［第8版］··· 165
（SCCS: Scientific Committee on Consumer Safety）

参考資料2． 化粧品の安全性評価に関するガイドライン（2004年版）················ 293
（COLIPA：欧州化粧品工業会）

参考資料3． 米国パーソナルケア製品評議会技術ガイドライン
「安全性評価ガイドライン」（2014）·· 311

＊なお，上記の参考資料の翻訳に関しては責任を持てないため，本資料のご利用は各自の責任にて行なっていただきますよう，お願いいたします。

＜参考資料1＞

化粧品成分の試験および安全性評価に関する
SCCSガイダンス通知
第8版

第17回総会2012年12月11日にてSCCSにより採択

Nam et ipsa scientia potestas est
知識は力なり
フランシス・ベーコン（1561-1626）著

　「化粧品成分の試験および安全性評価に関するSCCSガイダンス通知」は，消費者安全科学委員会（SCCS，旧SCCP，SCCNFPならびにSCC）のメンバーによりまとめられた文書である。本文書は，欧州における化粧品成分の試験と安全性評価について，別の側面からの関連情報を含んでおり，現行のEU化粧品規則をより調和して遵守するため，公的機関と化粧品業界へのガイダンスを提供できるようデザインされている。2009年の法改正で化粧品指令76/768/EEC[1]が化粧品規則に替わったことは，重要な進展である。2013年7月11日以降，この規則（2009/1223/EC[2]）は完全適用となることは，強調されなければならない。それまでは，指令76/768/EECの第6次改正（指令93/35/EEC[3]）および第7次改正（指令2003/15/EC[4]）が適用されることとなる。

　「ガイダンス通知」は，一般的な科学的知見の進歩や，特に化粧品成分の試験や安全性評価の分野における新たな経験を取り入れるために，定期的に改訂，更新されている。

　以前のガイダンス通知の改訂は2011年に実施された（SCCS/1416/11）[5]。以来，本ガイダンスの重点内容に対するいくつかの新しい見解が採択されたが，これが今回の改訂の基礎を形成している。

　以前の改訂でもそうであったが，個別の見解は詳細までは提示しておらず，簡略に要約し，参照を明確にしている。

　「ガイダンス通知」は，チェックリストとみなされるべきではないが，EUにおける化粧品成分の試験と安全性評価の複雑なプロセスにおける支援を提供するために編さんされたものである。
　産業界や他の科学委員会（SCHER，SCENIHR），欧州化粧品工業会（旧Colipa）からの科学者の参加に深い謝辞を表す。

委員長

1　化粧品に関する加盟各国の法律のすり合わせに関する1976年7月27日の **Council Directive 76/768/EEC**.
　Official Journal L 262, 27/09/1976 p.169.
2　2009年11月30日の欧州議会および理事会の化粧品に関する **Regulation (EC) No 1223/2009**（recast）.
　Official Journal L342, 22/12/2009 p 59.
3　化粧品に関する加盟各国の法律のすり合わせに関するDirective 76/768/EECの第6次改正をした1993年6月14日の **Council Directive 93/35/EEC**.
　Official Journal L 151, 23/06/1993 p.32.
4　化粧品に関する加盟各国の法律のすり合わせに関するDirective 76/768/EECを改正した2003年2月27日の欧州議会および理事会の **Directive 2003/15/EC**.
　Official Journal L66, 11/03/2003 p.26.
5　**SCCS/1416/11**: 2011年3月22日の総会にてSCCSにより採択された，化粧品成分の試験および安全性評価に関するSCCSガイダンス通知，第7版。

消費者安全科学委員会

ANGERER J. (DE)
BERNAUER U. (DE)
CHAMBERS C. (IE)
CHAUDHRY M. (UK)
DEGEN G. (DE)
NIELSEN E. (DK)
PLATZEK T. (DE)
RASTOGI S. (DK)
ROGIERS V. (BE) *副委員長*
ROUSSELLE C. (FR)
SANNER T. (NO) *副委員長*
VAN BENTHEM J. (NL)
VAN ENGELEN J. (NL)
VINARDELL M.P. (ES)
WARING R. (UK)
WHITE I. (UK) *委員長*

共同科学アドバイザー:
LILIENBLUM W. (DE)

略語および用語の定義

3R	Refinement, Reduction, Replacement（改良，削減，代替）
3T3 NRU PT	3T3 Neutral Red Uptake Phototoxicity Test（3T3 ニュートラルレッド取り込み光毒性試験）
Acceptability test	容認性試験 化粧品での使用を想定し確認するために意図されたテスト［SCCNFP/0068/98］
ACGIH	American Conference of Governmental Industrial Hygienists（米国産業衛生専門家会議）
ADME	Absorption, distribution, metabolism, excretion（吸収，分布，代謝，排泄）
Alternative methods	代替法 必要な動物実験を完全に置換，必要な動物数を削減，あるいはヒトや他の動物に適用するために供される動物の痛みおよびストレスを減少させる全ての方法［Rogiers et al. 2000］
AOP	Adverse outcome pathway（有害転帰経路）
Art.	Article（条項）
ATP	Adenosine Triphosphate（アデノシン三リン酸）
BCOP	Bovine Corneal Opacity and Permeability（牛摘出角膜の混濁および透過性）
BE	Biological Equivalents（生物学的等価物）
BEI	Biological Exposure Indices（生物学的曝露指標）
BMD	BenchMark Dose（ベンチマーク用量） ベンチマーク用量（BMD）は古典的な NOAEL と LOAEL 値のための代替として提案されている。BMD は観察可能な範囲内で実験データに適合した数学的モデルに基づき，コントロールの上の5あるいは10％の発生率で典型的に選択された測定可能な応答（ベンチマーク応答 BMR）を引き起こす用量を推定する。
BMDL	BMD Lower limit（BMD 下限） BMD 下限（BMDL）は BMD の片側95％の信頼区間に対応する下限を指す。
BMR	BenchMark Response（ベンチマーク応答）
BrdU	5-bromo-2-deoxy-uridine（5-ブロモ-2-デオキシ-ウリジン）
BSE	Bovine Spongiform Encephalopathy（ウシ海綿状脳症）
BW	Body Weight（体重）
CAS n°	Chemical Abstracts Service 登録番号
Cat.	Category（カテゴリ）
cfu	Colony forming unit（コロニー形成単位）
CI	Colour Index（カラーインデックス）

CIN	Common Ingredient Name（共通成分名称）
CLP	Classification, Labelling and Packaging of Substances and Mixtures（物質および混合物の分類，表示，包装）
CMR	Carcinogenic, Mutagenic, toxic to Reproduction（発がん性，変異原性，生殖毒性）
Colipa	欧州化粧品工業会（もとの欧州化粧品工業会［the European Cosmetic Toiletry and Perfumery Association］）
Compatibility test	適合性試験 ある化粧品を初めてヒトの皮膚や粘膜に適用したとき，有害な影響がないことを確認するための試験。消費者が当該製品を普通に使用する状態に近い条件での（通常あるいはやや過酷な）曝露を含む試験でなければならない。［SCCNFP/0068/98に基づく］
Cosmetic ingredient	化粧品成分 化粧品の処方に使用される，合成あるいは天然の化学物質あるいは製剤。 化粧品成分には下記のようなものがある： 1 － 単一の分子式あるいは構造式を有する化学的に明確に定義された単一の物質 2 － 明確な定義を有する複合物質－組成や生化学的性質が不明あるいは多様な複数の物質の混合物に対応することが多い 3 － 1と2の混合物で，化粧品最終製品の処方に使用される。［93/35/EEC 第5条およびSCCNFP/0321/00に基づく］
Cosmetic product	化粧品 人体の様々な部位（表皮，毛髪，爪，唇，外部生殖器）あるいは歯や口腔内粘膜に接触して使用される物質あるいは製剤。用途はそれらを清潔にすること，香りをつけること，外見を変え，体臭を改善すること，保護すること，あるいは良い状態に保つことである。［2009/1223/EC］
Cosmetics Europe	欧州化粧品工業会 欧州パーソナルケア協会（The Personal Care Association）（もとのColipa）
CPDB	Carcinogen Potency Database（発がん性データベース）
CPSR	Cosmetic Product Safety Report（化粧品安全性報告書）
CTA	Cell Transformation Assay（形質転換試験）
DAa[1]	cm^2あたりの量として報告される経皮吸収
DAp[1]	パーセンテージで表示される経皮吸収
Dermal/percutaneous absorption	経皮吸収 経皮吸収とは，化合物による皮膚の通過の過程全体を表す用語である。この過程は次の3段階に分けられる。 －**浸透（penetration）** とは，角質層への化合物の侵入など，特定の層または構造の内部に物質が入り込むことである。 －**透過（permeation）** とは，ある層から機能的にも構造的にも異なる別の層に浸透することである。 －**吸収（resorption）** とは，中心コンパートメントとして機能する脈管系（リンパおよび/または血管）に物質が取り込まれることである。［WHO 2006］

DG	Directorate-General（総局）
DG ENTR	Directorate-General Enterprise（企業総局）
DG ENV	Directorate-General Environment（環境総局）
DG SANCO	Directorate-General Health and Consumer Protection（健康・消費者保護総局）
DHA	Dihydroxyacetone（ジヒドロキシアセトン）
Dir.	Directive（指令）
DNA	DeoxyriboNucleic Acid（デオキシリボ核酸）
Doc.	Document（文書）
Dosage	投与量 用量，使用頻度および期間から成る一般的用語［EC B.26］ 安全率の計算では，用量は mg/kg 体重/日で表される。
Dose	用量 投与された試験物質の量。用量は重量（グラムあるいはミリグラム），あるいは試験動物の単位重量あたり（ミリグラム/キログラム体重など），あるいは皮膚表面単位あたり（ミリグラム/平方センチメートル皮膚など）の試験物質の重量，あるいは一定飼料中濃度（百万率あるいはミリグラム/キログラム飼料）として表される。［EC B.26に基づく］
Dose-descriptor	"用量記述子"は特定の研究の健康影響リスクの定量化されたレベルに相当する曝露レベル（用量または濃度）を指定するために使用される。［EChA 2008b］ 3-7.4 発がん物質の評価に基づき，閾値のない発がん性物質の場合，ある特定の部位で腫瘍の正味の発生頻度をあるパーセンテージ増大させる（T25など）試験物質の1日の投与量の計算値（mg/kg 体重/日など）［Dybing et al. 1997］
DPRA	Direct Peptide Reactivity Assay（ペプチド結合性試験）
EC	European Community（欧州共同体）
EC Number	EC 番号は，REACH 手続きの下で設定される EINECS 番号，ELINCS 番号，NLP 番号あるいは EC 番号のいずれかを意味する。
ECB	European Chemicals Bureau（欧州化学品局）
ECETOC	European Centre for Ecotoxicology and Toxicology of Chemicals（欧州化学物質生態毒性および毒性センター）
EChA	European Chemicals Agency（欧州化学機関）
ECVAM	European Centre for the Validation of Alternative Methods（欧州動物実験代替法評価センター）
ED	Endocrine Disruptor（内分泌撹乱物質）
EEC	European Economic Community（欧州経済委員会）
EFSA	European Food Safety Authority（欧州食品安全機関）
EINECS	European Inventory of Existing commercial Chemical Substances（欧州既存商業化学物質リスト）

ELINCS	European List of Notified Chemical Substances（欧州届出化学物質リスト）
ELISA	Enzyme-Linked Immunosorbent Assay（酵素結合免疫吸着測定法）
EMA/EMEA	European Medicines Agency（欧州医薬品審査庁）
ESAC	ECVAM Scientific Advisory Committee（ECVAM 科学諮問委員会）
EST	Embryonic Stem cell Test（胚性幹細胞試験）
EST-1000	Epidermal Skin Test-1000（ヒト再構築表皮試験）
EU	European Union（欧州連合）
EURL ECVAM	European Union Reference Laboratory-European Centre for the Validation of Alternative Methods（欧州動物実験代替法評価センター）
F^1	Frequency of application（適用頻度）
Finished cosmetic product	化粧品最終製品 市販され，最終消費者に提供されるのと同じ状態の最終処方の化粧品，あるいはそのプロトタイプ［2009/1223/EC］
GHS	Globally Harmonised System of classification and labelling of chemicals（化学品の分類および表示に関する世界調和システム）
GCP	Good Clinical Practice（臨床試験の実施に関する基準）
GLP	Good Laboratory Practice（安全性に関する非臨床試験の実施の基準）
GMP	Good Manufacturing Practice（製造管理および品質管理に関する基準）
GPMT	Guinea Pig Maximisation Test（モルモットマキシミゼーション試験）
GUM	Gesellschaft für Umweltmutationsforschung（ドイツ環境変異原学会）
Hair product	ヘア製品 まつげを除く頭と顔の毛に適用する化粧品［2009/1223/EC］
HBM	Human Biomonitoring（ヒトのバイオモニタリング）
HET-CAM	Hen's Egg Test-Chorio Allantoic Membrane（受精鶏卵漿尿膜）
HPRT	Hypoxanthine-guanine PhosphoRibosyl Transferase（ヒポキサンチングアニンホスホリボシルトランスフェラーゼ）
HPT-axis	Hypothalamic-pituitary-thyroid-axis（視床下部－下垂体－甲状腺軸）
HPV	High Production Volume（高生産量）
HT25	比較代謝率にもとづいて T25 から求められるヒト用量記述子［Sanner et al. 2001］
IARC	International Agency for Research on Cancer（国際がん研究機関）
ICCG	Inter-Committee Coordination Group（委員会間調整グループ）
ICCVAM	Interagency Coordinating Committee on the Validation of Alternative Methods（米国動物実験代替法検証省庁間連絡委員会）
ICE	Isolated Chicken Eye（ニワトリ摘出眼球）

IFRA	International Fragrance Research Association（国際香料協会）
In vitro test method	*In vitro* 試験法 生物学的手法：臓器，組織切片および組織培養，摘出細胞およびその培養，細胞株および細胞分画を使用 非生物学的手法：コンピュータモデル，化学的相互作用試験，受容体結合試験など。[Rogiers et al. 2000に基づく]
In vivo test method	*In vivo* 試験法 生きた（実験）動物を使った試験法 [Rogiers et al. 2000]
INCI	International Nomenclature of Cosmetic Ingredients（化粧品原料国際命名法）
INN	International Non-proprietary Name（国際一般名）
IPCS	International Programme on Chemical Safety（国際化学物質安全性計画）
IRE	Isolated Rabbit Eye（ウサギ摘出眼球）
ISO	International Organization for Standardisation（国際標準化機構）
IUPAC	International Union of Pure and Applied Chemistry（国際純正応用化学連合）
JRC	Joint Research Centre（共同研究施設）
LC_{50}	半数致死濃度：時間依存的に，統計学的に誘導された被験物質の推定濃度で曝露後の一定時間内に曝露された動物の50%を死亡させると予想される濃度 {単位気体体積あたりの被験物質重量（mg/L，mg/m^3）あるいは単位気体体積あたりの被験物質体積（ppm，ppb）で表す} [OECD 2009a]
LCR	Lifetime cancer risk（生涯発がんリスク）
LD_{50}	半数致死量：ある物質が投与動物の50%を死亡させると予想される，統計学的に導き出された単回投与量（mg/kg 体重で表示）[EC B.1bis]
LED	Lowest Effective Dose（最小有効量）
LLNA	Local Lymph Node Assay（局所リンパ節アッセイ）
LO(A)EL	最小観察（有害）効果レベルは，ラット，マウス，ウサギあるいはイヌでの28日あるいは90日試験，慢性毒性試験，発がん性試験，催奇形性試験，繁殖毒性試験等の長期毒性試験の結果で，（有害）効果が観察されうる最小用量である。MoSの計算において，NO(A)ELが利用できないときは，得られたLO(A)ELの値の最小値となる。LO(A)ELはmg/kg bw/日として表現されるべきである。[ECB 2003]
MLA	Mouse Lymphoma Assay（マウスリンフォーマアッセイ）
MM	MicroMass（マイクロマス）
MN	MicroNucleus（小核）
MoE	Margin of Exposure（曝露マージン）
MoS	Margin of Safety（安全係数）
MR	Mitotic Recombination（有糸分裂組換え）
MSDS	Material Safety Data Sheet（製品安全データシート）

MTT	3-(4,5)-dimethyl-2-thiazolyl-2,5-dimethyl-2H-tetrazolium bromide（臭化3-(4,5)-ジメチル-2-チアゾリル-2,5-ジメチル-2H-テトラゾリウム） （訳注：3-(4,5-dimethyl-2-thiazolyl)-2,5-diphenyl-2H-tetrazolium bromide（3-(4,5-ジメチル-2-チアゾリル)-2,5-ジフェニル-2H-テトラゾリウムブロミド）の間違いと思われる）
MW	Molecular Weight（分子量）
Nanomaterial	ナノ物質 1つまたは複数の外部次元が1〜100 nm，あるいは内部構造を有する不溶性または意図的に生体残留するように製造された材料［2009/1223/EC］
NICEATM	The NTP Interagency Center for the Evaluation of Alternative Toxicological Methods（NTP代替試験法省庁間センター）
NLP	No Longer Polymer（もはやポリマーとはみなされない物質）
NOAEC	No observable adverse effect concentration（無毒性濃度）
NO(A)EL	無作用（毒性）量は例えばラット，マウス，ウサギあるいはイヌでの28日または90日試験，慢性毒性試験，発がん性試験，催奇形性試験，生殖毒性試験などの反復投与毒性試験の結果から導かれる。それは（有害）所見が観察されない最高投与量である［EC B.26に基づく］。 MoSの計算において，得られた最も低いNO(A)EL値は，最も感受性の高い種，並びに可能な限り低投与量で生じる関連の作用を考慮し使用される。NO(A)ELはmg/kg体重/日として表わされる。
NRU	Neutral Red Uptake（ニュートラルレッド取り込み）
NTP	National Toxicology Program（国家毒性プログラム）
OECD	Organisation for Economic Co-operation and Development（経済協力開発機構）
PBPK modelling	Physiologically based pharmacokinetic modelling（生態学的薬物動態モデル）
PBTK modelling	Physiologically based toxicokinetic modelling（生理学的毒物動態モデル）
PCPC	Personal Care Products Council（米国パーソナルケア製品評議会） （もとのCTFA–米国化粧品工業会［Cosmetic, Toiletry and Fragrance Association］）
Ph. Eur.	European Pharmacopoeia（欧州薬局方）
PIF	Product Information File（製品情報ファイル）
PIR	Product Information Requirement（製品情報要件）
P_{ow}	n-octanol/water partition coefficient（n-オクタノール/水分配係数）
ppm	parts per million（百万分率（mg/kmなど））
Prototype	プロトタイプ まだバッチでの生産が行われていない初めてのモデルあるいはデザインで，そこから化粧品最終製品の複製あるいは最終開発が行われる。［2009/1223/EC］
QSAR	Quantitative Structure-Activity Relationship（定量的構造活性相関）
RBC	Red Blood Cell（赤血球）

RICC	Relative increase in cell counts（測定細胞数の相対的増加量）
RPD	Relative population doubling（相対的な細胞集団倍加数）
REACH	Registration, Evaluation, Authorisation and restriction of Chemicals（化学物質の登録，評価および承認）
RHE	Reconstructed Human Epidermis（再構築ヒト表皮）
RIVM	RijksInstituut voor Volksgezondheid en Milieu（オランダ国立公衆衛生環境研究所）
rLLNA	reduced Local Lymph Node Assay（単群局所リンパ節アッセイ）
S9	酵素誘導剤で処理したげっ歯類の肝から調製される補因子添加ミクロソーム画分［EC B.10］
SC	Stratum Corneum（角質層）
SCC	Scientific Committee on Cosmetology（化粧品に関する科学委員会）
SCCNFP	Scientific Committee on Cosmetic products and Non-Food Products intended for consumers（消費者向けの化粧品および非食品に関する科学委員会）
SCCP	Scientific Committee on Consumer Products（一般消費財に関する科学委員会）
Scientific Committee on Consumer Safety	Scientific Committee on Consumer Safety（消費者安全科学委員会）
Sister Chromatid Exchange	Sister Chromatid Exchange（姉妹染色分体交換）
Scientific Committee on Emerging and Newly Identified Health Risks	Scientific Committee on Emerging and Newly Identified Health Risks（新たに確認された健康リスクに関する科学委員会）
Scientific Committee on Health and Environmental Risks	Scientific Committee on Health and Environmental Risks（健康および環境リスクに関する科学委員会）
Scientific Committees	Scientific Committees（科学委員会）
Standard Deviation of the mean	平均値の標準偏差
SED	化粧物質の全身曝露用量とは体重 kg あたり 1 日あたり血流（したがって全身に適用可能）に入ると予測される量である。これは mg/kg 体重/日で表される。この定義では平均ヒト体重60kg が一般的に受け入れられている。 化粧品の大部分は局所的に適用されるので，全身利用率は化合物の経皮吸収に強く依存する。これは，3-4.4項で記載した試験に従い決定することができる。それにもかかわらず，これら試験の結果は 2 つの異なる方法（3-7.2: 経皮吸収の問題を参照）で解釈することができる。
Serious undesirable effect	一時的あるいは永続的な機能不良，障害，入院，先天性異常，あるいは即時の重篤なリスクまたは死をもたらす望ましくない効果［2009/1223/EC］

SHE	Syrian Hamster Embryo（シリアンハムスター胚）
SI	Stimulation Index（刺激指数）
SIT	Skin Irritation Test（皮膚刺激性試験）
SRM	Specified Risk Material（特定危険物質）
SSA[2]	Skin Surface Area（皮膚表面積）
SSC	Scientific Steering Committee（科学運営委員会）
STE	Short Time Exposure（短時間曝露）
Substance	成分 自然状態あるいは任意の製造工程により得られた化学元素およびその化合物で，その安定性を維持するために必要な任意の添加剤および工程での使用に由来する任意の不純物を含むが，物質の安定性に影響を与えたり，組成を変化させずに分離できる任意の溶剤を除く［2009/1223/EC］
Syndet	Synthetic detergent（合成洗剤）
T25	動物用量記述子；自然発生率の修正後に動物の特定組織部位で25%の発がん率を引き起こす慢性投与量［Dybing et al. 1997］
TD_{50}	標準実験期間（各動物の「標準寿命」）内に動物の半数に所定標的部位のがんを誘発する慢性投与量（mg/kg体重/日）と定義される。［Peto et al. 1984］
TER	Transcutaneous Electrical Resistance（経皮電気抵抗）
TEWL	TransEpidermal Water Loss（経表皮水分蒸散量）
TIF	Technical Information File（技術情報ファイル）
Toxicodynamics	トキシコダイナミクス 化学物質と標的部位との相互作用のプロセスおよび有害作用につながるその後の反応を扱う［ECB 2003］
Toxicokinetics	トキシコキネティックス ある物質の体内での経時的運命を記述する。吸収，分布，生体内変換，排泄が含まれる［ECB 2003］
TSE	Transmissible Spongiform Encephalopathy（伝染性海綿状脳症）
UDS	Unscheduled DNA Synthesis（不定期DNA合成）
UN	United Nations（国際連合）
Undesirable effect	化粧品の正常あるいは合理的に予測可能な使用に起因するヒトの健康に対する副作用［2009/1223/EC］
UV	紫外線（波長 UV-A: 315-400 nm, UV-B: 280-315 nm, UV-C: 100-280 nm）［EC B.41］
Valid method	有効な手法 必ずしも完全なバリデーションのプロセスを経てはいないが，その妥当性と信頼性を証明するのに十分な科学的データが存在する手法［based on Rogiers 2003］

Validated method	検証済みの手法 ECVAM によって確立された基準に従って，ある特定の目的に対して妥当性と信頼性が実証されている方法。バリデーションの手順の最初から予測モデルが必要であることが考慮されている。[Balls et al. 1997 and Worth et al. 2001に基づく] これらの方法は指令の附属書Vに取り上げられているか，OECD テクニカルガイドラインとして発表されている*。
VIS	VISible light（可視光線）（波長 400-800 nm）
WEC	Whole Embryo Culture（全胚培養）
WHO	World Health Organisation（世界保健機関）
WoE	Weight of Evidence（証拠の重み付け）

1, 2 全身曝露用量の計算に用いられる（3-7.2項参照）。

* http://www.oecd.org/document/55/0,2340,en_2649_34377_2349687_1_1_1_1,00.html, consulted September 2012. より入手可能。

目　次

1. 緒　　言 ………………………………………………………………………………………… 180

2. 消費者安全科学委員会 ………………………………………………………………………… 181
　2-1　歴史的背景 ………………………………………………………………………………… 181
　2-2　委　　任 …………………………………………………………………………………… 182
　2-3　手続きに関する規則 ……………………………………………………………………… 183
　2-4　議論の結果 ………………………………………………………………………………… 184
　　2-4.1　本ガイダンス通知について ………………………………………………………… 184
　　2-4.2　化粧品規則（EC）No 1223/2009の付属書Ⅱ，Ⅲ，Ⅳ，ⅤおよびⅥに掲載された化粧品成分 … 185
　　2-4.3　本ガイダンス通知に取り上げられた一般事項 …………………………………… 186

3. 化粧品成分の安全性評価 ……………………………………………………………………… 188
　3-1　緒　　言 …………………………………………………………………………………… 188
　3-2　SCCSによって適用される化粧品成分の安全性評価手順 …………………………… 189
　3-3　化粧品成分の化学的および物理的規格 ………………………………………………… 191
　　3-3.1　化学的特性 …………………………………………………………………………… 191
　　3-3.2　物理的形態 …………………………………………………………………………… 192
　　3-3.3　分子量 ………………………………………………………………………………… 192
　　3-3.4　化学物質のキャラクタリゼーションと純度 ……………………………………… 192
　　3-3.5　不純物または付随する汚染物質のキャラクタリゼーション …………………… 192
　　3-3.6　溶解度 ………………………………………………………………………………… 193
　　3-3.7　分配係数（Log P_{ow}） …………………………………………………………… 193
　　3-3.8　その他の関連する物理的・化学的性質に関する規格 …………………………… 193
　　3-3.9　均質性および安定性 ………………………………………………………………… 193
　　3-3.10　紫外・可視光（UV-VIS）吸収スペクトル ……………………………………… 193
　　3-3.11　異性体組成 ………………………………………………………………………… 193
　　3-3.12　機能および用途 …………………………………………………………………… 194
　3-4　化粧品成分に関する関連毒性試験 ……………………………………………………… 194
　　3-4.1　急性毒性 ……………………………………………………………………………… 195
　　3-4.2　腐食性および刺激性 ………………………………………………………………… 196
　　3-4.3　皮膚感作性 …………………………………………………………………………… 200
　　3-4.4　経皮吸収 ……………………………………………………………………………… 201
　　3-4.5　反復投与毒性 ………………………………………………………………………… 204
　　3-4.6　生殖毒性 ……………………………………………………………………………… 205
　　3-4.7　変異原性/遺伝毒性 ………………………………………………………………… 206
　　3-4.8　がん原性 ……………………………………………………………………………… 209
　　3-4.9　トキシコキネティックス試験 ……………………………………………………… 210
　　3-4.10　光誘発毒性 ………………………………………………………………………… 210

3-4.11　ヒトのデータ ··· 212
**3-5　化粧品規制（EC）No 1223/2009のいずれかの付属書に物質を収載するための毒性学的要件
　　（SCCSによる評価）** ·· 213
　3-5.1　一般毒性学的要件 ·· 213
　3-5.2　付属書Ⅱ ·· 214
　3-5.3　付属書Ⅲ ·· 214
　3-5.4　付属書Ⅳ ·· 214
　3-5.5　付属書Ⅴ ·· 214
　3-5.6　付属書Ⅵ ·· 215
　3-5.7　部分的評価の要件 ·· 215
3-6　化粧品成分の基本的要件（個々の安全性評価者によって評価） ··················· 215
　3-6.1　一般毒性学的要件 ·· 215
　3-6.2　鉱物性，動物性，植物性および生物工学による成分の同定 ···················· 216
　3-6.3　香料物質 ·· 217
　3-6.4　潜在的内分泌攪乱物質 ·· 218
　3-6.5　BSE問題を含む動物由来の化粧品成分 ·· 221
　3-6.6　CMR物質 ·· 221
　3-6.7　ナノ物質 ·· 223
3-7　化粧品成分に対する安全係数および生涯発がんリスクの計算の一般原則 ······· 227
　3-7.1　化粧品成分の安全係数の計算 ·· 227
　3-7.2　SEDの計算における経皮吸収の問題 ··· 230
　3-7.3　小児のMoS-追加の安全係数は必要か？ ··· 232
　3-7.4　発がん物質の評価 ·· 234
3-8　染毛剤および染毛剤成分特有の評価 ·· 237
　3-8.1　染毛剤全般に関するハザードおよびリスク評価 ···································· 237
　3-8.2　染毛剤に対する段階的規制 ·· 238
　3-8.3　染毛剤処方に対するMoSの計算 ·· 238
　3-8.4　染毛剤成分および反応生成物の評価 ·· 239
3-9　毒性学的懸念の閾値（TTC） ·· 240
　3-9.1　リスク評価に置けるTTCの一般概念 ·· 240
　3-9.2　化学物質のヒト健康リスクの評価に対するTTCアプローチ ··················· 241
　3-9.3　化粧品や消費者製品などのヒト健康リスクの評価に対するTTCアプローチ ············· 241
3-10　吸入経路に対するリスク評価に関して考慮すべき側面 ·································· 242
　3-10.1　吸入経路に対するハザード評価 ·· 242
　3-10.2　吸入経路による曝露の評価 ·· 243
　3-10.3　スプレー式化粧品に含まれる成分の安全性評価 ···································· 244
3-11　ヒトのバイオモニタリング ·· 245
　3-11.1　定　義 ·· 245
　3-11.2　適用分野 ·· 245
　3-11.3　制　約 ·· 246

  3-11.4 結　　論 ··· 246

4．化粧品最終製品の安全性評価 ··· 247
 4-1 緒　　言 ··· 247
 4-2 化粧品カテゴリーにおける使用時の曝露レベル ··· 247
 4-3 化粧品最終製品の安全性評価のためのガイドライン ··· 255
  4-3.1 緒　　言 ·· 255
  4-3.2 成分の毒性学的プロフィール ··· 255
  4-3.3 化粧品最終製品の安定性と物理的および化学的特性 ·· 256
  4-3.4 化粧品最終製品の安全性評価 ··· 256
 4-4 化粧品最終製品の微生物学的品質に関するガイドライン ······································ 257
  4-4.1 序　　文 ·· 257
  4-4.2 定量的および定性的限界値 ··· 258
  4-4.3 チャレンジテスト ·· 258
  4-4.4 製造管理および品質管理に関する基準 ··· 259

5．文献リスト ·· 259

付録1: 化粧品成分のリスト ··· 281
 1．緒　　言 ·· 281
 2．化粧品規制の付属書Ⅱ，Ⅲ，Ⅳ，ⅤおよびⅥ ·· 281
 3．化粧品に使用される原料の目録 ·· 281
 4．COSING-化粧品成分に関するECの情報 ··· 283
 5．規則（EC）No 1272/2008の付属書Ⅵパート3 ··· 283
 6．文　　献 ·· 284

付録2: 見解の標準書式 ··· 285

1. 緒　言

　Regulation (EC) No 1223/2009（以下，「化粧品規則（EC）No 1223/2009」という）第2条1(a)に従って，**化粧品**とは人体の外部（表皮，毛髪，爪，唇および外部生殖器）あるいは歯や口腔内粘膜に接触して使用されることが意図される**混合物**あるいは**製剤**であり，これらの部位を清潔にし，香りをつけ，外見を変え，体臭を改善し，保護し，あるいは良好な状態に保つことをあるいは体臭を改善することを限定的あるいは主たる目的とすると規定されている目的とする。

　同規則の第2条1(b)では，「**物質**」とは自然状態にあるかまたは何らかの製造工程により得られた化学元素またはその化合物であり，その安定性を維持するために必要とされる添加物，および製造工程中で生じる不純物が含まれるが，当該物質の安定性に影響を及ぼすことなく，また，その組成を変化させることなく分離される溶媒は含めないと定義されている。一方，同規則の第2条1(c)では，「**混合物**」とは2種類以上の物質で構成される混合物または溶液と定義されている。

　化粧品には，何千年にもわたり動植物および鉱物に由来する様々な原料を利用してきた歴史がある。また，近代技術によってかなりの数の合成または半合成原料が生み出されてきた。今日，化粧品の使用はきわめて広がっており，欧州連合の各加盟国間で程度や性質に差はあるものの，欧州連合のほとんどの人口集団で広く使用されている。

　同規則の第3条には，市販される化粧品は通常または合理的に予測可能な使用条件で使用されたときにヒトの健康に対して安全なものでなければならないと規定されている。実際には，化粧品が重篤な健康被害をもたらすことはきわめて稀であるが，そのことは，化粧品の使用自体が安全であることを意味するものではない。化粧品は人生の長い期間にわたって広く使用されるものであり，感受性の高い人口集団も存在すると考えられることから，長期的な安全性について特に注意を払う必要がある。このため，欧州では原料やその化学構造，毒性プロフィールおよび曝露パターンを規制監督することによって化粧品使用の安全性が確立されてきた［2009/1223/EC[1]］。

　ヒトの健康に対して何らかの懸念が存在する物質（例えば，着色剤，防腐剤，紫外線吸収剤）に対して，現在は消費者安全科学委員会（SCCS）と呼ばれる科学委員会が欧州委員会レベルでの安全性評価を行っている。これらの物質は，2013年7月11日以降に Directive 76/768/EEC（以下，「化粧品指令76/768/EEC」という）に置き換えられる化粧品規則（EC）No 1223/2009の付属書に掲載される。

　化粧品成分の安全性評価では利用可能な全ての科学的データが考慮されており，これには，対象となる化合物の物理的・化学的性質，（Q）SAR［（定量的）構造活性相関］の計算から得られた結果，化学的分類，グループ分け，read-across，生理学的薬物動態（PBPK）/トキシコキネティックス（PBTK）モデル，*in vitro* 実験および動物実験（*in vivo*）から得られたデータが含まれる。また，臨床データ，疫学研究，事故などから得られた情報，およびその他のヒトデータが考慮される。

---

[1] 2009年11月30日の欧州議会および理事会の化粧品に関する **Regulation (EC) No 1223/2009** (recast). *Official Journal* L342, 22/12/2009 p 59.

指令2003/15/EC[1]の施行に伴い、化粧品成分および製品の安全性評価のためのバリデートされた代替法、特に動物を用いない方法に置き換える (replacement) *in vitro* 試験法の必要性が高まってきた。この点については、化粧品規則 (EC) No 1223/2009にも引き継がれている。

本改訂では、Russellら [1959[2]] による完全な3R戦略 [改良 (Refinement), 削減 (Reduction) および代替 (Replacement)] に関する最新の手法が盛り込まれている。特に、SCCSは化粧品成分の安全性試験に適した代替法に特に注意を向けている。これらは該当する章で取り上げる。

SCCSは、現在利用できる *in vitro* 手法は、実験動物の代わりに無感覚試料(臓器、組織切片、細胞培養など)を用いる究極的な代替法を提案した際にRussellら [1959] が意図した代替法の一部に過ぎないことを強調したい。

ただし、動物を用いない代替試験法が究極の目標であるとしても、動物実験の数を減らし、動物の苦痛を軽減するような方法の改良を行うことも、実際の試験方法および戦略の現実的かつ重要な改善につながる。

本ガイダンス通知は主として化粧品規則 (EC) No 1223/2009の付属書に列挙された化粧品成分および安全性の懸念が表明されている化粧品成分の試験および安全性評価に関連するものであるが、それらの指針は化粧品への使用が意図されている全ての物質に関わるものである。本ガイダンス通知は特に後者の目的のために作成されたものではないが、化粧品規則 (EC) No 1223/2009の下に実際に要求される最終製品のPIF (製品情報ファイル) を作成する際にも実際に役立てることができる。

本ガイダンス通知はチェックリストとみなされるべきものではない。いくつかの標準化された手順や曝露パターン、配合の種類などを取り入れるよう試みたが、化粧品の原料および製品の安全性評価は科学的な課題であり、**ケースバイケース**で解決するしかない。

安全性評価のプロセスにおいて標準化された計画や手順からの大幅な逸脱が生じる場合には、科学的な根拠が必要である。

今後、毒性学分野の科学が進歩し、有効性の実証された代替法が採用され、法規制の改正が行われるのに伴い、本ガイダンス通知も科学的必要性に応じて改訂していく予定である。

2．消費者安全科学委員会

2-1 歴史的背景

化粧品に関する科学委員会 (**SCC**) は1977年12月19日、欧州委員会決定78/45/EECによって設立された。その目的は、欧州連合 (EU) 加盟国で販売される化粧品の組成、製造、包装および表示に適用されるEU

---

1 化粧品に関する加盟各国の法律のすり合わせに関するDirective 76/768/EECを改正した2003年2月27日の欧州議会および理事会の**Directive 2003/15/EC**.
Official Journal L66, 11/03/2003 p.26.

2 Russell B, Russell WMS, Burch RL. The principles of Humane Experimental Technique. Methuen and Co Ltd, London (reprinted by the Universities Federation for Animal Welfare UFAW, 1992, Potters Bar, Herts), UK, 1959.

規則の策定および改正をめぐる複雑な科学的および技術的問題について，欧州委員会が検討する際に補佐することにあった。委員は3年ごとに改選されることとなっていた。

1997年再編成が行われ，消費者向けの化粧品および非食品に関する科学委員会（**SCCNFP**）という名称の科学委員会が欧州委員会決定97/579/ECによって設立された。この委員会は様々な分野の独立した科学者で構成され，全体として，できる限り広範囲の専門知識が網羅された。1997年から2004年まで，SCCNFPは化粧品成分の安全性評価の改良に関連する一連の科学的見解を採択した［ec.europa.eu/health/scientific_committees/consumer_safety/opinions/sccnfp_opinions_97_04/index_en.htm: 2012年9月参照］。

2004年にSCCNFPは欧州委員会決定2004/210/ECによって一般消費財に関する科学委員会（**SCCP**）に改編された。この改編は消費者の安全，公衆衛生および環境の分野における大規模な再編成の一環であり，この間に既存の8委員会が解散し，再構成された。

その結果，以下の3つの科学委員会が設立された。
 ⅰ．一般消費財に関する科学委員会（SCCP）
 ⅱ．健康および環境リスクに関する科学委員会（SCHER）
 ⅲ．新たに確認された健康リスクに関する科学委員会（SCENIHR）

SCCP，SCHERおよびSCENIHRの3者間の調整は委員会間調整グループ（**ICCG**）が行うことが提案された。

2004年から2008年までの間，SCCPは過去にSCCおよびSCCNFPが実施した業務を引き続き実施した［http://ec.europa.eu/health/scientific_committees/consumer_safety/opinions/sccp_opinions_en.htm#1: 2012年9月参照］。

2008年に上記3つの科学委員会が最終的に再編され[1]，SCCPの委員会名は消費者安全科学委員会（SCCS）に改称された。SCCS，SCENIHRおよびSCHERに加え，これらの委員会のメンバーによる業務の支援を特定の任務とする，リスク評価に関する科学アドバイザーグループが設置された。2009年，これら3委員会およびアドバイザーグループに任命されたメンバーの氏名がEU官報に正式に掲載された[2]。

2-2 委　任

SCCSの所管分野は欧州委員会決定2008/721/ECに規定され，SCCSは「食品以外の消費者製品（例えば，化粧品およびその成分，玩具，繊維，衣服，パーソナルケア製品，洗剤などの家庭用品）およびサービス（例えば，入れ墨，人工的日焼け）のあらゆる種類の健康および安全性のリスク（特に化学的，生物学的，機械的および他の物理的リスク）に関する質問に対応することとする」と記載されている。

1　科学委員会の諮問体制および消費者安全性，公衆衛生および環境分野の専門家の規定およびDecision 2004/210/ECの取り消しを定めた2008年9月5日の**Commission Decision 2008/721/EC**.
　　Official Journal L 241, 10/09/2008 p.21.
2　科学委員会の委員およびアドバイザーの任命およびDecision 2008/721/ECに定められた予備要員に関する2009年2月19日の**Commission Decision 2009/146/EC**.
　　Official Journal L 49, 20/02/2009 p.33.

さらに，欧州委員会はSCCSに対して以下の要請を行うことがある。
- 消費者の安全性および公衆衛生にとって特に重要であり，他の委員会の権限の範囲に含まれない事項に関する助言
- 緊急の必要性がある場合，特定のリスクに関する既知の科学的知見に基づく速やかな助言
- その所管分野に含まれる課題に関連する研究上のニーズの特定および研究結果の評価
- その所管分野におけるリスクに関する科学的知見の進展を監視し，寄与するために，他の関連団体または科学的機関とのテーマ別ネットワークへの参画

また，SCCSは自主的に，その権限の範囲に属する消費者の安全性，公衆衛生または環境に対する実質的または潜在的リスクとなる可能性があるとみなされる特定の問題や新たな問題について，欧州委員会の注意を喚起するものとする。最後に，SCCSは特定のリスクまたは幅広いリスク評価の問題に関するデータおよび科学的知見をレビューするため，欧州委員会との合意の下にSCCS事務局が組織するテーマ別ワークショップの開催を決定することができる。欧州委員会の要請に基づき，事務局はこれらのワークショップの成果として報告書，ポジションペーパーまたは結論を作成することとする。

SCCSの業務は，化粧品の成分および製品に関連する事項およびその他の食品以外の一般消費財に関連する事項という2つの主要領域に分けることができる。
化粧品成分に関連する事項についてはSCCSとの協議が**必須である**が[1]，それ以外の非食品製品に関連する事項については**必須ではない**。

2-3 手順に関する規則

SCCS，SCHERおよびSCENIHRの手順に関する規則は，2009年12月18日に3科学委員会により共同採択された[2]。

その幅広い権限に効率的に対応するため，SCCSは関心のある特定の課題に関する作業部会を適宜設置する。これらの作業部会は指名された議長（SCCSメンバー）の下で独立して運営され，SCCSメンバーに加えて，公式の科学アドバイザーグループ内の専門家および/または要請された専門分野の外部専門家によって構成される。作業部会が取り扱う課題の例として，化粧品成分（染毛剤を除く個々の原料の評価），染毛剤，方法（代替法およびガイダンス通知），ナノ物質，感作および香料とともに，必要性に応じた他の課題が含まれる。

作業部会の専門家によって科学報告書の最終版が採択された後，SCCSの全体会議で作業部会による発表が行われ，公式に発行する文面がSCCSによって採択される。多くの見解は最終的に確定する前に欧州委員会のウェブサイト[3]に掲載し，コメントを求める。これにより利害関係者はコメントを投稿することができ，SCCSがコメントを検討し，適切と判断されれば盛り込まれる。

---

1 化粧品規則（EC）No 1223/2009の第31条を参照。
2 http://ec.europa.eu/health/scientific_committees/docs/rules_procedure_en.pdf，2012年9月調査。
3 http://ec.europa.eu/health/scientific_committees/consumer_safety/index_en.htm，2012年9月調査。

このような作業部会を用いた業務の進め方によりSCCSメンバーの作業負荷が軽減されるが，同様に重要な点として，個々の課題について当該分野の適切な専門家と議論することが可能になり，発出される見解の科学的な質の向上につながる。

2-4 議論の結果

1997年以前には，欧州委員会の要請によりSCCで採択された見解は，EC-Reports（EUR 7297, 8634, 8794, 10305, 11080, 11139, 11303, 14208）に掲載されていた。1997年から2004年までは，SCCNFPによる全ての見解がインターネット上で公表され，同委員会のウェブサイト[1]で閲覧することができた。SCCP/SCCSによる全ての見解は，成分カテゴリーおよび採択日に基づいて容易に見つけることができる。

SCC(NF)P/SCCSによる見解および声明は，化粧品指令76/768/EECの付属書II，III，IV，VIおよびVIIまたは化粧品規則（EC）No 1223/2009の付属書II，III，IV，VおよびVIに掲載された化粧品成分に関するものに限らず，化粧品の原料および最終製品の安全性に関連する幅広い科学的問題を網羅していることを強調したい。

2-4.1 本ガイダンス通知について

旧SCC（NF）Pおよび現SCCSの責務のひとつとして，化粧品成分の安全性評価に用いる適切な試験を計画する際に，化粧品業界および原料業界が考慮すべき一連のガイドラインを推薦することがある。SCC並びにその後継委員会であるSCCNFP，SCCPおよび現在のSCCSは，この点に関して以下の見解を採択した。

- 化粧品成分の毒性試験に関するガイダンス通知：
    1982年6月28日，EU Report 8794
- 化粧品成分の安全性評価のための試験に関するガイダンス通知：
    第1次改正：SPC/803/5/90
    第2次改正：DGXXIV/1878/97
    第3次改正：SCCNFP/0119/99
    第4次改正：SCCNFP/0321/00
- 化粧品成分の試験および安全性評価に関するガイダンス通知：
    第5次改正：SCCNFP/0690/03
    第6次改正：SCCP/1005/06
    第7次改正：SCCS/1416/11

新たな知識や科学の進歩を取り入れるため，本ガイダンス通知は定期的に更新されている。したがって，提出資料は公表された最新版に準拠する必要がある。

化粧品成分は化学物質であるため，本ガイダンス通知には欧州委員会規則（EC）No 440/2008で報告されている毒性試験手順が規定されている。これらの手順にはヒトの健康に関連する種々の毒性学的指標の評価に必要となる基本的な毒性試験手順が含まれており，長期にわたる科学的合意の結果として国際的に認めら

---

[1] http://ec.europa.eu/health/scientific_committees/consumer_safety/index_en.htm，2012年9月調査。

れている。化学物質に関して従うべき手順として，*in vivo* 動物モデルおよび少数の *in vitro* モデルが含まれる。さらに，SCCS は以前から OECD（経済協力開発機構）ガイドラインに準拠した試験手順，およびケースバイケースで *in vitro* モデルに基づいて科学的に実証され，適切に文書化された方法やその他の3R に基づく代替法を一般的に受け入れており，現在も引き続き受け入れている。

前身の各委員会と同様に，SCCS は将来を見越した積極的な活動を行うよう努めている。その一例として，SCCNFP はヒト/ブタの皮膚を用いた経皮吸収性に関する *in vitro* 試験をいち早く受け入れた。ガイドラインが早期に確立され［SCCNFP/0167/99］，数次にわたり見直しが行われている［SCCNFP/0750/03, SCCP/0970/06, SCCS/1358/10］。

過去数年間に3R に基づくいくつかの代替法が開発され，有効な試験法であることがバリデートされた。通常，それらの方法は欧州委員会規則 No 440/2008に取り込まれている。同規則には削減（Reduction）および改良（Refinement）の対策だけでなく，動物を用いない代替（Replacement）法も含まれている。化粧品分野では，現在は化粧品規則（EC）No 1223/2009に引き継がれている化粧品指令76/768/EEC［76/768/EEC］の第7次改正［2003/15/EC］において，化粧品の最終製品だけでなく成分についても動物試験禁止の期限が設定されたという事実を考慮して，化粧品成分および最終製品の安全性評価におけるバリデートされた3R 代替法，特に動物を用いない代替の試験法の使用に大きな関心が寄せられている。

2-4.2　化粧品規則（EC）No 1223/2009の付属書Ⅱ，Ⅲ，Ⅳ，ⅤおよびⅥに掲載された化粧品成分

SCCNFP は1997年の設立から2004年の解散までに，400種類を超える化学物質および/または混合物について見解を発表し，SCCP および SCCS により200件を超える見解が追加された。大多数の見解は化粧品指令76/768/EEC の付属書の修正として化粧品の規制に組み入れられた（化粧品指令76/768/EEC の第8条2および第10条）。将来，同様の見解は化粧品規則（EC）No 1223/2009の付属書に組み入れられる。以下に示すとおり，化粧品規則（EC）No 1223/2009の付属書番号と化粧品指令76/768/EEC の付属書番号との間にわずかな違いがあることに留意する必要がある。

	化粧品規則（EC）No 1223/2009	化粧品指令76/768/EEC
付属書Ⅰ	化粧品安全性報告	化粧品カテゴリー別に示した表
付属書Ⅱ	禁止物質	禁止物質
付属書Ⅲ	制限物質	制限物質
付属書Ⅳ	着色剤のリスト	色素のリスト
付属書Ⅴ	防腐剤	本指令の適用範囲から除外された物質の一覧
付属書Ⅵ	紫外線吸収剤	防腐剤
付属書Ⅶ	包装/容器に使用する記号	紫外線吸収剤
付属書Ⅷ	バリデートされた動物試験代替法の一覧	包装/容器に使用する記号
付属書Ⅸ	**パートA** 廃止された指令およびその改正版	バリデートされた動物試験代替法の一覧

	パートB 国内法への移行および適用に対する期限の一覧	
付属書X	化粧品指令76/768/EECと化粧品規則（EC）No 1223/2009の対応表	－

　付属書ⅡおよびⅥの目的のため，化粧品規則（EC）No 1223/2009において「**毛髪用製品**」が，*睫毛を除く頭または顔の毛に適用することが意図された*化粧品と定義されていることに留意する必要がある。その他の定義については2009/1223/ECの付属書Ⅱ～Ⅳの序文を参照のこと。

2-4.3　本ガイダンス通知に取り上げられた一般事項

　本ガイダンス通知の改訂および化粧品規則（EC）No 1223/2009（旧化粧品指令76/768/EEC）のいずれかの付属書に掲載するための化粧品成分の毒性関連書類の検討に加え，旧SCC（NF）Pおよび現SCCSはいくつかの具体的な一般事項にも取り組んできた。下記にその例を示す（完全なリストではない）。

化粧品科学におけるヒト試験のためのガイドライン	
－潜在的皮膚刺激性のある化粧品成分または混合物	SCCNFP/0003/98
－化粧品最終製品の適合性試験（潜在的皮膚刺激性）	SCCNFP/0068/98
	SCCNFP/0245/99
－潜在的皮膚感作性のある物質の予測試験	SCCNFP/0120/99
－皮膚感作物質の分類と試験における反応の等級評価	SCCP/0919/05
化粧品の安全性評価における代替法	
－化粧品成分および混合物に対する代替法の使用に関する一般的見解	SCCNFP/0103/99
－利用可能な代替法に関する現状報告	SCCNFP/0546/02
	SCCP/1111/07
	SCCS/1294/10
－動物試験の段階的廃止の日程の設定に関するECVAM報告書に対するコメント	SCCNFP/0834/04
－*in vitro* EpiSkin™試験（皮膚刺激性）に関するコメント	SCCP/1145/07
－動物を用いない遺伝毒性/変異原性試験	SCCP/1212/09
動物/ヒト由来の化粧品成分	
－ウシ海綿状脳症（BSE）問題，すなわち化粧品指令76/768/EEC付属書ⅡのNo.419	SCCNFP/0451/01
	SCCNFP/0521/01
	SCCNFP/0552/02
	SCCNFP/0612/02
	SCCNFP/0724/03
－ヒト毛の加水分解により得られたアミノ酸	SCCP/0894/05
－ヒトによる消費を目的としない動物副産物	SCCP/0933/05
CMR（発がん性・変異原性・生殖毒性）問題	
－化粧品におけるCMR物質	SCCNFP/0474/01
	SCCNFP/0825/04
	SCCP/0888/05

	SCCP/0913/05
－規則790/2009に準拠した新たなCMRの分類	SCCS/1284/09
<u>*染毛剤および着色剤の安全性評価*</u>	
－予測可能な染毛剤の使用	SCCNFP/0059/98
－染毛剤の使用と（膀胱）がんのリスク	SCCNFP/0484/01
	SCCNFP/0797/04
	SCCP/0930/05
－特定のアゾ染料使用の安全性の検討	SCCNFP/0495/01
－染毛剤に対する評価戦略	SCCNFP/0553/02
	SCCP/0959/05
－染毛剤の遺伝毒性/変異原性試験	SCCNFP/0566/02
	SCCNFP/0720/03
	SCCP/0971/06
－付属書Ⅲに掲載された染毛剤の再評価	SCCNFP/0635/03
－提出ファイルのない染毛剤	SCCNFP/0807/04
－毛髪着色成分の反応生成物	SCCNFP/0808/04
	SCCP/0941/05
	SCCP/1004/06
	SCCS/1311/10
－染毛剤と皮膚感作	SCCP 2006
	SCCP/1104/07
－睫毛の着色に使用される染毛剤原料および過酸化水素	SCCS/1475/12
<u>*化粧品成分目録（INCIリスト）*</u>	
－現状報告	SCCNFP/0098/99
－植物性成分に対する仮INCI名	SCCNFP/0099/99
－成分目録の更新	SCCNFP/0299/00
	SCCNFP/0389/00
<u>*乳児および小児の安全性*</u>	
－小児に対する安全係数の計算	SCCNFP/0557/02
－口腔衛生用品に含まれるフッ素化合物	SCCP/0882/05
	SCCP/1214/09
－パラベン	SCCS/1348/10
	SCCS/1446/11
－食品に似た製品および/または小児の興味を引く特性を有する製品	SCCS/1359/10
－風船に含まれるニトロソアミン	SCCS/1486/12
<u>*消費者における香料アレルギー*</u>	
－消費者における香料アレルギー	SCCNFP/0017/98
	SCCNFP/0450/01
－禁止/制限される香料	SCCNFP/0320/00
	SCCNFP/0392/00
	SCCNFP/0770/03
	SCCNFP/0771/03
	SCCNFP/1023/06

－感作の定量的リスク評価（QRA）	SCCP/1153/08
－化粧品における香料アレルギー	SCCS/1459/11
リスクと健康への影響: その他	
－化粧品における低アレルギー誘発性に関するラベル表示	XXIV/1895/98
－紫外線吸収剤のエストロゲン様作用の可能性	SCCNFP/0483/01
－入れ墨，ボディピアスおよび関連行為	SCCNFP/0753/03
－美容目的のための日焼け用ベッド（紫外線照射）	SCCP/0949/05
－歯科用ホワイトニング製品	SCCP/0974/06
－化粧品に含まれるナノ物質	SCCP/1147/07
－遺伝毒性および発がん物質	SCCS/1484/12
－毒性学的懸念の閾値（TTC）	SCHER/SCCP/SCENIHR 2009
	SCCP/1171/08

3．化粧品成分の安全性評価

3-1 緒　言

　欧州における化粧品は，2013年7月11日まで化粧品指令76/768/EECおよびその改正版により規制され，それ以降は**化粧品規則（EC）No 1223/2009が適用されている**。すなわち，本規則の規定は全ての加盟国に適用され，国内法化にあたって修正が行われる可能性はない。化粧品指令76/768/EECの内容は原則として本規則に引き継がれているが，ヒトの健康に対する高いレベルの保護を保証するために一部の成分が強化されている。実際，EU市場で販売する化粧品は安全でなければならず（第3条），安全性を証明することができなければならず（第10～11条），(i)規制当局による市場での規制・監督が円滑に行えるように（第13条：届出），および(ii)消費者による安全な使用が保証されるように（第19～21条），両者に対して適切な情報を提供しなければならない。

　EUでは化粧品の安全性はその成分に基づいており，毒性試験による成分の評価が行われている。最近まで，この評価は実験動物を用いて行われてきた。しかし，動物試験に対する期限が設定され，化粧品指令76/768/EECのいわゆる第7次改正である指令2003/15/ECに規定されることにより，**毒性試験におけるバリデートされた代替法の使用が義務付けられる**ようになった。**動物を用いない代替試験法のみ**が容認される。試験および販売禁止の組み合わせにより，EU外での*in vivo*試験として反復投与毒性（皮膚感作性試験を含む），発生毒性およびトキシコキネティックスに関する試験のみが2013年3月11日まで容認される。この点についても化粧品規則（EC）No 1223/2009（第18条）に引き継がれている。

　化粧品の安全性がその成分の安全性に基づくという根拠は，EU市場で販売される数千種に上る化粧品が，全て限られた数の成分から作られているという事実に基づいている。このため，毒性試験は成分，特に生体マトリックスと反応することが意図され，したがってヒトの健康に対する懸念が最も大きい成分に集中して実施されてきた。この点は，色素，防腐剤および紫外線吸収剤に現在適用されている承認物質（化粧品規則（EC）No 1223/2009の付属書IV，VおよびVI）および禁止・制限物質（化粧品規則（EC）No 1223/2009の付属書IIおよびIII）のリストの基礎ともなっている。

化粧品規則（EC）には**消費者の健康を保護するための他の施策**も盛り込まれている。これらの施策により、製品が上市される場合は必ず、責任者が**第10条(1)**に規定された**化粧品安全性報告書（CPSR）**を含む**製品情報ファイル（PIF）**を維持・更新することが義務付けられる。PIFに関する要件は第11条に規定され、CPSRの内容に関する最低限の要件は同規則の**付属書Ⅰ**に規定されている。CPSRは以下の2つの部分からなる：(i)化粧品安全性情報、(ii)安全性評価者の氏名および所在地、評価者の資格証明書ならびに評価者の署名および日付が記載された化粧品安全性評価。

化粧品規則（EC）の第2条には、「化粧品」、「原料」、「（重篤な）好ましくない作用」、「ナノ物質」など、いくつかの新たな定義が導入されている。重要な定義として「**責任者（responsible person）**」が規定されることも予定され（第4条）、*欧州共同体に設立された法人または個人（製造者、輸入者または販売者）*と定義されている。化粧品規則（EC）No 2009/1223/EC（第4条）には、*共同体内において法人または個人が「責任者」として指名されている化粧品のみ販売が認められる*と規定されている。責任者は、本化粧品規則に規定された関連の義務が遵守されることを保証しなければならない。

3-2 SCCSによって適用される化粧品成分の安全性評価手順

EUでは、化粧品成分の安全性評価に関して2つの流れがある（図1）。

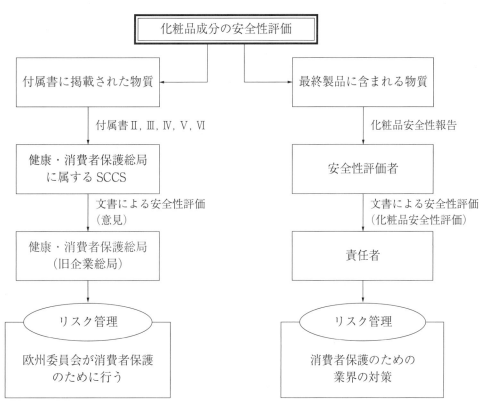

図1: EUにおける化粧品成分の安全性評価

SCCSの所管となるのは主として付属書Ⅱ、Ⅲ、Ⅳ、ⅤおよびⅥに掲載された物質である。図1の右側部分はこれらの付属書に掲載されている物質以外の全ての化粧品成分が対象となり、化粧品規則2009/1223/ECの規定に従い、安全評価者を経て「責任者」の責任となる。一般に、SCCSによる化粧品成分の**安全性評価**は、医薬品、植物保護製品、食品添加物などの成分に通常適用されるリスク評価プロセス［WHO 2001, European Commission 2000］の原則と訓練に基づいている。

リスク評価手順は以下の4つの部分に分けられる。

1) **危害の特定**: 物質がヒトの健康被害につながる可能性があるかどうかを特定するために実施する。この部分の評価は *in vivo* 試験, *in vitro* 試験, 臨床試験, 事故情報, ヒト疫学研究, および利用可能であれば定量的構造活性相関（QSAR）研究の結果に基づく。また, 対象となる分子の本来の物理的, 化学的および毒性学的特性も考慮する。

2) **用量反応性評価**: この部分では毒性反応と曝露との関係を検討する。閾値のある作用の場合, 有害な影響が認められない最高の用量（NOAEL）を決定する。NOAEL が得られない場合, 有害な影響が認められた最低の用量（LOAEL）を用いる。NOAEL 値および LOAEL 値に対する代替指標として, ベンチマーク用量（BMD）が提案されている。BMD は数学モデルに基づく指標であり, 観察された範囲の実験データを当てはめ, 低いが測定可能な反応［ベンチマーク応答（BMR）］（一般に, 対照と比較して5％または10％高い発現率を選択する）が引き起こされる用量を推定する。

閾値のない発がん物質の場合, 用量記述子（T25など）を測定する［Dybing et al. 1997］。

3) **曝露の評価**: この部分では化合物へのヒトの曝露量および曝露頻度を決定する（小児, 妊婦などの特定の潜在的リスク集団に関する評価を含む）。

4) **リスクの判定**: 検討対象の物質がヒトの健康被害を引き起こす確率およびリスクの程度を検討する。閾値のある作用の場合, 安全係数（MoS）を計算する。

$$\text{MoS} = \frac{\text{NOAEL}}{\text{SED}}$$ 式中, SED は全身曝露量（Systemic Exposure Dosage）を示す。

閾値のない作用（非閾値発がん作用など）については通常, 用量記述子（T25など）を用いて生涯リスクを算出する。これは, 閾値のない発がん物質の場合, 特定部位の正味の腫瘍発生頻度を特定の割合で上昇させる試験物質の1日投与量の計算値（例えば, mg/kg 体重/日）と定義される［Dybing et al. 1997］。発がん物質の評価については3-7.5項（訳注: 3-7.4項の間違いと思われる）に記載する。

リスクの特性分析後に**リスク管理**および**リスクコミュニケーション**が行われるが, 別の付属書に掲載された物質の場合は SCCS の業務ではなく, 欧州委員会の業務となる（図1参照）［COM(97)183］。

リスク評価の全プロセスについて記述するのは本ガイダンス通知の範囲を超えている。この件についてはレビュー論文や毒性学の書籍などがある［Barile 2008, Beck et al. 2008, Rogiers 2010］。本ガイダンス通知の目的は, SCCS による評価のために提出する化粧品成分の書類に物理的・化学的データや関連の毒性試験結果など, 特定のデータや試験結果を含める必要がある理由を説明するため, 特に鍵となる側面を強調して示すことである。

規制関連の問合せおよび資料提出のための連絡先を以下に示す。
DG Health and Consumers, Unit B2 Health technology and Cosmetics of the European Commission,
SANCO-COSMETICS-AND-MEDICAL-DEVICES@ec.europa.eu
科学的な問題に関する SCCS の連絡用アドレス:
SANCO-SCCS-SECRETARIAT@ec.europa.eu

3-3 化粧品成分の化学的および物理的規格

成分の物理的・化学的性質から特定の毒性学的特性が予測できる可能性があるため，物理的・化学的性質はきわめて重要な情報であると考えられる。例えば，分子量（MW）の小さい疎水性化合物は分子量の大きい親水性化合物よりも皮膚に浸透する可能性が高い。揮発性の高い化合物が皮膚に適用される製品に含まれている場合，吸入による曝露が大きくなる可能性がある。また，物質の物理的・化学的性質から物理的危険性（爆発性，可燃性など）の特定にもつながる。さらに，一部の QSAR プログラムや実験モデルでは，物理的・化学的性質の数値が入力値として用いられる［Salminen 2002］。

SCCNFP の評価を受ける毒性関連書類の基本的要件に関する SCCNFP の見解［SCCNFP/0633/02］には，評価を受ける全ての物質に対する基本的かつ最小限の規格が示されている。数年間に多くの点が追加された。具体的なリストを以下に示す。

1）化学的特性
2）物理的形態
3）分子量
4）化学物質のキャラクタリゼーションと純度
5）不純物または付随する汚染物質のキャラクタリゼーション
6）溶解度
7）分配係数（Log P_{ow}）
8）その他の関連する物理的・化学的性質に関する規格
9）均質性および安定性
10）紫外可視光（UV-VIS）吸収スペクトル
11）異性体組成
12）機能および用途

各毒性関連書類には上記全ての**元データを含めなければならず，全ての分析データの情報および記録を提出する必要がある**。また，SCCS によって評価を受ける書類のデータ作成に用いられた被験物質の詳細な特性を提示するために，適切な**分析証明書**を添付しなければならない［SCCNFP/0633/02］。

計算値（例えば log P_{ow}）または文献データ（さまざまな不純物プロフィールを有するバッチで試験されていることが多い）と比較して，関連バッチの実測パラメータを示すことが明らかに望ましい。

以下の項ではその方法とこれに対応する規則（EC）No 440/2008[1]［2008/440/EC］の参照番号を示す（該当する場合）。

3-3.1 化学的特性

対象となる成分の正確な化学的性質および構造式を確認しなければならない。成分の CAS 番号，化粧品原料国際命名法（INCI）名または共通成分命名法（CIN: Common Ingredient Nomenclature，化粧品規則（EC）No 1223/2009 に規定）に従った名称，および EC 番号（詳細は付属書Ⅰを参照のこと）を提示する必要がある。

---

[1] Annex V to Dir. 67/548/EEC を公式に置き換えている。

構造式が特定できない成分については，化合物の考えられる構造および活性を評価するため，調製方法（全ての物理，化学，酵素，バイオテクノロジー，微生物学のステップを含む）および調製に使用される物質に関する十分な情報を提示する必要がある。

天然成分（エキス）の安全性評価では，原材料の由来物質（植物の部分など），抽出方法および使用した他のプロセスおよび/または精製法に関する完全な情報を提示する必要がある（3-6.2項も参照のこと）。

混合物を「原料」として使用する場合，全ての物質について定性的および定量的組成を示さなければならない。例えば，主成分，防腐剤，酸化防止剤，キレート剤，緩衝剤，溶剤，その他の添加物および/または付加的な外部汚染物質などが含まれる。

ある物質の塩またはエステルを化粧品成分として使用する場合，その旨を提出書類中に明確に示さなければならない。具体的な塩/エステルの物理的・化学的性質を提示しなければならない。安全性評価のために実施する毒性試験では同じ特定成分を使用しなければならない。逸脱する場合は正当な理由を示さなければならない。

3-3.2 物理的形態

物理的形態の性状（粉末，ペースト，ゲル，液体など）を示す。ナノ粒子（3-6.7項を参照）の場合は粒径およびその分布も示す必要がある。

3-3.3 分子量

各物質の分子量（MW）をダルトンで示す。混合物の場合，各構成物質について分子量を示さなければならない。

3-3.4 化学物質のキャラクタリゼーションと純度

化学物質のキャラクタリゼーションに用いた試験法（UV，IR，NMR，MS，元素分析など）の実験条件とともに，得られたスペクトルおよびクロマトグラムなどの結果を記載しなければならない。

純度を明確に示さなければならない。使用した分析法の正当性を示さなければならない。

提出書類に記載する物理的・化学的試験，毒性試験などに用いる物質は，市販製品中に存在する物質を代表するものでなければならない。

3-3.5 不純物または付随する汚染物質のキャラクタリゼーション

対象となる物質の純度に加えて，存在する可能性のある重要な不純物の性質ならびに濃度を明確に示さなければならない。

不純物の性質のわずかな変化によって物質の毒性が大きく変わることがある。一般に，**特定の物質に対する安全性試験の結果が意味を持つのは，使用された物質について純度および不純物のパターンが述べられている場合に限られる**。バッチによって純度が一定していない物質に対して実施された試験は，科学的妥当性に疑問がある。したがって責任者は，代表的な市販品に他の不純物が存在せず，不純物の増加もしないことを保証しなければならない。

3-3.6 溶解度

物質の水および/あるいは他の関連のある有機溶媒中の溶解度［EC A.6］を示す必要がある［…℃で…g/L］。水性溶媒ではほとんどあるいはまったく溶解しない物質もある。

3-3.7 分配係数（Log P_{ow}）

pH値および温度を指定してn-オクタノール/水の分配係数［EC A.8］を示す必要がある。

計算値の場合，計算方法を明記する必要がある。

特にイオン性分子や両性イオンではP_{ow}がpH値に強く依存する。したがって，個々のpH値が指定されないことが多い単一のLog P_{ow}の計算値は，経皮吸収試験における生理的状態およびpH条件と関連付けることができない。

3-3.8 その他の関連する物理的・化学的性質に関する規格

典型的な物理的・化学的データには下記のものが含まれる。

- 物理的状態（固体，液体，気体）
- 感覚的特性（色，臭い，場合によっては味）
- 水および適当な溶媒（レセプター液を含む）における溶解特性［EC A.6］［…℃で］
- 場合によっては分配係数［EC A.8］［Log P_{ow}，…℃で］
- 引火点［EC A.9］
- 物理的状態毎の物理的特性
  - 液体：沸点［EC A.2］，相対密度［EC A.3］［…℃で］，pK_a［…℃で］，粘度［…℃で］，蒸気圧［EC A.4］［…℃で］など
  - 固体：全般的な外見（結晶体，非晶質など），融点［EC A.1］，pK_a［…℃の…中で…%］など
  - 気体：密度［EC A.3］［…℃で］，自然発火温度［EC A.15］など
- 紫外線を吸収する物質の場合，化合物の紫外線吸収スペクトルを示す必要がある。紫外線吸収剤の場合，このスペクトルが絶対的に不可欠であることは自明である。
- ナノ物質およびナノ粒子の場合は特別要件が適用される（3-6.7項も参照のこと）。

3-3.9 均質性および安定性

実験条件下での被験物質の含有量に関する試験溶液の均質性を示す必要がある。

種々の試験における実験条件下での被験物質の安定性を報告する必要がある。さらに，保存条件下の被験物質および典型的な化粧品配合の安定性も示す必要がある。

3-3.10 紫外・可視光（UV-VIS）吸収スペクトル

物質の構造に応じて，紫外（UV）または紫外・可視光（UV-VIS）吸収スペクトルを示す必要がある。

3-3.11 異性体組成

化粧品成分が異性体の混合物である場合，化粧品成分として使用される関連の異性体のみを安全性評価に含める必要がある。ただし，異性体組成に関する情報も提示する必要がある。

3-3.12 機能および用途

試験の対象とする化粧品成分について，市販化粧品の濃度，機能および作用機序（明らかにされている場合）を報告する必要がある。特に，スプレーまたはエアゾールに配合することを意図している化粧品成分の場合，吸入による曝露の可能性があるため，この旨を明確に記載する必要があり，リスク評価において考慮する必要がある。

さらに，他の用途およびそれに伴う濃度も，可能性がある場合は記載する必要がある（消費者製品，工業用製品など）。

3-4　化粧品成分に関する関連毒性試験

化粧品成分の毒性は一連の毒性試験に基づいて決定され，ハザード特定の一部である。ハザード特定は安全性評価のプロセス全体の第一段階である。

現在，これらの毒性試験の大半で，他の化学物質と同様に，未だに動物が使用されている。従来，ヒトに関する毒性データを得るために，被験物質をヒトと同じ経路（局所，経口，吸入など）で動物に曝露させたときの毒性プロフィールを評価する方法が用いられてきた。

通常，高濃度の被験物質を用いて行う動物の単回投与試験では「LD_{50}値」が決定または推定できる。指令67/548/EEC［2001/59/EC］の付属書Ⅵに記載されているとおり，これらの試験は主として分類および表示の目的のために用いられる。分類および表示システムの改訂が行われ，基本的に国連化学品の分類および表示に関する世界調和システム（UN GHS）[1]に組み入れられた。このため，物質および混合物の分類，表示，包装（CLP）に関する規則［2008/1272/EC］が2008年に新たに公布された。この新たなGHSシステムでは物質および混合物の分類に対する一部の閾値が変更され，CMR関連の用語（3-6.6項参照）も影響を受けるが，引き続き実験動物の使用が含まれている。

通常，低濃度で長期間（例えば，28日間，90日間，24ヶ月間）にわたる連続投与/曝露により行われる反復投与毒性試験により，安全係数（MoS）の計算に用いる無毒性量（NOAEL）を求めることができる。これらの試験から標的臓器，作用機序なども推測できる。

発がん性試験は通常，マウスやラットを用いて18～24ヶ月間にわたって実施される。

EUの科学的目標のひとつとして，現行の動物試験と同等レベルの情報を得ることができる3R代替法の開発およびバリデーションがある。これらの試験では，使用する動物数が削減され，動物が受ける苦痛が軽減され，または動物の使用が完全に回避される（改良，削減，代替の3R戦略）。

この点に関して，既存の*in vivo*ガイドラインに対して試験法の改良および動物数の削減によるある程度の改良が行われた。さらに，*in vivo*法に基づくいくつかの代替ガイドラインが開発されている。皮膚腐食性，皮膚刺激性，変異原性，光変異原性，光毒性および経皮吸収の分野で代替試験法が存在するが，脊椎動物の複雑さなどの様々な理由により，現時点では動物を用いた反復投与毒性試験（生殖発生毒性を含む）に代わるバリデートされた動物を用いない*in vitro*代替試験法はなく，プレバリデーション/バリデーションが実施できる状況にある適切な提案もない［Worth et al. 2002, Rogiers and Pauwels 2005, JRC 2010, Adler et al. 2011］。

---

[1] http://www.unece.org/trans/danger/publi/ghs/ghs_welcome_e.html，2012年9月調査。

化粧品指令76/768/EECの第7次改正［2003/15/EC］の規定により，同指令およびその改正版の要件を満たし，技術の進歩に対応するため，欧州の化粧品法規制の下で2013年以降に動物試験を行った成分または成分の組合せを含有する最終製品の販売が禁止される。したがって，SCCSおよびその前身の委員会は，代替法の開発およびバリデーションに関する進歩を注意深く見守ってきた。代替法，代替戦略およびそれらの見通しに関する状況の客観的な概観を示すことを目的として，SCCSはこの特定の問題に関する覚書を定期的に発行してきた［SCCNFP/0103/99，SCCNFP/0546/02，SCCP/1111/07，SCCS/1294/10］。バリデートされた代替法に加え，SCCSはケースバイケースで化粧品成分の安全性評価のための「有効な」方法を容認することがある。そのような有効な方法とは，必ずしも完全なバリデーションプロセスを完了していないが，その妥当性および信頼性を示す十分な量の実験データが得られている場合に本委員会が容認できると判断したものをいう。

化粧品指令76/768/EECの第6次改正［93/35/EEC］に従い，ヒトの健康に関する安全性評価も欧州理事会指令87/18/EECに規定された安全性に関する非臨床試験の実施の基準（GLP）の原則に従って実施しなければならない。この一連の規則から考えられる全ての逸脱は説明が求められ，科学的妥当性が判断される［SCCNFP/0633/02］。設定された動物試験禁止の期限および上述の安全性評価の要件は，化粧品規則（EC）No 1223/2009に引き継がれている。

本項では現在用いられている**動物試験および/またはそのバリデート済みの代替法**について記述する。全ての方法について，その**規則（EC）No 440/2008の参照番号およびOECD**（国際経済開発機構）**番号**を示す。

安全性評価に用いられた全ての**動物試験**について**実験日**を明記することが必須となる。この日付により，現行のガイドラインが存在する前に試験が実施された場合には試験における特定の欠点が明らかになるだけでなく，削減・改良・動物を用いない代替の代替法が正式に許可された後，その成績のフォローアップのために用いることができる。

3-4.1　急性毒性

「急性毒性」とは，経口，経皮または吸入によって物質へ1回曝露したときに起こる可能性のある健康に対する有害な影響を表す用語である［ECB 2003］。

1）急性経口毒性

in vivo 急性経口毒性試験は本来，評価する化合物のLD$_{50}$値を求めることを目的として開発された試験である。現行の化学物質に関する法規制では，このLD$_{50}$値に基づいて化合物が分類されている［2001/59/EC，2008/1272/EC］。

それぞれ5〜10匹の動物からなる3〜5種類の用量群を用いる元来の試験方法［EC B.1, OECD 401］は削除され［2001/59/EC］，**以下の代替法に置き換えられた**：

- **固定用量法**［EC B.1 bis, OECD 420］では死亡をエンドポイントとするのを中止し，動物を死なせたり，極度の痛みや苦痛を与えたりすることがないように計画されている。
- **急性毒性クラス法**［EC B.1 tris, OECD 423］では正確なLD$_{50}$値の算出を目的とせず，死亡が予想される曝露量の範囲を求めることができる。この試験では複雑な段階的投与法に従う必要があり，その結果，元来の手法であるEC B.1/OECD 401やEC B.1 bis/OECD 420の代替法よりも時間を要する場合があるが，主に試験に使用する動物数を大幅に削減することができる。

－**アップダウン法**［OECD 425］ではLD$_{50}$値および信頼区間の推定，および毒性徴候の観察が可能である。このガイドラインでは，ガイドライン EC B.1/OECD 401 と比較して使用する動物数が大幅に削減される。

2）急性吸入毒性

急性吸入毒性試験 OECD 403 は1981年に最初に制定され，科学的進歩，規制ニーズの変化および動物愛護に関する配慮を踏まえて2009年に改訂された［OECD 403/EC B.2］。さらに，削減・改良試験法［EC B.52, OECD 436］として吸入経路による**急性毒性区分法**が規定された。吸入経路による**固定濃度法**に対するガイドライン案として OECD 433 がある［OECD 433］。

3）急性経皮毒性

現時点では *in vivo* 急性経皮毒性試験［EC B.3, OECD 402］に対する利用可能な**バリデート済みの代替法**はないが，**固定用量法**に対する OECD 434 の案が存在する。

通常，化粧品成分の急性毒性データは，危険物質の届出，分類および表示に関する指令67/548/EEC の第7次改正の規定［92/32/EEC］の遵守の結果として，および/または REACH 要件［2006/1907/EC］を通じて既に得られている。化粧品指令の要件に適合するために2009年3月11日以降に急性毒性試験が実施された成分が含まれる化粧品は，EU 市場での販売が認められない。

3-4.2 腐食性および刺激性

1）皮膚腐食性および皮膚刺激性

2011年以降，CLP 規則［2008/1272/EC］に従って皮膚腐食性はカテゴリー1と呼ばれ，1A，1B および 1C の3つのサブカテゴリーに分けられ，皮膚刺激性はカテゴリー2とされる。これは化学物質の分類に用いられ，表示に関するいくつかの要素［UN GHS に基づく CLP］の基礎となる。

皮膚腐食性試験では，3分間から最大4時間にわたり被験物質を皮膚に適用した後に不可逆的損傷，すなわち表皮から真皮に至る肉眼で確認できる壊死を引き起こす可能性を評価する。典型的な腐食性反応として，潰瘍，出血，痂皮など，また14日間の観察終了までの皮膚の漂白による変色，完全脱毛，瘢痕などがある［EC B.4, OECD 404］。腐食性は一般的に化粧品により発生すると予想される特性ではないが，製造ミスや消費者による誤用の結果，時折発生する可能性がある。

一方，本来の特性として腐食性を有する化粧品成分の使用が完全に排除されているとは言えない。最終製品の腐食性は，その物質の化粧品中の最終濃度，pH 値，「中和」成分の有無，使用される添加剤，曝露経路，使用条件などによるところが大きい。

皮膚腐食性試験については，現在，以下の5つのバリデートされた *in vitro* **代替法**が規則（EC）No 440/2008［2008/440/EC］に組み入れられている。
1）**TER 試験**（ラット経皮電気抵抗試験）［EC B.40, OECD 430］
2）**EpiSkin**™　［EC B.40bis, OECD 431］
3）**EpiDerm**™　［EC B.40bis, OECD 431］
4）**SkinEthic**™　［EC B.40bis, OECD 431］

5）**EST-1000**（epidermal skin test-1000）［EC B.40bis, OECD 431］

　別の腐食性試験として，水素化したコラーゲンマトリックス（バイオバリア）と支持フィルター膜を通した被験物質の浸透を評価する Corrositex™ 試験がある。この試験は OECD ガイドライン 435［OECD 435］に規定され，腐食性評価のための人工膜バリア試験法の材料および手順についておおまかに説明されている。Corrositex™ 試験は ECVAM（欧州動物実験代替法評価センター）の科学諮問委員会（ESAC）による評価に合格しているが，現在，EU 法規制には組み入れられていない。この試験法は酸および塩基に対してのみ有用であると判断された［ESAC 2000］。

　皮膚刺激とは，最大 4 時間にわたり被験物質を適用した後の皮膚における可逆的損傷と定義される。元来の皮膚刺激性試験は 3〜6 匹のウサギを用いる *in vivo* 試験法であった。過去数年間に，試験法の改良と動物数の削減が行われ，使用する動物数が最高 3 匹に削減され，現在では *in vivo* 試験の実施を考える前にいくつもの段階を踏む必要がある［EC B.4, OECD 404］。これらの段階を以下に示す。
- 既存のヒトおよび動物データの評価
- 構造活性相関の分析
- 物理化学的特性および化学反応性の試験（pH2.0 以下または 11.5 以上の物質は，*in vivo* 試験を実施しなくても腐食性とみなされる）
- 入手可能な皮膚毒性データの検討
- *in vitro* 試験および *ex vivo* 試験の結果の考慮

以下のようないくつかの ***in vitro* 皮膚刺激性試験**が正式にバリデートされている［EC B.46］。
1）**EpiSkin™ 法**
2）**改良 Epiderm™ 皮膚刺激性試験（SIT）**
3）**SkinEthic™ 再構築ヒト表皮（RHE）試験**

　これらの 3 試験全ての性能（特異性および感度）について EU の新たな CLP 規則の下で再評価が行われ，適切であると判断された［ESAC 2009a］。このため，再構築ヒト表皮である EpiSkin™，改良 EpiDerm™ および SkinEthic RhE™ を用いる *in vitro* 試験法が OECD 439 に組み込まれ，ESAC によって承認された。最近公布された EC B.46［EC B.46, 規則（EC）No 640/2012］は OECD 439 に対応するものである。規制の枠組みおよび使用している分類システムによっては，*in vivo* 皮膚刺激性試験に対する独立した代替試験法として，または段階的試験戦略の中で動物実験を部分的に置き換える試験法として，OECD 439 を用いて化学物質の皮膚刺激性を判定することができる。

　EpiSkin™ 法を例として，SCCS は**還元性物質，染毛剤および着色剤による色の形成**との干渉の可能性に関する懸念を表明した［SCCP/1145/07］。化粧品業界から提供された追加データの検討後，SCCS は改良 EpiSkin™ 法では（3-(4,5-ジメチル-2-チアゾリル)-2,5-ジフェニル-2H-テトラゾリウムブロミド（MTT）法が着色剤/染毛剤成分の潜在的皮膚刺激性を評価するための適切な指標として使用できることを示す十分な証明は得られなかったとの見解を表明した。**吸光度測定を必要としない別の指標を検討する必要がある**［SCCS/1392/10］。

　化粧品成分に対して課せられた試験禁止を考慮して，欧州化粧品工業会（Cosmetics Europe：旧 Colipa）

は，化粧品成分およびその製品での使用に対するハザード評価および安全性評価のための代替法の段階的試験戦略への統合のために決定樹アプローチを提案した。以下の2つの異なる決定樹が提案された［Macfarlane et al. 2009］。

- 物理化学的特性，read-across データ，QSAR の結果および in vitro 皮膚腐食性データに基づいて腐食性物質に分類される可能性のある被験物質のハザード特定に対する決定樹であり，これら全ての特性から物質の皮膚腐食性が示されなかった場合，バリデートされた in vitro 皮膚刺激性試験によって刺激性または非刺激性のいずれかに分類される。
- 最終製剤に含まれる成分のリスク評価のための決定樹であり，in vitro 皮膚刺激性試験において測定された刺激性がベンチマーク対照の刺激性の結果と比較される。決定樹の最後のステップは，ヒトボランティアを対象とした実使用条件での製剤確認試験と呼ばれる。

SCCS は，上記の段階的アプローチにおいて，以下の理由により全てのデータセットについて引き続きケースバイケースで検討する必要があることを強調している。

- ハザード特定のための決定樹には，in vitro 試験法の適用可能領域に関する批判的な視野が欠けている（例えば，着色剤および還元性物質の除外，他の指標の考慮など）。
- リスク評価のための決定樹には，最終的にヒトを対象とする安全性試験につながるベンチマークアプローチが含まれている。SCCNFP/0245/99に従い，倫理的観点からヒトボランティアを対象とした適合性試験のみが許容される。ただし，そのようなヒト試験を適用する前に，証拠の重み付け（weight of evidence: WoE）を慎重に考慮する必要があるというのが SCCS の見解である。

2）粘膜刺激性，眼刺激性

眼刺激性試験は，眼の前面に被験物質を投与した後に眼に発生し，投与から21日以内に完全に回復する変化を評価するために開発された。眼腐食とは，眼の前面に被験物質を投与した後にみられる眼の組織損傷または重篤な視力低下であり，投与から21日以内に完全に回復しないものをいう。

現時点では，**1～3匹のウサギを使用する従来の Draize *in vivo* 眼刺激性試験に代わるような完全にバリデートされた代替法はない**。過去数年間，元来の試験法［EC B.5，OECD 405］は改良および削減の対象となり，使用する動物数が最大6匹から最大3匹に削減され，疼痛および苦痛を回避するために麻酔剤の使用が勧告され，in vivo 試験の実施を考える前にいくつもの段階を踏むことが必要になった。これらの段階を以下に示す。

- 既存のヒトデータおよび動物データの評価
- 構造活性相関の分析
- 物理化学的特性および化学反応性の試験（例えば，pH2.0以下または11.5以上の物質は，in vivo 試験を実施しなくても腐食性とみなされる）
- 他の既存情報の検討
- in vitro 試験および ex vivo 試験の結果の考慮
- 物質に対する既存の in vivo 眼刺激性または腐食性データの評価［EC B.5，OECD 405］

成分に関する多くの申請書類には過去の早い時期に実施された動物試験の結果が含まれていることがあるが，それらの試験の成績は動物試験および販売に対する2009年3月11日の期限の影響を受ける。現在，眼刺

激性/腐食性に関する利用可能な代替法は，**BCOP法**（牛摘出角膜の混濁および透過性試験）[OECD 437, EC B.47] **とICE法**（ニワトリ摘出眼球試験）[OECD 438, EC B.48] **の2試験からなるスクリーニング法**である。これらの試験は**ハザード特定（リスク評価ではない）**のプロセスで用いることができ，**強度眼刺激性物質を排除**することはできるが，軽度の刺激性物質は検出できない。IRE法（ウサギ摘出眼球試験）およびHET-CAM法（受精鶏卵漿尿膜試験）という他の2種類のスクリーニング試験法からも化粧品成分の安全性評価のための裏付け証拠が得られる［SCCS/1294/10］。

　現在，再構築ヒト組織モデルを含むいくつかの試験に対する評価とバリデーションが行われている。

　最後に，細胞毒性/細胞機能に基づき水溶性物質を評価するいくつかの試験法（サイトセンサーマイクロフィジオメーター試験法，フルオレセイン漏出試験およびニュートラルレッド放出・フルオレセイン漏出・赤血球溶血試験）に対して，ESACによる後向きのバリデーションとピアレビューが行われた［ESAC 2009b］。しかし，これらの試験は単なるスクリーニング試験であり，眼刺激性の強さの測定に適したものではない。フルオレセイン漏出試験はOECDによって採択され，規制上の分類および表示のための段階的試験戦略の一環として推奨されているが，適用できるのは限られた種類の化学物質（水溶性の物質および混合物）のみである［OECD 460］。2009年にECVAMによってバリデートされたサイトセンサーマイクロフィジオメーター試験法［OECD X］については，OECDガイドライン案が進行中であり，ESACの作業部会によって提案される性能基準に基づくものとなる。この試験法は特に米国において用いられている。細胞毒性に基づく別の試験法であり，現在バリデーションが行われているものとして，ウサギの角膜細胞株を用いて眼刺激性を予測する短時間曝露（STE）試験がある。ただし，この試験法も眼刺激性に対する完全な代替法とみなされるためにはさらに厳密な評価が必要とされる。

　化粧品成分に対して課せられた試験禁止を考慮して，欧州化粧品工業会（Cosmetics Europe: 旧Colipa）は化粧品成分およびその製品での使用に対するハザード評価および安全性評価のための代替法の段階的試験戦略への統合のために，決定樹アプローチを提案した。*in vitro*皮膚刺激性試験とは異なり，単一の*in vitro*試験および試験バッテリーのいずれもがウサギを用いるDraizeの眼試験を完全に置き換える試験としてバリデートされていないことが認識された。しかし，眼の刺激性に対して以下の2つの異なる決定樹が提案された［McNamee et al. 2009］。

- その物理化学的特性，read-acrossデータ，QSAR結果および*in vitro*眼刺激性データに基づいて刺激性物質または非刺激性物質に分類される可能性のある純粋な化粧品成分のハザード特定に対する決定樹。既存の*in vitro*モデルでは非刺激性物質および軽度から中等度の眼刺激性物質は特定できないことが認識されている。
- 最終製品における成分のリスク評価のための決定樹であり，1つ以上の*in vitro*眼刺激性試験において測定された眼刺激性がベンチマーク対照の刺激性の結果と比較される。決定樹の最後のステップは，ヒトボランティアを対象とした使用条件下での製剤確認試験と呼ばれる。

　SCCSは，上記の段階的アプローチにおいて，眼刺激性に関するヒトの安全性がリスク評価における決定樹の最後のステップであるという事実を強調している。本委員会は，**バリデートされた独立の*in vitro*試験または試験バッテリーが存在しない限り，段階的アプローチの適用は時期尚早である**と考えている。ヒトを対象とした眼刺激性試験は，参加するボランティアにおける重大な健康への影響につながる可能性がある。

Scottら［2010］は，眼刺激性に対する試験戦略を特定することを目的としてECVAMの専門家会議（2005年に開催）の結果を公表した。ハザード特定のための試験に関して，in vitro試験をボトムアップ（非刺激性物質を正確に特定できる試験法から始める）またはトップダウン（強度刺激性物質を正確に特定できる試験法から始める）で進める方法が提案された。すなわち，このアプローチでは非刺激性物質と強度刺激性物質を特定し，それ以外は全て（軽度/中等度）刺激性物質カテゴリーに含めることが意図されている。

現時点ではin vitro法で非刺激性物質を特定することができないため，この提案の実用的価値は限られている。

3-4.3　皮膚感作性

皮膚感作性物質とは，感受性の高い個体にアレルギー反応を引き起こす可能性のある物質である。皮膚を介して曝露した結果，アレルギー性接触皮膚炎の特徴的な有害作用を誘発することがある［ECB 2003］。現時点では，皮膚感作性に対してバリデートされたin vitro試験法は認められていない。

ある物質が皮膚感作性を評価する試験として，**実験動物を用いた3つの一般的なin vivo試験法**がある。

1）**局所リンパ節アッセイ（Local Lymph Node Assay: LLNA）**［OECD 429］は規則（EC）No 440/2008（試験法）［EC B.42］において採択され，最近改訂された［Regulation（EC）No 640/2012］。この試験は下記の伝統的な2つのin vivo試験法（2および3）と比較すると，削減/改良による代替試験法である。複数回の曝露が必要とされるため，この試験は「反復投与」毒性試験法と考えることができ［SCCS/1294/10］，したがって，2013年3月11日の試験および販売禁止の最終期限が適用される。LLNA法では近交系マウスが用いられ，被験物質の適用部位における所属リンパ節のリンパ球増殖に基づいて評価が行われる。この試験は刺激指数（SI）として結果が得られる客観的な手法で，被験物質によって惹起された刺激と媒体適用対照動物における刺激との比率で表される。適切な媒体に懸濁した被験物質を耳の裏側に開放塗布する。局所的な皮膚炎を惹起する完全フロイントアジュバントは使用しない。

化学分野に関する限り，REACH（付属書Ⅶ）の下での年間1トンの生産レベルに対する標準情報要件として，LLNA法はin vivo感作性試験における**第一選択試験法**と規定されている。例外的な状況として別の試験の実施が必要と判断される場合があるが，これは妥当性が示された場合にのみ容認される［2006/1907/EC］。

放射性物質を使用しないLLNA法を承認するための作業がOECDレベルで行われ，以下の両試験法が欧州委員会によって採択された。

- ダイセル-ATP法は，アデノシン三リン酸（ATP）を指標として用いるLLNA法の改良法である。マウスは3回ではなく4回の曝露を受け，ATPの含有量がリンパ節細胞増殖の指標として用いられる［EC B.50, OECD 442A］。
- 細胞増殖ELISA（酵素結合免疫吸着測定）BrdU（5-ブロモ-2-デオキシウリジン）は，熱量または化学発光の測定によりリンパ節細胞内でのDNA合成を定量化する第二世代のELISA法である（NICEATM-ICCVAMのウェブサイトの試験法評価報告: LLNA: BrdU-ELISA[1]）［EC B.51, OECD 442B］。

1　http://iccvam.niehs.nih.gov/methods/immunotox/llna-ELISA/TMER.htm，2012年9月調査。

公表データの後向き解析を実施した後，**単群**LLNA法（rLLNA法）がESACによって採択された［Kimber et al. 2006］。ただし，rLLNA法では元来のLLNA法における陰性対照群および高用量群に相当する群のみが用いられるため，感作性を測定することはできない。このため，rLLNA法は感作性物質と非感作性物質を区別する**スクリーニングの目的のみに適した方法である**［SCCS/1294/10］。

2）**モルモットマキシミゼーション法（Magnusson Kligman Guninea Pig Maximisation Test: GPMT）**
［EC B.6, OECD 406］はアジュバント型の試験で，完全フロイントアジュバントの使用にかかわらず，被験物質を皮内注射することによりアレルギー反応が増強される。GPMTの感度はLLNA法と同等と考えられる。この試験は，刺激性のない被験物質の濃度でパッチテストを行い，惹起された皮膚反応に基づき結果を判断する。したがって，この試験は「実際」のアレルギー性接触皮膚炎の発生を模倣した試験である。この方法では反復誘発試験，交差反応性試験および媒体の作用を評価する試験が可能である。

3）**ビューラー法（Buehler test）**［EC B.6, OECD 406］は，局所適用だけでアジュバントを用いない試験法である。この方法はGPMT法と比較して感度が低い。ビューラー法を使う場合は科学的に正当な理由が必要である。

皮膚感作性試験における代替法の分野では，過去数年間にいくつかの分野で進歩が認められる［Vandebriel and van Loveren 2010］。

現在，皮膚感作性の種々のステップを代表するいくつかの in vitro 試験が開発中かまたはバリデーション段階にある。これはいわゆるAOP（有害転帰経路）アプローチの一例であり，機序に基づくアプローチとして，代替法の今後進むべき方向であると考えられている。

AOPの最初のステップであるペプチド反応性を評価する試験，すなわちペプチド結合性試験（DPRA）はESACの審査に合格し，OECDに送られた。この試験法では，皮膚感作性が決定されるステップである化学物質の蛋白質との反応（ハプテン化）特性が測定される。検討対象の化合物のリジンおよびシステイン残基との化学反応性に基づく試験である［Gerberick et al. 2004］。

KeratinoSensと名付けられた別の試験法がESACの審査に合格したが，この試験ではNrf2の制御因子であるKeap1の主要なシステイン残基に対する感作物質の反応性が測定される。Nrf2-Keap1-ARE制御経路は皮膚感作性物質の特定における最も重要な経路のひとつと考えられている［Natsch 2010］。

両試験法とも，証拠の重み付け（WoE）アプローチにおける皮膚感作性評価の in vitro 試験バッテリーに含めることができる。

THP-1細胞におけるCD86および/またはCD54の発現増強に基づくヒト細胞株活性化試験（h-CLAT）はEURL ECVAMでのプレバリデーションの段階にある。この分野における in vitro 試験の現状に対する詳細なレビューがJRC報告書に収載されている［Adler et al. 2011］。

3-4.4 経皮吸収

a．経皮吸収に関する主なガイドライン

化粧品成分のヒトへの曝露は主に皮膚を介して行われる。循環系（血管およびリンパ管）に到達するには，

化粧品成分は皮膚のいくつかの細胞層を通過しなければならないが，その中で律速層と考えられているのが角質層（SC）である。この過程では，化合物の親油性，角質層の厚みと組成（身体の部位により異なる），曝露期間，局所適用される製品の量，被験化合物の濃度，閉塞の有無など，いくつかの要因が重要な役割を果たしている［基礎的なレビューは Schaefer et al. 1996, ECETOC 1993, Howes et al. 1996を参照］。

経皮吸収については，いくつかの国際機関［ECETOC 1993, US EPA 1996a, OECD 2004］が多様な用語を用いて説明しており，混乱を招くおそれがあることが認識されている。したがって，この特殊な分野における重要な用語の一部を定義しておくことは適切であると思われる［SCCS/1358/10］。

経皮吸収とは，化合物が皮膚を通過する過程全体を表す包括的な用語であり，この過程は以下の3段階に分けられる。

- **浸透（penetration）**とは，角質層への化合物の浸入など，特定の層または構造の内部に物質が入り込むことである。
- **透過（permeation）**とは，ある層から機能的にも構造的にも異なる別の層に浸透することである。
- **吸収（resorption）**とは，中心コンパートメントとして機能する脈管系（リンパ管および/または血管）に物質が取り込まれることである。

経皮吸収試験は *in vivo* でも *in vitro* でも実施することができる。ただし，2009年3月11日の動物試験の期限［2003/15/EC］が過ぎた現在，欧州における化粧品成分に関して *in vivo* 経皮吸収試験は選択肢とはならない。

in vivo および *in vitro* 試験の試験方法は，いずれも EU および OECD の公的試験法のリスト［EC B.44, 45, OECD 427, 428］に含まれており，それらの性能に関する詳細なガイダンスも整備されている［DG SANCO 2004, OECD 2004］。上記の OECD ガイドライン428の初版が2000年に発行されたのに対し，SCCNFP はそれより前の1999年に，化粧品成分の経皮吸収の *in vitro* 評価法に対する最初の一連の基本的な基準を採択した［SCCNFP/0167/99］。この見解の最も新しい2010年の更新［SCCS/1358/10］では化粧品成分の *in vitro* 試験法が重点的に取り上げられているのに対し，一般的な EU および OECD のガイダンス［DG SANCO 2004, OECD 2004］では，*in vitro* 試験法だけでなく *in vivo* 試験法にも言及し，化粧品以外に農産物や工業用化学物質に対する規格も示すことにより，さらに広い観点から経皮吸収が論じられている。

その結果，SCC(NF)P/SCCS は，**EU/OECD ガイドラインと独自の「基本的基準」との併用が *in vitro* 経皮吸収試験のために不可欠である**と常に考えてきた。

b. SCCS の「基本的基準」

化粧品成分に対する *in vitro* 経皮吸収試験の目的は，実使用条件下で人体の全身コンパートメントに浸入する可能性のある化合物に関する定性的および/または定量的な情報を得ることにある。得られた結果は，各物質に対する適切な反復投与毒性試験で求められた NOAEL を用いて安全係数を計算する際に考慮することができる。

これらの比較的複雑な *in vitro* 試験において，以下のような特に注意すべき点がいくつかある。
1）拡散セルのデザイン（技術面および静置型かフロースルー型かの選択）

2）レセプター液の選択（レセプター液中の化学物質の生理学的 pH 値，溶解度および安定性を明らかにする必要がある。皮膚/膜の完全性，分析法などへの支障がないこと）
3）皮膚標本を慎重に選択して処理する（適切な部位のヒト皮膚がゴールドスタンダードである）。
4）皮膚の完全性がきわめて重要であり，確認する必要がある。
5）皮膚標本の温度がヒトの正常皮膚温であることを確認する。
6）被験物質は厳密に特性分析し，最終製品である化粧品に使用される物質の特性と一致していなければならない。
7）用量および媒体/製剤処方は，最終製品である化粧品の実使用条件を代表するものでなければならない。典型的な製剤処方における最高濃度を含む複数の濃度で試験する必要がある。
8）用量，総適用量および皮膚との接触時間は実使用条件に近いものとする。
9）全曝露期間にわたって定期的なサンプリングが必要である。
10）適切な分析法を使用する。有効性，感度および検出限界を報告書に明記する必要がある。
11）全ての関連コンパートメントで被験化合物を定量する。
　－皮膚表面上の残留分（除去可能分）
　－角質層（粘着テープなど）
　－生存表皮（角質層なし）
　－真皮
　－レセプター液
12）物質収支分析および回収データを提示する。回収された全被験物質（代謝物を含む）が85〜115％の範囲内にある必要がある。
13）分析方法の変動性/有効性/再現性を記載する。SCCS の見解として，信頼性の高い経皮吸収試験には少なくとも4名のドナーから採取した8試料が必要である。
14）経皮吸収試験の実施にあたり，測定感度を高めるために被験物質の放射性標識がしばしば用いられる。標識の種類および部位については，例えば，環状構造または側鎖内に存在するかどうか，単一標識または二重標識の使用かどうかなど，その妥当性の根拠を示す必要がある。この情報は，*in vitro* 経皮吸収試験中の化合物の生体内変化および安定性に関して重要である。
15）実施する実験室の技術的能力および使用する試験法の有効性について，カフェイン，安息香酸などの標準品を用いて少なくとも年2回，定期的に評価する必要がある。これらのデータを試験報告書に含める必要がある［OECD 2004, Van de Sandt et al. 2004］。

　真皮，表皮（角質層を除く）およびレセプター液中の測定量を経皮吸収量とみなして，続く計算に使用する。経皮吸収率や透過率の低い物質（高分子量で低溶解度の着色剤など）の場合，皮膚貯留部位（skin reservoir）からレセプター液への化学物質の移行がみられないことが確認された場合，表皮は取り除くことができる［Yourick et al. 2004, WHO 2006］。

　試験がSCCSの基本要件全てに対応している場合，安全係数（MoS）の計算には**平均値 + 1SD**を使用する。平均値のみを使用しないのは，*in vitro* 経皮吸収試験においてしばしば観察される大きな変動のためである。試験方法からの大幅な逸脱および/または非常に大きな変動がみられる場合，安全係数の計算における経皮吸収量として**平均値 + 2SD**を使用する[1]。

1　この実際的はアプローチは，全ての関連者による特別作業部会における徹底的な議論により確立された。

結果が，**不適切な *in vitro* 試験**で得られている場合，**または利用可能な経皮吸収データがない場合**は，**経皮吸収率100％を用いる**。ただし，分子量が500 Da を超え，log P_{ow} が－1 未満または 4 より大きい場合，経皮吸収率**10％**を考慮する。

3-4.5 反復投与毒性

反復投与毒性とは，ある物質を試験動物種の予想寿命のうち，ある特定の期間にわたって連日反復投与あるいは曝露した結果生じる，有害な一般的（生殖毒性，遺伝毒性およびがん原性を除く）毒性作用をさす［ECB 2003］。

次のような *in vivo* **反復投与毒性試験**がある。

1）－反復投与（28日）毒性試験（経口）	［EC B.7, OECD 407］
－反復投与（28日）毒性試験（経皮）	［EC B.9, OECD 410］
－反復投与（28日）毒性試験（吸入）	［EC B.8, OECD 412］
2）－亜慢性経口毒性試験: げっ歯類における90日反復経口投与毒性試験	［EC B.26, OECD 408］
－亜慢性経口毒性試験: 非げっ歯類における 90日反復経口投与毒性試験	［EC B.27, OECD 409］
－亜慢性経皮毒性試験: げっ歯類を用いる90日反復経皮投与毒性試験	［EC B.28, OECD 411］
－亜慢性吸入毒性試験: げっ歯類を用いる90日反復吸入投与毒性試験	［EC B.29, OECD 413］
3）－慢性毒性試験	［EC B.30, OECD 452］

最も一般的に用いられる反復投与毒性試験は，**げっ歯類における28日および90日経口投与毒性試験**で，標的臓器や全身毒性の種類が明確に示されることが多い。安全性評価では90日以上の試験期間を設けることが望ましい。28日試験のみが実施されている場合，安全係数の計算において，亜急性（28日）毒性から亜慢性（90日）毒性に外挿するためにデフォルトの評価係数3を用いることができる［EChA 2008b］。

吸入を用いた反復投与毒性試験は，この種の毒性試験では試験デザインが複雑になること，またほとんどの化粧品の場合，本経路による反復曝露があまり問題にならないことから，ごくまれにしか実施されない。

皮膚の反復投与毒性試験が提出データに含まれている場合がある。このような例として，紫外線吸収剤（米国およびカナダでは医薬品とみなされ，したがって，一般に経皮経路で試験される）がある。SCCS はこれらの試験も考慮する。

慢性毒性試験の目的は，哺乳類において当該動物の生涯に及ぶほどの期間，反復曝露を行ったときの被験物質の影響を観察することである。これらの試験では長い潜伏期間を要する作用や蓄積性の影響が明らかになる。

反復投与毒性試験には，**動物試験の代わりとなるバリデーション済みの代替手法や一般に容認されている代替手法は今のところ存在しない**。神経毒性や腎毒性などの分野ではいくつかの真剣な取り組みがなされているが，これまでのところ正式に（プレ）バリデーションが実施された手法やスクリーニング法はない［SCCS/1294/10, Adler et al. 2011］。

危険物質通知プロセスにおいて，当初，当該物質が1トン/年以上製造あるいは輸入される場合に反復投与毒性試験が必要となるとされた［92/32/EEC］。REACHの下で，この限界値が10トン/年に引き上げられた［2006/1907/EC］。

長期間にわたってヒトの皮膚に接触することになる化粧品成分を開発する場合，これら新規成分の安全性評価には，全身リスクの評価が重要な要素になるとSCCSは確信している。

したがって，SCCSは特定のケースでは，ひとつあるいは複数の潜在的毒性を検討する目的で長期にわたる動物試験を実施することが科学的に必要と考えている。 自明のことながら，動物の使用は最小限度にとどめるべきであるが，そのために消費者の安全が犠牲にされることがあってはならない。化粧品指令76/768/EECの第7次改正［2003/15/EC］および化粧品規則（EC）No 1223/2009の下で，反復曝露のバリデーション済み代替試験法の開発に2013年3月11日までの猶予を与えている。

3-4.6　生殖毒性

「生殖毒性」という用語は，（ある物質によって）誘発される哺乳類の生殖への有害な影響を表すのに使われる。雌雄の生殖機能の障害，子孫の死亡や発育遅延および形態的ならびに機能的影響など，非遺伝的有害作用の誘発を含む全ての生殖段階が対象となる［ECB 2003］。

最も多く実施される *in vivo* 生殖毒性試験は以下である：

1）二世代生殖毒性試験　　　　　　　　　　　　　　　　　　　　　　　　　　　　［EC B.35, OECD 416］
2）催奇形性試験（げっ歯類および非げっ歯類）　　　　　　　　　　　　　　　　　［EC B.31, OECD 414］

OECDレベルでは「生殖/発生毒性スクリーニング試験」［OECD 421］および「反復投与毒性試験と生殖発生毒性スクリーニング試験の複合試験」［OECD 422］も存在するが，現時点では規則（EC）No 440/2008［2008/440/EC］には組み入れられていない。ただし，REACH規則（EC）No 1907/2006［2006/1907/EC］では，10トン/年以上の規模で製造あるいは輸入され，当該物質が発生毒性物質である可能性を示す証拠が利用可能な情報から得られない場合，その物質に対してこれらのスクリーニング試験のいずれかの実施が義務づけられている。

最近，**拡張一世代生殖毒性試験**がOECDにより採択された［OECD 443］。

化粧品成分については二世代生殖毒性試験が実施されないことが多いが，ケースバイケースでそのような試験の実施が必要とされる場合もある。

生殖毒性分野は極めて複雑であり，単一代替法による多様なステージの模倣は不可能であり，一連の試験を組み合わせて実施することが必要であると予想される。**胚毒性分野に限定した3代替法が開発されている。**

1）全胚培養試験（WEC）
2）マイクロマス試験（MM）
3）胚性幹細胞試験（EST）

ESACは，被験物質を「胚毒性なし」，「軽度・中等度の胚毒性」，「強度の胚毒性」の3カテゴリーのいずれかに分類する上で，2）と3）の試験が科学的に妥当であるとしている。WEC試験は強度の胚毒性物質を判別する目的にのみ科学的に妥当と考えられる［ESAC 2001］。これら3代替胚毒性試験は，CMR戦略上，胚毒性物質をスクリーニングにより排除するために有用であると思われるが，**これら3代替胚毒性試験の適**

用領域が議論されているため［Marx-Stoelting et al. 2009］，現時点では定量的リスク評価に用いることはできない。したがって，げっ歯類を用いた *in vivo* 試験は引き続き必要とされる。**EST 試験はスクリーニング試験とみなすことができ**，さらなる研究が必要とされる。

　生殖毒性の指標は上記試験法には含まれない。この分野で現在利用可能な代替法はない。

　この点に関して，EU の第 6 次研究枠組み計画 ReProTect[1] の下で生殖サイクルにおける 3 つの生物学的要素（雌雄の受胎能，着床，出生前後の発達）に適用できる *in vitro* 試験法がいくつか開発されたことを挙げることができる。これらの試験法では，ライディッヒーセルトリ細胞，卵胞形成，胚細胞の成熟，精細胞の運動性，ステロイド合成，内分泌系，受精および着床前胚への影響など，多様な毒性機序が反映されているが，規制に組み入れるためには，さらに多くの情報と研究が必要とされる［Schenk et al. 2010］。

　この分野における *in vitro* 試験の現状に関する詳細なレビューが JRC 報告書で公表されている［Adler et al. 2011］。

3-4.7　変異原性/遺伝毒性

変異原性とは，細胞や生物の遺伝物質の量や構造に対する，永続的に伝わる変化の誘発を意味する。これらの変化は単一遺伝子や遺伝子セグメントに起こることもあれば，ひとかたまりの遺伝子あるいは染色体全体に起こることもある。染色体異常誘発性という用語は，染色体の構造異常を誘発する物質に対して用いられる。染色体異常誘発物質は，染色体の切断を誘発して染色体断片の喪失あるいは再配列を引き起こす。異数性誘発性（異数性の誘発）とは，細胞中の染色体数の変化（獲得または喪失）を引き起こし，染色体数が半数体数の正確な倍数でない細胞を生成する物質の作用をいう［2006/1907/EC］。

遺伝毒性はより広義の用語であり，DNA の構造，情報または分離を変化させる過程を指し，必ずしも変異原性を伴うものではない。したがって，遺伝毒性の試験には不定期 DNA 合成（UDS），姉妹染色分体交換（SCE），DNA 鎖切断，DNA 付加体形成，あるいは有糸分裂組換えなどの作用を介して誘発される DNA 損傷（ただし突然変異の直接的な証拠ではない）を検出する試験と変異原性試験が含まれる［2006/1907/EC, EChA 2008a］。

　一般的な推奨事項として，SCCS は化粧品規則（EC）No 1223/2009の付属書に含まれる化粧品成分の潜在的な変異原性の可能性の評価には，以下の遺伝学的エンドポイントに関する情報を提供する試験を含めなければならないとしている。1）遺伝子レベルでの変異原性，2）染色体切断および/または再配列（染色体異常誘発性），3）数的染色体異常（異数性）。この推奨事項は国際的な科学研究者団体［Muller et al. 2003, Dearfield et al. 2011, 2006/1907/EC, EFSA 2011, Kacew and Lee 2013］，および専門家諮問委員会［COM 2011］で実際にコンセンサスを得ている。十分に確立されたいくつかの *in vitro* 変異原性/遺伝毒性試験が利用可能であり，OECD ガイドライン[2] および/または規則（EC）No 440/2008［2008/440/EC］に収載されている。SCCS は，この目的のためには真の変異の指標（遺伝子または染色体の突然変異）を測定する *in vitro* 遺伝毒性試験のみが要件を満たすと考えている。損傷の結果を考慮せずに（不可逆的な DNA 損傷ではなく）一次 DNA 損傷のみを測定する，いわゆる指標試験（indicator test）は実施すべきではない。さらに SCCS は，何らかの試験を実施する前に，（物理）化学的特性，トキシコキネティックスおよび毒性

1　http://www.reprotect.eu/，2012年 9 月調査。

2　http://www.oecd-ilibrary.org，2012年 9 月調査。

プロフィールを含め，検討中の物質に関する全ての利用可能な（文献）データおよび類似物質に関するデータの詳細なレビューの実施を推奨している。

SCCSは，化粧品成分の基本的な試験に，原則として以下に代表される**3種の試験系を推奨している**。

1．遺伝子突然変異の評価:
　ⅰ）**細菌復帰突然変異試験**　　　　　　　　　　　　　　　　　　　　　　　　　　　　[EC B.13/14, OECD 471]
　ⅱ）***in vitro* 哺乳類細胞遺伝子突然変異試験**　　　　　　　　　　　　　　　　　　　　[EC B.17, OECD 476]
2．染色体異常誘発性および異数性誘発性の評価:
　ⅰ）***in vitro* 小核試験**　　　　　　　　　　　　　　　　　　　　　　　　　　　　　[EC B.49, OECD 487]
　　　または
　ⅱ）***in vitro* 哺乳類染色体異常試験**　　　　　　　　　　　　　　　　　　　　　　　[EC B.10, OECD 473]

既存の *in vitro* 試験を用いる場合の注意点として，予期しない陰性結果（発がん物質に対する陰性結果），および特に予期しない陽性結果（非発がん物質に対する陽性結果）が比較的高い割合で得られることがある。2～3種類の試験の組み合わせに対するKirklandら［2005］による評価から，**試験数が増すほど予期しない陽性結果が増加する**のに対し，予期しない陰性結果は減少することが明らかにされた。

最近，Kirklandら［2011］によって合計950種類を超える化合物のげっ歯類における発がん物質に関する既存データベースおよび *in vivo* での遺伝毒性物質に関する新規データベースが検討され，2試験バッテリーと3試験バッテリーの感度はほぼ同程度であると思われることが示された。細菌を用いる遺伝子突然変異試験および *in vitro* 小核試験のデータを用いることにより，これらのデータベースにある重要な *in vivo* 発がん物質および *in vivo* 遺伝毒性物質が全て検出可能であると思われる。*in vitro* 小核試験では構造的および数的染色体異常が検出されるため，この2試験の組み合わせにより3種類のエンドポイントに対応することができる。欧州食品安全機関（EFSA）は，食品および飼料の安全性評価のための遺伝毒性試験の最初のステップとして，2試験（OECD 471および487）を使用することが推奨されるとの見解を既に公表している［EFSA 2011］。英国の変異原性委員会（COM）のガイダンスでも，*in vitro* 試験の第1段階として2試験（Ames試験および小核試験）が推奨されている［COM 2011］。実際に，SCCSは「標準」試験バッテリーを変更する科学的根拠について討議するワークショップを計画中である。

基本的要件の変更が必要な場合は，試験からの逸脱の科学的根拠と意志決定内容を記載する必要がある。ナノ物質や特定警戒分子構造を有する物質などでは，遺伝毒性検出力を最適化するためにプロトコルの改変/追加試験が必要であることが確認されている。

ナノ粒子の場合，サルモネラ菌および大腸菌は粒子を取り込む機構（エンドサイトーシスなど）を持たないため，細菌復帰突然変異試験は信頼性の高い試験ではない。ナノ粒子に関しては，哺乳類細胞の遺伝子突然変異試験（*hprt* 試験，マウスリンフォーマアッセイ）が細菌試験に対して容認される代替法である。

ほとんどの試験で，明らかな陽性または明らかな陰性の結果が得られるが，結果を不確定または不確かとみなさざるを得ない場合もある。不確か（equivocal）とは，明らかな陽性または明らかな陰性の結果を得るための全ての要件は満たされず，一部の要件のみが満たされる状況をいう。不確かな結果が得られた物質

については，同じ試験法を用いるが，条件（細胞サンプル数を増やすなど）を変更し，明らかな結果を得るために再試験する必要がある。不確定（inconclusive）とは，試験または手順の限界により明らかな結果が得られない状況をいう。この場合，正確な条件で再試験を実施することにより明らかな結果が得られると考えられる。

細胞を適切な代謝活性化系の存在下および非存在下の両条件で被験物質に曝露する必要がある。最もよく使用される系は，Aroclor 1254などの酵素誘導剤またはフェノバルビタールとβナフトフラボンとの併用によって処理されたげっ歯類（一般にラット）の肝から調製される補因子添加S9画分である。代謝活性化系の選択および濃度は評価する化学物質のクラスによって決まる。複数のS9mix濃度の使用が適切な場合もある。アゾ色素およびジアゾ化合物については，還元的代謝活性化系がより適切である可能性がある[Matsushima 1980, Prival et al. 1984]。

得られた結果が当該物質の投与によるものであることを明らかにするためには，細菌または細胞の曝露を証明することが極めて重要である。曝露を証明する方法のひとつとして細胞毒性による方法がある。Ames試験では，自然復帰コロニー数の減少および/または菌叢の消失が，細胞毒性，すなわち物質の曝露を示すのに十分である。哺乳類細胞における小核または遺伝子突然変異の誘発を測定する他の試験（ナノ粒子）では，試験によってDNA損傷を遺伝学的エンドポイントのスコアに変換するために少なくとも1回（時には最大1回）の複製を行って分裂することが必要とされる。したがって，細胞増殖に基づく細胞毒性の測定方法が望ましいことから，OECDの試験ガイドラインの改訂版に組み入れられた。

in vitro 小核試験において，Fowlerら[2012]は相対的な細胞集団倍加数（RPD）または測定細胞数の相対的増加量（RICC）を用いることにより *in vitro* 小核試験の特異性が高められることを示した。二核細胞を得るためにサイトカラシンBを用いる場合，二核細胞数の減少量の測定が細胞毒性の測定に対する妥当な代替法であると思われる。遺伝子突然変異試験（ナノ粒子）では，相対増殖率または相対生存率（相対クローン形成率）が細胞毒性の望ましい指標である。

実施した試験で陰性結果が得られた場合，変異原性の可能性は排除される。同様に，いずれかの試験で陽性結果が得られた場合，その化合物は（*in vitro*/内因性）変異原性物質とみなさなければならない。*in vitro* での陽性所見を確認するため，または，主として *in vitro* での陽性所見を覆すために，改めて *in vivo* 試験を実施することは，化粧品指令の第7次改正[2003/15/EC]の下での化粧品成分に対する試験および販売禁止により認められない。残念ながら，現時点では標準 *in vitro* 試験法[SCCP/1212/09]で得られた陽性結果をフォローアップできる利用可能なバリデーション済みの方法は存在しない。いくつかの有望な代替法の開発が進められており，将来，これらの試験によって証拠の重み付けアプローチが補強される可能性がある。
　－再構築ヒト皮膚を用いた小核試験
　－再構築ヒト皮膚を用いたコメットアッセイ

また，*in vitro* 試験における偽陽性結果を *in vitro* トキシコゲノミクスを取り入れることにより解決するための世界規模の研究が進められている。基本的な考え方は，ゲノム規模のトランスクリプトミクス（マイクロアレイ）手法を用いた網羅的遺伝子発現プロフィールの解析により，化合物によって誘発される遺伝毒

性の多様な機序に対応する遺伝子パターンを抽出することができるというものである。これらの遺伝子パターン/バイオマーカーは，さらに標準 in vitro 変異原性試験バッテリーでの陽性所見のフォローアップのために用いることができる［Goodsaid et al. 2010, Doktorova et al. 2012a, Magkoufopoulou et al. 2012］。

3-4.8 がん原性

がん原性物質とは，吸入，経口，外用および注射により，腫瘍（良性あるいは悪性）を誘発するか，その発現率や悪性度を増大させるか，または腫瘍発生までの期間を短縮する物質と定義される［ECB 2003］。発がん物質は，遺伝毒性発がん物質または非遺伝毒性発がん物質に分類することができる。遺伝毒性発がん物質ではDNAとの相互作用や突然変異の誘導によりがんが誘発されるのに対し，非遺伝毒性発がん物質ではホルモン作用などのDNA損傷以外の機序により腫瘍が誘発される。化粧品成分に対する試験および販売禁止以前に，化粧品指令の第7次改正［2003/15/EC］の下で**最も一般的に実施されたがん原性試験**はがん原性試験［EC B.32, OECD 451］または慢性毒性/がん原性組み合わせ試験［EC B.33, OECD 453］であった。これらの試験および販売禁止措置の下では，物質の発がん性を検討するために in vivo 試験を実施することは認められない。残念ながら，現時点ではがん原性を検討するために利用可能なバリデートされた方法はない。

***in vitro* 形質転換アッセイ（CTA）** は開発の後期段階にある。ESACの作業部会において利用可能なプレバリデーションデータのレビューが行われ，シリアンハムスター胚（SHE）細胞を用いたCTAは，有望ではあるが共通プロトコルを策定する必要があるとの結論に達している。また，BALB/c 3T3を用いたCTAについては，さらなる検討が必要であるとの結論に達している［ESAC 2011］。近年，CTAに関する全ての情報がレビュー冊子に掲載され［Josephy et al (eds.) 2012］，Detailed Review Paper［OECD 2007］が出版されたが，OECD試験ガイドラインは現在策定中である。

CTAの優れた点は，遺伝毒性発がん物質と非遺伝毒性発がん物質の両方が検出できると想定されることにある。実際，CTA試験において両種の発がん物質を培養細胞に曝露することにより，細胞挙動または細胞表現型の変化を伴う形質転換を誘導することができる。形質転換された細胞を適切な宿主に注入することにより in vivo での腫瘍形成を誘発することができ，その生物学的な意義が明確に示される。

CTAの使用に関しては，現在，(i) 非遺伝毒性発がん物質に対する単独の試験として，(ii) 証拠の重み付け（WoE）アプローチにおける in vitro 遺伝毒性試験陽性のリスク回避のため（追加情報として），(iii) 遺伝毒性発がん物質を特定するために in vitro 遺伝毒性試験陽性結果と併用するため，の3つの観点からの議論が続けられている。

2年間のバイオアッセイを実施しない場合，物質のがん原性について結論を下すのは，不可能でないとしても極めて困難である。遺伝毒性を有する化合物に関する限り，in vitro 変異原性試験の開発が進んでいる。これらの遺伝毒性試験は突然変異とがんとの関連性を確認するためのプレスクリーニング試験とみることができる。いずれかの遺伝毒性試験における陽性結果は，化合物に発がん性があると推測するのに十分であると考えられる。CTAとの併用により，この推測をさらに強めることができる。しかし，がんの発生はマルチヒット/マルチステップ・プロセスであるため，（現時点では）in vitro 試験によって模擬することはできない。今日，物質のがん原性について信頼性の高い，妥当性が示された結論を得るためには in vivo 試験が必要となる。

非遺伝毒性物質については状況が異なる。動物試験/販売禁止以前には，非遺伝毒性物質はがん原性試験を含む（亜）慢性反復投与試験によって検出された。しかし，CTA を除き，これらの非遺伝毒性物質検出のための in vivo 試験に対する利用可能な代替法はない。したがって，現時点ではげっ歯類を用いた in vivo 試験は非遺伝毒性物質の検出のために不可欠である。

in vitro がん原性試験の現状に関する詳細なレビューが JRC 報告書で公表されている［Adler et al. 2011］。

3-4.9　トキシコキネティックス試験

「トキシコキネティックス試験」という用語は，化粧品成分などの化学物質に関して，物質の経時的な体内動態を表すのに使用される。これには吸収，分布，代謝，排泄が含まれる。「トキシコダイナミクス」とは化学物質と標的部位の相互作用と，これに続く有害作用に至る反応からなるプロセスを意味する［ECB 2003］。

トキシコキネティックスの試験計画書［EC B.36, OECD 417］は，被験物質の毒性に関する特性を明らかにする目的で作られている。その結果は，その後の毒性試験の計画や解釈に役立つ可能性がある。さらに，被験物質の経皮吸収後の体内動態は，その潜在的毒性や体内での分布および排泄に重要な影響を及ぼす可能性がある。したがって，特殊なケースでは，特定の有害作用を証明あるいは否定する目的で，in vivo または in vitro の代謝試験が必要となる。

化粧品成分に関して，p-フェニレンジアミン，4-メチルベンジリデンカンファ，n-ブチルパラベンなど，限られた場合についてのみヒトにおけるトキシコキネティックス試験の結果が得られており，ヒト安全性に関する具体的な懸念に対処し利用可能である［SCCP/0989/06, SCCP/1184/08, SCCS/1348/10, SCCS/1443/11, SCCS/1446/11］。有効成分については，トキシコキネティックスデータが医薬品や植物保護剤のリスク評価の基礎となる。より多くのトキシコキネティックス試験を化粧品成分に関する付属書に含めることは，一歩前進を意味するものと思われる。

EU 化粧品規制に関連して，動物を用いたトキシコキネティックス試験に対する代替法の現状について，この分野の専門家グループによるレビューが最近実施された［Pelkonen et al. 2010］。このレビューは，いくつかの重要なギャップが依然として存在すると結論している。トキシコキネティックスデータは in vitro および in vivo 動物実験データをヒトに外挿する上で重要であり，統合された試験戦略において中心となるツールであることから，この分野で大幅な進歩を遂げるために多くの労力を注ぐ必要があり［Coecke et al. 2012］，in vivo 試験は引き続き必要である。

この分野の現状に関する詳細なレビューが JRC 報告書に公表されている［Adler et al. 2011］。

3-4.10　光誘発毒性
1）光毒性（光刺激性）および光感作性
「3T3ニュートラルレッド取り込み光毒性試験（3T3 NRU PT）」は，非細胞毒性線量の紫外線/可視光線曝露の存在下および非存在下で化学物質の細胞毒性を比較する**バリデートされた in vitro 手法**である。

1998年，SCCNFP は，紫外光を吸収する全ての化学物質，特に紫外線吸収剤として使用される化粧品成分について光毒性・光刺激性プロフィールを測定するために，この in vitro 試験法の使用を推奨した［SCCNFP/0069/98］。

2000年，3T3 NRU PT 試験は正式なバリデーションが行われ，規則（EC）No 440/2008 ［EC B.41, OECD 432］に取り上げられた。その結果，潜在的光毒性試験での本法の使用が必須となった。

化粧品成分として使用される紫外線吸収剤を含む，化学構造の異なるいくつかの物質について，in vitro 3T3 NRU 光毒性試験の信頼性と妥当性が評価された［Spielmann et al. 1998］。その結果，本試験は動物およびヒト in vivo 急性光毒性作用を予測することが示された。しかし，同試験は，化学作用と光の組み合わせによって生じる他の有害作用予測目的には設計されていない。つまり，光染色体異常誘発性・光変異原性，光アレルギー性あるいは光がん原性を評価することはできない。

現在，**光感作性を検出するためのバリデートされた in vitro 手法**はない。しかし，光アレルギー特性を示す化学物質は，3T3 NRU PT 試験で陽性の反応を示す可能性があると予想されている［EC B.41］。

ある特定の状況では，バリデートされた3T3 NRU PT 試験において偽陽性結果が得られることがある。その場合は，使用する溶媒に十分に注意を払いながら，第2段階として何らかのバリア特性を有する再構築ヒト皮膚モデルに対する生物学的作用を詳細に評価することが一般的に行われているようである［Kandarova, 2011］。

近年，特に医薬品成分において偽陽性が観察されたため，3T3 NRU PT 試験のバリデーション後評価が実施され，偽陽性の頻度を減らすための対策（最高濃度を100 μg/ml に制限することなど）が講じられた［ECVAM/EFPIA workshop report 2011］。

2）光変異原性・光染色体異常誘発性
1990年，SCC は紫外線を吸収する化粧品成分の光変異原性・光遺伝毒性試験のためのガイドラインを採択した。

SCCNFP は，Colipa で使用している試験計画書のバリデーション試験を行うことを勧告している。in vivo の参照データがない状況でバリデーション試験を計画するのは難しいため，この勧告は現時点ではまだ採用されていない。光変異原性・光遺伝毒性の場合は生物学的メカニズム（遺伝子，染色体，DNA 配列の変化）が確立されているため，in vivo 参照データは必要ないと思われる。

OECD はすでに1999年から光変異原性ガイドラインの検討を始めているが，今のところ結果は出ていない。

すでに前版のガイダンス通知［SCCNFP/0690/03］に，光化学染色体異常誘発性・変異原性検出を目的として，有効性の確立された以下のような評価法が紫外・可視（UV-VIS）光線と化学物質との組み合わせに適用されていることが記載されている。
　－細菌および酵母突然変異試験［Dean et al. 1991, Chetelat et al. 1993a, Averbech et al. 1979］

- 染色体異常誘発性を検出する試験法［Gocke et al. 1998, Chetelat et al. 1993b］
- 哺乳類細胞の遺伝子突然変異を検出する試験法［Pflaum et al. 1998, Chetelat et al. 1996］
- 哺乳類細胞の異数性誘発能を検出する in vitro 試験［Kersten et al. 2002］

一方，光変異原性/光遺伝毒性分野における既存原則および試験法に関する2004年時点における最新の情報は，光化学遺伝毒性に関するドイツ環境変異原学会（GUM）作業部会の報告書である Brendler-Schwaab らのレビューに要約されている。これには光 Ames 試験，光 HPRT/光マウスリンフォーマアッセイ，光小核試験，光染色体異常試験および光コメット法などが記載されている。

入手可能な文献から得られた化合物の評価結果が，試験法ごとに要約されている。著者らの結論の1つは，一般に，従来の変異原性/遺伝毒性試験実施時の同時照射は，照射しない既存 OECD プロトコルの大幅な変更ではなく，したがって，記載されている光変異原性/光遺伝毒性試験の多くは有効であるとしている［Brendler-Schwaab 2004］。

この GUM 作業部会の結果を考慮に入れ，SCCS は3-4.6で述べた従来の変異原性・遺伝毒性試験バッテリーに関する全般的規定を念頭に置きながら，個別の光変異原性・光遺伝毒性試験とその科学的価値についてケースバイケースで評価する。

上記を考慮し，EMA（旧 EMEA）による討議書類［EMEA 2009］を参照すると，光遺伝毒性試験の有効性に対する関心が高まっているのは明らかである。

3-4.11 ヒトのデータ

化粧品は，ヒトの皮膚あるいは歯や口腔粘膜へ適用する目的で，一般大衆が使用するものとして開発されている。時折，局所および全身の両方に好ましくない副作用が生じることがある。局所反応としては，刺激性，アレルギー性接触皮膚炎，接触性蕁麻疹，ならびに太陽光線，特に紫外線に誘発される反応などがある。皮膚および粘膜刺激性は最も頻繁に観察される反応である。

ヒトボランティア試験で動物試験を代替することは考えられないが，動物実験や代替法でヒトでの事態を予測するのにも限界があることが知られている。したがって，化粧品をヒトの皮膚や粘膜に初めて適用する際，有害作用が発生しないことを確認するヒトボランティアによる皮膚適合性試験は，科学的にも倫理的にも必要と考えられる。

言うまでもなく，こうした試験を想定するには，動物試験および/あるいは代替法の使用に基づいて当該物質の毒性プロフィールが得られており，問題がないことが前提となり，高いレベルの安全性が求められる。化粧品最終製品については，通常少数の被験者を対象として，皮膚および粘膜への適合性と化粧品としての容認性（使用時の満足感の達成）を確認するための試験が行われる。

化粧品最終製品のヒトボランティアによる適合性試験に関しては，一般的な倫理的および実際的側面が SCCNFP/0068/98および SCCNFP/0245/99に示されている。

皮膚刺激性の可能性がある化粧品成分（その混合物）のヒトボランティア試験実施については，SCCNFP 見解で別途取り扱われている［SCCNFP/0003/98］。特に刺激性を中心に倫理的および実際的配慮について論じている。

最後に，皮膚感作性の可能性がある化粧品成分（その混合物）の予測試験について懸念するSCCNFP見解が提出されている［SCCNFP/0120/99］。刺激性試験よりもこの種の試験に賛否が分かれるのは，ヒトでの感作性予測試験には，各被験者に長期的あるいは永続的な免疫学的感作を誘発する危険性を伴うことから，重大な倫理的疑問が生じる。長年にわたってヒト感作性試験が実施されてきたにもかかわらず，試験中のパッチテストで感作を生じた被験者の転帰について，文献から得られる科学的情報は極めて乏しい。上記のような不確実性のため，ヒトを用いたこれらの試験における免疫学的背景や陽性反応のメカニズムがさらに解明されるまで，ヒトにおける感作性予測試験は実施すべきではないというのがSCCSの見解である。

3-5 化粧品規則（EC）No 1223/2009のいずれかの付属書に物質を収載するための毒性学的要件（SCCSによる評価）

3-5.1 一般毒性学的要件

SCCSによる評価のために化粧品成分に関する書類を提出する際には，製造者は下記に定める情報を欧州委員会に提供しなければならない。

1. 急性毒性（存在する場合）
2. 刺激性およびおよび腐食性（皮膚および眼）
3. 皮膚感作性
4. 経皮吸収性
5. 反復投与毒性
6. 変異原性・遺伝毒性
7. がん原性
8. 生殖毒性
9. トキシコキネティックス
10. 光誘発毒性
11. ヒトのデータ

一般に，1から6までが最低要件とみなされる。しかし，大量の経口摂取が予想される場合，または経皮吸収性データから当該成分が多量に皮膚を透過することが示唆される場合（当該物質の毒性プロフィールおよびとその化学構造を考慮），7，8，9とさらに特定の遺伝毒性およびおよび/あるいは変異原性の追加データが必要になることがある。光誘発毒性に関するデータ（10）は日光に曝露する皮膚への使用が予想または意図される化粧品に特に必要となる。上記のような情報を提供することが必要でないと思われる場合や，または技術的に不可能な場合もあり得る。こうした場合には，**科学的根拠**を示す必要がある。

安全性データは，規則（EC）No 440/2008［2008/440/EC］に報告されたガイドラインに従い，安全性に関する非臨床試験の実施の基準（指令87/18/EEC）に準拠して実施された試験から得られるとともに，適切かつ妥当な科学的手法によって入手できる。これら諸規則からの起こり得る逸脱には，全て**説明と科学的根拠を示す**必要がある。動物試験の実施を考慮する場合，化粧品法規制の下で課せられた試験および販売禁止だけでなく，「動物を使用しない他の科学的に満足いく方法が，求める結果を得るために合理的であり，実際に利用可能である場合には，動物試験は実施してはならない」という点にも同様に留意する必要がある。この基本原則は，欧州の法規制に3Rの原則を導入した，科学的目的のために使用される動物の保護に関す

る指令2010/63/EU の**第4条**に示されている［2010/63/EU］。

さらに，以下の点にも留意する必要がある。
- **試験結果を提出する際には，化粧品最終製品に含有される物質と同等の純度/不純物プロフィールおよび物理的・化学的特性を有する物質を用いて試験を実施したことを示さなければならない**［SCCNFP/0633/02］。
- 試験結果を解釈する上で，実験条件下での被験物質の**安定性**が**最も重要**である。したがって，試験物質の安定性について報告する必要がある。
- 重要な要件として，評価資料が提出時に**完全であること**を保証する必要がある。申請者は**署名によって**これを保証しなければならない。
- **関連の実験的検討と併せて，以下の情報も提示する必要がある。**
  - 疫学研究および/または観察的経験に関する報告書
  - 関連する全ての公表文献
  - 使用した文献検索手法の記述
  - 申請者ができる限り収集した有用な所見
  - 他で入手した「非公式な資料（gray material）」
- その後，業界およおよび/あるいは関連機関が何らかの**新情報**を得た場合は，レビューのために欧州委員会へ提供しなければならない［SCCNFP/0461/01］。

3-5.2　付属書Ⅱ

化粧品規則（EC）No 1223/2009の付属書Ⅱは，化粧品の組成に含めてはならない物質のリストである。

3-5.3　付属書Ⅲ

付属書Ⅲは，定められた制限および条件でなければ，化粧品への使用が許可されない物質のリストと定義される。

　この付属書には，指定最大認可濃度を超えて化粧品最終製品に使用された場合ヒトの健康にリスクを及ぼす可能性があると確認された物質，あるいは適用部位を制限する必要がある物質が含まれる。染毛剤または染毛剤成分のカテゴリーに属するものを除き，化粧品成分の本付属書への収載には，3-5.1項に示した一般的要件が適用される（3-8項を参照）。

3-5.4　付属書Ⅳ

付属書Ⅳは化粧品への使用が許可されている着色剤のリストである。

　一部の着色剤は食品にも広く使用されており，長年にわたって使用しても安全であると宣言されてきた。一方，明確な制限が課せられているものもある。

　着色剤のデータ要件は，染毛剤または染毛剤成分として使用される場合を除き，3-5.1の規定と相違ない（3-8項を参照）。

3-5.5　付属書Ⅴ

付属書Ⅴは防腐剤のリストで，最終製品における最大許容濃度を含む。本付属書への収載要件は3-5.1項に示している。

3-5.6 付属書Ⅵ

付属書Ⅵは紫外線を吸収するか反射する物質のリストで，化粧品における最大許可濃度を示している。

その特性により，日焼け止めまたは紫外線吸収剤として使用される全ての化粧品成分は，UVA および/または UVB を吸収または反射する化学物質である。ある特定の化粧品成分によって吸収される波長の範囲を「吸収スペクトル」と呼ぶ。

このような光吸収の結果として，化学物質はその分子配置の変化や，異なる反応性を有する化学分子へ変換する可能性がある。このため，光刺激性，光感作性，光変異原性などの特異的な光毒性作用について，3-4.10項に記載の試験法を用いて検討する必要がある。

したがって，特定の物質を付属書Ⅵへの収載を評価する際には，3-5.1項の要件表に示された要件10（光誘発毒性）が必須であることは明白である。

最後に，成分の光毒性誘発性に関する全ての試験には，当該成分の吸収スペクトルに基づく適切な紫外線波長を使用し［SCCNFP/0633/02］，使用条件下での光安定性データを提示しなければならないことを強調する。提出するデータには，吸収スペクトルを添付する必要がある。

3-5.7 部分的評価の要件

場合によって業界は，SCCS の要請にしたがって，あるいは自発的に，過去に議論された物質のデータを提供することがある。追加報告書と過去の提出物の要約のみに基づく評価では新たなリスクの懸念に答えるのに不十分となる可能性もある。したがって，申請書類の一部分のみの再評価が必要な場合にも，完全な書類が必要である［SCCNFP/0125/99］。

3-6 化粧品成分の基本的要件（個々の安全性評価者によって評価）

3-6.1 一般毒性学的要件

SCCS の見解の多くは化粧品規則（EC）No 1223/2009（旧化粧品指令76/768/EEC）の付属書に掲載された化粧品成分の安全性評価に関するものであるが，いくつかの一般的考慮事項は化粧品成分として使用される可能性のある他の全ての物質に適用される。

化粧品成分は原則として化学物質でもあり，これらの化合物の一部は化学物質に対する法規制（危険物質に関する旧指令67/548/EEC，現 EC 規則 N°2006/1907/EC）の要件に適合するために，いずれかの時点で EU において危険物質としての届出がなされている。そのような化合物に必要とされるデータパッケージは，主にその年間生産量または EU への年間輸入量に基づいている。しかし，これらの物質が化粧品成分としても使用されるという事実は，化学物質に対する法規制の下で追加の毒性データが要求される理由にはならない。

年間1～10トンレベルで新たに製造/EU へ輸入される危険物質（いくつかの化粧品成分が属するカテゴリー）についての毒性学的要件は，多くの場合，下記の通りである。
- 急性毒性（経口，経皮あるいは吸入）
- 皮膚および眼刺激性
- 感作性

－変異原性データ

年間の製造量またはEUへの輸入量がこれより多い場合，さらに広範な毒性学的要件がリストに含まれる[2006/1907/EC]。

年間1～10トンカテゴリーでは，上記よりも少ないデータに基づいて科学的に健全な安全性評価を行うのは不可能である。したがって，特にこれらの化合物の多くがいわゆる「活性物質」であり，必ずしも全ての濃度で安全とは限らないため，供給業者は少なくともこれらのデータを化粧品業界の全顧客に提供することが望ましい。

したがって，化粧品規則（EC）No 1223/2009の付属書に掲載された成分同様，供給業者，業界および/あるいはその他の機関によって取得された新規の情報を，化粧品業界の顧客に通知することができれば極めて有用であろう。より詳細なデータパッケージが入手できる場合（製造量の多い化学物質など），3-5.1項に示した一般的要件の多くを網羅できるはずである。

この他，全ての化粧品成分の化学的性質および純度，化学的および物理的特性（3-3項を参照）を確認しなければならない。要請があれば，確認試験および定量的管理方法を加盟国の関係規制当局に提示しなければばらない。

以下の節では，検討中の成分の性質および/あるいは由来が原因で生じる一般的諸問題について論じる。

3-6.2　鉱物性，動物性，植物性および生物工学による成分の同定

成分の性質や製造法が確認試験に必要なデータの種類およびや量を左右する場合がある。成分の種類別に推奨される要件を以下に示す。

a）鉱物由来の複合成分
- 出発物質
- 以下の記述
    - 製造工程：物理的処理，化学的修飾，精製など
    - 組成中の特徴的要素：特徴的成分，毒性成分（％）
- 物理的・化学的規格
- 微生物学的品質
- 防腐剤および/または他の添加剤

b）動物由来の複合成分
- 動物種（ウシ，ヒツジ，甲殻類等）
- 器官，組織，体液（胎盤，血清，軟骨等）
- 原産国
- 以下の記述
    - 製造工程：抽出の条件（溶媒，pH値，温度等），加水分解の種類（酸性，酵素等），他の化学的修飾，精製法等

- 市販品の形態: 粉末, 溶液, 懸濁液, 凍結乾燥物等
- 組成の特徴的要素: 特徴的アミノ酸, 総窒素, 多糖類, 分子量等
- 物理的および化学的規格
- ウイルス汚染を含む微生物学的品質
- さらなる外部汚染
- 防腐剤および/または他の添加剤

c) 植物由来の複合成分
- 植物, 藻類あるいは肉眼で見える菌類の一般名称または通常名称
- 亜種, 種, 属および科の名称
- 特定の種における複数の亜種を用いる場合はそれぞれを明記する
- 官能, 肉眼および顕微鏡的評価
- 形態学的および解剖学的記述（適宜, 雌雄の別を含む）および使用した植物あるいはその一部, 藻類または, 肉眼で見える菌類の写真
- 当該の植物, 藻類または肉眼で見える菌類の自生地および地理的分布
- 当該の植物, 藻類または肉眼で見える菌類の現在の入手元（地理的位置, 栽培または野生の別など）
- 以下の記述
  - 製造工程: 採集, 洗浄, 乾燥, 抽出, 蒸留, 分解蒸留, 精製, 保存手順等
  - 処理, 輸送, 保存
  - 市販品の形態: 粉末, 溶液, 懸濁液等
  - 組成の特徴的要素: 特徴的成分の同定, 毒性成分（%）
- 物理的および化学的規格
- 関連する菌類を含む微生物学的品質
- さらなる外部汚染
- 防腐剤および/または他の添加剤

d) 生物工学により得られる複合成分

生物工学により得られる特殊成分については, 改変微生物または潜在的毒性物質が完全に除去されなかった場合, 以下を含む特定のデータを提示しなければならない.

- 生物体の記述: ドナー生物, レシピエント生物, 改変微生物
- 宿主病原性
- 毒性, および可能な場合は, 当該生物によって産生された代謝物（トキシン）の同定
- 当該生物体の運命, 環境生存能を有し野生菌などに特性が転移する可能性
- 物理的および化学的規格
- 微生物学的品質
- さらなる外部汚染
- 防腐剤および/または他の添加剤

3-6.3 香料物質

全ての香料配合物に対して, 適切で正式な署名のある適合証明書を添付しなければならない.

ほとんどの香料供給業者は，当該の香料配合物を製品の種類毎に定められた濃度範囲で使用すれば安全であることを示す標準的な証明書を提出しているが，SCCS の見解として，そのような証明書には基本的に以下の情報を補足すべきである。

- 香料配合物中の当該物質の半定量的濃度（0.1％未満，0.1％以上1％未満，1％以上5％未満，5％以上10％未満，10％以上20％未満，20％以上）。化粧品成分目録（Inventory of Cosmetic Ingredients）の第Ⅱ部に示された指定用語および INCI/CIN 名（該当するものがある場合）を用いる。
- 天然原料の場合，以下のいずれかを添付する。
  1）天然成分の当該バッチの組成分析結果，あるいは
  2）バッチ毎のばらつきを考慮して，当該天然成分中に存在し得る成分の最高濃度を示すデータ
- 接触感作性，光毒性，全身毒性などを惹起する可能性が確認されている成分，あるいは業界のガイドライン，化粧品指令または SCC（NF）P の見解［SCCNFP/0017/98, SCCNFP/0392/00, SCCNFP/0450/01, SCCNFP/0770/03, SCCNFP/0771/03, SCCP/1023/06, SCCS/1459/11］のいずれかで制限対象となっている成分の表示，および法的拘束力のある全ての制限に適合していることの確認
- 当該化合物が使用可能な化粧品の種類およびその最高濃度の明示

上記の情報は，化粧品最終製品の安全性評価者が入手できなければならない。最終リスク評価では，香料配合物の半定量的濃度を参照し，当該化合物を単独または組み合わせ時の毒性，および化粧品最終製品全体と関連付けた毒性を考慮する必要がある。

化粧品規則（EC）No 1223/2009の付属書Ⅲに感作性を有する可能性のある26の香料物質を掲載するにあたり，香料過敏消費者における接触アレルギー反応の発生を低減するための特別なラベル表示導入が見込まれている。具体的には，こうした物質の最終製品中の濃度が洗い流さない製品で0.001％，洗い流す製品で0.01％を超える場合は，ラベルの成分リストに当該物質の存在を表示する必要がある［2003/15/EC］。

SCCS は化粧品中の香料アレルゲンに関する見解を採択した［SCCS/1459/11］。この見解により，消費者に関連があると考えられる香料アレルゲンの一覧が拡大され，記録された事例数の多い物質に対する一般的な閾値を導出することが可能になる。

3-6.4 潜在的内分泌攪乱物質

ホルモン系の機能を変化させる作用を有する化学物質が化粧品に含まれているか，または環境中に放出された場合，ヒトまたは動物の健康に有害な影響を及ぼす可能性がある。

内分泌攪乱化学物質（EDC）と呼ばれる物質は，1990年代以降，幅広い科学的検討や議論の対象となっており［Damstra et al. 2002, Hotchkiss et al. 2008］，現在用いられているいくつかの**定義**が示された。

SCCS は欧州委員会との合意の下に[1]，以下の WHO/IPCS による定義を承認した［Damstra et al. 2002］。

「潜在的内分泌攪乱物質とは，健全な生物個体やその子孫，あるいは集団（またはその一部）において内分泌攪乱作用を生じさせる可能性のある特性を有する外因性物質または混合物である」

および

「内分泌攪乱物質（ED）とは，健全な生物個体やその子孫，あるいは集団（またはその一部）の内分泌系

---

[1] http://ec.europa.eu/environment/endocrine/definitions/endodis_en.htm，2012年9月調査。

の機能を変化させ，その結果健康に有害な影響を及ぼす外因性物質または混合物である」

現在，OECDはこれらの物質に関するガイダンス文書および（強化された）試験ガイドラインを策定中である[1]。

スクリーニング試験においてホルモン様作用の証拠が示されるだけで，その物質は**潜在的内分泌攪乱物質**（内分泌活性物質）に分類されるものと考えられ，それは内分泌活性に関するin vivo試験における活性により確認することができる。in vivo試験は段階的試験戦略の早期および後期のいずれの段階においても非常に高く位置付けられている［Gelbke et al. 2004, Gelbke et al. 2007, Hotchkiss et al. 2008］。ただし，**内分泌攪乱物質**に分類するためには，OECDガイドラインに準拠した発生毒性および生殖毒性などに関する標準化された動物実験の結果から有害な毒性作用が示され，リスクが明らかにされる必要がある［Degen and Owens 2008］。様々なレベルの情報を考慮して，特に規制上の観点から上記の区別を明確にすることが重要である。この点に関連して，SCCSは以下の定義も引用する:「内分泌攪乱は，それ自体では毒性学的エンドポイントとはみなされず，有害な転帰につながる可能性のある機能の変化をいう」［Damstra 2002］。

有害な転帰に関する当初の主な関心は，性ホルモン系の障害による生殖毒性および発生毒性であり，内因性エストロゲンおよび/またはアンドロゲンの作用を模擬または拮抗する化学物質に焦点が当てられた［Hotchkiss et al. 2008］。現在では甲状腺ホルモン系の攪乱の可能性（発生段階での役割のため），並びに免疫系および神経内分泌系への影響も懸念されている。ただし，これらの機序は複雑な内分泌系のわずかな部分を占めるに過ぎない[2]。

2000年，欧州委員会（環境総局）から「内分泌攪乱における役割について詳細な評価を要する物質の優先順位リストの作成に向けて（Towards the establishment of a priority list of substances for further evaluation in their role in endocrine disruption）」と題する文書が発出された［DG ENV 2000］。最初に564の化学物質の作業リストが作成された。それらの物質の内分泌攪乱作用の可能性に関する情報は以下の4つのステップに分けて収集された:(1)既存リストとその他の情報源の見直し，(2)高残留性および/あるいは高製造量（HPV）化学物質の選抜，(3)内分泌攪乱作用の科学的証拠に対する予備評価，(4)ヒトおよび野生生物の曝露の予備評価。この結果，および内分泌攪乱に関する証拠の強さを判定するレビュープロセスによるさらに精緻化された情報がデータベースにまとめられている[3]。

ただし，作成された**リストが最終ではない**という点が重要である。

内分泌攪乱物質の疑いが示唆された564の化学物質のうち147物質は環境中で高残留性または高生産量であると思われると判断されたが，このうち最初の評価で内分泌攪乱作用の明確な証拠が認められたのは66物質に過ぎなかった（この研究で採択された基準によるカテゴリー1）。他の52物質では潜在的活性の何らかの証拠が示され（カテゴリー2），計118物質が優先順位設定における第1群に分類された。カテゴリー1の66物質のうち，ヒトの曝露が予想されるものは60物質であった[4]。

---

1 http://www.oecd.org/document/62/0,2340,en_2649_34377_2348606_1_1_1_1,00.html，2012年9月調査。
2 http://ec.europa.eu/environment/endocrine/definitions/affect_en.htm，2012年9月調査。
3 http://ec.europa.eu/environment/endocrine/strategy/short_en.htm，2012年9月調査。
4 http://ec.europa.eu/environment/endocrine/strategy/substances_en.htm，2012年9月調査。

EU内または国際的に異なる規制の枠組みにおける（潜在的）内分泌攪乱化合物に対するリスク評価手順に関して，調和の取れたアプローチはまだみられない［Beronius et al. 2009, Harvey and Everett 2006］。

ドイツと英国が共同で作成したポジションペーパー[1]により，ヒトの健康に対する潜在的脅威に関連する内分泌攪乱物質に対する規制上の定義が提案された。環境総局によって内分泌攪乱物質を特定するための科学的基準を討議する「内分泌攪乱物質に関する専門家グループ」が設立され，さらなる議論が行われている。近い将来，EFSAはいくつかの科学委員会と共同で内分泌攪乱物質に関する任務を開始する予定である。

最近，エストロゲン受容体拮抗剤および/または活性剤を検出するための2つの $in\ vitro$ 試験法がOECDによって採択された［OECD 455, OECD 457］。

化粧品成分としての潜在的内分泌攪乱物質:
　2001年，化粧品成分が初めて**潜在的内分泌攪乱物質**として議論された。すなわち，日焼け止め製品に含まれる数種の紫外線吸収剤において $in\ vitro$ および $in\ vivo$ マウスでエストロゲン作用が示された［Schlumpf et al. 2001］。
　2001年6月，SCCNFPはこの問題に関する見解を発表し，議論の対象となっている試験でいくつかの重要な技術的欠点が存在すると結論づけた。さらには，検討された紫外線吸収剤の $in\ vitro$ での活性は，陽性対照（17β-エストラジオール）よりも著しく低いだけでなく，食品中の既知のエストロゲン性物質（フラボノイド）やホルモン療法（経口避妊薬，モーニングアフターピル，閉経後ホルモン療法）に用いられるステロイドへの曝露量と比較しても非常に低いものであった。SCCNFPは入手できる全ての情報を厳密に解析し，今のところ，EU市場で販売が認められている日焼け止め化粧品に使用される有機紫外線吸収剤にはヒトの健康に影響を及ぼす可能性のあるエストロゲン作用はないとの結論に至った［SCCNFP/0483/01］。

それ以来，化粧品中に存在する以下の潜在的内分泌攪乱物質がSCCPおよびSCCSによって審査された：パラベン［SCCP/1017/06, SCCP/1183/08, CCS/1348/10, SCCS/1446/11］，ホモサレート［SCCP/1086/07］，トリクロサン［SCCP/1192/08］およびシクロメチコン［SCCS/1241/10］。これらの見解は，内分泌/ホルモン活性はこれらの物質の安全性を評価する上で最重要評価項目ではないという結論に至った。

しかし，これらの見解から種々のホルモン活性（**潜在的内分泌攪乱物質**）の検出に適した $in\ vitro$ 試験並びに関連する発生毒性および生殖毒性の検出に有用な $in\ vivo$ 試験の種類が明らかにされた。したがって，これらの見解により内分泌攪乱性に関する物質の科学的評価に必要なデータの種類に関する何らかの指針が示される。

最近の文書で指摘されているように，2013年に予定されている動物試験の禁止により，化粧品成分については将来，**潜在的内分泌攪乱物質**と**内分泌攪乱物質**とを区別することが不可能になると思われる。それらの文書では，種々のレベルにおいて新たな取り組みが着手されたにもかかわらず，複雑な毒性学的指標に関する代替法による動物試験の置き換えは科学的に困難なままであるという事実が認識されている

---

[1] http://www.bfr.bund.de/cm/343/regulatory_definition_of_an_endocrine_disrupter_in_relation_to_potential_threat_to_human_health.pdf, 2012年9月調査。

[SCCS/1294/10, Adler et al. 2011]。

3-6.5 BSE問題を含む動物由来の化粧品成分

SCCによって発表された見解（1996年10月2日）に続く欧州委員会指令97/1/ECは化粧品指令76/768/EEC付属書ⅡのNo.419の基礎となり，「ウシ，ヒツジ，ヤギの脳，脊髄および眼の組織や体液およびそれらに由来する成分」は，化粧品構成成分の一部として使用してはならないと定めている。

伝染性海綿状脳症（TSE）のリスクを有する材料の使用を規制する欧州委員会決定と禁止動物成分リストとを一致させるため，SCCNFPの複数の見解を発端として，No.419を修正するいくつかの欧州委員会指令が出され，特定危険物質（SRM）に指定される動物由来組織のリストが更新された[SCCNFP/0521/01]。

化粧品指令76/768/EECの付属書ⅡにおけるNo.419の最新修正は2007年3月[2006/78/EC]に行われ，その結果，以下の通りとなった。

「**419**. 欧州議会および理事会（*）規則（EC）No 1774/2002のそれぞれ第4条および第5条に定められたカテゴリー1成分およびカテゴリー2成分並びにそれらに由来する成分」
　　　（*）OJ L 273, 10.10.2002, p. 1

上記のとおり，牛脂由来成分は例外とみなされ，規定されたいくつかの処理を実施すれば化粧品成分としての使用が認められる。この例外措置については2002年にSCCNFPによって疑問が提起されたが[SCCNFP/0612/02]，2003年9月に改めて許可された。現時点では，局所曝露によるTSEの伝染を示す証拠はない。

最後に，ヒトによる消費を目的としない動物副産物に関する健康上の規則を定めたEC規則No 1774/02を考慮して，SCCPはカテゴリー1（特に特定危険部位）およびカテゴリー2（特に死廃動物）成分由来成分はヒトの健康への生物学的リスクが懸念されるため，化粧品に使用してはならないとの見解を示した。カテゴリー3成分はヒトによる消費に適したものと定義されているため，化粧品成分としても使用することができる[SCCP/0933/05]。

3-6.6 CMR物質

2001年9月，SCCNFPは発がん性，変異原性または生殖毒性（CMR）を有するとして正式に分類される物質に関する委員会見解を初めて発出した[SCCNFP/0474/01]。同委員会はカテゴリー1または2のCMR物質および同等の特性を有する物質（吸入の場合にのみ発がん性を示す物質を除く）を化粧品に意図的に使用することを禁止するよう提案した。カテゴリー3のCMR物質についても，消費者の健康を脅かさないレベルであることが証明**されない限り**，同様に取り扱うことが提案された。CMR物質が天然原料中に存在するために不純物として化粧品に含まれている場合，または製造過程で形成された場合，当該製品が消費者の健康を脅かさないことを証明しなければならない。

CMR物質に関するSCCNFPの見解は，第7次改正[2003/15/EC]により化粧品法規制に反映され，この化粧品指令の付属書Ⅱに問題となる全てのCMR原料が逐次盛り込まれることになった。

物質および混合物の分類，表示，包装に関する新たなEU規則[1272/2008/EC]により，CMR原料の分類とUN GHS[1]の用語との整合性が図られた。

1　http://www.unece.org/trans/danger/publi/ghs/ghs_welcome_e.html，2012年9月調査。

この化学物質に関する法規制では，規則（EC）No 1272/2008［2008/1272/EC］の付属書Ⅵのパート3の下で，発がん性，生殖細胞変異原性および生殖毒性は，それぞれ区分1A，1Bおよび2に分類される。3つの異なる区分に分類するための基礎には一般的に変更がないため，主として呼称の違いのみの問題である（表1参照）。

化粧品指令から化粧品規則への切り替えにあたり，表1に示す新たな呼称が使用された。新たな化粧品規則（EC）No 1223/2009では，第15条に規定される特定の基準を満たさない限り，区分1A，1Bおよび2のCMR物質は化粧品での使用が禁止されることが想定されている。区分2のCMR物質は，SCCSによる評価を受け，安全であると認められれば使用が認められる。区分1Aまたは1BのCMR物質は，以下の例外に該当する場合に限り化粧品に使用することができる：(1) 欧州の食品安全性要件[1]に適合している，(2) 適切な代替物質で置き換えることができない，(3) 製品区分における特定の使用に対して申請され，曝露量が既知である，および (4) 化粧品における使用，特に製品への曝露量の観点から，他の曝露源からの全般的曝露を考慮し，特に脆弱な部分集団に配慮したSCCSによる評価を受け，安全であると認められた物質である［2009/1223/EC］。これらの物質は特定の条件の下に，欧州において化粧品成分としての使用が認められた。

現在，CMR物質の安全使用の評価における総曝露量の推定法の策定および使用に対して，調和の取れたアプローチを可能にすることを目的としたガイダンスの策定が進められている。

表1: EUの分類および表示システムのUN GHSの原則への適応によるCMR原料の名称の変更

「旧」分類システムに基づくカテゴリー ［指令2001/59/EC］	「新」分類システムに基づく区分 ［規則 No.1272/2008］
発がん物質カテゴリー1 ヒトにおける発がん性が知られている物質	**発がん物質区分1A** ヒトにおける発がん性が知られている
主としてヒトでの証拠に基づく分類: 曝露とがんの発生との因果関係	
発がん物質カテゴリー2 ヒトに対して発がん性があるとみなされるべき物質	**発がん物質区分1B** ヒトに対しておそらく発がん性がある
主として動物での発がん作用の証拠に基づくかまたはヒトでのがん原性を示す限られた証拠および実験動物における十分な証拠を示す試験によるケースバイケースでの科学的判断に基づく分類	
発がん物質カテゴリー3 発がん作用の可能性のためにヒトにおける懸念を生じさせる物質	**発がん物質区分2** ヒトに対する発がん物質である疑い
主として動物での証拠に基づく分類: ヒトでのがん原性を示す限られた証拠および実験動物での限られた証拠を示す試験など	
変異原性物質カテゴリー1 ヒトにおける変異原性が知られている物質	**生殖細胞変異原性物質区分1A** ヒト生殖細胞に経世代突然変異を誘発することが知られている物質
ヒトでの証拠に基づく分類: ヒト疫学研究における陽性の証拠	

---

1 食品法の一般原則と必要条件の規定，欧州食品安全機関の設立，食品安全に関する手続きの規定を行うRegulation（EC）No 178/2002に定められている。

変異原性物質カテゴリー2	生殖細胞変異原性物質区分1B
ヒトにおける変異原性があるとみなされるべき物質	ヒト生殖細胞に経世代突然変異を誘発するとみなされている物質
in vivo 経世代生殖細胞変異原性試験による陽性結果，または *in vivo* 体殖細胞変異原性試験による陽性結果に加えて当該物質が生殖細胞に突然変異を誘発する可能性についての証拠	
変異原性物質カテゴリー3	生殖細胞変異原性物質区分2
変異原性を誘発する可能性のためにヒトにおける懸念を生じさせる物質	ヒト生殖細胞に経世代突然変異を誘発する可能性のためにヒトにおける懸念が引き起こされる物質
in vivo および場合によっては *in vitro* 体細胞変異原性試験での証拠	
生殖毒性カテゴリー1	生殖毒性物質区分1A
ヒトの生殖能に悪影響を及ぼすかまたはヒトに対して発生毒性を引き起こすことが知られている物質	ヒトにおける生殖毒性が知られている
主としてヒトでの証拠に基づく分類：曝露と性機能および生殖能あるいは発生に対する有害な影響との因果関係	
生殖毒性カテゴリー2	生殖毒性物質区分1B
ヒトの生殖能に悪影響を及ぼすかまたはヒトに対して発生毒性を引き起こすとみなされるべき物質	ヒトに対しておそらく生殖毒性がある
主として動物での証拠に基づく分類：他の毒性作用のない状況で性機能および生殖能あるいは発生に対する有害な影響の明確な証拠がある。ただし，生殖への有害な影響が他の毒性作用の二次的な非特異的影響であるとみなされない場合。	
生殖毒性カテゴリー3	生殖毒性物質区分2
ヒトの生殖能に懸念を生じさせるかまたは発生毒性作用の可能性のためにヒトにおける懸念を生じさせる物質	ヒトに対する生殖毒性の疑い
主として動物での証拠に基づく分類：他の毒性作用のない状況での性機能および生殖能あるいは発生への有害な影響の限られた証拠	

3-6.7 ナノ物質

EU 化粧品規則（化粧品規則（EC）No 1223/2009）には，化粧品におけるナノ物質の使用について具体的に規定されている。本規則にはナノ物質の定義が示され，また，ナノ物質を含有する化粧品に関する届出，表示および安全性評価の手順についても規定されている。化粧品規則（EC）No 1223/2009 の第 2 条（1）(k) には，「ナノ物質」とは不溶性または生物蓄積性であり，意図的に製造され，かつ 1 つ以上の外部次元または内部構造が 1 〜 100 nm のサイズの物質を意味すると規定されている。

したがって，本規則は，意図的に製造され，不溶性または半可溶性，あるいは生物蓄積性のナノ物質（金属，金属酸化物，カーボン材料など）に主として適用することを目的とし，生体系において可溶性あるいは分解性または非蓄積性の物質（リポソーム，乳剤など）には適用されない。

特にナノ物質に関して，法規制の施行を支援するための他の EU 法規制や技術指針が存在する。しばしば，同一材料が異なる用途で使用される状況に対する法規制分野全体での整合性を保証するため，欧州委員会は

2011年ナノ物質に対する包括的な定義に関する勧告を採択した[1]。この勧告［2011/696/EU］においては、「ナノ物質」は以下のように定義されている。

非結合状態、または強凝集体（アグリゲート）または弱凝集体（アグロメレート）であり、個数濃度のサイズ分布で50％以上の粒子について1つ以上の外部次元が1 nmから100 nmのサイズ範囲である粒子を含む、自然に、または偶然にできた、あるいは製造された材料（粒子を含む）である[2]。

ナノ物質に関する詳細な技術情報は「質疑応答」の項[3]に記載されている。この勧告は化粧品規則（EC）No 1223/2009の下におけるナノ物質の定義にはまだ適用されていない。

リスク評価に関連して、SCENIHRは新規および既存の物質に対するナノ物質のリスク評価のための技術的ガイダンス文書に準拠した現行の方法の適切性に関する見解［SCENIHR, 2007］およびナノテクノロジー製品のリスク評価に関する文書［SCENIHR, 2009］を採択した。その後、他のいくつかのレビューにおいて、**従来の化学物質に対して用いられる既存のリスク評価パラダイムは、原則的に人工的なナノ粒子にも適用できるはずであると結論された**。ただし、以下のようなナノ粒子特有の性質を考慮して、**現行の試験法には一定の修正を加える必要があると思われる**ことも指摘された［Rocks et al. 2008, SCENIHR 2009, OECD 2009b］。

- 表面エネルギーが高いため、ナノ粒子は**凝集してサイズの大きい弱凝集体（アグロメレート）または強凝集体（アグリゲート）を形成し、または他の部分と結合する傾向がある**。ただし、この傾向は安定剤または分散剤を添加することにより変えることができる。したがって、試験媒体の組成により試験中のナノ粒子の**凝集（アグリゲーション/アグロメレーション）の程度に大きな変化**が生じる可能性があり、結果が影響を受けると考えられる。有効な結果を得るためには、試験前および試験中のナノ粒子の特性解析がきわめて重要である。
- ほとんどの試験法は可溶性の物質のために開発されており、そのような物質の試験に適している。不溶性または溶解度の低いナノ粒子は、**溶液ではなくナノ懸濁液**として試験媒体中に存在すると考えられる。沈殿、媒体中の他の部分との結合、またはガラス/プラスチック器具の側面への付着のため、適用されたナノ粒子の濃度が試験中に低下することがある。この点からも、適用されたナノ粒子の濃度が試験中に維持されることを保証するため、ナノ懸濁液の**安定性の確認**が必要とされる。
- ナノ粒子は**その表面に蛋白質を含む種々の物質を吸着または結合させる**ことも知られている［Simon and Joner 2008, Lynch and Dawson 2008］。ナノ粒子は試験媒体中の種々の物質と結合して曝露された試験系内に持ち込むことにより、誤った結果が得られることがある。この場合も、試験により誤った結果が得られないようにするため、ナノ粒子の特性解析および適切な管理を確実に実施する必要がある。
- 化学物質の毒性学的なハザードは重量または体積の単位（mg/kg, mg/l など）で測定し、表すことができる。ナノ粒子については、このような**従来の測定指標のみでは十分でない場合がある**。現在、ナノ

---

1 http://ec.europa.eu/environment/chemicals/nanotech/pdf/commission_recommendation.pdf, 2012年9月調査。
2 特殊な事例ならびに環境、健康、安全性あるいは競争力への懸念という正当な理由がある場合は、50％という個数サイズ分布の閾値が1〜50％の間の閾値に変更されるかも知れない。規定から逸脱するが、1つ以上の外部次元が1 mm未満のフラーレン、グラフェンフレークおよび単層ナノチューブはナノ物質とみなされるべきである。
3 http://ec.europa.eu/environment/chemicals/nanotech/questions_answers.htm, 2012年9月調査。

粒子に対する適切な曝露指標を特定するための議論が進められている。適切なパラメータが特定されるまでの間，ナノ粒子に対する試験の評価では，重量濃度や体積濃度，粒子数濃度，表面積など，曝露量を記述する種々のパラメータを用いて評価することが重要である。
- 不溶性でナノメートルサイズの粒子状物質であるという特性から，ナノ粒子は同等の一般的形態の物質と比較して生物系における取り込みおよび生体内の動態プロファイルが異なるものと考えられる。ナノ粒子の**細胞膜バリアに浸透する**ことができるという特性（特に低ナノメートル領域で）のため，別の粒子毒性の側面が加わる。現在，現行の試験法で特定される指標がナノ粒子によって引き起こされる可能性のある全てのハザードの特定および特性解析のために十分かどうかについては明らかではない。**したがって，ハザードの特定のためには，反復投与による長期にわたる毒性試験を実施し，病理組織学的検討により裏付けることに重点を置く必要がある。**

ナノ物質に対する特別な考慮として，SCCPは2007年に化粧品中のナノ物質の安全性に関する見解を発出した［SCCP/1147/07］。その後，この問題については，SCCSにおいて**化粧品中のナノ物質の安全性評価**に焦点を当てたさらなる議論を行い，最近，ガイダンス文書を公布した［SCCS/1484/12］。この文書は安全性に関する資料の提出を容易にするためだけでなく，ナノ物質を含有する化粧品は**上市6ヶ月前までに欧州委員会に届出を行う必要がある**ことを想定したEU化粧品規則（EC）No 1223/2009［2009/1223/EC］の第16条の規定の履行を支援するためでもある。化粧品に使用されるナノメートルサイズの化粧品成分について，材料の識別情報，規格，量，毒性プロフィール，安全性データおよび曝露量を含め，SCCS/1484/12に示された何らかの**特定の情報**を提示する必要がある。第14条の下で規制される着色剤，紫外線吸収剤または防腐剤として使用されるナノ物質を付属書に掲載するためには，いずれにしてもSCCSによる安全性評価の対象となるため，これらのナノ物質には例外が適用される。2013年1月11日以降，ナノ物質を含有する化粧品の届出が義務付けられる。ナノ物質の安全性に関して欧州委員会が懸念を認めた場合，**SCCSの見解**を求めるものとする。この点に関して，ガイダンス文書［SCCS/1484/12］では以下の重要な考慮事項が強調されている。

- 最新の化粧品規則（EC）No 1223/2009第2条（1）(k)に規定されたナノ物質の定義に関する基準を満たす新規または既承認化粧品成分について，そのリスク評価にはナノスケールでの特性を特に考慮した安全性データが必要とされる。
- ナノ物質の存在の有無にかかわらず，既存の法規制およびSCCSによる化粧品成分の試験および安全性評価に関するガイダンスに従わなければならない。
- 最終製品での使用が意図されたものと同一の（または正当に同等とみなされる）ナノ物質に関連する材料および組成に対する詳細な特性解析データを提示しなければならない。この情報は，化粧品規則（EC）No 1223/2009第16条（3）a）「ナノ物質の識別…」に対応するものとする。また，特性解析には，化粧品規則（EC）No 1223/2009第16条（3）b）「ナノ物質の規格…」に対応して，SCCSの化粧品中のナノ物質の安全性評価に関するガイダンス［SCCS/1484/12］に記載された重要な物理化学的パラメータの測定についても含めなければならない。
- ナノ物質の特性解析は，原材料段階，化粧品配合中，および毒性評価のための曝露中に実施する必要がある。必要な場合，SCCSはリスク評価を容易にするために，生産工程の説明，表面改質の有無，および化粧品最終製品中にナノ物質を統合するために実施される予備工程に関する追加情報を求めることがある。
- ナノ物質の経皮曝露量および経口曝露量の算出法は，本文書に示した通常の化粧品成分に対するものと

大きく異なるものではないが，通常の化粧品成分の経皮吸収量の推定に用いられる仮定の一部はナノ物質には適用できない。**したがって，ナノ物質の経皮吸収は実験的に求める必要がある。**
- スプレーにより適用するナノ物質含有製品の場合，**液滴サイズおよび乾燥後の残留エアロゾル粒子の粒径分布を測定する必要がある。**
- 皮膚，肺または胃腸バリア（該当する場合）を通したナノ物質の移動の可能性および程度は，実際の使用状況を模擬しながら，ナノ物質としての側面を十分に考慮して明らかにする必要がある。
- 全身性の吸収の証拠が認められる場合，吸収された物質が粒子状かまたは可溶化/代謝された状態かを確認するための詳細な検討が必要とされる。実験データから粒子の吸収の可能性を排除することができない場合，または当該ナノ物質の溶解性/分解性を考慮して可溶化/代謝が想定されない場合，SCCS はデフォルトのアプローチを適用し，**吸収された物質が100%粒子状であった**と仮定することがある。
- ナノ物質を含有する化粧品の適用により全身曝露につながるおそれがある場合，毒性学的評価に関するデータが必要とされる。ハザード特定および用量-反応関係の特性解析のために実施するナノ物質の試験は，ナノ物質としての側面を考慮して実施しなければならない。局所作用の可能性に関する情報も必要とされる。
- 体内でのナノ物質の運命および挙動を検討し（*in vivo* または *ex vivo* で），可能性のある標的臓器を特定するため，試験の最初の重点を ADME（吸収，分布，代謝，排泄）パラメータに置く必要がある。
- 他の化粧品成分と同様に，一連の基本的な毒性学的エンドポイントのデータが必要とされる。そのようなエンドポイントとして，**経皮吸収，急性毒性，刺激性（皮膚および眼）および腐食性，皮膚感作性，反復投与毒性，並びに変異原性/遺伝毒性**がある。これらの試験の結果に応じて，**がん原性/生殖毒性**に関する詳細な情報が必要とされることもある。化粧品の太陽光照射を受ける皮膚での使用が予想されるかまたは意図され，かつ光を吸収することができる場合，光誘発毒性データが特に必要となる。
- 現在，動物試験の代わりとして利用可能な代替法は通常の物質のみに対してバリデートされており，ナノ物質に対してバリデートされたものはないが，利用可能なバリデート済みの *in vitro* 試験は，ナノ物質としての側面を十分に考慮して実施された場合，*in vivo* 試験の結果を裏付ける追加の証拠および想定されるナノ物質の毒性作用機序に関する追加情報が得られるという点で，ハザードの特定のために有用であると思われる。
- 安全係数（MoS）の計算に関して，ナノ物質のリスク評価は他の通常の成分の場合と変わらないと思われる。バリデートされた試験または関連性および妥当性のある試験からデータが得られており，不確実性が高くない場合，ナノ物質に対して通常の物質よりも高い安全係数を適用する科学的根拠は乏しいと考えられる。しかし，これらの条件が満たされず，不十分なデータまたは不適切な試験で得られたデータが示されている場合，リスク評価者はナノ物質に対して追加の不確実係数の適用を考慮することができる。

化粧品中のナノ物質の安全性評価における重要な障害として，使用する *in vitro* 試験の一部は通常の（可溶性）化学物質のために開発されたものであり，ナノ粒子を想定したものではないため，現時点で試験の有効性に制限があるという点がある。例えば遺伝毒性試験の場合，検討の対象とした細胞および/または標的臓器の曝露についても考慮する必要がある。

SCCS の化粧品中のナノ物質の安全性評価に関するガイダンス［SCCS/1484/12］には，化粧品中のナノ物質の安全性を評価する際に考慮すべき事項について詳細に記述されている。

3-7 化粧品成分に対する安全係数および生涯発がんリスクの計算の一般原則
3-7.1 化粧品成分の安全係数の計算

化粧品成分の安全性評価の最終段階であるリスク判定には不確実性係数が適用される。化粧品の場合，この要因は安全係数（MoS）と呼ばれ，次式のように評価の対象とする化粧品成分の最低NO(A)EL値をSEDの推定値で除すことにより算出される。

$$\mathrm{MoS} = \frac{\mathrm{NO(A)EL}}{\mathrm{SED}}$$

上式は以下に示す3つの重要なパラメータで構成される。

a） 安全係数（MoS）

MoS値は試験動物群から平均的なヒトへ，次に平均的なヒトから感受性の高いヒトの集団へと外挿するのに用いられる（図2参照）。**WHOは最低値として100を提案しており**，一般に，**成分が安全に使用できると結論するためにはMoSを100以上とすべきである**とされている。

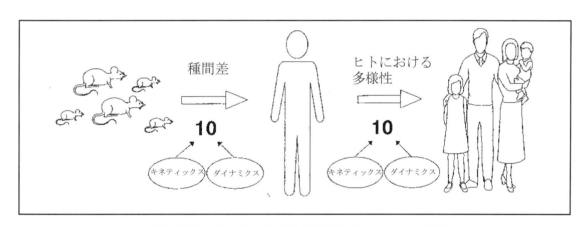

図2: 動物からヒトへの外挿の模式図 ［Renwick, 1998］

図2に示すように，この数値は動物からヒトへの外挿（種差）のための係数10と人間の個体差を考慮した別の係数10から成立している。これらの係数は図3に示すようにさらに分割することができる。定量的/定性的なキネティックスに相当な個体間変動が認められる場合，さらに安全係数を上げる必要があると思われる（ケースバイケースでの評価）。

MoS値の丸め方および桁数は，基礎になるデータの精度に基づいて定める必要がある。*in vivo*での毒性データの生物学的変動は一般に10%を超える。したがって，有効数字2桁を超える数値で最終的なMoS値を表わすことは推奨されない。

以下のような十分な裏付けのあるいくつかの事例では，種差に対する係数を既定値である4（図3参照）よりも低くすることが可能である。

－ラットおよび/またはヒトにおける関連の薬物動態データが存在する場合［SCCS/1443/11, SCCS/1479/12］
－ラットとヒトで視床下部－下垂体－甲状腺（HPT）系の障害に対する感受性が異なる場合［SCCS/1481/12］

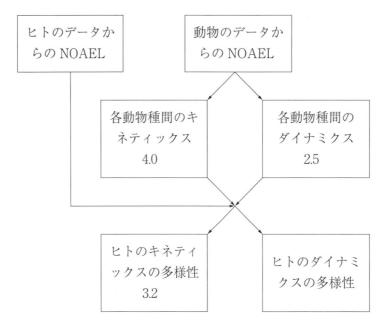

図3: キネティックスおよびダイナミクスを考慮した安全係数の更なる分割［WHO，1994に基づく］

b）NO(A)EL 値

無作用（毒性）量［NO(A)EL］は，投与に関連した（有害な）所見が認められない最高の投与量または曝露量と定義される。この値は主として動物を用いた反復投与試験（90日間発生毒性試験など）から求められる。

反復投与毒性試験における重要な作用の決定に関して言えば，反復曝露による健康被害の特性解析のため，利用可能な反復投与毒性データを詳細に評価する必要がある。この毒性作用の評価過程において，用量－反応関係および閾値の存在の可能性を考慮する。この評価には，作用の強さ，観察された作用が有害かまたは適応可能か，作用は不可逆性かどうか，あるいはより重要な作用の前駆症状かまたは一般毒性の二次的な作用かについての評価を含める必要がある。臨床的または生化学的測定値，器官重量および病理（組織）学的作用など，いくつかのパラメータにおける変化の相互関連性は作用の特性を評価する際に有用である。この問題に関する詳細なガイダンスがいくつかの出版物に示されている［WHO 1994，WHO 1999，ECETOC 2002，EChA 2008a］。

NO(A)EL の代わりに最小（毒性）作用量を使用する場合，SCCS は通常**付加的な係数3**を考慮し，MoS 値を計算する。この方法は，反復投与毒性試験における用量間隔，用量－反応曲線の形状および傾き（あるいは一部のアプローチでは LO(A)EL においてみられる作用の範囲および強さ）を考慮してケースバイケースで決定する。この評価のために既定値として示唆される代表的な係数は，1〜10の範囲である［EChA 2008b］。

最後に，90日間試験が実施されていない場合，亜急性（28日）から亜慢性（90日）毒性に対する評価係数の既定値として3を考慮することができる［EChA 2008b］。

c）全身曝露用量（SED）

一般に，化粧品成分の全身利用率は，適用する化粧品最終製品の1日量，検討対象となる物質の濃度，その物質の経皮吸収性，およびヒトの平均体重を考慮して推定される。すなわち，1日にヒト循環系で利用さ

れる体重1kgあたりの量を算出する。

　MoS計算の多くは，この**経皮**曝露量の値を**経口NO(A)EL値**と比較している。経口NO(A)EL値は経口投与された量に対応しているが，必ずしも経口投与後の化合物の実際の全身利用率には対応していない。SCCSは，MoSの**従来式の計算法**においては，**経口吸収率のデータが存在しない場合に物質の経口生体内利用率を100%と仮定する**ことが多いという事実を認識している。しかし，**経口投与量のうち全身で利用できるのは50%以下である**と仮定するのが妥当であると考えられる。この50%という値は，消化管は体内に摂取された物質が吸収されやすいようにデザインされているが，ほとんどの場合，摂取された物質が全て生物学的に利用できるわけではないことを認識して任意に選択した値である。すなわち，データが得られない場合，経口投与後にみられる作用は投与された量の一部によって引き起こされたものであると仮定し，50%という係数を適用する。例えば，溶解度の低い粒子状物質など，その物質の**経口生体内利用率が低いことを示唆する証拠**がみられる場合，投与量の**10%のみが全身で利用可能**であると仮定する方が適切であると思われる［IGHRC 2006］。経口吸収率のデータが利用できる場合には，それを計算に用いるべきである［SCCP/0851/04など］。

　QSAR様モデル，*in vitro*単層培養（Caco-2細胞，TC7細胞など），人工膜（PAMPA），ウッシングチャンバー装置，反転（腸管）嚢装置，その他の3R代替モデルなど，**経口吸収率を推定するための既存の代替法**を利用するか，または一部の既存の方法を組み合わせて適用することが有用であると思われる［Adler et al. 2011］。バリデートされた代替法として正式には認められていないが，ヒト結腸がん由来の**Caco-2細胞が透過性のスクリーニングに適した細胞培養モデルとして最も広く提案されている**。腸管吸収の複雑な過程には多数の変数が関与することを考慮すれば［Turco et al. 2011］，これらの*in vitro*モデルの適用において有効な結論を導くためには，**十分な裏付けのある標準化された条件**の下において試験を実施することがきわめて重要になる［SCCS Expert Methodologies meeting, 2011］。したがって，実験装置の全ての側面について報告し，変数の制御に関する詳細な情報を示す必要がある。実際，Caco-2モデルおよび同様のモデルにはいくつかの長所と短所があり［Grès et al. 1998, Le Ferrec et al. 2001, Thomas et al. 2008, Adler et al. 2011］，**例えば親油性の高い化合物，吸収率の低い物質，担体を介して輸送される物質，または初回通過代謝される場合には，適切な*in vitro*モデルがないことが報告されていることに特に注意が必要である**［Thomas et al. 2008, Willman et al. 2004］。ECVAMは*in vitro*でのCaco-2/ATCC親細胞株およびCaco-2/TC7クローンの2つの細胞系の再現性（試験室間および試験室内変動）および予測能力を評価する研究を支援した。この研究から，吸収性の高い化合物の場合にのみ良好な予測が得られ（分類の正答率100%），吸収性が中程度または低い化合物では過大評価されることが多いと結論された［Prieto et al. 2010］。

　経口投与から吸入投与に外挿する場合，投与経路特有の生体内利用率の情報が存在しなければ，**補正係数2**（すなわち，元の経路に対する吸収率が外挿先の経路での吸収率の半分と考える）が提案された。この補正係数2を加えるのは，例えば経口投与に対する吸収率を100%ではなく50%と仮定することを意味する。吸入経路に対する既定値は100%である。

　経路から経路への外挿は，利用可能なトキシコキネティックス情報などの科学的情報の専門的判断に基づいてケースバイケースで実施することができる。ただし，これは全身毒性の場合にのみ実施することができる。吸収の程度だけではなく，代謝についても考慮する必要がある［EChA 2008b］。

MoSの計算における追加の留意点として，毎日使用されない化粧品成分，すなわち間欠曝露される化粧品に対してそのような計算が科学的に妥当であるかどうかという問題がある。月1回の使用量を当該物質の連日投与に基づくNO(A)EL値と比較すれば，明らかにリスクを過大評価することになる。この議論は化粧品に限定されるものではなく，EUにおける全ての危険物質のリスク評価手順に当てはまる。

SCCSは，例えば，ある製品が月1回のみ適用される場合でも，連日投与試験で求められたNO(A)ELをその製品のSEDと比較することをケースバイケースで容認することができる。個々の消費者にとっての「1日」は1時間から24時間までの幅がある（消費者製品の種類など，曝露シナリオに依存する）ことを考慮して，特定の曝露シナリオの下における反復曝露は実際の1日投与量で表すべきであることに留意する必要がある。実際の1日投与量は曝露頻度に依存しない。すなわち，特定のシナリオの下で作業者または消費者が1年間のうち数日のみ曝露を受ける場合，曝露量の値は曝露を受ける日における実際の投与量を意味し，1年間を通じて平均した（年間の日数で除した）1日あたりの投与量ではない［EChA 2008b］。ただし，例えば染毛剤の場合などはこの論拠が変わることがあり，MoSは100よりもわずかに低い値となる。ある物質の使用が低頻度であり，評価に内包される保守的傾向のために安全とみなすことは可能であるが，そのためには，あくまで専門的判断が必要である。

したがって，SCCSは検討中の物質の全般的な毒性プロフィール，トキシコキネティック特性および用途を考慮し，ケースバイケースでMoSの計算の妥当性を判断する。

化粧品がある成分に対する唯一の曝露源ではなく，主たる曝露が他の曝露源（消費者製品，食品，環境など）によって引き起こされる場合，その定量的リスク評価は全てを総合した曝露に基づいて行うことが推奨される。

3-7.2　SEDの計算における経皮吸収の問題

SEDの計算は，予想される最高濃度に基づく一定時間後の生体内利用率の絶対量（$\mu g/cm^2$）に基づくことが望ましい。その場合，当該物質の全身利用率を推定するためには，製品の種類別に，関係する皮膚表面積（SSA）の既定値を知る必要がある（4-2項の表2参照）。

また，SEDの算出は，経皮吸収される割合に基づいて行うこともできる。この場合，得られる値は皮膚に適用される最終製品の量に依存する（4-2項の表3：製品の種類別の既定値参照）。また，試験に用いる濃度には予想される最低濃度も含める必要がある。

OECDガイドライン428（経皮吸収：*in vitro*法）に従い，*in vitro*試験では，固体で通常，1〜5 mg/cm^2，液体で最高10 $\mu l/cm^2$というヒトへの曝露をシミュレートした適用量を使用しなければならない。

酸化染毛剤は例外であり，この場合は通常，30〜45分間で20 mg/cm^2を適用する（用途によって異なる）。

試験物質の適用量が2 mg/cm^2未満の *in vitro* 試験は技術的に実施することは不可能であるが，通常皮膚に適用される化粧品量は実試用条件下で1 mg/cm^2に満たないことが経験から示されている。したがって，*in vitro* 試験では所期の使用条件を上回る量が適用され，試験用量の経皮吸収率％をSEDの算出に使用すると，全身曝露用量が過小評価されることになる。

以上のように，化合物質の経皮吸収がどのように記載報告されるかによって，SEDの計算方法には2種

類あると結論づけられる。

1）μg/cm²で報告される被験物質の経皮吸収

SEDの計算には，対象成分を含む化粧品を適用した場合の予想される皮膚表面積とともに，1日あたりの適用頻度を考慮しなければならない。その他の変数は，経皮吸収試験自体の適切なデザインに全て組み入れられているはずである［SCCP/0970/06］。

$$\text{SED} = \frac{\mathbf{DA_a}(\mu g/cm^2) \times 10^{-3}\,mg/\mu g \times \mathbf{SSA}(cm^2) \times \mathbf{F}(日^{-1})}{60\,kg}$$

式中： SED（mg/kg体重/日）＝ 全身曝露量

DA_a（μg/cm²）＝ 使用時の条件を模擬した試験で得られた皮膚表面積1cm²あたりの量で報告される経皮吸収量[1]

SSA（cm²）＝ 化粧品最終製品の適用が予想される皮膚表面積（製品の種類別のSSA値については4-2項を参照）

F（日$^{-1}$）＝ 最終製品の適用頻度（F ≧ 1）

60 kg＝ ヒト体重既定値

2）物質の適用量に対する割合で報告される経皮吸収

経皮吸収率は，意図される使用条件を超えるのではなく，それを想定した用量（doses），濃度（consentrations）および総量（amounts）を用いた *in vitro* 試験に基づいて算出された場合にのみ価値があることは明らかである。これより高い用量での試験では浸透の過小評価につながる可能性がある。

SEDは以下のように算出される。

$$\text{SED} = \mathbf{A}(mg/kg\,体重/日) \times \mathbf{C}(\%)/100 \times \mathbf{DA_p}(\%)/100$$

式中： SED（mg/kg体重/日）＝ 全身曝露量

A（mg/kg体重/日）＝ 適用量および適用頻度に基づく体重1kgあたりの化粧品に対する推定1日曝露量（化粧品種類別の相対1日曝露レベルの計算値は4-2項の表3を参照）

C（％）＝ 試験の対象とする化粧品成分の適用部位における化粧品最終製品中の濃度

DA_p（％）＝ 実生活条件下で予想される化粧品適用量に対する評価対象物質の割合で表した経皮吸収率[2]

適用回数が同種製品の標準範囲と異なる場合，SEDも適宜修正する必要がある。

最後に，経皮吸収を考える場合，当該処方がその化学物質のいずれかの生体内利用率に影響を及ぼすかどうかを知ることが重要である。他の化学物質の経皮吸収を促進する目的で，化粧品処方に特別に追加される吸収促進剤や賦形剤（リポソームなど）がたくさんある。このような処方では，明らかに特別な試験が行われる場合を除いて，特定の成分については生体内利用率を100％と想定しなければならない。利用できる吸

---

[1] *in vitro* 経皮吸収試験を使用時の条件にて行わない場合は，追加の補正係数を導入できる。

[2] *in vitro* 経皮吸収試験を使用時の条件にて行わない場合は，追加の補正係数を導入できる。

収データが存在しない場合や不適切な場合にも，この値を使用することができる（経皮吸収データに対する既定値の詳細については3-4.4項を参照）。

3-7.3　小児のMoS―追加の安全係数は必要か？

2002年，SCCNFPは小児のMoSの計算に関する見解をまとめた。その当時に提起された疑問点として，小児の場合，成人と小児の体重当りの皮膚表面積率（SSA/BWR）の差に閾値100をかけることによって，この係数を修正することが望ましいかどうかであった［SCCNFP/0557/02］。

0歳から10歳までの小児についてのSSA/BW率の差は下記のとおりである。
　　　新生児で2.3倍
　　　生後6ヶ月で1.8倍
　　　生後12ヶ月で1.6倍
　　　5歳で1.5倍
　　　10歳で1.3倍［Renwick 1998］

これは，0歳から1歳の小児と成人におけるSSA/BWの平均差はわずか1.9であることを示唆しているが，WHOはヒトのキネティックスの変動性として一般に3.2という高い係数を見込んでいる（3-7.1項参照）。したがって，この程度の個人差は一般に容認されている正常皮膚の閾値100によってすでに考慮されており，小児に対しても**正常な皮膚**に関する限り，新たに不確実係数を加える必要はないという結論を得た［SCCNFP/0557/02］。

この見解はSCCSにも継承されている。「小児」の特殊なケースにおけるリスク評価は，化粧品中の防腐剤としてパラベンを使用する場合について詳細に論じられた［SCCS/1446/11］。

定義

成人と比較して「小児」とは，年齢に依存して変化する感受性（susceptibilities/sensitivities）を示しながら，ほぼ20年にわたる未熟と成熟の種々の段階を経て成長する生物であることから［Makri et al. 2004, Lemper et al. 2009］，明確化のために，通常「小児」という言葉で表されるいくつかの年齢に関連する用語を定義しておくことが必要と思われる。

　　－正期産新生児（full-term neonate）　　生後1週間未満
　　－新生児（newborn）　　　　　　　　　生後1週間～2ヶ月
　　－早期乳児（early infant）　　　　　　生後2～6ヶ月
　　－乳幼児（crawlers/toddlers）　　　　　生後6ヶ月～2歳
　　－思春期前小児（preadolescent）　　　　2～12歳
　　－青年（adolescent）　　　　　　　　　12～18歳

年齢に関連した感受性（susceptibilities/sensitivities）

種々の年齢群に対して，通常の安全係数100を超える追加の安全係数の必要性については，科学文献において幅広く議論されている［Renwick et al. 1998 and 2000; Makri et al. 2004］。新生児および早期乳児ではいくつかの潜在的リスク要因が存在する。これらはSCCS/1445/11の付属書1に詳細に論じられているが，小児における皮膚曝露がいくつかの化粧品成分において重要な課題となっており，最も重要な点について以

下に要約する。

新生児および早期乳児の皮膚曝露[1]

- 正期産乳児は成人の皮膚の全ての皮膚構造を備えており，解剖学的に，出生後にこれらの構造が大きく変化することはない。**新生児の皮膚における経皮吸収は，正常な皮膚であれば成人の皮膚に認められるものと同等である。**
- ただし，生後数週間から数ヶ月以内の乳児では，以下に示すような成人にはないいくつかの特徴的な差と潜在的危険因子とが存在する。

  (i) **皮膚表面積/体重比**（既述）は新生児の方が成人より2.3倍高く，生後6ヶ月では1.8倍に，12ヶ月では1.6倍に変化する。この比は曝露量に基づくリスク評価に用いられる同一種内の MoS の係数10に含まれている。

  (ii) **トキシコキネティック・パラメータ**は小児の種々の年齢群および成人の間で異なり，毒性の種類に応じて乳児における有害な影響のリスクの増減をもたらすクリアランスの低下および/または半減期の増加につながることがある [Renwick et al. 2000]。新生児期を過ぎると半減期は成人レベル以下に減少する。

  　肝臓での CYP450 の活性は，小児では成人と比較して低いことが報告されている [Johnson 2003]。このデータから，1歳から10歳までの小児における生物学的活性化の程度が成人と比較して高いとは考えられず，年齢に依存したトキシコキネティックスの差に対する特別な安全係数は必要ないことが示される [SCCS/1486/12]。

  　皮膚の代謝に関して，特に1歳未満の小児の皮膚において一部の代謝酵素の発現レベルが低いと推定される。したがって，新生児および早期乳児は特定の化粧品成分に関して成人よりも高い内部曝露を受ける可能性がある。妥当なリスク評価を行うためには代謝に関連するヒトデータが必要とされる。このようなデータは，例えば，当該化合物の代謝に関する *in vitro* データとトキシコキネティックモデルとを組み合わせたアプローチによって得ることができる。異なる年齢群のヒトにおける生体内変化に対するトキシコキネティックモデルには，ヒトの皮膚および肝臓の両方での第一相および第二相の生体内変化に関する関連の *in vitro* データが必要とされる [SCCS/1446/11]。

  (iii) **局所適用製品の実使用条件**を考慮することが曝露に基づく最終製品のリスク評価に必要である。公表文献には新生児および早期乳児における包括的な曝露データがないことに留意する必要がある。

  (iv) **おむつ部分**：おむつ部分およびそれ以外の部分の皮膚バリア機能は出生時には区別がつかないが，最初の14日間に異なる挙動を示すようになり，おむつ部分は **pH 値が高く，水和性が増加する**。おむつ部分の*皮膚水和性*に関して，新生児は角質層の含水量が多少高い傾向があり，新生児，乳児および1歳までの乳幼児よりも変動が大きい。pH 値は弱酸性の 5～6 に保たれるが，これは成人の皮膚とほぼ同等である。ただし，おむつ部分は炎症が起きやすく，緩衝能が低下する。これは特に

---

1 この項での検討事項は，正期産新生児および医学的な処置下にある早生児についてである。

生後6〜12ヶ月で起こる、**いわゆるおむつ皮膚炎**（おむつかぶれ）であり、おむつ環境における物理的、化学的、酵素的、および微生物性の要因により引き起こされる突発性の急性皮膚炎症（平均持続期間2〜3日）であり、例えば、食事の切替え時（母乳、人工栄養、固形食）にみられる。

(v) **微生物に対する感受性**: 特におむつ部分で問題となり、その結果、傷んだ皮膚ではバリア機能が変化することがある。したがって、乳児用化粧品は適切に保存し（他の全ての化粧品でも同様であるが）、適切なpH値になるように配合する必要がある（4-4.1項も参照のこと）。

上記の(i)〜(iii)に関して、正常な皮膚に関する限り、小児に対して一般的な追加の不確実係数を適用する必要はない。物質特有のデータから個体間変動が10を超える値になることが明確に示される場合、追加の安全係数が必要とされることもある。

おむつ部分に使用される化粧品

おむつ部分では、衣服とおむつによる密着した閉じ込め、コントロールされない排尿および排便、その結果としておむつ部分の皮膚の損傷の可能性の問題という特殊な状況が存在する。現代のおむつの技術により良好な皮膚との適合性が増すことが示されており、おむつ皮膚炎の頻度および重症度の低下につながっている。しかし、刺激性のおむつ皮膚炎を完全に回避することはできず、物質の経皮吸収に影響を及ぼす可能性がある。

化粧品は正常な皮膚に対して使用することを想定しているため、実際の皮膚障害がみられる場合は医師に相談し、（化粧品ではなく）医薬品を使用する必要がある。

乳幼児用化粧品の開発およびおむつ部分での使用を目的とする製品のリスク評価では、当該化学物質の経皮吸収に及ぼす刺激症状の影響の可能性について、それらの製品の最終的な定量的リスク評価において安全性評価者が考慮する必要がある。

以上の点から、次の2つの主要な結論を導くことができる。
- 正期産新生児および早期乳児の皮膚構造は成人の皮膚と類似しており、経皮吸収は同程度である。乳児のおむつ部分の皮膚にはそれ以外の皮膚に存在しない特別な危険因子が存在することから、これら2つは区別する必要がある。したがって、物質に対する評価とは独立して、おむつ部分について十分に配慮する必要がある。
- SCCSの見解として、一般に、正常な皮膚に適用される小児用化粧品に使用する原料に関して、MoSの計算には小児と成人の間でのトキシコキネティックスおよびトキシコダイナミクスの違いに対する係数（いずれも3.2）が、同一種内の評価係数10に既に含まれているため、追加の安全係数を考慮する必要はない。

3-7.4 発がん物質の評価

リスク評価法の選択における主たる決定要因は、遺伝物質との相互作用により腫瘍を引き起こす可能性のある発がん物質（遺伝毒性）と遺伝毒性が関与しない他の機序により腫瘍を引き起こす発がん物質（非遺伝毒性）との区別である。遺伝毒性物質には閾値がないと考えられ、投与量との間で線形関係があるDNA損

傷の増加を誘導する可能性がある。また，リスク増大の可能性はきわめて低いものの，理論的には遺伝毒性発がん物質は単一分子でも突然変異を引き起こし，がんの発生率の増加につながると考えられている。一方，非遺伝毒性発がん物質には閾値が存在すると考えられている。

発がん物質の作用機序における閾値の有無を判断するのは必ずしも容易ではない。遺伝毒性の機序が関与する可能性の有無を判断するのが難しい場合がある一方，生物学的な閾値の存在が想定される場合でも，データから特定できないことがある。閾値が明確に認められない場合，閾値が存在しない機序を仮定することが賢明な選択であると考えられる［EChA 2008b］。すなわち，そのような発がん物質に対するリスク評価は，閾値のない発がん物質として実施すべきである。

非遺伝毒性発がん物質

腫瘍の誘発に対する閾値が特定されている非遺伝毒性発がん物質の場合，リスク評価は閾値を有する他の毒性学的エンドポイントと同様に，MoSを計算することにより行われる。

遺伝毒性発がん物質

科学委員会［SC, 2009］およびREACH［ECHA, 2008］はいずれも，遺伝毒性および発がん性の両方を有する化合物のリスク評価はケースバイケースで行うべきであるとの結論に至った。十分な情報が得られていれば，T25やBMDL10などの適切な用量記述子を特定する必要がある。用量記述子は，通常mg/kg体重/日の単位で表される慢性用量率である。T25は，自然発生率に関する修正後，その動物種の標準的寿命の間に25％の動物において特定の組織部位に腫瘍を発生させる用量と定義される［Dybing et al., 1997］。BMDL10を求めるには，10％ベンチマーク用量レベルにおける95％信頼区間下限値を算出するために，数学的な曲線適合法が用いられる［EFSA, 2005］。T25およびBMDL10はいずれも，付加的な生涯発がんリスク（LCR）の決定，または用量記述子と推定ヒト曝露量との比を示す曝露マージン（MoE）の計算の出発点として用いることができる。

生涯発がんリスクアプローチ

LCRの計算には，欧州および米国の規制当局によって以下の3つの方法が用いられている。「線形多段階モデル」は過去に米国EPAによって広く用いられた方法である［1986］。「最小有効量（LED10）（BMDL10と等価）」は米国EPAによって最近用いられている方法であり［1996b］，「T25法」［Sanner et al. 2001］はEUにおいて発がん物質の定量的リスク評価に標準的に用いられる方法である［EChA 2008b］。ほとんどの場合，この3つの方法で得られた結果はきわめて類似している。質の高い疫学研究および動物を用いたがん原性試験が実施されている場合，疫学に基づくハザード特性とT25法を用いた動物試験に基づくハザード特性との間に良好な一致がみられていることに留意する必要がある［Sanner and Dybing 2005a］。

生涯発がんリスクの決定は別の手順で行われる。使用する動物のデータセットおよび考慮する腫瘍の種類を決定した後，用量記述子T25を求める。T25の決定方法は，EC［1999］およびDybingら［1997］によって示されている。

動物の用量記述子（T25）は，代謝率が同等であれば，次式を用いてヒトの用量記述子（HT25）に変換される［Sanner et al. 2001］。

$$HT25 = \frac{T25}{(体重_{ヒト}/体重_{動物})^{0.25}}$$

1日あたりの生涯全身曝露量（SED）に基づき，次式を用いて線形外挿により生涯発がんリスクが算出される。

$$生涯発がんリスク = \frac{SED}{HT25/0.25}$$

これに続き，実際のリスクが特定のシナリオに対して算出されたリスクよりも高いかどうかを表す記述を作成する。この手順については Sanner ら［2001］および EChA［2008b］によって詳細に報告されている。

算出された生涯発がんリスクに関して，懸念の閾値を決定するのは政治的な問題である。一部の国や国際機関では，一般人口集団における LCR が 10^{-5} 未満であれば懸念がないかまたはほとんどないとみなされる［SCCS/1486/12］。

リスクの推定値に影響を及ぼす要素

上記の生涯発がんリスクの計算には，数値で表すことのできる明確な根拠のある要素を組み入れる必要がある。数値で表すことのできない要素は解説する必要がある。

疫学: 得られている疫学データは，リスクの定量的評価には不十分なものであっても，動物データから求められたリスクとの比較に用いることができる。

部位/種/株/性別による活性: 当該発がん物質が複数の組織部位で種又や性別を問わず活性を示す場合，そのリスクは単一の腫瘍の種類に対する計算で求められたリスクよりも高い可能性がある。

用量−反応関係: 入手可能なデータから，算出されたリスクが実際のリスクを明らかに過小評価または過大評価することが示される（すなわち，反応曲線の当該部分においてデータが線形を上回るかまたは下回る用量−反応関係を示す）場合，何らかの定性的または定量的判断を行うことができる。

化学的クラス: 検討中の物質が，問題の発がん物質よりも T25 が明らかに低いかまたは高い多くの発がん物質が含まれる化学的分類に属しており，かつ得られているデータの信頼性が低い場合，この特定のクラスに属する物質のリスクは計算値よりも高いかまたは低いと考えられる。

トキシコキネティックス: 当該発がん物質またはその活性代謝物の動物と比較したヒトにおける相対的生体内利用率または標的用量に関するデータから，実際のリスクが動物データから算出されたリスクよりも高いかまたは低いことが示される可能性がある。ヒトと動物のトキシコダイナミクスの違いについても同様の理由付けが可能である。

遺伝毒性発がん物質への間欠曝露: ヒトでの用量を関連のシナリオまたは測定値に基づいて決定した後，生涯発がんリスクを算出する。染毛剤中の汚染物質など，曝露期間が生存期間よりも短い場合，または連日曝露しない場合には，平均1日用量は曝露頻度に応じて補正する必要がある［SCCNFP/0797/04, SCHER/SCCP/SCENIHR 2009, EChA 2008b］（例えば，月1回使用する永久染毛剤の場合には推定曝露量を30で割

る)。

曝露マージン (MoE) アプローチ

遺伝毒性発がん物質のリスク評価に関して，EFSA は MoE 概念の適用を推奨している［EFSA 2005］。MoE は，動物における腫瘍形成に対する用量記述子と1日あたりのヒト全身曝露量 (SED) の比である ［MoE = BMDL10 (T25)/SED］。動物におけるがん原性データの質およびそれらの試験で用いられた用量レベルの数に応じて，用量記述子として BMDL10 または T25 を適用する。

EFSA［2005］は，「動物試験における BMDL10 に基づく MoE が10,000以上，または T25 に基づく MoE が25,000以上である場合，公衆衛生の観点から懸念が低いことを示し，リスク管理のアクションに関して優先度が低い値であると考えられる」との結論を示した。MoE を10,000とするのは，種間差および同一種内の差を許容するための係数100と，ヒトにおける細胞サイクルの制御および DNA 修復の個体間変動の不確実性に対する係数100に基づいている。T25法に基づく定量的リスク判定に従い，これはマウスを用いた実験に基づく生涯発がんリスク約 7×10^{-5} に相当し，ラットを用いた実験では約 3.5×10^{-5} に相当する。

動物を用いた長期がん原性試験を実施しない遺伝毒性物質

現在，遺伝毒性/変異原性物質の規制において認められた定量的または半定量的試験法はない。遺伝毒性物質で起こり得る発がん作用は，一般に，変異原性化学物質への曝露に関して生殖細胞に対する突然変異の誘発よりも重要であると考えられている。このため，*in vivo* 遺伝毒性試験において経口または吸入曝露後に反応が認められる最小有効量 (LED) と当該発がん物資の用量記述子 T25 との間に線形関係があるという所見は重要である［Sanner and Dybing, 2005b］。活性の幅が10,000倍にわたる34種の発がん物質を検討した試験において，LED/T25比の中央値は1.05であり，それらの物質の90%では，5〜10倍未満の幅で LED の数値が T25 の数値とほぼ同等であることが明らかにされた。これらの結果から，*in vivo* 遺伝毒性に対する LED の決定は，おそらく動物を用いた長期がん原性試験を行うことなく変異原性物質のリスク評価の半定量的試験法に使用できることが示唆される。最近，この所見はオランダの研究で裏付けられた［Hernandez et al., 2011］。

3-8 染毛剤および染毛剤成分特有の評価
3-8.1 染毛剤全般に関するハザードおよびリスクの評価

染毛剤全般に関する評価については，(i)一時染毛剤，(ii)半永久染毛剤，および (iii)永久染毛剤に対して，それぞれ異なるアプローチが推奨されている。SCCNFP の見解として，酸化(永久)染毛剤の評価および規制を優先的に取り組むべきであるとの見解を発出した［SCCNFP/0959/05］。永久染毛剤は通常，2つの成分系で構成され，それらの混合後に化学反応が起こるため，安全性評価では消費者が前駆体，カプラー (調色剤)，中間体および最終生成物に曝露される可能性があることを考慮する必要がある［SCCNFP/0566/02, SCCNFP/0808/04, SCCP/0941/05, SCCP/1004/06］。最後に，SCCP の専門家は種々の化合物のアレルギー源性の側面が未だ評価されていないことを指摘している［SCCP/0941/05, SCCP/1004/06］。欧州化粧品工業会 (Cosmetics Europe: 旧 Colipa) は消費者によるセルフテストとして，「各製品の使用48時間前に皮膚アレルギーテストを実施すること」を推奨しており，数社の染毛剤のラベル表示にはこの種の安全上の注意事項が記載されている。消費者によるセルフテストに関して SCCP は，これは誤った結果を招きやすく，皮膚感作につながる可能性があること，および染毛剤製品の皮膚への使用や診断目的のための *in vivo* での使

用については現行の化粧品指令は対応していないとの指摘を行った［SCCP/1104/07］。

ただし，染毛剤の安全性評価における主たる懸念は，その使用と発がんとの推定される関連性である。SCC（NF）Pによるいくつかの見解において，特定の染毛剤の使用により発がんリスクが生じることが懸念されており［SCCNFP/0484/01，SCCNFP/0797/04，SCCP/0930/05］，染毛剤の個人的使用と発がんリスクとの関連性を示す証拠は白血球および膀胱以外の部位には認められないことから，評価の重点を白血病および膀胱がんに置くべきであるとの結論が示された［SCCP/0930/05］。

3-8.2 染毛剤に対する段階的規制

2003年4月，欧州委員会は加盟国とともに，化粧品成分のリストに挙げられているすべての染毛剤を段階的に規制する方策に合意した。この方策の主たる要素は段階的なモジュールアプローチであり，所定の期限までに染毛剤成分および想定される混合物の安全性に関する資料を提出するよう業界に要請した。この方策は，SCCNFPによる「資料が提出されない染毛剤に関する見解」によって支援された。この見解により，化粧品指令76/768/EECのいずれかの付属書に掲載されているかどうかに関係なく，全ての染毛剤について安全性に関する資料が要求されるという専門家の見解が明確に表明された［SCCNFP/0807/04］。SCCSは，一時染毛剤，半永久染毛剤および永久染毛剤を区別している［SCCP/0959/05］。

染毛剤の安全性を保証するため，欧州委員会は業界から安全性に関する資料が提出されなかったか，またはSCCPによって否定的見解が示されたすべての永久染毛剤および非永久染毛剤を禁止する決定を行った［IP/06/1047］。

3-8.3 染毛剤処方に対するMoSの計算

1．染毛剤の経皮吸収およびSEDに関連した既定値

通常，染毛剤処方および成分の経皮吸収試験では，**20 mg/cm^{2}の量が30〜45分間**（想定される使用条件に応じて）**適用される**。経皮吸収量は常に1 cm^{2}あたりの量として表され，見解の間の一貫性を維持するため，頭皮面積の既定値として700 cm^{2}が用いられてきたが［例えば，SCCNFP/0657/03とSCCNFP/0669/03］，2010年3月，SCCSの染毛剤作業部会はその評価において，より広く用いられている**頭皮面積値である580 cm^2**に変更することを決定した。

2．間欠曝露およびMoSの計算

染毛剤は毎日適用することが意図されていないため，そのMoSの計算については科学的に議論の余地があることが認識されている。しかし，消費者における1日の曝露量はきわめて多様である（消費者製品の種類など，シナリオに応じて）ことを考慮して，特定の曝露シナリオの下での反復曝露は実際の1日投与量で表すべきであると認識されている。実際の1日投与量は曝露頻度に*依存しない*。すなわち，特定のシナリオの下で**作業者または消費者が1年間のうち数日のみ曝露を受ける場合，曝露量の値は曝露を受ける日における実際の投与量**を意味し，1年間を通じて平均した（年間の日数で除した）1日あたりの投与量ではない［EChA 2008b］。

染毛剤配合中の遺伝毒性発がん物質（例えば，染毛剤中の汚染物質）のリスクを評価する場合，28日に1回毛染めを行うと仮定して，ヒトにおける全身曝露量を曝露頻度に従って1日あたりの平均曝露量に調整することができる。

3-8.4 染毛剤成分および反応生成物の評価

染毛剤の使用と発がんとの推定される関連性の観点から，染毛剤の種々の成分の変異原性について大きな関心が寄せられた［SCCNFP/0720/03，SCCNFP/0808/04，SCCP/0941/05］。

染毛用化粧品成分に対する試験戦略が2002年に最初に発行され［SCCNFP/0566/02］，その後，2回更新された［SCCNFP/0720/03，SCCP/0971/06］。SCCP/0971/06では，十分な in vitro データが得られるように，染毛剤の変異原性に関するハザード特定のための段階的 in vitro 戦略が示された。

これまでのところ，染毛剤の場合でも化粧品成分に対して策定された一般的な戦略から逸脱する理由は見当たらない。具体的に言えば，酸化染毛剤成分に対して推奨される基本的な in vitro 変異原性試験のセットは3試験からなる（3-4.6項参照）。これを2試験に減らすことができるかどうかについて議論が続いている。

その間に，SCCSは染毛剤および毛染めのプロセスにおいて生成される中間体によって引き起こされる消費者の全般的な健康リスク（変異原性/遺伝毒性/発がん特性を含む）に焦点を当て，以下の結論が導かれた［SCCS/1311/10］。

- 酸化染毛剤配合の使用により消費者に前駆体およびカプラーならびにそれらの反応生成物への曝露が引き起こされる。反応生成物への曝露は前駆体またはカプラーへの曝露と比較するとかなり低い。中間体への曝露は認められなかった。

- 評価した14種類の代表的な反応生成物の in vitro 皮膚浸透試験における経皮吸収率は3.27〜717.79 ng/cm^2（平均値＋1SD）の範囲であり，これは染毛剤の1回あたり適用量（0.03〜6.9 µg/kg体重）に対して吸収量（生物学的に利用可能な量）1.9〜416 µgに相当する。

- 反応生成物のリスク評価において，曝露量が低く，曝露が間欠的（平均的に月1回）であることから，一般毒性が問題となるとは考えられない。

- このエンドポイントに関して利用可能なデータがないため，感作リスクは検討していない。

- 遺伝毒性に関して，前駆体/カプラーおよび反応生成物に共通する結果として，1つ以上の in vitro 試験で陽性結果が得られても in vivo では確認できなかった。このことから，前駆体/カプラーそれぞれの結果に基づいて反応生成物の試験での特定の結果を予測することはできないと推測される。遺伝毒性的ハザードが存在する可能性に関する最終結論は，試験によってのみ導くことができる。

- 多くの染毛剤の前駆体および反応生成物の構造要素であるアリールアミン構造が警告部分構造として自動的に特定されるため，反応生成物の場合に (Q)SAR［(定量的) 構造活性相関］を用いる価値は限られていた。アリールアミンが含まれる複雑な分子の評価では，将来，OECDの原則を満足し，適用領域が明らかにされている in vivo での遺伝毒性評価のためのSARを用いるか，または開発することが望ましい。

- 酸化染毛剤のヒトにおける発がん性に関して，諸研究から明快な結論を導くことはできない。染毛剤の

個人的使用とがんの間に因果関係が存在するかどうかという疑問に対して，疫学のみから断定的な答えが得られることは期待できない。入手可能な研究結果の評価から，EU 内で販売されている染毛剤の現在の使用者に関して，がんの過剰リスクを示す明らかな兆候は示されていないと推測することができる。この判断は国際がん研究機関（IARC）による最近の評価と一致している。IARC の作業部会は疫学的証拠が不十分であると判断し，毛髪着色剤の個人的使用は「ヒトに対する発がん性について分類できない」（グループ 3）との結論を下した [IARC 2010]。

- 酸化染毛剤配合には一般的に複数の前駆体およびカプラーが含まれる。したがって，酸化染毛剤を使用することにより複数の反応生成物に同時に曝露する可能性がある。このような複合曝露についてはこれまで検討されていない。

これまでに得られているデータに基づき，**SCCS は現在 EU で使用されている染毛剤およびその反応生成物の遺伝毒性および発がん性に関して大きな懸念を提起しない**。ただし，現時点ではこの結論を裏付ける反応生成物の遺伝毒性に関するデータベースは限られており，したがって，ある程度の不確実性を伴うものと考えられる。他の反応生成物に関する情報が追加されることによりデータベースが充実すれば，上記の結論が補強されると考えられる。現在，遺伝毒性および発がん性に関する安全性の確認は *in vivo* 試験の実施によってのみ達成することができる。しかし，EU 法規制の下では *in vivo* 試験の実施は認められない。将来，最新の方法（皮膚モデル，オミクス，SAR など）により，動物実験を必要とすることなく安全性評価ができるようになる可能性がある。

3.9 毒性学的懸念の閾値（TTC）
3-9.1 リスク評価における TTC の一般概念

化粧品および消費者製品に対する TTC アプローチの使用について SCCS/SCHER/SCENHIR による評価が行われた [SCCP/1171/08]。

TTC の概念は，その閾値以下では毒性が生じることが予測されない曝露レベルを特定するためのリスク評価ツールである。現在，TTC は食品接触材料（米国のみ），調味料，医薬品に含まれる遺伝毒性不純物，および地下水中の農薬代謝物の分野で用いられており，他のいくつかの応用分野でもこのアプローチの使用が示唆されている。

TTC の概念は，化粧品に関して，それ未満の値ではヒトの健康に対して全身的な有害な影響を生じさせる可能性が低い，ヒトの曝露に対する一般的な閾値を確立するという原則に基づいている。この概念は，化学構造は判明しているが毒性データが得られていないかまたは限られたデータしか得られていない化合物に対して，利用可能なデータベースから毒性データを外挿することに基づいている。現在，1500 を超える化学物質に対する動物試験から得られたがん原性データが収載されたデータベース [発がん性データベース（CPDB: Carcinogenic Potency Database）] [Gold et al. 1984]，および他の毒性学的エンドポイントに基づく 613 の化学物質が収載されたデータベース（Munro データベース）[Munro et al, 1996] が利用可能である。いずれも経口曝露後の全身作用に基づいている。

どの分野のリスク評価に TTC アプローチを適用する場合でも，以下に関して高いレベルの信頼性が必要

とされる：1）データベースの質および完全性，2）当該化合物の意図される使用条件における曝露データの信頼性，3）外挿方法の妥当性。科学委員会の見解として，これらの各分野におけるさらなる研究が必要とされる。

3-9.2 化学物質のヒト健康リスクの評価に対するTTCアプローチ

科学委員会（SC）は，きわめて低いレベルで存在する化学物質に起因する全身毒性作用のヒト健康リスクの評価において，TTCアプローチは一般に，科学的に容認できるものであると考えている。TTCの適用はケースバイケースで行うものとし，専門的判断を必要とする。TTCアプローチは，SCCP/1171/08（2012年に採択）に詳細を示した一部の化学的クラスには適用できない。

遺伝毒性の構造アラートを持たない化学物質に対してTTCを実際に適用する場合，通常，化学構造を解析し，全身毒性の指標であるCramerによる分類を用いて行う。最近実施された解析では，現行のCramerの決定樹を用いた場合，一部の化合物が誤って分類されることが明らかにされた。

科学委員会は，CramerクラスIIの物質に対するTTC値は現在利用可能なデータベースによって支持されないため，これらの物質はクラスIIIの物質として取り扱うべきであると結論する。科学委員会は原則的にクラスIとクラスIIIへの分類を容認する。化学物質を最も低い毒性クラス [**クラスI，遺伝毒性の構造アラートを持たない物質に関して1800 μg/人/日（30 μg/kg体重/日に相当）**] に割り当てる場合，分類は慎重に検討し，正当化する必要がある。クラスIの分類が正当化できない場合，科学委員会は一般的な既定値として**CramerクラスIIIの化合物 [遺伝毒性の構造アラートを持たない物質に関して90 μg/人/日（1.5 μg/kg体重/日に相当）] と同等の値を推奨する**。これらの数値を上げる前に，現時点で利用可能なすべての科学的情報を用いて種々の毒性クラスを定義する必要がある。すなわち，分類スキームは最新の毒性学的知見に基づいて修正する必要がある。

当面，**遺伝毒性の構造アラートがある化学物質**（DNA反応性の発がん物質など）に対して**0.15 μg/人/日（2.5 ng/kg体重/日に相当）を既定値として使用する**ことができるが，その科学的な基礎を強化する必要がある。これは，例えばデータベースの拡充，利用可能なすべての発がん性試験の解析，アロメトリック補正係数の使用，および/または，線形外挿から外れる点としてのT25若しくは1％，5％または10％ベンチマーク用量の使用によって達成できる可能性がある。

通常，TTC値は1日あたりの1人あたりの量として表される。すべての年齢群を含む全人口集団に適用できるようにするため，TTC値を1日あたりの体重に対する量として表わし，生後6ヵ月未満の乳児では化学構造によって代謝が十分に行われない可能性があるため，特に推定曝露量がTTC値で規定される忍容可能曝露量に近い場合，特別に考慮することが推奨される。

3-9.3 化粧品や消費者製品などのヒト健康リスクの評価に対するTTCアプローチ

規制との関連において，TTC概念は現在，曝露量が非常に低い場合に対してのみ適用されている。科学的観点から，TTCアプローチは化粧品，その他の消費者製品，および消費者が曝露する可能性のある他の化学物質に適用することができるが，現時点ではTTCアプローチは全身作用にのみ関連付けられており，**局所作用の評価には用いることができない。アレルギー，過敏症および不耐性については用量－反応関係が**

不明確であるため除外される。

化粧品成分に関して言えば，**現在使用中のデータベースに対してさらなる開発と検証が必要である。**科学的観点から言えば，意図的に添加された成分と主として不注意による汚染物質とが区別されていない。この2種類の物質に対するTTC概念の適用性は，主として曝露条件，化学構造および利用可能なデータベースに依存する。**化粧品成分については，TTC概念はTTCデータベースにおいて十分なデータのある構造分類に属し，かつ適切な曝露データが得られている化合物の場合にのみ用いることができる。**

また，すべてのリスク評価において，TTCの適用を含めた適切な曝露の評価を行うことがきわめて重要であることに留意する必要がある。特に高い頻度で使用される製品では，消費者製品への相当な曝露が起こる可能性がある。そのような曝露には，玩具，化粧品または洗浄剤などの使用時における経口曝露（乳幼児のおしゃぶり行為など），皮膚接触および/または吸入曝露がある。

3-10 吸入経路に対するリスク評価に関して考慮すべき側面

一般に，化粧品およびその成分への曝露は皮膚を経由して起こる。ボディローション，石鹸などの製品は局所に適用され，皮膚を経由した浸透が体内に取り込まれる主な経路である。しかし，多くの化粧品では吸入が浸入経路となることもある。一例として，溶媒のような蒸気圧の高い物質が除光液などに使用される場合がある。別の例として，デオドラントやヘアスプレー，あるいは日焼け止めなどにもスプレー式化粧品の使用が増加している。これらの製品については主として皮膚曝露を評価する必要があるが [Steiling et al. 2012]，相当な吸入による曝露も考えられる場合には，局所作用の可能性および体内負荷量への影響の可能性の両方に関するリスク評価においても考慮しなければならない。

最終的なリスク評価では，総全身曝露量に関して関連のあるすべての曝露経路（皮膚や気道を経由した取り込みの可能性，場合によっては経口摂取も含む）を考慮する必要がある。

吸入経路による毒性を適切に評価するためには，各成分のハザードプロファイル，最終製品中での濃度，および最終製品の曝露パターンを知る必要がある。スプレー式化粧品の成分に対する評価の概要がRotheら [2011] によって示されている。吸入される可能性のある化粧品およびその成分に対する安全性評価の基本原則を図4に示す。

3-10.1 吸入経路に対するハザード評価

吸入経路についてはバリデートされた *in vitro* 試験法は存在しない。気道に対するヒト再構築組織モデルが市販されているが，これまでのところ，ハザード/リスク評価での使用例はきわめて限られており，その理由のひとつとして，気道の部分によって機能が異なることが挙げられる [Sauer et al. 2013]。したがって，リスク評価には局所毒性と全身毒性の両方のデータを考慮しなければならない。

a) 気道に対する局所毒性

気道に対する化学物質の毒性作用は吸入試験に基づいて評価することができる。気道の局所作用のデータに対する適切な代替指標として，眼および粘膜への刺激性（*in vivo* および *in vitro*）の情報が考えられる。

b）全身毒性

REACHにおける急性毒性（LC$_{50}$）試験，あるいは反復曝露を伴う吸入毒性試験も利用することができるが，化粧品成分に対する標準的な毒性関連資料に含まれる吸収経路に関するデータはそれほど多くない。これらの試験により，吸入経路における物質固有の特性に関する情報を得ることができる。

3-10.2 吸入経路による曝露の評価

スプレー式製品は蒸気またはエアゾールとして放出される。エアゾールへの曝露については消費者が曝露を受ける粒子または液滴のサイズによって曝露の程度が決まる。10 μm を超えるサイズの粒子/液滴は，鼻腔，口腔，咽喉または気管・気管支領域で捕捉/衝突/ろ過される。10 μm 未満の粒子/液滴のみが肺の深部に到達するのに十分小さく，肺胞に浸入し，全身で利用可能になる。

一般に，噴射剤を用いたエアゾールスプレーとポンプスプレーの2種類のスプレー方式が用いられる。Bremmer ら［2006a, 2006b］によれば，**ガス噴射式は微細な霧を発生させるために開発されることが多く，相当な割合の粒子が粒径10 μm 未満であることが多い**のに対し，ポンプ式のスプレーでは一般に大きい粒子/液滴が生成される。

液滴のサイズは，溶媒および噴射剤の個々の使い方を含む実際の配合（表面張力など）によって変わる。また，スプレー缶のノズルの形状や缶の大きさも関係する。**実際的な粒子/液滴のサイズ分布のデータ**は，気道への物質の浸入の深さが左右されるため，**スプレー式化粧品の安全性評価において重要である**。

曝露量のレベルは，標準的な曝露条件下で直接測定するか，または数学モデルを用いて求めることができる。曝露量を測定する場合，想定される条件で噴霧した後，想定される曝露期間にわたって測定することが重要である［Carthew et al. 2002］。RAECH の指針［EChA, 2010］には，保守的なアプローチとして使用できる公式が示されている。より実際的な評価を行うため，最初の推定として ConsExpo モデルのようなより高度な階層モデルの使用を考慮することができる［RIVM 2012］。

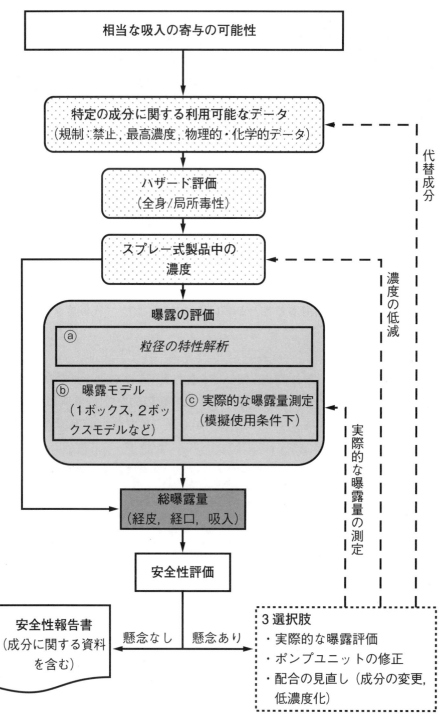

図4: 吸入される可能性のある化粧品およびその成分に対する安全性評価の基本原則（網掛けのボックスは成分，グレーのボックス（濃薄両方を指す）は製品に関するもの（訳注: 原文は色で識別されている））

3-10.3 スプレー式化粧品に含まれる成分の安全性評価

安全性評価のため，噴霧された成分/製品へのモデル化または測定された消費者の曝露量を，標準的な毒性試験の結果に基づき毒性学的に有害な作用がないと考えられる用量と比較する。

この点に関して，重要なパラメータは無毒性濃度（NOAEC: No Observable Adverse Effect Concentration）である。NOAEC が得られていない場合，経口反復投与試験からの経路間の外挿が適用できる可能性がある［EChA, 2010］。全身作用に関して経口経路で得られた情報は，ケースバイケースで吸入経路に外

挿できると考えられる。

安全性評価の結果によっては，曝露量の評価法の改良（保守的アプローチに基づいている場合など），別の技術装置（スプレーノズルなど）の使用による噴霧特性の修正，製品処方の見直しなどが必要になる場合がある。

化粧品最終製品の安全性は製造者，最初の輸入者または販売者［化粧品指令76/768/EEC］，**または化粧品規則**［2009/1223/EC］**に規定された責任者の責務に属するものであることに留意する必要がある。**

3-11 ヒトのバイオモニタリング

3-11.1 定義

ヒトのバイオモニタリング（HBM）とは，曝露された被験者の曝露量や健康リスクを評価するために，化学物質，代謝物または特定の有害でない生物学的作用の生物学的試料を採取し，基準レベルで観察されたデータと比較し，必要な場合，是正措置につなげるための系統的かつ継続的または反復的な活動である［Zielhuis, 1984］。

3-11.2 適用分野

HBMが最初に適用されたのは職場であり，全身生物学的利用率の裏付けとして，および曝露量の低減または最小化策の必要性に関する意思決定の基礎として，外部被曝量の測定値を内部被曝データで補完するためであった。その後，人口集団を対象としたHBMが，(i)特定の物質への内部被曝（環境曝露によるものなど）とヒトの健康状態との関連の可能性の検討，および(ii)人口集団における被曝の傾向の調査を主たる目的として行われるようになった。

特に分析分野における進歩により，ヒトの様々な生体基質中の化学物質またはその代謝物をpg/lレベルまで測定できる，感度，特異性，信頼性および頑健性に優れた分析法が開発された［Angerer et al. 2007, Needham et al. 2007］。ヒトの体液中で測定された濃度は，関連のある動物種および集団における実際の曝露条件下で体内に取り込まれる量の指標として（例えばヒトの曝露の評価のため）用いることができる（パラベンに関してSCCS/1446/11を参照）。ただし，**HBMは体内への取り込みのすべての起源（大気，水，食事，消費者製品など）およびすべての経路が対象となる**ことに留意する必要がある。

したがって，HBMのデータは，他の（化粧品以外の）起源からの取り込みおよび曝露がある場合，（化粧品の）成分への曝露の評価には適していない。このデータは，**リスク評価およびリスク管理の裏付け**として用いるべきである。ただし，バイオモニタリングデータから外部被曝データに逆算するためには，追加の情報（バイオマーカーの種類，曝露シナリオ，トキシコキネティック挙動，生化学的機序，トキシコキネティックモデリングなど）が必要となり，最近の文献に包括的に書かれている［Tan et al, 2012］。

曝露および健康リスクの限界値を評価するアプローチとして，ヒトバイオモニタリング値（HBM-Values）［Kommission HBM 1996］，生物学的曝露指標（BEI）（ACGIH[1]）または生物学的等価物（BE）［Hays et al, 2008］が別々の委員会で評価されている。これらは参考値であり，特定の物質に対する一般人口集団

---

1 米国産業衛生専門家会議。

の避けられないバックグラウンド曝露（95パーセンタイル値）の統計的記述である。これに関して，HBMの結果から消費者製品およびその成分への曝露がヒトの健康への懸念を生じさせるかどうかについての情報が得られるものと思われる。

適切に適用した（物質のトキシコキネティックスおよび代謝が考慮されている）場合，HBM のデータにより安全性評価資料に記載された（*in vitro* および *in vivo* 経皮吸収試験の結果，トキシコキネティック試験結果など）化粧品成分の ADME のすべての側面に関する情報を裏付けおよび補完できる。HBM により，さらに *in vitro* 試験法および動物試験の結果も補完される。通常，これらの結果は承認申請手続きにおける曝露評価およびリスク評価に用いられる。特に，化粧品成分に対する *in vivo* 動物試験の禁止を考慮すると，HBM から重要な *in vivo* 情報が得られ，ヒトの情報（種間の外挿なし，少数の被験者）を直接得ることができる。倫理的制約も通常問題とはならない。十分な動物データが得られれば，同一種内の変動にも HBM を用いて対応することができる。

3-11.3 制約

消費者製品の成分の安全性評価に HBM を用いる場合，以下のような，その適用分野が制限される側面を考慮する必要がある。

- HBM は，全身に取り込まれ，バイオマーカーの半減期から試料採取や分析的測定が可能である物質に適用できる。

- HBM は，関連のバイオマーカーが内因性に生成された物質であり，環境または消費者製品からの取り込みによる濃度よりもはるかに高い濃度で存在する場合は適切な方法ではない。

- 年齢，性別，ライフスタイル，消費者性向，食事，居住地などによって取り込まれる化学物質の量が変化するため，HBM の結果はこれら多くの因子の影響を受ける。同一の曝露条件下でも，化学物質の代謝，代謝物の排泄，健康状態，尿の希釈の変動のような生体物質の組成の違いなどにおける個体差のため，HBM の結果が異なる場合がある。

- 他の誤差の原因として，生物学的試料の採取および処理中の汚染がある［Calafat and Needham, 2009］。

3-11.4 結論

HBM により人体に取り込まれた化学物質の量を推定することができ，したがって，吸収された化学物質やその代謝物による内部被曝を測定することができる。HBM は，環境媒体や消費者製品の成分中の化学物質の測定などの他の曝露評価方法に代わることはできず，毒性試験や SED の算出に代わることもできないが，これらの方法を**補完する**ことはできる。さらに HBM により，**ヒトにおける化学物質の ADME に関する洞察が得られる**。このことは，**特に多くの場合に動物実験が禁止されているため，安全性評価のために重要である**。HBM の倫理的側面には，国内および国際的規則に準拠して対処しなければならない。

HBM は，消費者製品（化粧品）成分の安全性評価のための有用なツールであると思われる。HBM が使

用できる範囲は，検討対象となる具体的な化学物質について明らかにすべき課題と手法の制限によって決まる。

4．化粧品最終製品の安全性評価

4-1　緒　　言

化粧品指令［76/768/EEC］の第6次改正［93/35/EEC］および第7次改正［2003/15/EC］並びに化粧品規則［2009/1223/EC］の要件に従い，EU内における各化粧品の責任者が常に製品情報ファイル（PIF）を提示できる状態に維持し，加盟国の所轄当局の要求に応じて閲覧に供さなければならない。特に，化粧品のPIFには，化粧品規則（EC）No 1223/2009（第10条2）に定められた権限を有し，安全性評価の責任を負う安全性評価者によって作成された安全性評価［化粧品安全性報告書（CPSR）］が含まれていなければならない。最終製品の安全性評価は成分の毒性学的プロフィール，化学構造および曝露レベルに基づいて行われる。「化粧品規則（EC）No 1223/2009の化粧品安全性報告に関する付属書Iに関するガイドライン」では，どのようにCPSRを策定すべきかについて詳述されている。

当該成分，最終製品および曝露に関して十分な情報があるか，あるいは当該化粧品の評価のために追加のデータが必要かどうかを判断するのはあくまでも安全性評価者の責任である。本章にいくつかの実務的なガイダンスを示すが，これはチェックリストとして用いるべきではなく，むしろ化粧品最終製品の安全性を評価する際に，ケースバイケースで適用すべきである。

4-2　化粧品のカテゴリーおよび使用時の曝露レベル

化粧品の安全性評価は，その本来の毒性学的特性だけでなく，予想される使用法に基づいて行われる。化粧品には多様なタイプの製品があるので，例えば，以下に示すようにさまざまな曝露のシナリオが考えられる。

- 石鹸は希釈された状態で適用される。適用範囲は広いが，製品はすぐに洗い流される。
- 口唇および口腔に使用される製品は，ある程度経口摂取されることがある。
- 目や生殖器のまわりに使用される化粧品は，それぞれ結膜や粘膜に接触する可能性があり，これらの部位の上皮が薄いことから，何らかの反応が起こる可能性がある。
- ボディローションまたはボディクリームは体の広い面積に適用されるので，しばしばかなりの量の成分が数時間にわたって皮膚に触れる可能性がある。
- サンスクリーン剤は，広い面積の皮膚に接触するうえ，長時間にわたって紫外線に直接曝露されるので，別の種類の安全性評価が必要となる（3-5.6項参照）。
- 永久染毛剤の成分は毛髪表面で酸化反応（例えば，過酸化水素による）を起こし，形成された前駆体，カプラー，中間体および最終生成物が皮膚に接触する（3-8項も参照）。

あらゆる曝露状況には，皮膚や粘膜を介して一定量の物質の摂取や吸入が伴う。体重1kg当りの1日量に換算することにより，化粧品最終製品の全身曝露量（SED）が求められる。

化粧品使用時の曝露量はケースバイケースでしか求めることができないが，少なくとも以下の要素を考慮

して対応しなければならない。

- 当該成分が使用される可能性のある化粧品の分類
- 適用方法：塗擦，噴霧，塗布，洗い流し等
- 化粧品最終製品中の当該原料の濃度
- 最終製品の1回当たりの使用量
- 適用頻度
- 皮膚との総接触面積
- 接触部位（例えば，粘膜，日焼けした皮膚）
- 接触時間（例えば，洗い流す製品など）
- 曝露の増大につながるような予測される誤用
- 対象とする消費者群（例えば，小児，敏感肌の人など）
- 体内に取り込まれる可能性のある量
- 日光に曝露される部分の皮膚への影響

さらに，問題となる曝露は評価する毒性により左右される。例えば，皮膚の感作性，刺激性または光毒性については，皮膚の単位面積あたりの曝露量が重要であるのに対し，全身毒性に関しては，単位体重あたりの曝露量の方がより重要である。

また，ヘアスプレーの吸入，リップ製品の経口摂取など，直接の適用以外の経路による二次曝露の可能性についても考慮しなければならない。

さらに，化粧品の使用はいくつかの要因，例えば，年齢層，季節による変動，地域の習慣，ファッション，流行，可処分所得，製品の改良などのように，時代とともに変化するものである。

先述のように，曝露量評価の結果として特に重要なものは，化粧品最終製品中の成分の安全係数（MoS）の計算における重要なパラメータである SED の算出である［MoS = NO(A)EL/SED］。

下記の計算では化粧品に対する**皮膚**曝露量を考慮する。実際の SED を算出するためには，経皮吸収量が皮膚表面積当たりで示されている（$\mu g/cm^2$）かまたは適用した物質に対する割合（%）で示されているかによって，異なる曝露パラメータの値が確認できていなければならない。

1）皮膚表面積当たりの量（$\mu g/cm^2$）として報告される被験物質の経皮吸収の場合:

$$SED = \frac{\mathbf{DA_a}(\mu g/cm^2) \times 10^{-3}\,mg/\mu g \times \mathbf{SSA}(cm^2) \times \mathbf{F}(日^{-1})}{60\,kg}$$

式中：SED（mg/kg 体重/日）= 全身曝露量

　　　DA_a（$\mu g/cm^2$）= 使用時の条件を模擬した試験で得られた皮膚表面積 1 cm² あたりの量で報告される経皮吸収量[1]

　　　SSA（cm²）= 化粧品最終製品で適用が予想される皮膚表面積（製品の種類別の SSA 値については

1　*in vitro* 経皮吸収試験を使用時の条件にて行わない場合は，追加の補正係数を導入できる。

4-2項を参照)

F（日$^{-1}$）= 最終製品の適用頻度（F ≥ 1）

60kg = ヒト体重の既定値

上式を使用するということは，評価対象成分を含有する最終製品の適用が予想される**皮膚表面積（SSA）**と**適用頻度（F）**がわかっていることを意味している。

表2の左側3列はRIVM（オランダ国立公衆衛生環境研究所）による化粧品曝露評価に関するオランダの研究［Bremmer et al. 2005］から引用したものであり，化粧品別の曝露皮膚表面積[1]を示す。同表の右端の列には最終製品の想定される**適用頻度（F）**が示されている。

表2: 化粧品の種類別の平均曝露皮膚表面積［Bremmer et al. 2005］および化粧品の種類別の適用頻度

化粧品の種類	適用部位の皮膚表面積（RIVM）		適用頻度*
	表面積（cm²）	パラメータ（規定されている場合）	
浴用製品			
シャワージェル	17,500	総体表面積	*1.43/日*
ハンドソープ	860	両手の表面積	10/日[2]
バスオイル，バスソルトなど	16,340	体表面積 − 頭部の表面積	1/日
ヘアケア製品			
シャンプー	1,440	両手の表面積 + 頭部の表面積の1/2	1/日
ヘアコンディショナー	1,440	両手の表面積 + 頭部の表面積の1/2	0.28/日
ヘアスタイリング製品	1,010	両手の表面積の1/2 + 頭部の表面積の1/2	*1.14/日*
半永久染毛剤（およびローション）	580	頭部の表面積の1/2	1/週（20分）
酸化染毛剤/永久染毛剤	580	頭部の表面積の1/2	1/月（30分）
スキンケア化粧品			
ボディローション	15,670	体表面 − 女性の頭部の表面積	*2.28/日*
フェースクリーム	565	女性の頭部の表面積の1/2	*2.14/日*
ハンドクリーム	860	両手の表面積	2/日
メークアップ化粧品			
リキッドファンデーション	565	女性の頭部の表面積の1/2	1/日
メーク落とし	565	女性の頭部の表面積の1/2	1/日

---

1 これら欧州の値の他に，米国EPAも人体関連部位の皮膚表面積の既定値を公表していることに留意すべきである［US EPA 1997］。

2 デンマーク環境省環境保護庁: 健康および環境評価を含む液体ハンドソープの調査。

化粧品の種類	適用部位の皮膚表面積（RIVM）		適用頻度*
	表面積（cm²）	パラメータ（規定されている場合）	
アイシャドウ	24		2/日
マスカラ	1.6		2/日
アイライナー	3.2		2/日
口紅（リップスティック，練り口紅）	4.8[1]		*2/日*
デオドラント製品			
デオドラントエアゾールスプレー[2]および非スプレー式デオドラント製品[3]	200	両腋下	*2/日*
フラグランス製品			
オードトワレスプレー	200		1/日
香水スプレー	100		1/日
男性用化粧品			
シェービングクリーム	305	男性の頭部の表面積の1/4	1/日
アフターシェーブ	305	男性の頭部の表面積の1/4	1/日
日焼け止め化粧品			
日焼け止めローション/クリーム	17,500	総体表面積	2/日

* *斜体文字で記載された適用頻度の数値は2005/2009 Colipa（欧州化粧品工業会，現 Cosmetics Europe）試験における90パーセンタイル値に相当する（これらの試験の詳細については次のパラグラフを参照のこと）。*

2) 経皮吸収量が適用した物質に対する割合（%）として報告される場合:
SED は以下のように算出される。

$$SED = A\ (mg/kg\ 体重/日) \times C\ (\%)/100 \times DA_p\ (\%)/100$$

式中: SED（mg/kg 体重/日）= 全身曝露量
　　　A（mg/kg 体重/日）= 適用量および適用頻度に基づく体重1kgあたりの化粧品に対する推定1日曝露量: 化粧品種類別の相対1日曝露レベルの計算値は表3を参照のこと
　　　C（%）= 試験の対象とする化粧品成分の適用部位における化粧品最終製品中の濃度
　　　DA_p（%）= 実生活条件下で予想される化粧品適用量に対する評価対象物質の割合として表わした経皮吸収率[4]

1　Ferrario et al. 2000.
2　Steiling et al. 2012
3　Cowan-Ellsberry et al. 2008.
4　*in vitro* 経皮吸収試験を使用時の条件にて行わない場合は，追加の補正係数を導入できる。

<参考資料1> 化粧品成分の試験および安全性評価に関するSCCSガイダンス通知［第8版］ 251

この場合，所期の用途での**体重1kgあたりの最終製品の1日適用量（A）**がわかっていることが必須である。

数年前から，ガイダンス通知は既存のColipa（現Cosmetics Europe）の化粧品曝露データと同じ情報を表示している。SCC（NF）Pの再要請を受けて，2005年に6製品（ボディローション，デオドラント，顔用保湿剤，シャンプー，口紅および歯磨き粉）［Hall et al. 2007, McNamara et al. 2007］について，2009年にはさらに5製品（マウスウォッシュ，シャワージェル，リキッドファンデーション，ハンドクリームおよびヘアスタイリング製品）［Hall et al. 2011］について新しい確実なデータが提供された。結果は化粧品の個人的使用について報告したEU諸加盟国の消費者の大規模研究に基づくものである。欧州の人口集団に関する予測を示すために，確率的解析により曝露データが得られた［Hall et al. 2007, 2011］。

本ガイダンス通知では，化粧品の1日適用量の新しい数値を用いている。Colipa（現Cosmetics Europe）試験では，多くの化粧品について**製品の適用頻度と1回の適用量との間に逆相関**がみられることが示されている。製品の適用量は使用頻度が多くなるに伴い減少することから，本ガイダンス通知の以前の版において行ったように，単純に1日あたりの最大適用回数の値に1回の最大適用量の値を乗じることにより1日の曝露量を算出する方法はもはや適切ではないと考えられる。

したがって，表3には最終製品に対する最終的な1日皮膚曝露量を求めるために，1日適用量および保持係数[1]を記載する。最近のColipa（現Cosmetics Europe）試験の対象に含められた化粧品の種類については，測定値の分布範囲の90パーセンタイル値を用いている。本ガイダンス通知の以前の版において既に提示され，新たな経験値が得られていないデータについては，1日あたりの最大適用頻度の値に1回の最大適用量の値を乗じるという計算が依然として有効である。

最終製品の安全性評価者が，得られたデータに関する平均使用頻度を知ろうとする場合，表2を参照すること。表2には適用部位の皮膚表面積が推定使用頻度と併せて記載されている。

この計算および表3における新たな特徴として，化粧品の1日適用量に既に体重が組み込まれているという点がある。Colipa（現Cosmetics Europe）試験では，この体重に基づく1日適用量を採用しており，1日あたりの製品使用量の分布が，ECETOC（European Centre for Ecotoxicology and Toxicology of Chemicals：欧州化学物質生態毒性および毒性センター）によって報告されたEU加盟国における体重分布に基づいて確率的に除している。表3に示した数値は90パーセンタイル値に相当する[2]。このような値が得られない場合，「旧」適用量の値（本ガイダンス通知の改訂第7版に記載した値）をヒトの平均体重60 kgで除している。

重要な点として，SCCSは全ての化粧品の種類に対して曝露データを示すことを意図するわけではなく，最もよく使用される製品のみを提示している。その他の全ての最終製品については，1日曝露レベルおよび/または適用頻度の評価をケースバイケースで実施することが個々の企業および/または資格を有する安全性評価者に委ねられている。

---

1 保持係数は，洗い流しおよび濡れた皮膚あるいは髪に適用することによる最終製品の希釈を考慮し，SCCNFPが導入した（例えばシャワージェル，シャンプー）［SCCNFP/0321/00］。
2 用いられる体重は，その試験のボランティアの体重ではなく，別途報告された試験実施国の母集団体重である。

表3: Colipa（現 Cosmetics Europe）のデータを用いたさまざまな種類の化粧品の推定1日曝露レベル［SCCN-FP/0321/00; Hall et al.2007, 2011］

化粧品の種類	推定1日適用量	相対適用量（mg/kg体重/日）	保持係数[1]	1日曝露量の計算値（g/日）	相対1日曝露量の計算値（mg/kg体重/日）
浴用製品					
シャワージェル	18.67 g	279.20	0.01	0.19	2.79
ハンドソープ[2]	20.00 g	−	0.01	0.20[3]	3.33
ヘアケア製品					
シャンプー	10.46 g	150.49	0.01	0.11	1.51
ヘアコンディショナー[2]	3.92 g	−	0.01	0.04	0.60
ヘアスタイリング製品	4.00 g	57.40	0.1	0.40	5.74
半永久染毛剤（およびローション）[2]	35 ml（1回につき）	−	0.1	算出せず	−
酸化染毛剤/永久染毛剤[2]	100 ml（1回につき）	−	0.1	算出せず[4]	−
スキンケア化粧品					
ボディローション	7.82 g	123.20	1.0	7.82	123.20
フェースクリーム	1.54 g	24.14	1.0	1.54	24.14
ハンドクリーム	2.16 g	32.70	1.0	2.16	32.70
メークアップ化粧品					
リキッドファンデーション	0.51 g	7.90	1.0	0.51	7.90
メーク落とし[2]	5.00 g	−	0.1	0.50	8.33
アイシャドウ[2]	0.02 g	−	1.0	0.02	0.33
マスカラ[2]	0.025 g	−	1.0	0.025	0.42
アイライナー[2]	0.005 g	−	1.0	0.005	0.08
口紅（リップスティック，練り口紅）	0.057 g	0.90	1.0	0.057	0.90
デオドラント製品					
非スプレー式デオドラント製品	1.50 g	22.08	1.0	1.50	22.08

1 保持係数は，洗い流しおよび濡れた皮膚あるいは髪に適用することによる最終製品の希釈を考慮し，SCCNFPが導入した（例えばシャワージェル，シャンプー）［SCCNFP/0321/00］。
2 欧州化粧品工業会（Colipa，現 Cosmetic Europe）の研究に含まれてない製品の種類：既存の1日適用量を平均的なヒトの体重（60 kg）で除した。
3 デンマーク環境省環境保護庁：健康および環境評価を含む液体ハンドソープの調査。
4 曝露が低頻度であるため1日曝露量は算出されない（3-8.3.1項参照）。

化粧品の種類	推定1日適用量	相対適用量（mg/kg体重/日）	保持係数[1]	1日曝露量の計算値（g/日）	相対1日曝露量の計算値（mg/kg体重/日）
デオドラントエアゾールスプレー（エタノール基剤）[1]	1.43 g	20.63	1.0	1.43	20.63
デオドラントスプレー（アルコールフリー）	0.69 g	10.00	1.0	0.69	10.00
口腔衛生製品					
練り歯磨き粉（成人用）	2.75 g	43.29	0.05	0.138	2.16
マウスウォッシュ	21.62 g	325.40	0.10	2.16	32.54

日焼け止めローションは**18.0 g/日**が実際の適用量であると推測される［SCCNFP/0321/02］。全身の皮膚表面に適用する日焼け止め製品（ローション，アルコール溶液，ジェル，クリーム）の使用に関して，実験室における管理された条件下，または海岸における日焼けの現実の条件下での製品の使用量は，0.5～1.3 mg/cm^{2}であることが分かっている［Stenberg et al. 1985, Bech-Thomsen et al. 1993, Diffey B.L. 1996, Gottlieb et al. 1997, Autier et al. 2001 and 2007］。使用量の値は，試験のプロトコル，体の測定部位，およびその他のいくつかの因子によって異なる。通常の使用では皮膚に到達する量は，管理された条件下で実施される試験で記録された量よりもさらに低い場合があると報告されている［Gottlieb et al. 1990］。このような例として，日焼け止めを曝露する人が自身で急いで適用した場合，あるいは毛深い部位や背中，下肢などの手が届きにくい部位に適用した場合に起こる。本ガイダンス通知において使用する値18.0 g/日は，0.5 mg/cm^{2}を**成人の全身の皮膚表面全体**（17,500 cm^2）に1日2回適用するとして求められたものであり，1人あたり1日あたりの合計適用量は17.5 gとなる。

特定の化粧品成分が検討中の最終製品に使用されるだけでなく，同じ消費者が使用する複数の化粧品に使用される可能性が高いことから，一部の化粧品成分については，表3に示された個々の製品の曝露量がこれらの化合物での全体的な曝露を反映していない可能性も考えられる。このように使用した全ての化粧品に対する全体としての曝露量については，現在ケースバイケースで評価を行っている。

防腐剤の場合，SCCNFPはひとりが1日に皮膚に適用する全化粧品から**総1日曝露量（global daily exposure value）**を算出することを提案している［SCCNFP/0321/00］。最悪の場合，消費者が同じ防腐剤を含有する化粧品一式を使用する可能性を考慮して安全係数（MoS）の計算には使用した全ての化粧品に対する全体としての曝露量の**17.4 g/日**または**269 mg/kg体重/日**を使用しなければならない（表4参照）。日焼け止めは年間に短時間使用されるにすぎず，このような化粧品全てに追加して使用されることはないため，このリストには記載されていない。フェイスクリーム/ボディローションにはしばしば紫外線A吸収剤が含まれていることがあり，両製品は表に含まれている。

---

1 Steiling et al.（公表準備中）；SCCSに提示した結果。「エタノール基剤」とは，基本的な成分としてエタノールを含有する製品のこと。

表4: 化粧品の使用による防腐剤の総曝露量の計算

曝露の種類	製品	g/日	mg/kg 体重/日
リンスオフ 皮膚および毛髪の洗浄用製品	シャワージェル	0.19	2.79
	ハンドソープ	0.20	3.33
	シャンプー	0.11	1.51
	ヘアコンディショナー	0.04	0.67
リーブオン 皮膚および毛髪のケア製品	ボディローション	7.82	123.20
	フェイスクリーム	1.54	24.14
	ハンドクリーム	2.16	32.70
	非スプレー式デオドラント製品	1.50	22.08
	ヘアスタイリング製品	0.40	5.74
メークアップ製品	リキッドファンデーション	0.51	7.90
	メーク落とし	0.50	8.33
	アイメークアップ製品	0.02	0.33
	マスカラ	0.025	0.42
	口紅	0.06	0.90
	アイライナー	0.005	0.08
口腔ケア化粧品	歯磨き粉	0.14	2.16
	マウスウォッシュ	2.16	32.54
合計		±17.4	269

化粧品曝露では経皮曝露が最も一般的な曝露経路であるが，消費者は吸入によっても化粧品成分に曝露する場合がある（例えば，スプレーによる適用など）。しかし，表3および表4には対応する曝露値は記載されておらず，吸入リスクの評価は現在，ケースバイケースで行われている。一例として，スプレーブースで使用されるセルフタンニング剤，ジヒドロキシアセトン（DHA）に関するSCCSの見解がある。各種のブースにおいて空気中でDHA濃度をモニターし，種々の状況で呼吸量既定値，大気中濃度測定値，粒径および曝露期間に基づいて曝露評価を行った［SCCS/1347/10］。吸入経路に関するリスク評価に関する詳細な情報については3-10項に記載する。

4-3 化粧品最終製品の安全性評価のためのガイドライン
4-3.1 緒　言

> 2013年7月11日までは，化粧品の安全性評価は化粧品指令76/768/EEC 並びにその第6次改正および第7次改正に従って実施することが認められるが，この日付以降は，化粧品規則（EC）No 1223/2009の要件を全て満たさなければならない。それまでの間は，両法規を組み合わせて適用することが許容される。化粧品のPIFおよびCPSRの内容は，それぞれ化粧品規則（EC）No 1223/2009の第11条および付属書Iに明確に示されており，付属書Iに関するガイドラインにおいても記述されている。

化粧品は各種の化粧品成分を組み合わせたものとみなされる。一般に，当該化粧品に含まれる成分について最も重要な毒性学的エンドポイントに関する情報が得られていれば，その成分の毒性を確認することによって安全性が評価できると考えられている［93/35/EEC，2003/15/EC，2009/1223/EC］。しかし，さらに適切な安全性評価を行うために，最終製品に関する追加の情報が必要になることがある。例えば，乳児，敏感肌など特定の消費者グループを対象とした化粧品，皮膚の浸透性や皮膚刺激性を高める特定の成分（吸収促進剤，有機溶媒，酸性成分など）が含まれる製品，個々の成分間の化学反応により，毒性学的に懸念される新規物質が生成される可能性が高い製品，リポソームやその他のベシクル構造など特殊な形態の成分が含まれる製品，特定成分の毒性を軽減していることが訴求されている製品などがある。

最終製品の安全性を慎重に評価し，予想される使用条件下で有害作用が惹起されないと安全性評価者が判断した場合には，最終的に製品の販売する前に，数人のボランティアを対象に**適合性試験**を実施することが望ましい［SCCNFP/0068/98］。

4-3.2 成分の毒性学的プロフィール

化粧品最終製品の安全性評価の際，安全性評価者は全成分の毒性学的データを考慮にいれるべきであり，使用するデータの出典を明確に示さなければならない。データの出典としては下記のものが考えられる（EU法規制を考慮して）。

- 実験動物を用いた *in vivo* 試験
- 有効性が確認されているかまたは有効な代替法を用いた *in vitro* 試験
- 臨床試験に基づくヒトのデータ，およびヒトボランティアによる適合性試験
- データバンク，発表文献，社内の実績およびQSARの警告部分構造など成分供給業者から入手したデータ
- 類似化合物の関連データ

化粧品成分の一般毒性学的要件は，本文書の3章に詳述している。

化粧品の局所毒性評価は，皮膚刺激性，眼刺激性，皮膚感作性のほか，紫外線吸収製品の場合には，光誘発毒性が重要となる。経皮吸収率が大きい場合，全身作用も詳細に検討しなければならない。得られない試験結果がある場合には，科学的に妥当な理由が必要である。

当然のことながら，各成分の毒性データは，化粧品最終製品に使用される物質と同一の物質（同等の純度，同等の不純物プロフィール，同一の添加物など）を使用した試験から収集しなければならない。

4-3.3　化粧品最終製品の安定性と物理的および化学的特性

化粧品最終製品の物理的安定性を確立し，製品の輸送，保存あるいは取り扱い中に最終製品の物理的状態の変化（乳液の凝結，相の分離，成分の結晶化や沈殿，変色など）が生じないことを確認しなければならない。実際，温度の変化，湿気，紫外線，機械的ストレスなどに曝されると製品の本来の品質や消費者に対する安全性が損なわれることがある。

化粧品の種類やその用途に合わせた関連の安定性試験を実施すべきであり，使用する容器や包装の種類によって安定性の問題が生じないことを確認するために，不活性容器と販売時に使用する予定の容器を用いた物理的安定性試験が現在実施されている。また，包装材料が化粧品最終製品中に溶出する可能性についても検討する必要がある。

販売される最終製品のバッチごとに，重要な物理的ならびに化学的パラメータを管理しなければならない。一般的なパラメータには下記のようなものがある。
- 物理的状態
- 製剤の種類（o/w 型あるいは w/o 型乳液，懸濁液，ローション，パウダー，エアゾールなど）
- 感覚的特性（関連がある場合には常に色，臭い）
- 液性製剤の場合は pH（…℃で）
- 液体の場合は粘度（…℃で）
- 特殊なニーズに応じたその他のパラメータ

使用した基準および方法とともに，各バッチの結果を明記する。

4-3.4　化粧品最終製品の安全性評価

最終製品の安全性評価報告書には，安全性評価者による科学的な根拠が明記されなければならない。つまり，個々の成分と最終製品に関して得られた全ての毒性学的データ（好ましいもの，好ましくないものにかかわらず），あらゆる化学的および/あるいは生物学的相互作用，ならびに本来の経路および想定される経路によるヒトへの曝露を考慮しなければならない。特定の成分について NO(A)EL 値が得られている場合は必ず，安全係数（MoS）を計算し，これを考慮に入れなければならない。

安全性評価者が下した結論は十分に議論される必要がある。香料，紫外線吸収剤，染毛剤など，懸念される成分が処方に含まれる場合には，特に注意が必要である。安全性評価者は検討中の処方に対し合格，不合格，条件付きで合格の判定を下す。当該製品の責任者は，安全性評価者による製品使用時の安全性に関する推奨事項を遵守しなければならない。

また，製品の安全性については定期的な見直しが必要である。そのために，製品の発売後に発生したヒトの健康への好ましくない作用および重篤な好ましくない作用，通常の使用時および不適切な使用時のクレーム，ならびに実施された事後処理の内容などを記録し，当該製品の次の安全性評価時に考慮する必要がある。化粧品規則（EC）No 1223/2009では，好ましくない作用および重篤な好ましくない作用について以下のように定義されている。

- ***好ましくない作用**（undesirable effect）*とは，化粧品の通常の合理的に予想しうる使用による人体の健康に害がある反応
- ***重篤な好ましくない作用**（serious undesirable effect）*とは，一時的にあるいは恒久的な機能不全，障害，入院，先天的な異常あるいは直接の生命の危機，死に至る好ましくない作用

前述のように（3-2項，図1参照），SCCSには化粧品最終製品の安全性評価に対する責任はない。

安全性評価者の資格の証明を報告書などの文書類の中に含めなければならない。安全性評価者は，責任者が雇用する者でも社外顧問でもよいが，製造や販売との関わりがあってはならない。安全性評価者は本分野の毒性学の経験があり，製品に関連する意思決定に関与していないことを証明しなければならない。

4-4 化粧品最終製品の微生物学的品質に関するガイドライン

4-4.1 序文

皮膚および粘膜は，元来有する機械的バリアと種々の防御機構によって微生物による攻撃から保護されている。しかし，微生物感染を助長する一部の化粧品の作用により，皮膚や粘膜が損傷を受け，軽度の外傷が誘発される場合がある。目の周囲，粘膜全般，受傷皮膚，3歳未満の小児，高齢者，免疫反応の低下している人などに使用される化粧品の場合，特に問題となる。このため，微生物学的な品質管理の面から化粧品の2種類のカテゴリーを定義した。

カテゴリー1: 3歳未満の小児によって使用される製品，目の周囲および粘膜に使用される製品
カテゴリー2: その他の製品

通常，微生物汚染には化粧品の製造および充填時と，消費者による化粧品使用時の2つの発生源がある。一個の化粧品が開封された時点から，消費者による最後の使用時まで，家庭内環境や消費者の皮膚（手や体）との接触が原因で，化粧品の永久的，可変的かつ付加的な微生物汚染が発生する。

化粧品に防腐剤が必要な理由は次の通りである。
- 消費者に対する化粧品の微生物に関する安全性を確保する。
- 製品の品質および規格を維持する
- 衛生的かつ質の高い取り扱いを確保する。

消費者の微生物感染につながるような化粧品の微生物汚染の報告例は少ないが，化粧品の微生物汚染は製品の劣化を招き，所期の品質を著しく低下させる可能性がある。

化粧品の品質と消費者に対する安全性を確保するために，市販される最終製品の各バッチに対し，微生物学的分析をルーチンに実施する必要がある。微生物汚染の可能性がないことを示す根拠がある場合（例えば，アルコールの含有量が＞20％），最終製品の試験は必要ない［ISO 29621, 2010］。評価したパラメータ，使用した基準および方法ならびに各バッチの結果を報告書に適切に記載し，技術情報ファイル（TIF）に収載しなければならない。

4-4.2 定量的および定性的限界値

[Colipa[1] 1997, McEwen et al. 2001, US FDA 2001に基づく]

カテゴリー1に分類された化粧品について、一般的に妥当な基準として好気性微生物の総生菌数は、製品中10^2 cfu/g または10^2 cfu/ml を超えてはならない（cfu = コロニー形成単位）。

カテゴリー2に分類された化粧品については、好気性微生物の総生菌数は製品中10^3 cfu/g または10^3 cfu/ml を超えてはならない。

Pseudomonas aeruginosa（緑膿菌），*Staphylococcus aureus*（黄色ブドウ球菌）および*Candida albicans*（カンジダ菌）は、化粧品を汚染する主要な病原菌であると考えられている。これらの病原菌はカテゴリー1の化粧品では1gまたは1ml中に検出されてはならず、カテゴリー2の化粧品では0.1gまたは0.1ml中に検出されてはならない。

上記の微生物限度値は、最終加工した時点で製品1gまたは1mlを用いて検査することが重要である。結果が陽性の場合には、統計的に有意な化粧品の微生物負荷値を確保するためにこの量の検体を用いた検査を行う。しかし、結果が陰性の場合には、日常の品質管理で試験する製品の量はこれよりも少なくてよい。

4-4.3 チャレンジテスト

[US Pharmacopoeia 2002, European Pharmacopoeia 2001に基づく]

保管中および使用中の微生物学的安定性および保存性を保証するため、化粧品の開発過程においてチャレンジテストを実施し、保存の有効性を実験的に評価しなければならない。チャレンジテストは、通常の保管および使用条件で劣化するか、あるいは消費者への感染リスクが生じる全ての化粧品に必要である。

チャレンジテストは、最終製品を人工的に汚染し、カテゴリー1および2の製品について定められた微生物限度を確保するレベルまで、汚染が減少するかどうかを評価する。試験の再現性を確保するため、チャレンジテストにはEU加盟国の正式な収集菌株に由来する微生物（*Pseudomonas aeruginosa, Staphylococcus aureus* および *Candida albicans*）を使用する。

現在、チャレンジテストの一貫性は、微生物の分類学的状態や最初の濃度、培養条件、あるいは回収に使用される培地よりも、使用する微生物が化粧品を汚染する能力に左右されることが知られている。評価対象の化粧品を汚染する能力を有する微生物が、チャレンジテストに用いる微生物の最有力候補となる。チャレンジテストでは、最終製品に含まれる防腐剤やその他の抗菌活性を有する化合物は、希釈、ろ過、中和剤の添加などの方法によって除去しなければならない。

実験に関連する微生物の管理およびチャレンジテストの実施は、微生物学の専門家が行うかまたは監督し、検証しなければならない。

前述のように、責任者は、チャレンジテストで実験的に製品の保存の有効性を保証しなければならない。しかし、現在、チャレンジテストに関して法的に定められた方法も普遍的な方法も存在しないため、実施する試験に関する詳細の決定は責任者製造責任者に委ねられている。

---

1 Colipaは現在「Cosmetic Europe」と呼ばれている。

4-4.4 製造管理および品質管理に関する基準

「製造管理および品質管理に関する基準」（GMP: Good Manufacturing Practice）および「微生物品質管理」（Microbial Quality Management）を遵守するため（必須であるが，証明は必要とされない），化粧品製造業者は，特定の洗浄，衛生および管理手順を定め，それを遵守し，全ての装置および成分を衛生的で，病原性微生物のない適切な状態に保たなければならない。この手順には，原料，バルク，最終製品，包装材料，人員，装置，および調製室や保管室の微生物学的な管理手順も含まれている

遵守は現行のCEN基準（http://www.cenorm.be/cenorm/index.htm より入手可）および/またはISO基準（http://www.iso.org/iso/en/ISOOnline.frontpage より入手可）を用いてチェックすること。

化粧品規則（EC）No 1223/2009第8条に従い，製造が関連の整合規格に準拠している場合に適正な製造管理および品質管理（good manufacturing）が行われていると推定され，参考資料はEU官報において公表されている。

5．文献リスト

67/548/EEC – Council Directive 67/548/EEC of 27 June 1967 on the approximation of laws, regulations and administrative provisions relating to the classification, packaging and labelling of dangerous substances.
Official Journal P 196, 16/08/1967 p.1.

76/768/EEC – Council Directive 76/768/EEC of 27 July 1976 on the approximation of the laws of the Member States relating to cosmetic products.
Official Journal L 262, 27/09/1976 p.169.

78/45/EEC – Commission Decision 78/45/EEC of 19 December 1977 establishing a Scientific Committee on Cosmetology.
Official journal L 13, 17/01/1978 p.24.

86/609/EEC – Council Directive 86/609/EEC of 24 November 1986 on the approximation of laws, regulations and administrative provisions of the Member States regarding the protection of animals used for experimental and other scientific purposes.
Official Journal L 358, 18/12/1986 p.1.

87/18/EEC – Council Directive 87/18/EEC of 18 December 1986 on the harmonisation of laws, regulations and administrative provisions relating to the application of the principles of good laboratory practice and the verification of their applications for tests on chemical substances.
Official Journal L 15, 17/01/1987 p.29.

89/48/EEC – Council Directive 89/48/EEC of 21 December 1988 on a general system for the recognition of higher-education diplomas awarded on completion of professional education and training of at least three years' duration.
Official Journal L 19, 24/01/1989 p.16.

92/32/EEC – Council Directive 92/32/EEC of 30 April 1992 amending for the seventh time Directive 67/548/EEC on the approximation of the laws, regulations and administrative provisions relating to the classification, packaging and labelling of dangerous substances.
Official Journal L 154, 05/06/1992 p.1.

93/35/EEC – Council Directive 93/35/EEC of 14 June 1993 amending for the sixth time Directive 76/768/EEC on the approximation of the laws of the Member States relating to cosmetic products.
Official Journal L 151, 23/06/1993 p.32.

93/67/EEC – Commission Directive 93/67/EEC of 20 July 1993 laying down the principles for assessment of risks to man and the environment of substances notified in accordance with Council Directive 67/548/EEC.
Official Journal L 227, 08/09/1993 p.9.

94/60/EC – European Parliament and Council Directive 94/60/EC of 20 December 1994 amending for the 14th time Directive 76/769/EEC on the approximation of the laws, regulations and administrative provisions of the Member States relating to restrictions on the marketing and use of certain dangerous substances and preparations.
Official Journal L 365, 31/12/1994 p.1.

97/1/EC – 20th Commission Directive 97/1/EC of 10 January 1997 adapting to technical progress Annexes II, III, VI and VII of Council Directive 76/768/EEC on the approximation of the laws of the Member States relating to cosmetic products.
Official Journal L 16, 18/01/1997 p.85.

97/56/EC – Directive 97/56/EC of the European Parliament and of the Council of 20 October 1997 amending for the 16th time Directive 76/769/EEC on the approximation of the laws, regulations and administrative provisions of the Member States relating to restrictions on the marketing and use of certain dangerous substances and preparations.
Official Journal L 333, 04/12/1997 p.1.

97/579/EC – Commission Decision 97/579/EC of 23 July 1997 setting up Scientific Committees in the field of consumer health and food safety.
Official Journal L 237, 28/08/1997 p.18.

98/8/EC – Directive 98/8/EC of the European Parliament and of the Council of 16 February 1998 concerning the placing of biocidal products on the market.
Official Journal L123, 24/04/1998 p.1.

1999/43/EC – Directive 1999/43/EC of the European Parliament and of the Council of 25 May 1999 amending for the 17th time Directive 76/769/EEC on the approximation of the laws, regulations and administrative provisions of the Member States relating to restrictions on the marketing and use of certain dangerous substances and preparations.
Official Journal L 166, 01/07/1999 p.87.

1999/45/EC – Directive 1999/45/EC of the European Parliament and of the Council of 31 May 1999 concerning the approximation of the laws, regulations and administrative provisions of the Member States relating to the classification, packaging and labelling of dangerous preparations.
Official Journal L 200, 30/07/1999 p.1.

2001/59/EC – Commission Directive 2001/59/EC of 6 August 2001 adapting to technical progress for the 28th time Council Directive 67/548/EEC on the approximation of the laws, regulations and administrative provisions relating to the classification, packaging and labelling of dangerous substances.
Official Journal L 225, 21/08/2001 p.1.

2002/34/EC – Twenty-sixth Commission Directive 2002/34/EC of 15 April 2002 adapting to technical progress Annexes II, III and VII to Council Directive 76/768/EEC on the approximation of the laws of the Member States relating to cosmetic products.
Official Journal L 102, 18/04/2002 p.19.

2003/15/EC – Directive 2003/15/EC of the European Parliament and of the Council of 27 February 2003 amending Council Directive 76/768/EEC on the approximation of the laws of the Member States relating to cosmetic products.
Official Journal L66, 11/03/2003 p.26.

2004/93/EC – Commission Directive 2004/93/EC of 21 September 2004 amending Council Directive 76/768/EEC for the purpose of adapting its Annexes II and III to technical progress
Official Journal L 300, 25/09/2004 p.13.

2004/210/EC – Commission Decision of 3 March 2004 setting up Scientific Committees in the field of consumer safety, public health and the environment
Official Journal L66, 04/03/2004 p.45.

2005/42/EC – Commission Directive 2005/42/EC of 20 June 2005 amending Council Directive 76/768/EEC, concerning cosmetic products, for the purposes of adapting Annexes II, IV and VI thereto to technical progress
Official Journal L 158, 21/06/2005 p.17.

2005/52/EC – Commission Directive 2005/52/EC of 9 September 2005 amending Council Directive 76/768/EEC, concerning cosmetic products, for the purposes of adapting Annex III thereto to technical progress
Official Journal L 234, 10/09/2005 p.9.

2005/80/EC – Commission Directive 2005/80/EC of 21 November 2005 amending Council Directive 76/768/EEC, concerning cosmetic products, for the purposes of adapting Annexes II and III thereto to technical progress
Official Journal L 303, 22/11/2005 p.32.

2006/78/EC – Commission Directive 2006/78/EC of 29 September 2006 amending Council Directive 76/768/EEC, concerning cosmetic products, for the purposes of adapting Annex II thereto to technical progress.
Official Journal L 271, 30/09/2006 p.56.

2006/257/EC – Commission Decision 2006/257/EC of 9 February 2006 amending Decision 96/335/EC establishing an inventory and a common nomenclature of ingredients employed in cosmetic products
Official Journal L 97, 05/04/2006 p.1.

2006/1907/EC – Regulation (EC) No 1907/2006 of the European Parliament and of the Council of 18 December 2006 concerning the Registration, Evaluation, Authorisation and Restriction of Chemicals (REACH), establishing a European Chemicals Agency, amending Directive 1999/45/EC and repealing Council Regulation (EEC) No 793/93 and Commission Regulation (EC) No 1488/94 as well as Council Directive 76/769/EEC and Commission Directives 91/155/EEC, 93/67/EEC,93/105/EC and 2000/21/EC.
Official Journal L 396, 30/12/2006, p.1. Corrigendum in Official Journal L 136, 29/05/2007, p.3.

2008/440/EC – Commission Regulation (EC) No 440/2008 of 30 May 2008 laying down test methods pursuant to Regulation (EC) No 1907/2006 of the European Parliament and of the Council on the Registration, Evaluation, Authorisation and Restriction of Chemicals (REACH)

Official Journal L 142, 31/05/2008 p.1.

2008/1272/EC – Regulation (EC) No 1272/2008 of the European Parliament and the Council of 16 December 2008 on classification, labelling and packaging of substances and mixtures, amending and repealing Directives 67/548/EEC and 1999/45/EC, and amending Regulation (EC) No 1907/2006.
Official Journal L 353, 31/12/2008 p.1.

2009/1107/EC – Regulation (EC) No 1107/2009 of the European Parliament and of the Council of 21 October 2009 concerning the placing of plant protection products on the market and repealing Council Directives 79/117/EEC and 91/414/EEC
Official Journal L 309, 24/11/2009 p.1.

2009/1223/EC – Regulation (EC) No 1223/2009 of the European Parliament and of the Council of 30 November 2009 on cosmetic products (recast)
Official Journal L 342, 22/12/2009 p.59.

2011/696/EU – Commission Recommendation of 18 October 2011 on the definition of nanomaterials.
Official Journal L 275, 18/10/2011 p.38.

Adler, S.; Basketter, D.; Creton, S.; Pelkonen, O.; van Benthem, J.; Zuang, V.; Andersen, KE.; Angers-Loustau, A.; Aptula, A.; Bal-Price, A.; Benfenati, E.; Bernauer, U.; Bessems, J.; Bois, FY.; Boobis, A.; Brandon, E.; Bremer, S.; Broschard, T.; Casati, S.; Coecke, S.; Corvi, R.; Cronin, M.; Daston, G.; Dekant, W.; Felter, S.; Grignard, E.; Gundert-Remy, U.; Heinonen, T.; Kimber, I.; Kleinjans, J.; Komulainen, H.; Kreiling, R.; Kreysa, J.; Leite, SB.; Loizou, G.; Maxwell, G.; Mazzatorta, P.; Munn, S.; Pfuhler, S.; Phrakonkham, P.; Piersma, A.; Poth, A.; Prieto, P.; Repetto, G.; Rogiers, V.; Schoeters, G.; Schwarz, M.; Serafimova, R.; Tähti, H.; Testai, E.; van Delft, J.; van Loveren, H.; Vinken, M.; Worth, A.; Zaldivar, J.M. Alternative (non-animal) methods for cosmetics testing: current status and future prospects-2010.
Archives of Toxicology 85(5), 367-485 (2011).

Angerer J., Ewers U., Wilhelm M.
Human biomonitoring: Sate of the art.
International Journal of Hygiene and Environmental Health 210, 201-228 (2007).

Autier P., Boniol M., Severi G., Doré J-F.
Quantity of sunscreen used by European students.
British Journal of Dermatology 144, 288-291 (2001).

Autier P., Boniol M., Doré J-F.
Sunscreen use and increased duration of intentional sun exposure: Still a burning issue.
International Journal of Cancer 121, 1-5 (2007).

Balls M. and Fentem J.H.
Progress toward the validation of alternative tests.
Alternatives To Laboratory Animals 25, 33-43 (1997).

Barile F.A. (Ed.)
Principles of Toxicology Testing.
CRC Press, Boca Raton, ISBN 0-8493-9025-7, 1-312 (2008).

Beck B.D., Calabrese E.J., Slayton T.M., Rudel R.
The use of toxicology in the regulatory process.
In: Principles and Methods of Toxicology. 5th Edition (A.W. Hayes, Ed.) CRC Press, Boca Raton, ISBN 0-8493-3778-X, 45-102 (2008).

Bech-Thomsen N., Wulf H.C.
Sunbathers' application of sunscreen is probably inadequate to obtain the sun protection factor
assigned to the preparation.
Photodermatology. Photoimmunology. Photomedicine. 9(6) 242-244 (1993).

Beronius A., Rudén C., Hanberg A., Hakansson H.
Health risk assessment procedures for endocrine disrupting compounds within different regulatory frameworks in the European Union.
Regulatory Toxicology and Pharmacology 55, 111-22 (2009).

BfR (Bundesinstitut fur Risikobertung)
Strategies For Genotoxicity Testing Of Substances, November 2002.

Bremmer H.J., Prud'Homme de Lodder L.C.H., van Engelen J.G.M.
Cosmetics Fact Sheet to assess the risks for the consumer, Updated version for ConsExpo4. RIVM Report 320104 001/2006 (2006a).
Available through: http://www.rivm.nl/bibliotheek/rapporten/320104001.pdf.
(Consulted March 2012).

Bremmer H.J., Prud'Homme de Lodder L.C.H., van Engelen J.G.M.
General Fact Sheet – Limiting conditions and reliability, ventilation, room size, body surface area. Updated version for ConsExpo 4, RIVM report 320104002/2006 (2006b).

Available through: http://www.rivm.nl/bibliotheek/rapporten/320104002.pdf.
(Consulted March 2012).

Brendler-Schwaab S., Czich A., Epe B., Gocke E., Kaina B., Müller L., Pollet D., Utesch D. Photochemical genotoxicity: principles and test methods – Report of a GUM task force.
Mutation Research 566(1), 65-91 (2004).

Calafat A.M. and Needham L.L.
What additional factors beyond state-of-the art analytical methods are needed for optimal generation and interpretation of biomonitoring data?
Environmental health perspectives 117, 1481-1485 (2009).

Carthew P., Griffiths H., Keech S., Hartop P.
Safety assessment for hairspray resins: risk assessment based on rodent inhalation studies. Inhalation Toxicology 14, 401-416 (2002).

Chetelat A., Albertini S., Dresp I.H., Strobel R., Gocke E.
Photomutagenesis test development. Part I. 8-Methoxypsoralen, chloropromazine and sunscreen compounds in bacterial and yeast assays.
Mutation Research 292, 241-250 (1993a).

Chetelat A., Dresp J.H., Gocke E.
Photomutagenesis test development. Part II. 8-Methoxypsoralen, chlorpromazine and sunscreen compounds in chromosomal aberration assays using CHO cells.
Mutation Research 292, 251-258 (1993b).

Chetelat A., Albertini S., Gocke E.
The Photomutagenicity of fluoroquinolones in tests for gene mutation, chromosomal aberration, gene conversion and DNA breakage (Comet assay).
Mutagenesis 11(5), 497-504 (1996).

Coecke S., Pelkonen O., Batista Leite S., Bernauer U., Bessems J.GM., Bois F.Y., Gunerdt-Remy U., Loizou G., Testai E., Zaldivar J.M.
Toxicokinetics as akey to the integratedtoxicityriskassessment based primarily on non-animal approaches.
Toxicology in Vitro, article in press (2012).

Colipa (The European Cosmetic Toiletry and Perfumery Association)
Scientific Committee on Cosmetology. Notes of guidance for the testing of cosmetic ingredients for their safety evaluation, 47-48, Brussels (1997).

Colipa (The European Cosmetic Toiletry and Perfumery Association)
European Consumer Exposure to Cosmetic Products – Part 1
Final Report, 17th September 2005.

Colipa (The European Cosmetics Association)
European Consumer Exposure to Cosmetic Products – Part 2
Final Report, 8th September 2009.

COM (UK Committee on Mutagenicity of Chemicals in Food, Consumer Products and the Environment)
Guidance on a strategy for genotoxicity testing on substances – Post Consultation Draft, available through: http://www.iacom.org.uk/papers/index.htm, consulted November 2012.

COM(97) 183 Final – Commission Communication on Consumer health and safety of 30 April 1997, available on the Internet through
http://europa.eu.int/comm/food/fs/sc/comeclen.pdf [Aug 2003].

Cowan-Ellsberry C., McNamee P.M., Leazer T.
Axilla surface area for males and females: measured distribution.
Regulatory Toxicology and Pharmacology 52(1): 46-52 (2008).

CSTEE (Scientific Committee on Toxicity, Ecotoxicity and the Environment)
Opinion of the Scientific Committee on Toxicity, Ecotoxicity and the Environment (CSTEE) on the BUAV-ECEAE report on "The way forward – action to end animal toxicity testing"
Doc. C7/VR/csteeop/anat/08014 D(04), European Commission (2004).

Damstra T., Barlow S., Bergman A., Kavlock R., Van Der Kraak G.
Global assessment of the state-of-the-science of endocrine disruptors.
IPCS (International Programme on Chemical Safety) Publication WHO/PCS/EDC/02.2 (2002).

Dean S.W., Lane M., Dunmore R.H., Ruddock S.P., Martin C.N., Kirkland D.J., Loprieno N. Development of assays for the detection of photogenotoxicity of chemicals during exposure to UV light. Part 1. Assay development.
Mutagenesis 6, 335-341 (1991).

Dearfield K.L., Thybaud V., Cimino M.C., Custer L., Czich A., Harvey J.S., Hester S., Kim J.H., Kirkland D., Levy D.D., Lorge E., Moore M.M., Ouedraogo-Arras G., Schuler M., Suter W., Sweder K., Tarlo K., van Benthem J., van Goethem F. and Witt K.L.

Follow-Up Actions from Positive Results of In Vitro Genetic Toxicity Testing.
Environmental and Molecular Mutagenesis 52, 177-204 (2011).

Degen G.H. and Owens J.W. Xenoestrogens and xenoantiandrogens.
In: Greim H, Snyder R (Eds.): Toxicology and risk assessment: a comprehensive introduction, pp. 583-604, Hoboken, NJ: Wiley (2008).

Diembeck W., Beck H., Benech-Kieffer F., Courtellemont P., Dupuis J., Lovell W., Paye M. Spengler J., Steiling W.
Test Guidelines for *In Vitro* Assessment of Dermal Absorption and Percutaneous Penetration of Cosmetic Ingredients.
Food and Chemical Toxicology 37, 191-205 (1999).

Diffey B.L.
People do not apply enough sunscreen for protection.
B.M.J. 313, 942 (1996).

DG ENV (Directorate-General Environment)
European Commission DG ENV - Groshart C.H. and Okkerman P.C. (authors)
Towards the establishment of a priority list of substances for further evaluation of their role in endocrine disruption – *preparation of a candidate list of substances as a basis for priority setting*.
Final Report M0355008/1786Q/10/11/00 (2000).

DG SANCO.
Sanco/222/2000: Guidance Document on Dermal Absorption. European Commission, Health and Consumer Protection Directorate-General, Doc. Sanco/222/2000 revision 7 of 19 March 2004.

Doktorova T.Y., Pauwels M., Vinken M., Vanhaecke T., Rogiers V.
Opportunities for an alternative integrating testing strategy for carcinogen hazard assessment? Critical Reviews in Toxicology, 42: 91-106 (2012a).

Doktorova T.Y.
Evaluation of carcinogen-modified global expression profiles in liver-based *in vitro* models with focus on primary hepatocyte cultures.
Dept. of Toxicology, Dermato-Cosmetology and Pharmacognosy,
Vrije Universiteit Brussel, Brussel, 1-195 (2012b).

Dybing E., Sanner T., Roelfzema H., Kroese D. and Tennant R.W.
T25: A simplified carcinogenic potency index: Description of the system and study of correlations between carcinogenic potency and species/site specificity and mutagenicity.
Pharmacology and Toxicology 80, 272-279 (1997).

EC – Guidelines for setting specific concentration limits for carcinogens in Annex I of directive 67/548/EEC. Inclusion of potency considerations.
Commission working group on the classification and labelling of dangerous substances. Brussel (1999).
Available through http://ec.europa.eu/environment/chemicals/dansub/pdfs/potency.pdf,consulted September 2012.

EC A.1 – Melting/freezing temperature
Council Regulation (EC) No 440/2008 of 30 May 2008 laying down test methods pursuant to Regulation (EC) No 1907/2006 of the European Parliament and of the Council on the Registration, Evaluation, Authorisation and Restriction of Chemicals (REACH).
Official Journal L142, 31/05/2008, p.4

EC A.2 – Boiling temperature
Council Regulation (EC) No 440/2008 of 30 May 2008 laying down test methods pursuant to Regulation (EC) No 1907/2006 of the European Parliament and of the Council on the Registration, Evaluation, Authorisation and Restriction of Chemicals (REACH).
Official Journal L142, 31/05/2008, p.14.

EC A.3 – Relative density
Council Regulation (EC) No 440/2008 of 30 May 2008 laying down test methods pursuant to Regulation (EC) No 1907/2006 of the European Parliament and of the Council on the Registration, Evaluation, Authorisation and Restriction of Chemicals (REACH).
Official Journal L142, 31/05/2008, p.21.

EC A.4 – Vapour pressure
Council Regulation (EC) No 440/2008 of 30 May 2008 laying down test methods pursuant to Regulation (EC) No 1907/2006 of the European Parliament and of the Council on the Registration, Evaluation, Authorisation and Restriction of Chemicals (REACH).
Official Journal L142, 31/05/2008, p.26.

EC A.6 – Water solubility
Council Regulation (EC) No 440/2008 of 30 May 2008 laying down test methods pursuant to Regulation (EC) No 1907/2006 of the European Parliament and of the Council on the Registration, Evaluation, Authorisation and Restric-

tion of Chemicals (REACH).
Official Journal L142, 31/05/2008, p.57.

EC A.8 – Partition coefficient
Council Regulation (EC) No 440/2008 of 30 May 2008 laying down test methods pursuant to Regulation (EC) No 1907/2006 of the European Parliament and of the Council on the Registration, Evaluation, Authorisation and Restriction of Chemicals (REACH).
Official Journal L142, 31/05/2008, p.67.

EC A.9 – Flash-point
Council Regulation (EC) No 440/2008 of 30 May 2008 laying down test methods pursuant to Regulation (EC) No 1907/2006 of the European Parliament and of the Council on the Registration, Evaluation, Authorisation and Restriction of Chemicals (REACH).
Official Journal L142, 31/05/2008, p.80.

EC A.15 – Auto-ignition temperature (liquids and gases)
Council Regulation (EC) No 440/2008 of 30 May 2008 laying down test methods pursuant to Regulation (EC) No 1907/2006 of the European Parliament and of the Council on the Registration, Evaluation, Authorisation and Restriction of Chemicals (REACH).
Official Journal L142, 31/05/2008, p.104.

EC B.1 – Acute toxicity (oral)
Commission Directive 92/69/EEC of 31 July 1992 adapting to technical progress for the seventeenth time Council Directive 67/548/EEC on the approximation of laws, regulations and administrative provisions relating to the classification, packaging and labelling of dangerous substances.
Official Journal L 383A, 29/12/1992 p.110.

EC B.1 bis – Acute oral toxicity - Fixed Dose Procedure
Council Regulation (EC) No 440/2008 of 30 May 2008 laying down test methods pursuant to Regulation (EC) No 1907/2006 of the European Parliament and of the Council on the Registration, Evaluation, Authorisation and Restriction of Chemicals (REACH).
Official Journal L142, 31/05/2008, p.145.

EC B.1 tris – Acute oral toxicity - Acute toxic class method
Council Regulation (EC) No 440/2008 of 30 May 2008 laying down test methods pursuant to Regulation (EC) No 1907/2006 of the European Parliament and of the Council on the Registration, Evaluation, Authorisation and Restriction of Chemicals (REACH).
Official Journal L142, 31/05/2008, p.158.

EC B.2 – Acute toxicity (inhalation)
Council Regulation (EC) No 440/2008 of 30 May 2008 laying down test methods pursuant to Regulation (EC) No 1907/2006 of the European Parliament and of the Council on the Registration, Evaluation, Authorisation and Restriction of Chemicals (REACH).
Official Journal L142, 31/05/2008, p.174.

EC B.3 – Acute toxicity (dermal)
Council Regulation (EC) No 440/2008 of 30 May 2008 laying down test methods pursuant to Regulation (EC) No 1907/2006 of the European Parliament and of the Council on the Registration, Evaluation, Authorisation and Restriction of Chemicals (REACH).
Official Journal L142, 31/05/2008, p.178.

EC B.4 – Acute toxicity: dermal irritation/corrosion
Council Regulation (EC) No 440/2008 of 30 May 2008 laying down test methods pursuant to Regulation (EC) No 1907/2006 of the European Parliament and of the Council on the Registration, Evaluation, Authorisation and Restriction of Chemicals (REACH).
Official Journal L142, 31/05/2008, p.182.

EC B.5 – Acute toxicity: eye irritation/corrosion
Council Regulation (EC) No 440/2008 of 30 May 2008 laying down test methods pursuant to Regulation (EC) No 1907/2006 of the European Parliament and of the Council on the Registration, Evaluation, Authorisation and Restriction of Chemicals (REACH).
Official Journal L142, 31/05/2008, p.191.

EC B.6 – Skin sensitisation
Council Regulation (EC) No 440/2008 of 30 May 2008 laying down test methods pursuant to Regulation (EC) No 1907/2006 of the European Parliament and of the Council on the Registration, Evaluation, Authorisation and Restriction of Chemicals (REACH).
Official Journal L142, 31/05/2008, p.202.

EC B.7 – Repeated dose (28 days) toxicity (oral)
Council Regulation (EC) No 440/2008 of 30 May 2008 laying down test methods pursuant to Regulation (EC) No

Official Journal L142, 31/05/2008, p.329.

EC B.32 – Carcinogenicity test

Council Regulation (EC) No 440/2008 of 30 May 2008 laying down test methods pursuant to Regulation (EC) No 1907/2006 of the European Parliament and of the Council on the Registration, Evaluation, Authorisation and Restriction of Chemicals (REACH).

Official Journal L142, 31/05/2008, p.338.

EC B.33 – Combined chronic toxicity/carcinogenicity test

Council Regulation (EC) No 440/2008 of 30 May 2008 laying down test methods pursuant to Regulation (EC) No 1907/2006 of the European Parliament and of the Council on the Registration, Evaluation, Authorisation and Restriction of Chemicals (REACH).

Official Journal L142, 31/05/2008, p.344.

EC B.35 – Two-generation reproduction toxicity test

Council Regulation (EC) No 440/2008 of 30 May 2008 laying down test methods pursuant to Regulation (EC) No 1907/2006 of the European Parliament and of the Council on the Registration, Evaluation, Authorisation and Restriction of Chemicals (REACH).

Official Journal L142, 31/05/2008, p.355.

EC B.36 – Toxicokinetics

Council Regulation (EC) No 440/2008 of 30 May 2008 laying down test methods pursuant to Regulation (EC) No 1907/2006 of the European Parliament and of the Council on the Registration, Evaluation, Authorisation and Restriction of Chemicals (REACH).

Official Journal L142, 31/05/2008, p.365.

EC B.40 – *In vitro* skin corrosion: Transcutaneous Electrical Resistance test (TER)

Council Regulation (EC) No 440/2008 of 30 May 2008 laying down test methods pursuant to Regulation (EC) No 1907/2006 of the European Parliament and of the Council on the Registration, Evaluation, Authorisation and Restriction of Chemicals (REACH).

Official Journal L142, 31/05/2008, p.384.

EC B.40bis – *In vitro* skin corrosion: Human skin model test

Council Regulation (EC) No 440/2008 of 30 May 2008 laying down test methods pursuant to Regulation (EC) No 1907/2006 of the European Parliament and of the Council on the Registration, Evaluation, Authorisation and Restriction of Chemicals (REACH).

Official Journal L142, 31/05/2008, p.394.

EC B.41 – *In vitro* 3T3 NRU phototoxicity test

Council Regulation (EC) No 440/2008 of 30 May 2008 laying down test methods pursuant to Regulation (EC) No 1907/2006 of the European Parliament and of the Council on the Registration, Evaluation, Authorisation and Restriction of Chemicals (REACH).

Official Journal L142, 31/05/2008, p.400.

EC B.42 – Skin sensitisation: Local Lymph Node Assay

Council Regulation (EC) No 440/2008 of 30 May 2008 laying down test methods pursuant to Regulation (EC) No 1907/2006 of the European Parliament and of the Council on the Registration, Evaluation, Authorisation and Restriction of Chemicals (REACH).

Official Journal L142, 31/05/2008, p.414. Amended by OJ L193:

EC B.42 – Skin sensitisation: Local Lymph Node Assay

Commission Regulation (EU) No 640/2012 of 6 July 2012 amending, for the purpose of its adaptation to technical progress, Regulation (EC) No 440/2008 laying down test methods pursuant to Regulation (EC) No 1907/2006 of the European Parliament and of the Council on the Registration, Evaluation, Authorisation and Restriction of Chemicals (REACH).

Official Journal L193, 20/07/2012, p. 3.

EC B.44 – Skin absorption: *In vivo* method

Council Regulation (EC) No 440/2008 of 30 May 2008 laying down test methods pursuant to Regulation (EC) No 1907/2006 of the European Parliament and of the Council on the Registration, Evaluation, Authorisation and Restriction of Chemicals (REACH).

Official Journal L142, 31/05/2008, p.432.

EC B.45 – Skin absorption: *In vitro* method

Council Regulation (EC) No 440/2008 of 30 May 2008 laying down test methods pursuant to Regulation (EC) No 1907/2006 of the European Parliament and of the Council on the Registration, Evaluation, Authorisation and Restriction of Chemicals (REACH).

Official Journal L142, 31/05/2008, p.438.

EC B.46 – *In vitro* skin irritation: Reconstructed human epidermis model test

Commission Regulation (EC) No 761/2009 of 23 July 2009 amending, for the purpose of its adaptation to technical

progress, Regulation (EC) No 440/2008 laying down test methods pursuant to Regulation (EC) No 1907/2006 of the European Parliament and of the Council on the Registration, Evaluation, Authorisation and Restriction of Chemicals (REACH).
Official Journal L220, 24/08/2009, p.24. Amended by OJ L193:

EC B.46－*In vitro* skin irritation: Reconstructed human epidermis test method Commission Regulation (EU) No 640/2012 of 6 July 2012 amending, for the purpose of its adaptation to technical progress, Regulation (EC) No 440/2008 laying down test methods pursuant to Regulation (EC) No 1907/2006 of the European Parliament and of the Council on the Registration, Evaluation, Authorisation and Restriction of Chemicals (REACH).
Official Journal L193, 20/07/2012, p. 17.

EC B.47－Bovine corneal opacity and permeability test method for identifying ocular corrosives and severe irritants. Commission Regulation (EC) No 761/2009 of 23 July 2009 amending, for the purpose of its adaptation to technical progress, Regulation (EC) No 440/2008 laying down test methods pursuant to Regulation (EC) No 1907/2006 of the European Parliament and of the Council on the Registration, Evaluation, Authorisation and Restriction of Chemicals (REACH).
Official Journal L324, 09/12/2010, p. 14.

EC B.48－Isolated chicken eye test method for identifying ocular corrosives and severe irritants. Commission Regulation (EC) No 761/2009 of 23 July 2009 amending, for the purpose of its adaptation to technical progress, Regulation (EC) No 440/2008 laying down test methods pursuant to Regulation (EC) No 1907/2006 of the European Parliament and of the Council on the Registration, Evaluation, Authorisation and Restriction of Chemicals (REACH).
Official Journal L324, 09/12/2010, p. 14.

EC B.49－*In vitro* mammalian cell micronucleus test
Commission Regulation (EU) No 640/2012 of 6 July 2012 amending, for the purpose of its adaptation to technical progress, Regulation (EC) No 440/2008 laying down test methods pursuant to Regulation (EC) No 1907/2006 of the European Parliament and of the Council on the Registration, Evaluation, Authorisation and Restriction of Chemicals (REACH).
Official Journal L193, 20/07/2012, p. 30.

EC B.50－Skin sensitisation: Local Lymph Node Assay: DA
Commission Regulation (EU) No 640/2012 of 6 July 2012 amending, for the purpose of its adaptation to technical progress, Regulation (EC) No 440/2008 laying down test methods pursuant to Regulation (EC) No 1907/2006 of the European Parliament and of the Council on the Registration, Evaluation, Authorisation and Restriction of Chemicals (REACH).
Official Journal L193, 20/07/2012, p. 46.

EC B.51－Skin sensitisation: Local Lymph Node Assay: BrdU-ELISA
Commission Regulation (EU) No 640/2012 of 6 July 2012 amending, for the purpose of its adaptation to technical progress, Regulation (EC) No 440/2008 laying down test methods pursuant to Regulation (EC) No 1907/2006 of the European Parliament and of the Council on the Registration, Evaluation, Authorisation and Restriction of Chemicals (REACH).
Official Journal L193, 20/07/2012, p. 56.

EC B.52－Acute Inhalation Toxicity-Acute Toxic Class Method (not published yet)

ECB (European Chemicals Bureau)
Technical Guidance Document on Risk Assessment in support of Commission Directive 93/67/EEC on Risk Assessment for new notified substances, Commission Regulation (EC) No 1488/94 on Risk Assessment for existing substances and Directive 98/8/EC of the European Parliament and of the Council concerning the placing of biocidal products on the market. Doc. EUR 20418 EN/1, European Communities (2003).

ECETOC
Percutaneous absorption. European Centre for Ecotoxicology and Toxicology of Chemicals (ECETOC), Monograph No 20, Brussels (1993).

ECETOC
Recognition of, and Differentiation between, Adverse and Non-adverse Effects in Toxicology Studies. European Centre for Ecotoxicology and Toxicology of Chemicals (ECETOC), Technical Report No. 85, Brussels (2002).

EChA 2008a. Guidance on information requirements and chemical safety assessment. Chapter R.7a: Endpoint specific guidance. Available through:
http://echa.europa.eu/documents/10162/17224/information_requirements_r7a_en.pdf (consulted February 2012).

EChA 2008b. Guidance on information requirements and chemical safety assessment. Chapter R.8: Characterisation of dose [concentration]-response for human health.
Available through:
http://echa.europa.eu/documents/10162/17224/information_requirements_r8_en.pdf (consulted February 2012).

EChA 2010. Guidance on information requirements and chemical safety assessment. Chapter R.15: Consumer exposure estimation.

Available through:
http://echa.europa.eu/documents/10162/13632/information_requirements_r15_en.pdf (consulted March 2012).

ECVAM/EFPIA workshop report. The 3T3Neutral Red Uptake Phototoxicity Test. Practical Experience and Implications for Phototoxicity Testing – The Report of an ECVAM/EFPIA Workshop ; Somma Lombardo, Italy, 25-27 October 2010.

EFSA (European Food Safety Authority)
Opinion of the Scientific Committee on a request from EFSA related to A Harmonised Approach for Risk Assessment of Substances Which are both Genotoxic and Carcinogenic
The EFSA Journal 282, 1-31 (2005).

EFSA (European Food Safety Authority)
Guidance of the Scientific Committee on Use of the benchmark dose approach in risk assessment.
The EFSA Journal 1150, 1-72 (2008).

EFSA (European Food Safety Authority)
Scientific opinion on genotoxicity testing strategies applicable to food and feed safety assessment.
The EFSA Journal 2379, 1-68 (2011).

EMEA 2009.
Note for Guidance on Photosafety Testing. The European Agency for the Evaluation of Medicinal Products, Evaluation of Medicines for Human Use Available through
http://www.ema.europa.eu/docs/en_GB/document_library/Scientific_guideline/2009/09/WC500 003353.pdf, consulted February 2012.

ESAC 2000.
ESAC Statement on the application of the Corrositex[TH] assay for skin corrosivity testing.
Adopted by the ECVAM Scientific Advisory Committee (ESAC) at its 15th Meeting of 5-6 December 2000 at ECVAM, Ispra, Italy (2000).

ESAC 2001.
Statement on the scientific validity of the Embryonic Stem Cell Test (EST), the Micromass Test and the Postimplantation Rat Whole-Embryo Culture Assay – *in vitro* tests for embryotoxicity.
Adopted by the ECVAM Scientific Advisory Committee (ESAC) at its 17thMeeting of 16-17 October 2001 at ECVAM, Ispra, Italy (2001).

ESAC 2009a.
Statement on the performance under UN GHS of three in vitro assays for skin irritation testing and the adaptation of the reference chemicals and defined accuracy values of the ECVAM skin irritation performance standards.
Adopted by the ECVAM Scientific Advisory Committee (ESAC) at its 30th Meeting of 9-10 March 2009 at ECVAM, Ispra, Italy (2009a).

ESAC 2009b.
Statement on the scientific validity of cytotoxicity/cell-function based *in vitro* assays for eye irritation testing.
Adopted by the ECVAM Scientific Advisory Committee (ESAC) at its 31st Meeting of 7-8 July 2009 at ECVAM, Ispra, Italy (2009b).

ESAC 2011.
Opinion 2011-01. Based on the ESAC peer review of an ECVAM-coordinated prevalidation study concerning three protocols of the Cell Transformation Assay (CTA) for *in vitro* carcinogenicity testing (2011).

EUR 10305: Reports of the Scientific Committee on Cosmetology. Fourth series. 1986.
EUR 11080: Reports of the Scientific Committee on Cosmetology. Fifth series. 1987.
EUR 11139: Reports of the Scientific Committee on Cosmetology. Sixth series. 1987.
EUR 11303: Reports of the Scientific Committee on Cosmetology. Seventh series. 1988.
EUR 7297: Reports of the Scientific Committee on Cosmetology. First series. 1982.
EUR 8634: Reports of the Scientific Committee on Cosmetology. Second series. 1983.
EUR 8794: Reports of the Scientific Committee on Cosmetology. Third series. 1983.

European Commission, DG Health and Consumer Protection.
First Report on the Harmonisation of Risk Assessment Procedures, Part 1 . The Report of the Scientific Steering Committee's Working Group on Harmonisation of Risk Assessment Procedures in the Scientific Committees advising the European Commission in the area of human and environmental health (2000), *published on the Internet 20.12.2000.*

European Commission, Communication from the Commission to the Council, the European Parliament, the European Economic and Social Committee – "The European Environment & Health Action Plan 2004-2010" |SEC(2004) 729|/* COM/2004/0416 Vol. I final*/(2004).

European Pharmacopoeia
4th Edition, Supplement 4.2, Council of Europe, Strassbourg (2001).

Ferrario V.F., Sforza C., Schmitz J.H., Ciusa V., Colombo A.

Normal growth and development of the lips: a 3-dimensional study from 6 years to adulthood using a geometric model.
Journal of Anatomy 196(3): 415-23 (2000).

Fowler P., Smith R., Smith K., Young J., Jeffrey L., Kirkland D., Pfuhler S., Carmichael P. Reduction of misleading ("false") positive results in mammalian cell genotoxicity assays. II. Importance of accurate toxicity measurement.
Mutation Research 747, 104-117 (2012).

Gago-Dominguez M., Castelao J.E., Yuan J.M., Yu M.C., Ross R.K.
Use of permanent hair dyes and bladder-cancer risk.
International Journal on Cancer 91(4), 575-579 (2001).

Gelbke H.P., Kayser M., Poole A.
OECD test strategies and methods for endocrine disruptors.
Toxicology 205(1-2), 17-25 (2004).

Gelbke H.P., Hofmann A., Owens J.W., Freyberger A.
The enhancement of the subacute repeat dose toxicity test OECD TG 407 for the detection of endocrine active chemicals: comparison with toxicity tests of longer duration.
Archives of Toxicology 81(4), 227-250 (2007).

Gerberick G.F., Vassallo J.D., Bailey R.R., Chaney J.G., Lepoittevin J.P.
Development of a peptide reactivity assay for screening contact allergens.
Toxicological Sciences 81, 332-343.

Gilleron L., Coecke S., Sysmans E., Hansen E., Van Oproy S., Marzin D., Van Cauteren H and Vanparys P.
Evaluation of a modified HET-CAM assay as a screening test for eye irritancy.
Toxicology In Vitro, 11, 641-644 (1997).

Gocke E., Albertini S., Chetelat A., Kirchner S., Muster W.
The photomutagenicity of fluoroquinolones and other dyes.
Toxicology Letters 102/103, 375-381 (1998).

Gold L.S., Sawyer C.B., Magaw R., Backman G.M., Deveciana M., Levinson R., Hooper N.K., Havender W.R, Bernstein L., Peto R., Pike M.C., Ames B.N.
A Carcinogenic Potency Database of the Standardized Results of Animal Bioassays.
Environmental Health Perspectives 58: 9-319 (1984).

Goodsaid F.M., Amur S., Aubrecht J., Burczynski M.E., Carl K., Catalano J., Charlab R., Close S., Cornu-Artis C., Essioux L., Fornace AJ Jr., Hinman L., Hong H., Hunt I., Jacobson-Kram D., Jawaid A., Laurie D., Lesko L., Li H.H., Lindpaintner K., Mayne J., Morrow P., Papaluca-Amati M., Robison T.W., Roth J., Schuppe-Koistinen I., Shi L., Spleiss O., Tong W., Truter S.L., Vonderscher J., Westelinck A., Zhang L., Zineh I.
Voluntary exploratory data submissions to the US FDA and the EMA: experience and impact. Nature Reviews. Drug discovery 9(6): 435-445 (2010).

Gottlieb A., Bourget T.D., Lowe N.J.
Sunscreens: effects of amounts of application of sun protection factors.
In: Lowe NJ, Shaat NA, Pathak MA eds.
Sunscreens: development, evaluation, and regulatory aspects. New York, Marcel Dekker, pp. 583-588 (1197).

Grès M-C., Julian B., Bourrié M., Meunier V., Roques C., Berger M., Boulenc X., Berger Y., Fabre G.
Correlation between oral drug absorption in humans and apparent drug permeability in TC-7 cells, a human epithelial intestinal cell line: comparison with the parental Caco-2 cell line.
Pharmaceutical Research 15, 726-733 (1998).

Hall B., Tozer S., Safford B., Coroama M., Steiling W., Leneveu-Duchemin M.C., McNamara C., Gibney M.
European consumer exposure to cosmetic products, a framework for conducting population exposure assessments.
Food and Chemical Toxicology 45(11): 2097-108 (2007).

Hall B., Steiling W., Safford B., Coroama M., Tozer S., Firmani C., McNamara C., Gibney M. European consumer exposure to cosmetic products, a framework for conducting population exposure assessments, Part 2.
Food and Chemical Toxicology 49, 407-21 (2011).

Harvey P.W. and Everett D.J.
Regulation of endocrine-disrupting chemicals: critical overview and deficiencies in toxicology and risk assessment for human health.
Best Practice & Research Clinical Endocrinology & Metabolism 20(1), 145-65 (2006).

Hays S.M., L.L. Aylward and J.S. Lakind.
Introduction to the Biomonitoring Equivalents Pilot Project: Development of guidelines for the derivation and communication of Biomonitoring Equivalents.
Regulatory Toxicology and Pharmacology 51 : S1-S2 (2008).

Hernandez L, Slob W, van Steeg Harry, van Benthem J. Can carcinogenic potency be predicted from in vivo genotoxicity data? A meta-analysis of historical data. Environ Mol Mutagen. 52:

518-528 (2011).

Howes D., Guy R., Hadgraft J., Heylings J., Hoeck U., Kemper F., Maibach H., Marty J-P., Merk H., Parra J., Rekkas D., Rondelli I., Schaefer H., Täuber U. and Verbiese N.
Methods for assessing percutaneous absorption, ECVAM Workshop Report n. 13. Alternatives To Laboratory Animals 24, 81-106 (1996).

Hotchkiss A.K., Rider C.V., Blystone C.R., Wilson V.S., Harttig P.C., Foster P.M., Gray C.L., Gray L.E.
Fifteen years after „Wingspread" - Environmental endocrine disruptors and human and wildlife health: where we are today and where we need to go.
Toxicological Sciences 105(2), 235-259 (2008).

IARC 2010.
International Agency for Research on Cancer - Monographs: Volume 99 Some Aromatic Amines, Organic Dyes, and Related Exposures (2010). Available through
http://monographs.iarc.fr/ENG/Monographs/PDFs/index.php, consulted February 2012.

IGHRC 2006.
Guidelines on route-to-route extrapolation of toxicity data when assessing health risks of chemicals. The Interdepartmental Group on Health Risks from Chemicals,
http://www.silsoe.cranfield.ac.uk /ieh/ighrc/ighrc.html

IP/06/1047: European Commission Press Release
Commission bans 22 hair dye substances to increase consumer safety
Brussels, 20 July 2006, available through *http://europa.eu/rapid/*, consulted February 2012.

ISO 29621: 2010 (International Organization for Standardisation)
Cosmetics - Microbiology - Guidelines for risk assessment of microbiologically low-risk products (2010)

Johnson TN.
The development of drug metabolising enzymes and their influence on the susceptibility to adverse drug reactions in children.
Toxicology 192, 37-48 (2003).

Josephy P.D., Baan R.A., Nohmi T., Corvi R., Vanparys P., Kirkland D.J. eds.
International prevalidation study on cell transformation assays
Mutation Research, Genetic Toxicology and Environmental Mutagenesis 744(1): 1-115 (2012).

JRC (Joint Research Centre)
Draft Report on Alternative (Non-Animal) Methods for Cosmetics Testing: current status and future prospects - 2010. Available through
http://ec.europa.eu/consumers/sectors/cosmetics/files/pdf/animal_testing/consultation_animal_ testing_en.pdf, consulted September 2012.

Kacew S, Lee B.M.
Lu's Basic Toxicology, Informa Healthcare, United Kingdom, 6th edition, 403 pp, 2013.

Kandarova H. Phototoxicity studies using reconstructed human tissue models, in ICH Steering Committee and Expert Working Group Meetings, EWG S-10 - Photo Safety Evaluation of Pharmaceuticals, Sevilla, Spain, November 5-10, 2011.

Kersten B., Kasper P., Brendler-Schwaab S.Y., Muller L.
Use of the photo-micronucleus assay in Chinese hamster V79 cells to study photochemical genotoxicity.
Mutation Research 519, 49-66 (2002).

Kimber I., Dearman R.J., Betts C.J., Gerberick G.F., Ryan C.A., Kern P.S., Pavlewicz G.Y. and Basketter D.A. The Local Lymph Node Assay and skin sensitisation: a cut-down screen to reduce animal requirements? Contact Dermatitis 54, 181-185 (2006).

Kirkland D., Henderson L., Marzin D., Müller L., Parry J.M., Speit G., Tweats D.J., Williams G.M. Testing strategies in mutagenicity and genetic toxicology: an appraisal of the guidelines of the European Scientific Committee for Cosmetics and Non-Food Products for the evaluation of hair dyes.
Mutation Research 588(2), 88-105 (2005).

Kirkland D., Reeve L., Gatehouse D., Vanparys P. A core *in vitro* genotoxicity battery comprising the Ames test plus the in vitro micronucleus test is sufficient to detect rodent carcinogens and *in vivo* genotoxins.
Mutation Research 721(1), 27-73 (2011).

Kommission Human Biomonitoring des Umweltbundesamtes
Human Biomonitoring: definitionen, Möglichkeiten und Voraussetzungen. Bundesgesundheitsbl. 39, 213-214 (1996).

Le Ferrec E., Chesne C., Artusson P., Brayden D., Fabre G., Gires P., Guillou F., Rousset M., Rubas W., Scarino M-L.
In vitro models of the intestinal barrier. The report and recommendations of ECVAM workshop 46.
ATLA 29, 649-668 (2001).

Lemper M., De Paepe K., Adam R., Rogiers V.

Baby care products.
In : Barel A.O., Paye M., Maibach H.I., eds. Handbook of Cosmetic Science and Technology, 3rd ed., New York, London: Informa healthcare : 613-623.

Lynch I., Dawson K.A.
Protein-nanoparticle interactions.
Nano Today 3 : 40-7 (2008).

Macfarlane M., Jones P., Goebel C., Dufour E., Rowland J., Araki D., Costabel-Farkas M., Hewitt N.J., Hibatallah J., Kirst A., McNamee P., Schellauf F., Scheel J.
A tiered approach to the use of alternatives to animal testing for the safety assessment of cosmetics: skin irritation.
Regulatory Toxicology and Pharmacology 54(2): 188-96 (2009).

Magkoufopoulou C., Claessen S.M., Tsamou M., Jennen D.G., Kleinjans J.C., van Delft J.H. A transcriptomics-based in vitro assay for predicting chemical genotoxicity in vivo. Carcinogenesis 33(7): 1421-9 (2012).

Makri A., Goveia M., Balbus J.,Parkin R.
Children's susceptibility to chemicals: a review by developmental stage.
Journal of toxicology and environmental health. Part B 7(6) : 417-435 (2004).

Marx-Stoelting P., Adriaens E., Ahr HJ., Bremer S., Garthoff B., Gelbke H.P., Piersma A., Pellizzer C., Reuter U., Rogiers V., Schenk B., Schwengberg S., Seiler A., Spielmann H., Steemans M., Stedman D.B., Vanparys P., Vericat J.A., Verwei M., van der Water F., Weimer M., Schwarz M.
A review of the implementation of the embryonic stem cell test (EST). The report and recommendations of an ECVAM/ReProTect Workshop. ATLA 37(3): 313-28 (2009).

Matsushima T., Sugimura T., Nagao M., Yahagi T., Shirai A., Sawamura M.
Factors modulating mutagenicity microbial tests.
In: Short-term test systems for detecting carcinogens (Eds. Norpoth K.H. and Garner R.C.) Springer, Berlin-Heidelberg-New York, 273-285 (1980).

McEwen G.N., Curry A.S. and Graf J.G. (Editors)
Technical Guidelines. Microbiological Guidelines.
CTFA Cosmetic, Toiletries and Fragrance Association, Washington DC, November 2001.

McNamara C., Rohan D., Golden D., Gibney M., Hall B., Tozer S., Safford B., Coroama M., Leneveu-Duchemin M.C., Steiling W. (2007).
Probabilistic modelling of European consumer exposure to cosmetic products. Food and Chemical Toxicology 45(11): 2086-96.

McNamee P., Hibatallah J., Costabel-Farkas M., Goebel C., Araki D., Dufour E., Hewitt N.J., Jones P., Kirst A., Le Varlet B., Macfarlane M., Marrec-Fairley M., Rowland J., Schellauf F., Scheel J.
A tiered approach to the use of alternatives to animal testing for the safety assessment of cosmetics: eye irritation.
Regulatory Toxicology and Pharmacology 54(2): 197-209 (2009).

Muller L., Blakey D., Dearfield K.L., Galloway S., Guzzie P., Hayashi M., Kasper P., Kirkland D. MacGregor J.T., Parry J.M., Schechtman L., Smith A., Tanaka N., Tweats D., Yamasaki H. Strategy for genotoxicity testing and stratification of genotoxicity test results- report on initial activities of the IWGT Expert Group.
Mutation Research 540, 177-181 (2003).

Munro, I.C., Ford, R.A., Kennepohl, E., Sprenger, J.G.
Correlation of structural class with no-observed-effect levels: A proposal for establishing a threshold of concern.
Food and Chemical Toxicology 34: 829-867 (1996).

Natsch A.,
The Nrf2-Keap1-ARE toxicity pathway as a cellular sensor for skin sensitizers - functional relevance and a hypothesis on innate reactions to skin sensitizers.
Toxicological Sciences 113(2), 284-292 (2010).

Needham L.L., Calafat A.M., Barr D.B.
Uses and issues of biomonitoring.
International Journal of Hygiene and Environmental Health 210, 229-238 (2007).

OECD 2000
Guidelines for the Testing of Chemicals: Introduction to the OECD Guidelines on Genetic Toxicology Testing and Guidance on the Selection and Application of Assays Vol.2, pp.1-18, Paris (2000).

OECD 2004
Guidance Document for the Conduct of Skin Absorption Studies. Document number ENV/JM/MONO(2004)2. Organization for Economic Cooperation and Development (OECD), Environment Directorate, OECD Environmental Health and Safety Publications, Series on Testing and Assessment No. 28, Paris, 5 March 2004.

OECD 2007
Detailed Review Paper on cell transformation assays for detection of chemical carcinogens. ENV/JM/MONO(2007)18. Organization for Economic Cooperation and Development (OECD), Environment Directorate, OECD Environmental

Health and Safety Publications, Series on Testing and Assessment No. 31, Paris, 2007.

OECD 2009a
Guidance Document on Acute Inhalation Toxicity Testing. Document number ENV/JM/MONO(2009)28. Organization for Economic Cooperation and Development (OECD), Environment Directorate, OECD Environmental Health and Safety Publications, Series on Testing and Assessment No. 39, Paris, 2009.

OECD 2009b
OECD Working Party on Manufactured Nanomaterials, Preliminary review of OECD Test Guidelines for their Applicability to Manufactured Nanomaterials, ENV/CHEM/NANO(2009)6/REV1, Environment Directorate Organisation For Economic Co- Operation and Development Paris, 2009b.

OECD 401 – OECD Guideline for testing of chemicals – Guideline 401: Acute Oral Toxicity Organization for Economic Co-operation and Development, Paris, adopted 12 May 1981, last updated 24 February 1997 and deleted 17 December 2002.

OECD 402 – OECD Guideline for testing of chemicals – Guideline 402: Acute Dermal Toxicity Organization for Economic Cooperation and Development, Paris, adopted 24 February 1997.

OECD 403 – OECD Guideline for testing of chemicals – Guideline 403: Acute Inhalation Toxicity Organization for Economic Cooperation and Development, Paris 7 September 2009.

OECD 404 – OECD Guideline for testing of chemicals – Guideline 404: Acute Dermal Irritation/Corrosion
Organization for Economic Cooperation and Development, Paris, adopted 12 May 1981, last updated 24 April 2002.

OECD 405 – OECD Guideline for testing of chemicals – Guideline 405: Acute Eye Irritation/Corrosion
Organization for Economic Cooperation and Development, Paris, adopted 12 May 1981, last updated 2 October 2012.

OECD 406 – OECD Guideline for testing of chemicals – Guideline 406: Skin Sensitisation Organization for Economic Cooperation and Development, Paris, adopted 17 July 1992.

OECD 407 – OECD Guideline for testing of chemicals – Guideline 407: Repeated Dose 28-Day Oral Toxicity Study in Rodents
Organization for Economic Cooperation and Development, Paris, adopted 3 October 2008.

OECD 408 – OECD Guideline for testing of chemicals – Guideline 408: Repeated Dose 90-Day Oral Toxicity Study in Rodents
Organization for Economic Cooperation and Development, Paris, adopted 21 September 1998.

OECD 409 – OECD Guideline for testing of chemicals – Guideline 409: Repeated Dose 90-Day Oral Toxicity Study in Non-Rodents
Organization for Economic Cooperation and Development, Paris, adopted 21 September 1998.

OECD 410 – OECD Guideline for testing of chemicals – Guideline 410: Repeated Dose Dermal
Toxicity: 21/28-Day Study
Organization for Economic Cooperation and Development, Paris, adopted 12 May 1981.

OECD 411 – OECD Guideline for testing of chemicals – Guideline 411: Subchronic Dermal
Toxicity: 90-Day Study
Organization for Economic Cooperation and Development, Paris, adopted 12 May 1981.

OECD 412 – OECD Guideline for testing of chemicals – Guideline 412: Subacute Inhalation
Toxicity: 28-Day Study
Organization for Economic Cooperation and Development, Paris, adopted 7 September 2009.

OECD 413 – OECD Guideline for testing of chemicals – Guideline 413: Subchronic Inhalation
Toxicity: 90-Day Study
Organization for Economic Cooperation and Development, Paris, adopted 7 September 2009.

OECD 414 – OECD Guideline for testing of chemicals – Guideline 414: Prenatal Developmental Toxicity Study
Organization for Economic Cooperation and Development, Paris, adopted 22 January 2001.

OECD 416 – OECD Guideline for testing of chemicals – Guideline 416: Two-Generation Reproduction Toxicity Study
Organization for Economic Cooperation and Development, Paris, adopted 26 May 1983, last updated 22 January 2001.

OECD 417 – OECD Guideline for testing of chemicals – Guideline 417: Toxicokinetics
Organization for Economic Cooperation and Development, Paris, adopted 4 April 1984, last updated 22 July 2010.

OECD 420 – OECD Guideline for testing of chemicals – Guideline 420: Acute Oral Toxicity – Fixed Dose Procedure
Organization for Economic Cooperation and Development, Paris, adopted 17 July 1992, last updated 17 December 2001.

OECD 421 – OECD Guideline for testing of chemicals – Guideline 421: Reproduction/Developmental Toxicity Screening Test
Organization for Economic Cooperation and Development, Paris, adopted 27 July 1995.

OECD 422 – OECD Guideline for testing of chemicals – Guideline 422: Combined Repeated Dose Toxicity Study with the Reproduction/Developmental Toxicity Screening Test
Organization for Economic Cooperation and Development, Paris, adopted 22 March 1996.

OECD 423 – OECD Guideline for testing of chemicals – Guideline 423: Acute Oral toxicity – Acute Toxic Class Method

Organization for Economic Cooperation and Development, Paris, adopted 22 March 1996, last updated 17 December 2001.

OECD 425 – OECD Guideline for testing of chemicals – Guideline 425: Acute Oral Toxicity: Up- and-Down-Procedure
Organization for Economic Cooperation and Development, Paris, adopted 3 October 2008.

OECD 427 – OECD Guideline for testing of chemicals – Guideline 427: Skin absorption: *In vivo* method
Organization for Economic Cooperation and Development, Paris, adopted 13 April 2004.

OECD 428 – OECD Guideline for testing of chemicals – Guideline 428: Skin absorption: *In vitro* method
Organization for Economic Cooperation and Development, Paris, adopted 13 April 2004.

OECD 429 – OECD Guideline for testing of chemicals – Guideline 429: Skin Sensitisation: Local Lymph Node Assay
Organization for Economic Cooperation and Development, Paris, adopted 24 April 2002.

OECD 430 – OECD Guideline for testing of chemicals – Guideline 430: *In vitro* Skin Corrosion: Transcutaneous Electrical Resistance Test (TER)
Organization for Economic Cooperation and Development, Paris, adopted 13 April 2004.

OECD 431 – OECD Guideline for testing of chemicals – Guideline 431: *In vitro* Skin Corrosion: Human Skin Model Test
Organization for Economic Cooperation and Development, Paris, adopted 13 April 2004.

OECD 432 – OECD Guideline for testing of chemicals – Guideline 432: *In vitro* 3T3 NRU phototoxicity test
Organization for Economic Cooperation and Development, Paris, adopted 13 April 2004.

OECD 433 – OECD Guideline for testing of chemicals – Draft proposal for a new guideline 433: Acute Inhalation Toxicity – Fixed Concentration Procedure
Organization for Economic Cooperation and Development, Paris, 2nd version 8 June 2004.

OECD 434 – OECD Guideline for testing of chemicals – Draft proposal for a new guideline 434: Acute Dermal Toxicity – Fixed Dose Procedure
Organization for Economic Cooperation and Development, Paris, 1st version 14 May 2004.

OECD 435 – OECD Guideline for testing of chemicals – Guideline 435: *In vitro* Membrane Barrier Test Method for Skin Corrosion.
Organization for Economic Cooperation and Development, Paris, adopted 19 July 2006.

OECD 436 – OECD Guideline for testing of chemicals – Guideline 436: Acute Inhalation Toxicity – Acute Toxic Class (ATC) Method.
Organization for Economic Cooperation and Development, Paris, adopted 7 September 2009.

OECD 437 – OECD Guideline for testing of chemicals – Guideline 437: Bovine Corneal Opacity and Permeability Test Method for Identifying Ocular Corrosives and Severe Irritants.
Organization for Economic Cooperation and Development, Paris, adopted 7 September 2009.

OECD 438 – OECD Guideline for testing of chemicals – Guideline 438: Isolated Chicken Eye Test Method for Identifying Ocular Corrosives and Severe Irritants.
Organization for Economic Cooperation and Development, Paris, adopted 7 September 2009.

OECD 439 – OECD Guideline for testing of chemicals – Guideline 439: *In Vitro* Skin Irritation: Reconstructed Human *Epidermis* Test Method.
Organization for Economic Cooperation and Development, Paris, adopted 22 July 2010.

OECD 442A – OECD Guideline for testing of chemicals – Guideline 442A: Skin Sensitization: Local Lymph Node Assay: DA.
Organization for Economic Cooperation and Development, Paris, adopted 22 July 2010.

OECD 442B – OECD Guideline for testing of chemicals – Guideline 442B: Skin Sensitization: Local Lymph Node Assay: BrdU-ELISA.
Organization for Economic Cooperation and Development, Paris, adopted 22 July 2010.

OECD 443 – OECD Guideline for testing of chemicals – Guideline 443: Extended One-Generation Reproductive Toxicity Study.
Organization for Economic Cooperation and Development, Paris, adopted 28 July 2011.

OECD 451 – OECD Guideline for testing of chemicals – Guideline 451: Carcinogenicity Studies
Organization for Economic Cooperation and Development, Paris, adopted 7 September 2009.

OECD 452 – OECD Guideline for testing of chemicals – Guideline 452: Chronic Toxicity Studies
Organization for Economic Cooperation and Development, Paris, adopted 7 September 2009.

OECD 453 – OECD Guideline for testing of chemicals – Guideline 453: Combined Chronic Toxicity/Carcinogenicity Studies
Organization for Economic Cooperation and Development, Paris, adopted 7 September 2009.

OECD 455 – OECD Guideline for testing of chemicals – Guideline 455: Performance-based test guideline for stably transfected sransactivation *in Vitro* assays to detect estrogen receptor agonists
Organization for Economic Cooperation and Development, Paris, 2 October 2012.

OECD 457 – OECD Guideline for testing of chemicals – Guideline 457: BG1Luc Estrogen Receptor Transactivation Test Method for Identifying Estrogen Receptor Agonists and Antagonists.
Organization for Economic Cooperation and Development, Paris, 2 October 2012.

OECD 460 – OECD Guideline for testing of chemicals – Guideline 460: Fluorescein Leakage Test Method for Identifying Ocular Corrosives and Severe Irritants.
Organization for Economic Cooperation and Development, Paris, 2 October 2012.

OECD 471 – OECD Guideline for testing of chemicals – Guideline 471: Bacterial Reverse Mutation Test
Organization for Economic Cooperation and Development, Paris, adopted 26 May 1983, last updated 21 July 1997.

OECD 473 – OECD Guideline for testing of chemicals – Guideline 473: *In vitro* Mammalian Chromosomal Aberration Test
Organization for Economic Cooperation and Development, Paris, adopted 21 July 1997.

OECD 476 – OECD Guideline for testing of chemicals – Guideline 476: *In vitro* Mammalian Cell Gene Mutation Test
Organization for Economic Cooperation and Development, Paris, adopted 21 July 1997.

OECD 482 – OECD Guideline for testing of chemicals – Guideline 482: Genetic Toxicology: DNA Damage and Repair, Unscheduled DNA Synthesis in Mammalian Cells *in vitro*
Organization for Economic Cooperation and Development, Paris, adopted 23 October 1986.

OECD 487 – OECD Guideline for testing of chemicals – Guideline 487: *In vitro* Mammalian Cell Micronucleus Test (MNvit).
Organization for Economic Cooperation and Development, Paris, adopted 22 July 2010.

OECD 495 – OECD Guideline for testing of chemicals – Draft Guideline 495: *In vitro* Syrian Hamster Embryo (SHE) Cell Transformation Assay.
Organization for Economic Cooperation and Development, Paris, draft approved, but not on website.

OECD X – Draft OECD Guideline for the testing of chemicals – The Cytosensor Microphysiometer Test Method: An *In Vitro* Method for Identifying Chemicals Not Classified as Irritant, as well as Ocular Corrosive and Severe Irritant Chemicals
Organization for Economic Cooperation and Development, Paris, 20 December 2010.

Pelkonen O., Coecke S., Batista Leite S., Bernauer U., Bessems J., Brandon E., Bois F., Gundert-Remy U., Loizou G., Testai E., Zaldivar M.
Chapter 4: Toxicokinetics.
In: Draft Report on Alternative (Non-Animal) Methods for Cosmetics Testing: current status and future prospects – 2010. Available through http://ec.europa.eu/consumers/sectors/cosmetics/files/pdf/animal_testing/consultation_animal_ testing_en.pdf, consulted September2012.

Peto R., Pike M.C., Bernstein L., Gold L.S., Ames B.N.
The TD_{50}: a proposed general convention for the numerical description of the carcinogenic potency of chemicals in chronic-exposure animal experiments.
Environmental Health Perspectives 58, 1-8 (1984).

Pflaum M., Kielbassa C., Garmyn M., Epe B.G.
Oxidative DNA damage induced by visible light in mammalian cells; extent, inhibition by antioxidants and genotoxic effects.
Mutation Research 408, 137-144 (1998).

Prieto P., Hoffmann S., Tirelli V., Tancredi F., González I., Bermejo M., De Angelis I. (2010) An Exploratory Study of Two Caco-2 Cell Models for OralAbsorption: A Report on Their Within- laboratory and Between-aboratory Variability, and Their Predictive Capacity.
ATLA 38, 367-386 (2010).

Prival, M.J., Bell S.J., Mitchell V.D., Peiperl M.D., Vaughan V.L.
Mutagenicity of Benzidine and Benzidine-congener dyes and selected monoazo dyes in a modified Salmonella assay.
Mutation Research 136, 33-47 (1984).

Radford R., Slattery C., Jennings P., Blaque O., Pfaller W., Gmuender H., Van Delft J., Ryan M.P., McMorrow T.
Carcinogens induce loss of the primary cilium in proximal tubular epithelial cells independent of effects on cell cycle.
American journal of physiology. Renal physiology 302(8): 905-916 (2012).

Renwick A.G.
Toxicokinetics in infants and children in relation to the ADI and TDI.
Food Additives and Contaminants Suppl. 15, 17-35 (1998).

Renwick A.G., Dorne J.L., Walton K.
An analysis of the need for an additional uncertainty factor for infants and children.
Regulatory toxicology and pharmacology 31: 286-296 (2000).

RIVM 2012, National Institute for Public Health and the Environment ConsExpo
Available through: http://www.rivm.nl/en/healthanddisease/productsafety/ConsExpo.jsp, (consulted March 2012).

Rocks S., Pollard S., Dorey R., Levy L., Harrison P., Handy R. Comparison of risk assessment approaches for manufactured nanomaterials, Defra, London (2008).

Rogiers V. and Beken S. (Editors and authors)
Alternative Methods to Animal experiments. Actual status, development and approach in Belgium.
VUBPress, Brussels. ISBN 90-5487-264-0 (2000).

Rogiers V.
"Validated" and "valid" alternative methods available today for testing of cosmetic products and their ingredients.
In: Safety Assessment of Cosmetics in the EU. Training Course Vrije Universiteit Brussel, 7-12 April 2003, Part 2, p.1.

Rogiers V. and Pauwels M.
Good science must be the key factor in the development and use of alternative methods for safety assessment of cosmetics.
ALTEX 22 (Special Issue), 259 (2005).

Rogiers V.
Hazard, risk, risk assessment and risk perception: key factors in the safety evaluation of cosmetics. In: *Safety Assessment of Cosmetics in the EU - Training Course, Part I*,
Vrije Universiteit Brussel, 12-17 April 2010, pp.53-70 (2010).

Rothe H., Fautz R., Gerber E., Neumann L., Rettinger K., Schuh W., Gronewold C.
Special aspects of cosmetic spray safety evaluations: Principles on inhalation risk Assessment.
Toxicology Letters 205: 97-104 (2011).

Russell B, Russell WMS, Burch RL.
The principles of Humane Experimental Technique.
Methuen and Co Ltd, London (reprinted by the Universities Federation for Animal Welfare UFAW, 1992, Potters Bar, Herts), UK, (1959).

Salminen W.F. Jr.
Integrating toxicology into cosmetic ingredient research and development.
International Journal of Cosmetic Science 24, 217-224 (2002).

Sanner T., Dybing E., Willems M.I. and Kroese E.D.
A simple method for quantitative risk assessment of non-threshold carcinogens based on the dose descriptor T25.
Pharmacol Toxicol 88: 331-341 (2001).

Sanner T., Dybing E. Comparison of carcinogen hazard characterisation based on animal studies and epidemiology. Basic Clinical Pharmacol Toxicol; 96: 66-70, (2005a).

Sanner T., Dybing E. Comparison of carcinogenic and *in vivo* genotoxic potency estimates. Basic Clinical Pharmacol Toxicol, 96: 131-139 (2005b).

Sauer U.G., Vogel S., Hess A., Kolle S.N., Ma-Hock L., van Ravenzwaay B., Landsiedel R. In vivo - in vitro comparison of acute respiratory tract toxicity using human 3D airway epithelial models and human A549 and murine 3T3 monolayer cell systems.
Toxicology in Vitro 27, 174-190 (2013).

SCCNFP/0003/98: Guidelines on the use of human volunteers in the testing of potentially cutaneous irritant cosmetic ingredients or mixtures of ingredients, *adopted by the plenary session of the SCCNFP of 25 November 1998.*

SCCNFP/0017/98: Opinion concerning fragrance allergy in consumers: a review of the problem. Analysis of the need for appropriate consumer information and identification of consumer allergens, *adopted by the SCCNFP during the plenary session of 8 December 1999.*

SCCNFP/0042/98: The Scientific Committee Cosmetic and Non-Food Products intended for consumers, Rules of Procedure, *adopted on the 16th plenary meeting of the SCCNFP of 13 March 2001.*

SCCNFP/0059/98: Opinion concerning foreseeable use of hair dyes, *adopted by the plenary session of the SCCNFP of 23 September 1998.*

SCCNFP/0068/98: Guidelines on the use of human volunteers in compatibility testing of finished cosmetic products, *adopted by the SCCNFP during the plenary session of 23 June 1999.*

SCCNFP/0069/98: Opinion on *in vitro* methods to assess phototoxicity in the safety evaluation of cosmetic ingredients or mixtures of ingredients, *adopted by the SCCNFP during the plenary session of 25 November 1998.*

SCCNFP/0098/99: Status report on the inventory of cosmetic ingredients, *approved by the plenary session of the SCCNFP on 17 February 1999.*

SCCNFP/0099/99: Position paper concerning the present situation of the Pseudo INCI names of botanicals, *approved by the plenary session of the SCCNFP on 17 February 1999.*

SCCNFP/0103/99: Opinion on the use of alternative methods to animal testing in the safety evaluation of cosmetic ingredients or mixtures of ingredients, *adopted by the SCCNFP at the plenary meeting of 20 January 1999.*

SCCNFP/0119/99: Notes of Guidance for Testing of Cosmetic Ingredients for their Safety Evaluation. Third Revision. *adopted by the SCCNFP during the plenary meeting of 23 June 1999.*

SCCNFP/0120/99: Opinion concerning the predictive testing of potentially cutaneous sensitising cosmetic ingredients or mixtures of ingredients, *adopted by the SCCNFP during the 11th plenary session of 17 February 2000.*

SCCNFP/0125/99: Restrictions on materials listed in Annex VI of Directive 76/768/EEC on cosmetic products, *adopted by the SCCNFP during the 7th plenary meeting of 17 February 1999.*

SCCNFP/0167/99: Basic Criteria for the *in vitro* assessment of percutaneous absorption of cosmetic ingredients, *adopted* *by the SCCNFP during the 8th plenary meeting of 23 June 1999.*

SCCNFP/0245/99: Opinion concerning basic criteria of the protocols for the skin compatibility testing of potentially cutaneous irritant cosmetic ingredients or mixtures of ingredients on human volunteers, *adopted by the SCCNFP during the plenary session of 8 December 1999.*

SCCNFP/0299/00: Opinion on the 1st update of the inventory of ingredients employed in cosmetic products (Section I), *adopted by the SCCNFP during the 13th plenary session of 28 June 2000.*

SCCNFP/0320/00: Opinion concerning an initial list of perfumery materials which must not form part of fragrances compounds used in cosmetic products, *adopted by the SCCNFP during the 12th plenary meeting of 3 May 2000.*

SCCNFP/0321/00: Notes of Guidance for Testing of Cosmetic Ingredients for Their Safety Evaluation, 4th revision, *adopted by the SCCNFP during the plenary meeting of 24 October 2000.*

SCCNFP/0389/00: Opinion concerning the 1st update of the inventory of ingredients employed in cosmetic products. Section II: perfume and aromatic raw materials, *adopted by the SCCNFP during the plenary session of 24 October 2000.*

SCCNFP/0392/00: Opinion concerning an Initial List of Perfumery Materials which must not form part of Cosmetic Products except subject to the restrictions and conditions laid down, *adopted by the SCCNFP during the 18th plenary meeting of 25 September 2001.*

SCCNFP/0450/01: Memorandum on the SCCNFP opinion concerning fragrance allergy in consumers, *adopted by the SCCNFP during the 16th plenary meeting of 16 March 2001.*

SCCNFP/0451/01: Opinion concerning amendment to entry n° 419 of Annex II to Directive 76/768/EEC on Cosmetic Products, *adopted by the SCCNFP during the 17th plenary meeting of 12 June 2001.*

SCCNFP/0461/01: Memorandum on Scientific Evaluations and Opinions, *adopted by the SCCNFP during the 17th plenary meeting of 12 June 2001.*

SCCNFP/0474/01: Opinion concerning chemical ingredients in cosmetic products classified as carcinogenic, mutagenic or toxic to reproduction according to the Chemicals Directive 67/548/EEC, *adopted by the SCCNFP during the 18th plenary meeting of 25 September 2001.*

SCCNFP/0483/01: Opinion on the evaluation of potentially estrogenic effects of UV filters, *adopted by the SCCNFP during the 17th plenary meeting of 12 June 2001.*

SCCNFP/0484/01: Opinion on the use of permanent hair dyes and bladder cancer risk, *adopted by the SCCNFP during the 17th plenary meeting of 12 June 2001.*

SCCNFP/0495/01: Opinion concerning the safety review of the use of certain azo-dyes in cosmetic products, *adopted by the SCCNFP during the 19th plenary meeting of 27 February 2002.*

SCCNFP/0521/01: Opinion concerning amendment to entry n° 419 of Annex II to Directive 76/768/EEC on Cosmetic Products, *adopted by the SCCNFP during the 18th plenary meeting of 25 September 2001.*

SCCNFP/0546/02: Memorandum concerning the actual status of alternative methods to the use of animals in the safety testing of cosmetic ingredients, *adopted by the SCCNFP during the 20th plenary meeting of 4 June 2002.*

SCCNFP/0552/02: Opinion concerning amendment to entry n° 419 of Annex II to Directive 76/768/EEC on Cosmetic Products, *adopted by the SCCNFP during the 19th plenary meeting of 27 February 2002.*

SCCNFP/0553/02: Discussion paper on assessment strategies for hair dyes, *adopted by the SCCNFP during the 19th plenary meeting of 27 February 2002.*

SCCNFP/0557/02: Position statement on the calculation of the Margin of Safety of ingredients incorporated in cosmetics which may be applied to the skin of children, *adopted by the SCCNFP during the 19th plenary meeting of 27 February 2002.*

SCCNFP/0566/02: Proposal for a strategy for testing hair dye cosmetic ingredients for their potential genotoxicity/mutagenicity, *adopted by the SCCNFP during the 20th plenary meeting of 4 June 2002.*

SCCNFP/0612/02: Opinion concerning amendment to entry n° 419 of Annex II to Directive 76/768/EEC on Cosmetic Products, *adopted by the SCCNFP during the 22nd plenary meeting of 17 December 2002.*

SCCNFP/0633/02: Updated Basic Requirements for toxicological dossiers to be evaluated by the SCCNFP, *adopted by the SCCNFP during the 22nd plenary meeting of 17 December 2002.*

SCCNFP/0635/03: Opinion concerning request for a re-evaluation of hair dyes listed in Annex III to Directive 76/768/EEC on Cosmetic Products, *adopted by the SCCNFP during the 23rd plenary meeting of 18 March 2003.*

SCCNFP/0657/03: Opinion concerning Dihydroxyindole (Colipa n° A111), *adopted by the SCCNFP during the 23rd plenary meeting of 18 March 2003.*

SCCNFP/0669/03: Opinion concerning Dihydroxyindoline HBr (Colipa n° A147), *adopted by the SCCNFP during the 23rd plenary meeting of 18 March 2003.*

SCCNFP/0690/03: Notes of Guidance for the testing of cosmetic ingredients and their safety evaluation, *adopted by the SCCNFP during the 25th plenary meeting of 20 October 2003.*

SCCNFP/0720/03: Updated recommended strategy for testing hair dyes for their potential genotoxicity/mutagenicity/carcinogenicity, *adopted by the SCCNFP during the 24th plenary meeting of 24-25 June 2003.*

SCCNFP/0724/03: Opinion concerning use of specified risk materials in cosmetics: clarification for tallow derivatives, *adopted by the SCCNFP by written procedure on 23 july 2003.*

SCCNFP/0750/03: Basic Criteria for the *in vitro* assessment of dermal absorption of cosmetic ingredients – updated November 2003, *adopted by the SCCNFP during the 25th plenary meeting of 20 October 2003.*

SCCNFP/0753/03: Consultation concerning risks and health effects from tattoos, body piercing and related practices, *adopted by the SCCNFP during the 25th plenary meeting of 20 October 2003.*

SCCNFP/0770/03: Opinion concerning an update of the initial list of perfumery materials which must not form part of cosmetic products except subject to the restrictions and conditions laid down, *adopted by the SCCNFP during the 26th plenary meeting of 9 December 2003.*

SCCNFP/0771/03: Opinion concerning an update of the initial list of perfumery materials which must not form part of fragrance compounds used in cosmetic products, *adopted by the SCCNFP during the 26th plenary meeting of 9 December 2003.*

SCCNFP/0797/04: Opinion concerning use of permanent hair dyes and bladder cancer, *adopted by the SCCNFP on 23 April 2004 by means of the written procedure.*

SCCNFP/0807/04: Opinion concerning hair dyes without file submitted, *adopted by the SCCNFP on 23 April 2004 by means of the written procedure.*

SCCNFP/0808/04: Opinion concerning ring study on reaction products from typical combinations of hair colouring ingredients, *adopted by the SCCNFP on 23 April 2004 by means of the written procedure.*

SCCNFP/0825/04: Opinion concerning chemical ingredients in cosmetic products classified as carcinogenic, mutagenic or toxic to reproduction according to the Chemicals Directive 67/548/EEC, *adopted by the SCCNFP during the 28th plenary meeting of 25 May 2004.*

SCCNFP/0834/04: Opinion concerning "Report for establishing the timetable for phasing out animal testing for the purpose of the cosmetics directive" issued by ECVAM (30/04/2004), *adopted by the SCCNFP on 1 July 2004 by means of the written procedure.*

SCCP, 2006: Memorandum on hair dye substances and their skin sensitising properties, *adopted by the SCCP during the 10h plenary meeting of 19 December 2006.*

SCCP/0851/04: Opinion on the safety of Triclocarban (Colipa n° P29) for other uses than as a preservative, *adopted by the SCCP by written procedure on 1 June 2005.*

SCCP/0882/05: Opinion on the safety of fluorine compounds in oral hygiene products for children under the age of 6 years, *adopted by the SCCP during the 5th plenary meeting of 20 September 2005.*

SCCP/0888/05: Opinion concerning request for confirmation of the SCCNFP opinion 0474/01 on chemical ingredients in cosmetic products classified as carcinogenic, mutagenic or toxic to reproduction according to Council Directive 67/548/EEC, *adopted by the SCCP during the 3rd plenary meeting of 15 March 2005.*

SCCP/0894/05: Opinion on amino acids obtained by hydrolysis of human hair, *adopted by the SCCP during the 4th plenary meeting of 21 June 2005.*

SCCP/0913/05: Opinion concerning request for confirmation of the SCCNFP opinion 0474/01 on chemical ingredients in cosmetic products classified as carcinogenic, mutagenic or toxic to reproduction according to Council Directive 67/548/EEC, *adopted by the SCCP during the 4th plenary meeting of 21 June 2005.*

SCCP/0919/05: Memorandum on the classification and categorization of skin sensitisers and grading of test reactions, *adopted by the SCCP during the 5th plenary meeting of 20 September 2005.*

SCCP/0930/05: Opinion on personal use of hair dyes and cancer risk, *adopted by the SCCP during the 5th plenary meeting of 20 September 2005.*

SCCP/0933/05: Opinion on risk of ingredients deriving from category 1-material and category 2-material as defined in Regulation 1774/2002 in cosmetic products, *adopted by the SCCP during the 5th plenary meeting of 20 September 2005.*

SCCP/0941/05: Opinion on exposure to reactants and reaction products of oxidative hair dye formulations, *adopted by the SCCP during the 6th plenary meeting of 13 December 2005.*

SCCP/0949/05: Opinion on biological effects of ultraviolet radiation relevant to health with particular reference to sunbeds for cosmetic purposes, *adopted by the SCCP during the 8th plenary meeting of 20 June 2006.*

SCCP/0959/05: Review of the SCCNFP opinion on Hair Dye Strategy in the light of additional information, *adopted by the SCCP during the 8th plenary meeting of 20 June 2006.*

SCCP/0970/06: Opinion on basic criteria for the *in vitro* assessment of dermal absorption of cosmetic ingredients – updated February 2006, *adopted by the SCCP during the 7th plenary meeting of 28 March 2006.*

SCCP/0971/06: Updated recommended strategy for testing oxidative hair dye substances for their potential mutagenicity/genotoxicity, *adopted by the SCCP during the 7th plenary meeting of 28 March 2006.*

SCCP/0974/06: Guidance document on epidemiological and clinical studies on tooth whitening products, *adopted by the SCCP during the 7th plenary meeting of 28 March 2006.*

SCCP/0989/06: Opinion on p-Phenylenediamine (Colipa n° A7), *adopted by the SCCP during the 9th plenary meeting of 10 October 2006.*

SCCP/1004/06: Skin penetration of oxidative hair dyes formed by the coupling of precursors and couplers under simulated conditions of hair dyeing – update of the Annex to the Opinion on Exposure to reactants and reaction products of oxidative hair dye formulations (doc. n° SCCP/0941/05), *adopted by the SCCP during the 8th plenary meeting of 20 June 2006.*

SCCP/1017/06: Opinion on Parabens (Colipa n° P82), *adopted by the SCCP during the 9th plenary meeting of 10 October 2006.*

SCCP/1023/06: Opinion on clarifications to SCCNFP/0392/00 "An initial list of perfumery materials which must not form part of cosmetic products except subject to the restrictions and conditions laid down", *adopted by the SCCP during the 8th plenary meeting of 20 June 2006.*

SCCP/1086/07: Opinion on Homosalate (Colipa n° S12), *adopted by the SCCP during the 11th plenary meeting of 21 March 2007.*

SCCP/1104/07: Opinion on sensitivity to hair dyes – consumer self testing, *adopted by the SCCP during the 14h plenary meeting of 18 December 2007.*

SCCP/1111/07: Memorandum on actual status of alternative methods on the use of experimental animals in the safety assessment of cosmetic ingredients in the European Union, *adopted by the SCCP during the 12h plenary meeting of 19 June 2007.*

SCCP/1145/07: Memorandum on the in vitro test EPISKIN™ for skin irritation testing, *adopted by the SCCP during the 14h plenary meeting of 18 December 2007.*

SCCP/1147/07: Opinion on safety of nanomaterials in cosmetic products, *adopted by the SCCP after the public consultation during the 14h plenary meeting of 18 December 2007.*

SCCP/1153/08: Opinion on dermal sensitisation quantitative risk assessment (citral, farnesol and phenylacetaldehyde), *adopted by the SCCP during the 16h plenary meeting of 24 June 2008.*

SCCP/1171/08: SCHER/SCCP/SCENIHR scientific opinion on the use of the Threshold of Toxicological Concern (TTC) approach for the safety assessment of chemical substances – Preliminary report, *agreed by SCHER, SCCP and SCENIHR on 19 November 2008 by written procedure.*

SCCP/1183/08: Opinion on 4-Methylbenzylidene camphor, 4-MBC (Colipa n° P82), *adopted by the SCCP during the 16th plenary of 24 June 2008.*

SCCP/1184/08: Opinion on Parabens (Colipa n° S60), *adopted by the SCCP during the 16th plenary of 24 June 2008.*

SCCP/1192/08: Opinion on Triclosan (Colipa n° P32), *adopted by the SCCP during the 19th plenary meeting of 21 January 2009.*

SCCP/1212/09: Position statement on genotoxicity/mutagenicity testing of cosmetic ingredients without animal experiments, *adopted by the SCCP during the 19h plenary meeting of 21 January 2009.*

SCCP/1214/09: Clarification on the opinions SCCNFP/0653/03 and SCCP/0882/05 on the safety of fluorine compounds in oral hygiene products for children under the age of 6 years, *adopted by the SCCP during the 19th plenary meeting of 21 January 2009.*

SCCS Expert Methodologies meeting in Brussels on May 25, 2011, with P Langguth (University of Mainz, DE); L Turco (University of Barcelona, ES) and P Artursson (Uppsala University, SE).

SCCS/1241/10: Opinion on Cyclomethicone Octamethylcyclotetrasiloxane (Cyclotetrasiloxane, D4) and Decamethyl-cyclopentasiloxane (Cyclopentasiloxane, D5), *adopted by the SCCS during the 7th plenary meeting of 22 June 2010.*

SCCS/1284/09: Opinion on the new classification of substances as carcinogenic, mutagenic or toxic to reproduction according to the Commission Regulation 790/2009, *adopted by the SCCS during the 5th plenary meeting of 8 December 2009.*

SCCS/1294/10: Memorandum on alternative test methods in human health safety assessment of cosmetic ingredients in the European Union, *adopted by the SCCS during the 5th plenary meeting of 8 December 2009.*

SCCS/1311/10: Opinion on reaction products of oxidative hair dye ingredients formed during hair dyeing processes, *adopted by the SCCS during the 8th plenary meeting of 21 September 2010.*

SCCS/1347/10: Opinion on Dihydroxyacetone, *adopted by the SCCS during the 9th plenary meeting of 14 December 2010.*

SCCS/1348/10: Opinion on Parabens (Colipa n° P82), *adopted by the SCCS during the 9th plenary meeting of 14 December 2010.*

SCCS/1358/10: Basic criteria for the in vitro assessment of dermal absorption of cosmetic ingredients, *adopted by the SCCS during the 7th plenary meeting of 22 June 2010.*

SCCS/1359/10: Opinion on the potential health risks posed by chemical consumer products resembling food and/or having child-appealing properties, *adopted by the SCCS during the 10th plenary meeting of 22 March 2011.*

SCCS/1392/10: Memorandum (addendum) on the in vitro test EPISKIN™ for skin irritation testing, *adopted by the SCCS during the 9th plenary meeting of 14 December 2010.*

SCCS/1416/11: The SCCS's Notes of Guidance for the testing of cosmetic ingredients and their safety evaluation – 7th Revision, *adopted by the SCCS during the 10th plenary meeting of 22 March 2011.*

SCCS/1443/11: Opinion on p-Phenylenediamine, *adopted by the SCCS at its 15th plenary meeting of 26-27 june 2012.*

SCCS/1446/11: Clarification on Opinion SCCS/1348/10 in the light of the Danish clause of safeguard banning the use of parabens in cosmetic products intended for children under three years of age, *adopted by the SCCS by written procedure on 10 October 2011.*

SCCS/1459/11: Opinion on fragrance allergens in cosmetic products, *adopted by the SCCS at its 15th plenary meeting of 26-27 June 2012.*

SCCS/1475/12: Opinion on oxidative hair dye substances and hydrogen peroxide used in products to colour eyelashes, *adopted by the SCCS by written procedure on 12 October 2012.*

SCCS/1479/12: Opinion on Toluene-2, 5-diamine and its sulfate, *adopted by the SCCS at its 15th plenary meeting of 26-27 June 2012.*

SCCS/1481/12: Opinion on Kojic Acid, *adopted by the SCCS at its 15th plenary meeting of 26-27 June 2012.*

SCCS/1484/12: Guidance on the safety assessment of nanomaterials in cosmetics, *adopted by the SCCS at its 15th plenary meeting of 26-27 June 2012.*

SCCS/1486/12: Opinion on NDELA in Cosmetic Products and Nitrosamines in Balloons, *adopted by the SCCS at its 15th plenary meeting of 26-27 June 2012.*

SCENIHR
Opinion on the appropriateness of the risk assessment methodology in accordance with the Technical Guidance Documents for new and existing substances for assessing the risk of nanomaterials, *adopted by the SCENIHR during the 19th plenary meeting of 21-22 June 2007.*

SCENIHR
Risk Assessment of Products of Nanotechnologies, *adopted by the SCENIHR during the 28th plenary meeting of 19 January 2009.*

Schaefer H. and Redelmeier T.E.
Skin Barrier, Principles of Percutaneous Absorption, Karger, Basel (1996).

Schenk B., Weimer M., Bremer S., van der Burg B., Cortvrindt R., Freyberger A., Lazzari G., Pellizzer C., Piersma A., Schäfer RW., Seiler A., Witters H., Schwarz M.
The ReProTect Feasibility Study, a novel comprehensive in vitro approach to detect reproductive toxicants.
Reproductive Toxicology, 30(1): 200-218 (2010).

SCHER/SCCP/SCENIHR, 2009 – Scientific opinion on risk assessment methodologies and approaches for genotoxic and carcinogenic substances, *adopted on the 19th plenary meeting of the SCCP of 21 January 2009.*

Schlumpf M., Cotton B., Conscience M., Haller V., Steinmann B. and Lichtensteiger W.
In vitro and *in vivo* estrogenicity of UV screens.
Environmental Health Perspectives 109(3), 239-244 (2001).

Scott L., Eskes C., Hoffmann S., Adriaens E., Alepée N., Bufo M., Clothier R., Facchini D., Faller C., Guest R., Harbell J., Hartung T., Kamp H., Varlet B.L., Meloni M., McNamee P., Osborne R., Pape W., Pfannenbecker U., Prinsen M., Seaman C., Spielmann H., Stokes W., Trouba K., Berghe C.V., Van Goethem F., Vassallo M., Vinardell P., Zuang V.
A proposed eye irritation testing strategy to reduce and replace *in vivo* studies using Bottom-Up and Top-Down approaches.
Toxicology In Vitro 24(1): 1-9 (2010).

SCs/01/04 final (C7(2004)D/370235): The Scientific Committees on Consumer Products (SCCP), Health and Environmental Risks (SCHER) and Emerging and Newly Identified Health Risks (SCENIHR): Rules of Procedure, *adopted by DG SANCO (C7 - Risk Assessment) on 7 September 2004.*

Šimon P., Joner E.
Conceivable interactions of biopersistent nanoparticles with food matrix and living systems following from their physicochemical properties Journal of Food and Nutrition Research, 47: 51-59 (2008).

SPC/803/5/90: Notes of Guidance for the toxicity testing of cosmetic ingredients.
1st revision, 1990.

Spielmann H., Balls M., Dupuis J., Pape W.J.W., De Silva O., Holzhütter H.G., Gerberick F., Liebsch M., Lowell W.W., and Pfannenbecker V.
A Study on UV filter chemicals from Annex VII of the European Union Directive 76/768/EEC in the *in vitro* NRU Phototoxicity test.
Alternatives To Laboratory Animals 26, 679-708 (1998)

Steiling W., Buttgereit P., Hall B, O'Keeffe L, Safford B, Tozer S, Coroama M.
Skin Exposure to Deodorants/Antiperspirants in Aerosol Form.
Food and Chemical Toxicology 50(6), 2206-2215 (2012).

Stenberg C., Larkö O.
Sunscreen application and its importance for the sun protection factor.
Archives of Dermatology 121, 1400-1402 (1985).

Tan Y-M., Sobusa J., Changa D., Tornero-Veleza R., Goldsmitha M., Pleila J., Daryb C.
Reconstructing Human Exposures Using Biomarkers and other "Clues".
Journal of Toxicology and Environmental Health, Part B: Critical Reviews 15, 22-38 (2012).

Thomas S., Brightman T.S.F., Gill H., Lee S., Pufong B.
Simulation modelling of human intestinal absorption using Caco-2 permeability and kinetic solubility data for early

drug discovery.
ournal of Pharmaceutical Sciences 97, 4557-4574 (2008).

Turco L., Catone T., Caloni F., Di Consiglio E., Testai E., Stammati A.
Caco-2/TC7 cell line characterization for intestinal absorption: How reliable is this in vitro model for the prediction of the oral dose fraction absorbed in human?
Toxicology *in vitro* 25(1), 13-20 (2011).

US EPA (Environmental Protection Agency).
Guidelines for Carcinogen Risk Assessment.
Federal Register 51, 33992-34003 (1986).

US EPA
Health Effect Test Guidelines. Dermal Penetration. US Environmental Protection Agency (EPA).
Doc. EPA 712-C-96-350, Washington, DC (1996a).

US EPA (Environmental Protection Agency).
Proposed guidelines for carcinogen risk assessment.
Fed. Reg. 61, 17960-18011 (1996b).

US EPA
Exposure Factors Handbook
Doc. EPA/600/P-95/002Fa. Office of Research and Development, U.S. Environmental Protection Agency, Washington, D.C. (1997).

US FDA (Food and Drug Administration)
Bacteriological Analytical Manual, Chapter 23, August 2001.

US Pharmacopoeia
25th Edition, Monograph 1111 (2002).

Van Benthem J., Felter S., Heinonen T., Poth A., Serafimova R., van Delft J., Benfenati E.; Phrakonkham P., Worth A., Corvi R.
Chapter 3: Carcinogenicity.
In: Draft Report on Alternative (Non-Animal) Methods for Cosmetics Testing: current status and future prospects - 2010. Available through http://ec.europa.eu/consumers/sectors/cosmetics/files/pdf/animal_testing/consultation_animal_ testing_en.pdf, consulted September 2012.

Vandebriel R.J., van Loveren H.
Non-animal sensitization testing: state-of-the-art.
Critical Reviews in Toxicology 40(5): 389-404 (2010).

Van de Sandt J.J.M., van Burgsteden J.A., Carmichael P.L., Dick I., Kenyon S., Korinth G., Larese F., Limasset J.C., Maas W.J.M., Montomoli L., Nielsen J.B., Payan J.-P., Robinson E., Sartorelli P., Schaller K.H., Wilkinson S.C., Williams F.M.
In vitro predictions of skin absorption of caffeine, testosterone, and benzoic acid: a multi-centre comparison study.
Regulatory Toxicology and Pharmacology 39, 271-281 (2004).

WHO (World Health Organization)
Assessing human health risks of chemicals: derivation of guidance values for health-based exposure limits.
Environmental Health Criteria, 170, WHO, Geneva (1994).

WHO (World Health Organization)
Principles for the assessment of Risks to human health from exposure to chemicals.
Environmental Health Criteria, 210, WHO, Geneva (1999).

WHO (World Health Organisation)
Kielhorn J., Melching-Kollmuß S., Mangelsdorf I.
Dermal Absorption.
WHO/IPCS Environmental Health Criteria, 2006, accessible through
http://www.who.int/ipcs/features/2006/ehc235/en/index.html, consulted November 2012.

WHO/UNEP/ILO
Approaches to Integrated Risk Assessment, Doc. WHO/IPCS/IRA/01/12 of December 2001 (2001).

Worth A.P. and Balls M.
The importance of the prediction model in the development and validation of alternative tests. Alternatives To Laboratory Animals 29, 135-143 (2001).

Worth A.P. and Balls M.
Alternative (Non-animal) Methods for Chemicals Testing: Current Status and Future Prospects. A Report prepared by ECVAM and the ECVAM working Group on Chemicals.
Alternatives To Laboratory Animals 30 Supplement 1, 1-125 (2002).

XXIV/1878/97: Notes of Guidance for Testing of Cosmetic Ingredients for their Safety Evaluation. 2nd revision, 1997.

XXIV/1895/98: Opinion concerning hypoallergenic claims on cosmetic products, *adopted by the plenary session of the SCCNFP of 20 May 1998.*

Yourick J.J., Koenig M.L., Yourick D.L., Bronaugh RL.
Fate of chemicals in skin after dermal application: does the in vitro skin reservoir affect the estimate of systemic absorption? Toxicology and Applied Pharmacology, 195: 309-320 (2004).

Zielhuis R.L.
Recent and potential advances applicable to the protection of workers' health- Biological monitoring in Berlin, A. Yodaiken R.E., Henman B.A., (Eds.)
Assessment of toxic agents at the workplace - roles of ambient and biological monitoring. Martinus Nijhoff Publishers, Boston, (1984).

付録1: 化粧品成分のリスト

1. 緒　言

規制されている化粧品成分のリストが化粧品規則（EC）No 1223/2009の付属書Ⅱ，Ⅲ，Ⅳ，ⅤおよびⅥに示されている。これらの付属書では，当該化粧品成分に関する明確な制限や要件を定めている。

化粧品成分のもうひとつの重要なリストはINCI（化粧品原料国際命名法）目録［96/335/EC］またはCIN［2009/1223/EC］であり，多数の物質について最終製品における機能を特定し，最終製品のラベル表示に使用する必要のある命名法を示している。健康・消費者保護総局はCosIng（Cosmetic Ingredinets）と呼ばれる無料で使用できる化粧品成分のデータベースを構築した。このデータベースには，リストの物質のINCI名および同義語と有用な規制情報が併せて収載されている。

また，化粧品指令76/768/EEC［76/768/EEC］の第7次改正［2003/15/EC］および化粧品規則［2009/1223/EC］においてCMRカテゴリー1およびカテゴリー2の化学物質を化粧品への使用から除外する際，このリストに直接言及していることから，本章では危険物質に関する法規制［67/548/EEC］の付属書Ⅰについても簡単に記述する（3-6.6項参照）。ただし，分類および表示に関する新規の欧州規則［2008/1272/EC］に従い，現在では指令67/548/EECの付属書Ⅰは「規則（EC）No 1272/2008の付属書Ⅵのパート3」と改称する必要があり，全ての既存のEU分類は新基準を用いて新規の整合のとれた分類に変換された。

重要な点として，上記のリストはいずれも化粧品に使用される原料を全て反映しているわけではない。

2. 化粧品規則の付属書Ⅱ，Ⅲ，Ⅳ，ⅤおよびⅥ

化粧品規則では付属書Ⅱ，Ⅲ，Ⅳ，ⅤおよびⅥを定義しており，その詳細については2-4.2項に記述されている。

3. 化粧品に使用される原料の目録

化粧品規則（EC）No 1223/2009の第33条に，欧州委員会は化粧品に使用される一般的な成分の名称の用語集を編纂し，更新することが示されている［2003/1223/2009］。

1996年5月8日，欧州委員会は化粧品に使用される物質の目録および共通名称を確立した　［96/335/EC,

2006/257/EC によって一部改訂]。このリストは2つのセクションに分けられた。
第Ⅰ部: 化粧品に使用される成分の目録
第Ⅱ部: 香料および芳香原料

　本目録は指標となるものであり，化粧品への使用が認可されている物質のリストではない。INCI名が記載されている場合には，包装およびラベル表示に使用するものとするが，本目録にINCI名が記載されていない場合であっても，当該物質の化粧品への使用が自動的に禁止されるわけではない。
　目録に収載されていれば，特定の物質に関して下記の項目から確認することができる。
- 一般名: INCI; ただし，植物については，体系的な（Linné）ラテン名が，色についてはカラーインデックス（CI）番号が使用される。
- 化学名
- CAS番号
- 米国パーソナルケア製品協議会（PCPC）名
- 欧州薬局方（Ph. Eur.）名
- 国際一般名（INN），WHO推奨
- 国際純正応用化学連合（IUPAC）名
- EC番号，下記のいずれかを示す
  欧州既存商業化学物質リスト（EINECS）番号（フォーマット: 2xx-xxx-x）
  欧州届出化学物質リスト（ELINCS）番号（フォーマット: 4xx-xxx-x）
  もはやポリマーとみなされない物質（NLP）についてはNLP番号（フォーマット: 5xx-xxx-x）
  REACH登録手続きにおいて付与されたEU番号（フォーマット: 6xx-xxx-x または7xx-xxx-x）

1998年，下記に関する勧告について，欧州委員会はSCCNFPが同委員会への科学的専門知識の提供者として活動する旨を示した指令書［DG24/XXIV/1891/98］を発出した。
- 目録の医学的および専門的期待および要件
- 登録申請内容の科学的正確性および妥当性
- 以降の更新において必要となる既存の記述の改善または提案された改善点といった未解決の問題

　SCCNFPは，欧州の化粧品業界およびColipa（欧州化粧品工業会，現Cosmetics Europe）の専門家からなる欧州委員会のJRC（共同研究センター）と共同して，目録に関する現状報告（Status Report on Inventory）［SCCNFP/0098/99］を発行した。この報告書では，INCIリストの第1回更新に向けた以下の6項目の優先事項が確認された。
1）原則の遵守: 各INCI名は特定の1物質のみを指すものとする
2）エチルヘキシル誘導体のINCI名を訂正し，両性誘導体（Ampho-derivatives）に関する最終決定を採択する
3）より透明性の高い植物関連項目の特定
4）ポリマーに関連する化学物質の同定に関する問題の解決
5）染毛剤・化粧品着色剤について，カラーインデックス（CI）の確認および制限に関する問題の解決
6）物質の機能に関する記述の改善

　この優先事項のリストを考慮してSCCNFPは2000年6月に，「化粧品に使用される成分の目録第Ⅰ部の第

1回改訂および更新」[SCCNFP/0299/00]を発行した。この更新では，第Ⅰ部の初版に対する多数の改善が加えられ，1466の新規のINCI名の追加，843のINCI名の変更が行われ，同目録の将来の更新のために必要ないくつかの勧告も行われた。

2010年10月，「化粧品に使用される成分の目録の第1回更新：第Ⅱ部：香料および芳香原料」が発行された[SCCNFP/0389/00]。ここでも多くの改善（650の新規植物成分の追加等）および今後の更新の勧告が加えられた。

2006年，欧州委員会決定2006/257/ECによって，化粧品に使用される一般的な成分の名称を含む最新の公式リスト[2006/257/EC]が策定された。

2013年7月11日以降，INCIリストは，いわゆる「一般的な成分の用語集（Common Ingredients glossary）」に置き換えられる[2009/1223/EC]。この新規用語集には約20,000の化粧品成分の整合名称が記載される。

4．COSING－化粧品成分に関するECの情報

CosIngデータベース[1]は，一般に公表されている2つのパートからなる情報データベースであり，可能な場合にはいつでも相互にリンクしている。一方のパートには，化粧品指令/規則によって導入される全ての規則を収載することを目的としており，1976年に公布された化粧品指令以降の既存データが保存されている。付属書に記載されている使用が許可された多数の原料または原料の制限の根拠となる科学的見解は，規制対象物質とリンクしている。各物質には，化学名，INN名またはIUPAC名，CAS番号およびEC番号，付属書の番号および登録番号，並びにその使用に対する条件および使用上の注意が記載されている。

もう一方のデータベースのパートにはEU目録が収載されており，この目録は化粧品業界向けに販売されている原料に対して付与されたINCI名のリストである。INCI名の他に可能な場合には，化粧品における機能と併せて，CAS番号およびEC番号，化合物名またはその性状が付記され，最終的に化粧品指令によって課せられた制限事項があれば，これも記載される。

両パート間にはあらゆる関連付けがなされている。

5．規則（EC）No 1272/2008の付属書Ⅵパート3

規則（EC）No 1272/2008の付属書Ⅵパート3には，同規則[2008/1272/EC]の付属書Ⅰに定められた原則に従い，多数の危険物質に関するEU調和分類が示されている。付属書Ⅵのパート3は本来，指令67/548/EECの付属書Ⅰであったが，指令67/548/EECは2010年12月に廃止された。EU調和分類が記載されている付属書は定期的に更新され，化粧品の組成に認められる多数の化学物質が含まれている。評価の対象とする化合物の調和分類を確認することは有用であるが，化粧品規則2009/1223/ECの**第15条**は特に重要

1　http://ec.europa.eu/consumers/cosmetics/cosing/，2012年9月調査。

であり，以下のように記述されている［2009/1223/EC］。

規則（EC）No 1272/2008の付属書Ⅵパート3の下で区分1A，1Bおよび2の発がん性，生殖細胞変異原性または生殖毒性と分類される物質を化粧品に使用することは禁止される。…区分2に分類される物質は，当該物質について消費者安全科学委員会（SCCS）により評価され，化粧品における使用が可能と認められている場合には，化粧品に使用することができる。

6．文　　献

67/548/EEC – Council Directive 67/548/EEC of 27 June 1967 on the approximation of laws, regulations and administrative provisions relating to the classification, packaging and labelling of dangerous substances.
  Official Journal P 196, 16/08/1967 p.1.
76/768/EEC – Council Directive 76/768/EEC of 27 July 1976 on the approximation of the laws of the Member States relating to cosmetic products.
  Official Journal L 262, 27/09/1976 p.169.
93/35/EEC – Council Directive 93/35/EEC of 14 June 1993 amending for the sixth time Directive 76/768/EEC on the approximation of the laws of the Member States relating to cosmetic products.
  Official Journal L 151, 23/06/1993 p.32.
96/335/EC – Commission Decision of 8 May 1996 establishing an inventory and a common nomenclature of ingredients employed in cosmetic products.
  Official Journal L 132, 01/06/1996 p.1.
2001/59/EC – Commission Directive 2001/59/EC of 6 August 2001 adapting to technical progress for the 28th time Council Directive 67/548/EEC on the approximation of the laws, regulations and administrative provisions relating to the classification, packaging and labelling of dangerous substances.
  Official Journal L 225, 21/08/2001 p.1.
2003/15/EC – Directive 2003/15/EC of the European Parliament and of the Council of 27 February 2003 amending Council Directive 76/768/EEC on the approximation of the laws of the Member States relating to cosmetic products.
  Official Journal L66, 11/03/2003 p.26.
2006/257/EC – Commission Decision of 9 February 2006 amending Decision 96/335/EC establishing an inventory and a common nomenclature of ingredients employed in cosmetic products
  Official Journal L97, 05/04/2006 p.1.
2008/1272/EC – Regulation (EC) No 1272/2008 of the European Parliament and the Council of 16 December 2008 on classification, labelling and packaging of substances and mixtures, amending and repealing Directives 67/548/EEC and 1999/45/EC, and amending Regulation (EC) No 1907/2006.
  Official Journal L 353, 31/12/2008 p.1.
2009/1223/EC – Regulation (EC) No 1223/2009 of the European Parliament and of the Council of 30 November 2009 on cosmetic products (recast)
  Official Journal L 342, 22/12/2009 p.59.
DG24/XXIV/1891/98: Mandate for the SCCNFP Specific Working Group on Inventory, 2 March 1998
SCCNFP/0098/99: Status report on the inventory of cosmetic ingredients, *approved by the plenary session of the SCCNFP on 17 February 1999.*
SCCNFP/0299/00: Opinion on the 1st update of the inventory of ingredients employed in cosmetic products (Section I), *adopted by the SCCNFP during the 13th plenary session of 28 June 2000.*
SCCNFP/0389/00: Opinion concerning the 1st update of the inventory of ingredients employed in cosmetic products. Section II: perfume and aromatic raw materials, *adopted by the SCCNFP during the plenary session of 24 October 2000.*

付録2: 見解の標準書式

SCCS/xxxx/xx

消費者安全科学委員会
SCCS

…………についての見解

SCCS は，20xx 年 xx 月 xx 日の第 xx 回総会にて，本見解を採択した（xxxx 日付の文書化された手順による）。

科学委員会について

3つの独立した非食品に関する科学委員会は，消費者の安全性，公衆衛生と環境についてのポリシーや提案を用意する際，欧州委員会が必要とする科学的助言を提供する。また，委員会は，実質的または潜在的な脅威となる可能性がある，新たに浮かび上がってくる問題について，欧州委員会の注意を喚起する。

この3つの委員会は，消費者安全科学委員会（SCCS），健康および環境リスクに関する科学委員会（SCHER），そして，新たに確認された健康リスクに関する科学委員会（SCENIHR）であり，外部専門家によって構成されている。

さらに，欧州委員会は，欧州食品安全機関（EFSA），欧州医薬品審査庁（EMA），欧州疾病予防管理センター（ECDC）ならびに欧州化学機関（ECHA）の業務に依拠している。

SCCS

委員会は，食品以外の消費者製品（例：化粧品とその成分，玩具，繊維，衣類，パーソナルケア用品や，洗剤などの家庭用品）やサービス（例：タトゥー，人工日焼け等）のあらゆる種類の健康および安全性のリスク（特に化学的，生物学的，機械的およびその他の物理的リスク）についての質問に対応するものとする。

科学委員会メンバー

Jürgen Angerer, Ulrike Bernauer, Claire Chambers, Qasim Chaudhry, Gisela Degen, Elsa Nielsen, Thomas Platzek, Suresh Chandra Rastogi, Vera Rogiers, Christophe Rousselle, Tore Sanner, Jan van Benthem, Jacqueline van Engelen, Maria Pilar Vinardell, Rosemary Waring, Ian R. White

連絡先

European Commission
Health & Consumers
Directorate D: Health Systems and Products
Unit D3 - Risk Assessment
Office: B232　　B-1049 Brussels
Sanco-SCCS-Secretariat@ec.europa.eu

©European Union, 2012
（ISSN）　　　　（ISBN）
Doi: 10.2773/ ND-

科学委員会の見解は，委員会メンバーである独立した科学者の意見を表しており，必ずしも欧州委員会の意見を反映しているものではない。見解は欧州委員会により，オリジナルの言語でのみ公開される。

http://ec.europa.eu/health/scientific_committees/consumer_safety/index_en.htm

<参考資料1> 化粧品成分の試験および安全性評価に関するSCCSガイダンス通知［第8版］

謝　辞

関連するワーキンググループメンバー，委員長および報告者の一覧
　………………………………
　………………………………
　………………………………
　………………………………
　………………………………
　………………………………
　………………………………
　………………………………
　………………………………
　………………………………
　………………………………
　………………………………
　………………………………
　………………………………

外部専門家（該当する場合）:
　………………………………
　………………………………
　………………………………
　………………………………
　………………………………
　………………………………

キーワード: ……………; ……………; ……………; ……………;
本見解は以下のように引用: ………………………………………………………………………………………
　　　　　　　　　　　　………………………………………………………………………………………

目　次

謝　辞……………………………………………………………………………………… x

1．背　景…………………………………………………………………………………… x

2．委託事項………………………………………………………………………………… x

3．見　　解 …………………………………………………………………………………………… x

4．結　　論 …………………………………………………………………………………………… x

5．少数意見 …………………………………………………………………………………………… x

6．文　　献 …………………………………………………………………………………………… x

1. 背　景

2. 委託事項

3. 見　解

3.1 化学的および物理的規格

3.1.1 化学的特性

3.1.1.1 一般名および/あるいは INCI 名

Ref.:

3.1.1.2 化　学　名

Ref.:

3.1.1.3 商品名および略語

Ref.:

3.1.1.4 CAS/EC 番号

Ref.:

3.1.1.5 構　造　式

Ref.:

3.1.1.6 実　験　式

Ref.:

3.1.2 物理的形態

Ref.:

3.1.3 分　子　量

Ref.:

3.1.4 純度，組成および物質コード

Ref.:

3.1.5 不純物/付随する汚染物質

Ref.:

3.1.6 溶 解 性

Ref.:

3.1.7 分配係数（Log P_ow）

Ref.:

3.1.8 その他の物理的・化学的性質に関する規格

　　適　宜:
　　　　－感覚的特性（色，臭い，場合によっては味）
　　　　－融点
　　　　－沸点
　　　　－引火点
　　　　－蒸気圧
　　　　－密度
　　　　－粘度
　　　　－pKa
　　　　－屈折率
　　　　－紫外・可視光吸収スペクトル
　　　　－…

Ref.:

3.1.9 安 定 性

Ref.:

3.2 機能および用途

Ref.:

3.3 毒性評価

3.3.1 急性毒性

3.3.1.1 急性経口毒性

Ref.:

3.3.1.2 急性経皮毒性

Ref.:

3.3.1.3 急性吸入毒性

Ref.:

3.3.2 刺激性および腐食性

3.3.2.1 皮膚刺激性

Ref.:

3.3.2.2 粘膜刺激性/眼刺激性

Ref.:

3.3.3 皮膚感作性

Ref.:

3.3.4 経皮吸収

Ref.:

3.3.5 反復投与毒性

3.3.5.1 反復経口/経皮/吸入毒性（28日間）

Ref.:

3.3.5.2 亜慢性経口/経皮/吸入毒性（90日間）

Ref.:

3.3.5.3 慢性毒性（12ヶ月以上）

Ref.:

3.3.6 生殖毒性

3.3.6.1 二世代生殖毒性

Ref.:

3.3.6.2 催奇形性

Ref.:

3.3.7 変異原性/遺伝毒性

3.3.7.1 *in vitro* 変異原性/遺伝毒性

Ref.:

3.3.7.2 *in vivo* 変異原性/遺伝毒性

3.3.8　がん原性

Ref.:

3.3.9　トキシコキネティックス

Ref.:

3.3.10　光誘発毒性

3.3.10.1　光毒性/光刺激性および光感作性

Ref.:

3.3.10.2　光毒性/光変異原性/光染色体異常誘発性

Ref.:

3.3.11　ヒトのデータ

Ref.:

3.3.12　特別な評価

Ref.:

3.3.13　安全性評価（MoS の計算を含む）

Ref.:

3.3.14　考　察

4．結　論

5．少数意見

6．文　献

<参考資料2>

化粧品の安全性評価に関するガイドライン（2004年版）

欧州化粧品工業会
COLIPA

―――――――――― 目　次 ――――――――――

	ページ
1．緒　言	294
2．一般的方法	294
3．成　分	295
3.1　避けるべき成分	
3.2　毒性学的データの情報源	
3.3　使用及び曝露の条件	
4．最終製品の安全性評価	297
5．安全性の主張	298
6．安全性査定者の責務	299
7．引用文献	300

付　録　　　　　　　　　　　　　　　　　　　　　　　　　301
　欧州共同体委員会化粧品に関する科学委員会の化粧品成分
　安全性評価試験指針の覚書（第1回改訂）

付属書1　　　　　　　　　　　　　　　　　　　　　　　306
　化粧品においてサンスクリーン剤として使用される
　化学物質の毒性評価ガイドライン

付属書2　　　　　　　　　　　　　　　　　　　　　　　308
　化粧品成分及び最終製品に関する一般的な毒性学的要件

　ここに示した情報及び概念が著者及び編集者の知る限りにおいて正確であることを保証するためのあらゆる努力が払われているが，著者及び編集者ならびにColipaは，この情報に基づいて講じられた措置に対して責任を負わず，また，本刊行物における遺漏または過誤に対しても責任を負わない。
版権所有。本刊行物のいかなる部分も，Colipaの事前の許可を得ることなく，機械的，電子的，あるいはその他の形態で複製または翻訳してはならない。

1. 緒言

化粧品指令[1;2]（76/768/EEC）の第6次修正（93/35/EEC）は，化粧品に関する欧州連合（EU）の法律に重大な変更を導入するものであった。

第7a条の新規の規定は，EUにおいて上市されるあらゆる製品について一連の製品情報を提供する義務を導入している。一連の製品情報の重要な部分は，法律において「安全性査定者」と定義されている有資格の専門家により実施される最終製品の安全性評価である。

第6次修正の他の新しい側面は，化粧品指令に関連した目的のための動物試験の実施を禁止する可能性を導入したことである。

これらの新しい2つの規定は，産業界にとって矛盾した課題である。産業界は，一方では，消費者の安全性を確保するために，EUにおいて上市される各製品に関する詳細な製品情報の一部として安全性評価を提供することを要求される。他方では，動物試験の実施を相当に低減させなければならない。

必要とされるほとんどの安全性データは，成分の試験に関係したものである[3]。しかしながら，ある場合には，最終製品に関する安全性データを提供または作成する必要がある。

これらのガイドラインは，Colipaの動物試験の代替試験法に関する運営委員会（Colipa Steering Committee on Alternatives to Animal Testing（SCAAT））によって作成された。その主目的は，動物を用いる新しい製品試験の実施を回避しながらも，最終製品の安全性をどのようにして評価することができるかを示すことである。

ほとんどすべての場合に，動物試験を実施せずに，最終製品に関する十分な情報を得ることは可能であるはずである。しかしながら，これらのガイドラインを適用するに当たって，伝統的な方法を放棄するという新しい考えかたを必要とする。なお，この新しい方法は，容認できる安全性評価になるために獲得された専門知識に大きく依存する多くの関連情報の発展が必要となることも強調しておかなければならない。したがって，この方法は，特に，人員，データ収集及びコストの面でより多くの投資を必要とする。

化粧品指令は，「安全性査定者」が最終製品について安全性評価を行わなければならないと規定している[1;2]。したがって，化粧品を上市する者は，そのような安全性査定者を使用しなければならない。安全性査定者は，化粧品指令の第7a条第1項(e)に記載の資格を満たしていれば，顧問であっても，従業員であってもよい。また，この人物は，最終製品の安全性評価を行うことができる契約施設のスタッフの一員であってもよい。適正な資格を有する安全性査定者の使用の重要性を過度に強調することはできない。

2. 一般的方法

化粧品指令の第6次修正(1)は，第2条のもとに以下のことを規定している。

> 共同体内の市場に導入される化粧品は，特に，その製品の説明，表示，その使用及び廃棄処分の説明書，並びに，製造業者またはその代理店，あるいは，共同体市場への製品の導入に責任を負うべき他の者によって提供された他の指示または情報を考慮して，正常なまたはしかるべく予見できる使用条件下で適用したときに，人の健康に危害をもたらすものであってはならない。

したがって，化粧品は，消費者，及び関係がある場合，従事する専門職（例えば，ヘアドレッサー，美容師等）に対して安全でなければならない。

皮膚に関する限り，避けなければならない2つの主要な好ましくない反応は，皮膚刺激及び皮膚感作である[4]。化粧品は，環境因子に曝露される部位に適用されることが多い。したがって，光刺激や光感作のよう

な光子により誘発される反応も避けるように注意を払わなければならない（付録1，付属書1参照）[4]。

頭皮または顔に適用される製品は，眼に接触することがある。したがって，眼の耐性は，化粧品に関する安全性評価の主要な要素として，最善の注意を払って取り組まなければならない。

皮膚からの吸収に起因する，もしくは偶発的（小児）または合理的に予見できる（例えば，口腔衛生剤，口紅）経口摂取に起因する全身毒性についても考慮すべきである。

化粧品の安全性の確保には，原料の選択から市場追跡（marketing follow-up）に至る製品のライフを通して，総合的なアプローチを必要とする。以下のような多くの点を考慮に入れなければならない。

- 化粧品成分を注意深く選択することにより，それが所定の最終製品中の所定の濃度で安全であることを確実にする。
- 最終製品の局所耐性を調査する。
- 製品の品質を維持し，できる限り誤使用又は事故のリスクを避けるために，適切な包装を選択する。
- 化粧品の製造及び品質管理に関する基準のガイドライン（Colipaにより公表）を適用する。
- 主として，微生物学的及び化学的汚染物質に関する品質管理。
- 適切な表示－製品の説明，用法及び廃棄方法の説明，警告（適切な場合）及び事故が発生した場合に講ずるべき適切な措置。
- 市販の製品による副作用が発生した場合の適切な処置－ケースバイケースの治療，必要に応じて適切な医学的，皮膚科学的，眼科学的診療等のアドバイス，上市した製品及び消費者のコメントの追跡，情報の保存等。

本ガイドラインの目的は，「最終製品のヒトの健康に対する安全性の評価」を要求している化粧品指令の第6次修正[1]に照らして安全性の側面を扱うことである。そのためには，製造業者は成分の一般的なプロフィール，化学的構造及び曝露の程度を考慮に入れなければならない。

化粧品学を含めいかなる種類の人間の活動においてもリスクのない状態を達成すること，あるいは絶対的な安全性を得ることは不可能であるが，その時点における最先端の技術によって，化粧品によるリスクを最小限に低減させるために相応の努力をしなければならない。

安全性評価法には定型的な手法は存在しない。実際の方法は，製品の組成の新規性に応じて，また，利用可能な情報の関連性及び妥当性に応じて，製品ごとに異なる。しかしながら，原則として，安全性評価の主要な基本原理は，成分の毒性学的プロフィールを検討することによって得られる[3]。

科学的観点からは，ほとんどすべての場合に，最終製品の試験には，動物における毒性試験を用いることは必要ではない。一般的に，この段階で提起されるすべての疑問に対しては，ボランティアの皮膚について倫理面を考慮して実施された皮膚適合性試験を含めた他の情報源を用いて答えることができる[5]。

3．成　分

化粧品の成分は，主として化学物質であり，合成による化学物質，あるいは天然成分抽出物の混合物であることが多い。成分を注意深く選択することは，最終製品の安全性を確保するための重要な事柄である。

化学物質の構造は，その化学的及び生物学的反応性を決定する（例えば，Baratt, 1995[6]）。これは，美容及び安全性の2つの観点から考慮しなければならない。他の考慮すべき事項は，化学的純度，製品中の他の成分との相互作用及び皮膚への浸透の増強作用である。一般的に，不純物の存在は技術的には不可避のものである。しかし，これらの不純物は，最終製品中で毒性学的に有意な問題となるものであってはならない。

最新の知識に基づいて，安全性に関連する可能性のある成分間の相互作用を考慮しなければならない。皮膚浸透に対する影響も，特に，感作及び全身性のリスクの点で重要である[7]。皮膚への浸透は，*in vitro*法

を用いて評価することができる[7]。アレルギー誘発能の検討にも，適切な溶媒を用いて製剤化した成分の試験が必要である。

一方，成分の使用時の安全性（safety-in-use）は，正常な使用条件及び予見し得る誤使用を考慮に入れた曝露条件（製剤の種類，濃度，接触頻度及び期間，曝露される体表面積，日光の影響等）に主として依存する。

3.1 避けるべき成分

各原料について，それが現行の法規制の対象となっているかどうか，もしそうならば，提案された用法が規定された制約の範囲内にあるかどうかを調査することが必要である。以下の成分は除外しなければならない。

- 化粧品指令のもとに禁止されている成分（付属書Ⅱ）[2]
- 化粧品指令のもとに制限を受ける成分（付属書Ⅲ）が許容される条件を超えて使用されるとき[2]。
- 毒性学的データにより意図した濃度及び使用目的に適合しないことが示された成分
- 十分なデータがなく，使用経験上安全でない成分
- 特性が適正に検討されていない成分

考慮に入れるべきデータは，毒性に直接関連するデータのほかに，成分の陽性の鑑定（positive identification），関連する潜在性の不純物，物理化学的特性及び分析化学，製剤の他の成分との相互作用の可能性並びに皮膚浸透における推定される役割などである。

原料の毒性学的プロフィールは，当該原料に関する既存の公表または非公表データを解析することによって得られる。これらのデータは，in vitro, in vivo 及び臨床試験の結果，並びに，利用可能な場合，疫学的研究の結果などである。

新しい成分または新規の用途に用いる成分は特に注意する必要があることは明らかである。

3.2 毒性学的データの情報源

成分に関する毒性学的データの主な情報源は，製造業者である。これらの企業は，化学物質/危険な物質に関する国家及びEUの法律（職業上の安全性，輸送，包装及び表示），例えば，危険な物質に関するEU指令[9]を遵守しなければならず，したがって，製造した化学物質の特性を毒性学的用語で記述する義務がある。供給業者から毒性学的データ及びその他の関連情報を収集するための最大限の努力を払うべきである。供給業者が追加の試験を実施することを奨励する必要があるであろう。これらのデータは化粧品指令以外の規制目的に必要であるので，代替（非動物）試験法の使用は一般的に受け入れられているもの（例えば，OECD ガイドライン）に限定される。

毒性学的データの他の情報源として以下のものが挙げられる。

- 科学文献，データベース（例えば，Toxline, Medline），米国化粧品成分安全性再評価（US Cosmetic Ingredient Review（CIR））プログラムにより発行された報告書, Research Institute Materials for Fragrance（RIFM）モノグラフ，ECETOC, NTP や BIBRA の報告書等
- 安全性データシート
- 特定の成分及びそれを含む化粧品に関する社内試験結果
- 化学的に関連性のある物質との類似性に基づく専門家の判断

化粧品指令の付属書Ⅲ～Ⅶに収載された成分は，付属書に規定された通りに使用するならば，裏付けとな

る証拠を必要としない。付属書VIに記載された物質が他の目的のために規定より高い濃度で使用される場合には、裏付け情報が必要であると考えられる。

香料及び香味料の組成は一般的に化粧品製造業者に提供されないので、供給業者が提供しなければならない安全性評価を用いるべきである。これの扱い方に関するガイドラインがEFFA（ヨーロッパ香料・香味料協会，European Fragrance and Flavour Association）及びColipaにより作成されている[8]。組成の変更及び成分の規制状況の変化は、適切な措置が同意され、実行できるように、供給業者により通知されるべきである。

EU化粧品に関する科学委員会（EU Scientific Committe on Cosmetology (SCC)）は、化粧品成分安全性評価試験指針の覚書を作成した（付録1参照）。

3.3 使用及び曝露の条件

成分の安全性評価は、独立した方法として確かに十分なものではないにせよ、曝露に関する事項（規模，経路，期間，頻度等）を考慮しなければならない[3]。

以下のパラメータを考慮すべきである。
- 成分が使用されている化粧品の種類
- 適用方法（例えば，擦り込み，噴霧，塗布及び洗い落とし（washed off等）等）
- 成分の製品中の濃度
- 毎回の適用における製品の使用量
- 適用頻度
- 皮膚との総接触面積
- 接触部位（例えば，粘膜，日焼けした皮膚）
- 接触時間（例えば，洗い流し製品，leave-on製品）
- 曝露を増加させる可能性のある予見し得る誤使用
- 消費者の種類（例えば，小児，過敏な皮膚を有する人）
- 見込まれる消費者数
- 太陽光に曝露される範囲の皮膚への適用
- 推定される身体への吸収量

全身的な効用に関するこの最後の項目は、安全性評価において重要な点であり、その情報は主として経皮吸収データから得られる。

4．最終製品の安全性評価

化粧品の安全性の評価は、明らかに使用方法に関係する。この因子は、皮膚または粘膜をとおして、あるいは摂食または吸入により吸収される物質の量を決定するので、最も重要なものである。

上記のように、主な情報源は、成分の毒性学的特性及び同様な組成の製品に関する利用可能なヒトにおける経験（市場における経験、美容師、工場労働者等を含む）である。各成分に細心の考慮が払われなければならない。従来使用しなかった成分や新規の成分には特別な注意を払うべきである。安全性評価に関する未解決の問題は、すべての利用可能な情報を注意深く検討した後に、個々の事例についての専門家の判断により特定する。

一般的に、化粧品が感作性，遺伝毒性及び他のすべての種類の全身性の（毒性）作用をもっている可能性

は，成分の特性に基づいて評価することができる。しかしながら，既存データの解釈のためには，ヒトへの曝露を十分に考慮することが最も重要なことである。これには，溶媒が果している役割の可能性の検討が含まれる。これは，経皮吸収または全身循環への他の侵入経路に関する定量的データについて特に当てはまる。想定される成分間の相互作用の問題は，通常は経験（類似性，関連する化合物/混合物に関する公表データ，理論的考察等）に基づいて評価され，in vitro 試験及び/または皮膚適合性試験を用いてコントロールされる。

　最終製品の使用時の安全性（safe-in-use），特に局所耐性の評価のために，それをその企業により上市に成功した他の製品と比較することは非常に有用であるといえる。

　新製品が既存の製品の単なるバリエーションであったり，類似製品において既に使用されている通常の使用レベルの原料または成分のみからなっている場合，追加の安全性データは必要ではないと考えられる。

　原料が新しい方法で使用されている場合，追加の安全性データが安全性査定者により要求されることがある。

　新規の原料または企業にとって新しい原料を使用する場合，より詳細な情報が必要である。局所耐性は，主として製剤全体に依存している。したがって，既知で使用時の安全性が確認された成分を用いた場合でさえ，例外的な場合には，新しい製剤の皮膚適合性を適切な試験により検討することが必要なことがある。

　成分に関するデータの徹底的な解析が最終製品の局所耐性を確実に特定するのに不十分であると思われた場合，in vitro 及び/またはヒトボランティアにおける追加の実験を実施する。

　必要とする適切な基準を用いて利用可能なデータを補完するために，in vitro 試験を実施してもよい。眼の安全性については，下記のような方法が利用できる。

・BCOP――牛摘出角膜の混濁および透過性試験（Bovine Cornea Opacity and Permeability Test）
・FLT――フルオレセイン漏出試験（Fluorescein Leakage Test）
・HET-CAM――受精鶏卵漿尿膜試験（Hen's Egg Test-Chorioallantoic Membrane）
・RBC――赤血球試験（Red Blood Cell Test）
・TEA――組織同等性試験（Tissue Eguivalent Assay）

　皮膚適合性及び耐性は，再構築皮膚モデル（reconstructed skin model）及び/または倫理的に実施されたヒトボランティアにおける試験を用いて確認することができる。

　ヒトにおける臨床試験は，EU の GCP（Good Clinical Practice）基準[10]に基づくものでなばならない。次の種類の試験を実施することができる。

・開放局所適用（単回及び反復）
・閉鎖局所適用（単回及び反復）
・適用方法を制限（ないしは考慮）した試験（Controlled appication tests）
・更なる試験には使用（in-use）試験及び/または市場（market）試験を含めることができる。

5．安全性の主張

　安全性の主張（例えば「皮膚科学的に試験済み」または「低アレルゲン性」）を行う場合，それが十分な証拠によって裏付けられなければならない。ほとんどの場合，動物試験でなく，最終製品に関するヒトにおける適切な試験が必要である。試験は，臨床試験に関するすべての倫理的要件[11;12]を満たしていなければならない。適切な資格を有し，経験を積んだ者による試験開始前の安全性評価が，この点における1つの重要な優先事項である[5]。

6. 安全性査定者の責務

　安全性評価の現代のアプローチは，利用可能なデータ及び曝露条件の徹底的な解析に基づいている。理想的には，製剤の開発は，毒性学者と処方家との密接な協力により，開始時からこれらの要素を考慮に入れたものであるべきである。

　適切な濃度レベルの成分を適正に選択することにより，重大なリスク（例えば，遺伝毒性，発がん性，全身毒性）を十分に避けることができ，また，感作性のリスクもかなりの程度まで回避することができる。成分間の相互作用の可能性と溶媒の役割が考慮されているならば，ほとんどの場合に，これらのリスクを評価するための最終製品に関する試験は必要ではない。

　ほとんどの場合，利用可能なすべての情報から得られる知識は，最終製品の安全性を評価するのに十分なものである。完全に新しい成分，成分の新しい組み合わせまたは使用時の安全性に関する経験（safety-in-use experience）がない配合法の場合，追加の試験が必要なことがある。

　しかしながら，すべての場合において供給業者及び処方家は，成分及び製剤に関するすべての情報を，安全性査定者が十分な安全性評価を保証するのに利用しやすい状態にするべある。

　製品の安全性の評価を担当する者を安全性査定者（safety assessor）と呼ぶ。

　この人物は，化粧品指令(1)の第7a条に規定されている資格を有していなければならない。すなわち，

> その人物は，薬学，毒性学，皮膚科学，医学の分野または同様な学問分野における指令89/48/EECの第1条に規定の学位・資格を有していなければならない。

　安全性査定者の役割及び責務は強調されなければならない。化粧品に応用される毒性学の分野に見識があり，義務履行能力を有し，職業道徳にかなった人物を選択することは，企業のためである。

　安全性査定者は以下のことを判断する責務を有している。

- 製品中に存在する成分が，法的に認可された濃度になっているか，法律により禁止されている物質でないかどうか，また，より一般的には，すべての法的要件を満たしているかどうか。
- ある成分について特定のエンドポイントを考慮しなければならないかどうか。
- 利用可能なデータが妥当かつ十分なものであるかどうか。
- 毒性学的に問題となる相互作用及び/または浸透性の変化が起こる可能性があるかどうか。
- 成分または最終製品に関する補足データが必要であるかどうか。

　安全性査定者は以下の通りでなければならない。

- 当該分野における適性及び倫理的規範を認識している。
- 安全性の観点から適切な毒性学的及び分析的情報にアクセスできる。ある種の疑問，例えば，原料の純度，不純物プロフィール（入手可能な場合）及び適用された管理法，供給業者により言及または指示された試験の詳細，毒性学的に問題となる可能性のある不純物の定量分析等に関する疑問が安全性査定者により提起される可能性がある。
- 製品の商業的側面に関与しない。

　安全性評価においては，化粧品成分及び最終製品の皮膚適合性を調査するためのヒトにおける試験が必要となりうる。そのような試験は，適切な倫理的要件を遵守して実施しなければならない[5;11;12]。

　安全性査定者の判断根拠となるのは，以下のような事項である。

- 既知の成分の毒性学的特性及び使用時の安全性（safety-in-use）に関する知識及び経験
- 同一または類似成分を含有する製品の使用時の安全性の履歴

・未知の成分，従来使用しなかった新たな成分や新規の成分に関する入手可能な一連のデータの専門家による判断
・必要な場合，1つまたはそれ以上の成分または最終成分に関して得られた追加データの結果

安全性査定者は以下のように結論することになるであろう。
・当製品は安全であり，それ自体，特に警告も取扱の注意も必要ではない。
・所定の種類の包装を用いるならば，または，警告を追加し用法をより詳細に規定するならば，あるいは補足試験を実施し好結果が得られれば，当製品は安全である。
・当製品は，計画された用途に関して安全ではない。
・利用可能なデータは，当製品が安全であるかどうかを判定するのに十分なものでなく，必要な情報を得るためにさらなる試験を実施する必要がある。
・特定の安全性の主張を用いることができる，または，できない。

安全性査定者の結論が製品は正常なまたはしかるべく予見できる使用条件下で安全ではないので市販してはならないとされた場合，製品は市販できない。製品の使用時の安全性に関連する安全性査定者による勧告は遵守しなければならない。この勧告は，安全性査定者が署名して保証する安全性陳述書の一部となるものであり，それは要求された場合に当局（査察者）に提示しなければならない。

したがって，安全性査定者の選定は化粧品製造業者にとって重要な問題である。これは，法的な問題だけでなく，例えば，企業のイメージならびに製造物責任のような他の側面にとっても重要なことである。

7．引用文献

1. Council Directive 93/35/EEC (1993) amending for the sixth time Directive 76/768/EEC on the approximation of the laws of the member states relating to cosmetic products, *Official Journal of the European Communities*, L151, pp.32-37
2. Council Directive 76/768/EEC (1976) on the approximation of the laws of the member states relating to cosmetic products, *Official Journal of the European Communities*, L262, pp.169-200
3. Loprieno, N., Guidelines for safety evaluation of cosmetic products in the EC countries, *Fd. Chem. Toxic.*, 30, pp.809-815
4. Dooms-Goossens, Cosmetics as causes of allergic contact dermatitis, *Cutis* 52, pp.316-320
5. Human testing for skin compatibility of products or skin tolerance of potenttialy irritant cosmetic ingredients SCAAT statement (ref 96/304), *Colipa*, 1996, Brussels
6. Barratt M.D., Quantitative Structure Activity Relationships for skin corrosivity of organic acids, bases and phenols, *Toxicology Letters*, 1995, 75, pp.169-176
7. Howes D. Guy R. Hadgraft J. et al., Methods for assessing percutaneous absorption, *ATLA*, 24, pp.81-106
8. Colipa/EFFA, Guidelines on the exchange of information between fragrance suppliers and cosmetic manufacturers, *Colipa*, 1995
9. Commission Directive 87/302/EEC (1987) adapting to technical progress for the ninth time Council Directive 67/548/EEC on the approximation of laws regulations and administrative provisions relating to the classification packaging and labelling of dangerous substances *Official Journal of the European Communities*, L133, pp.1-127
10. CPMP Working Party, Good Clinical Practice for trials on medical products in the European Community, *Pharmacology and Toxicology*, 67, pp.367-372
11. World Medical Association Declaration of Helsinki 1964 & 1989 (revised) *Fernay Voltaire*, France
12. CIOMS/WHO, International ethical guidelines for biomedical research involving human subjects, 1993, *CIOMS*, Geneva

付　録

欧州共同体委員会化粧品に関する科学委員会の
化粧品成分安全性評価試験指針の覚書（第1回改訂*）

1. 緒　言

「当共同体内において上市される化粧品は，正常な使用条件で適用したとき，ヒトの健康に危害を与えるものであってはならない。」（1976年7月27日付け理事会指令76/768/EEC，第2条）

「化粧品とは，ヒトの身体の種々の部位（表皮，毛髪系，爪，唇及び外生殖器）または歯及び口腔内の粘膜に接触させることを意図し，専らまたは主として，それらを清浄にし，芳香を与え，あるいは保護し，また，良好な状態に保ち，外観を変化させ，あるいは体臭を矯正することを目的としたあらゆる物質または製剤を意味するものである。」（1976年7月27日付け理事会指令76/768/EEC，第1条）

成分とは，化粧品において使用されるあらゆる物質であると定義される。成分の例は，1976年7月27日付け理事会指令76/768/EEC 及びその修正の付属書Ⅲ，Ⅳ，Ⅵ，Ⅶに収載されている。

化粧品は，植物，動物及び鉱物資源由来の多くの成分の使用に関して数千年に及ぶ歴史をもっている。現代技術により，多くの合成化学物質が化粧品の成分として使用されるようになった。今日の用途，特にトイレタリーとしての用途は，欧州共同体内の国によって使用の程度及び性質は異なっているが，広範に，ほとんどの階層に及んでいる。

実際問題として，化粧品は健康に重大な危害を及ぼしたことは殆どなかった。しかしながら，これは，特に長期の影響を考慮すると，化粧品が使用上安全であることを意味するものではなく，また，このことと化粧品がヒトの生涯の大部分にわたって広範囲に使用されることを合わせて考えると，成分の含量とその毒性をコントロールすることにより，可能な限りその使用時の安全性を確保する必要がある。

本文書の目的は，化粧品成分の試験に関する指針をその安全性評価に責任を負うべき欧州共同体内における管轄官庁及び化粧品の上市に責任を負うべき者（欧州共同体内における製造業者及び輸入業者）に提供することである。

「化粧品成分の毒性試験に関するガイドライン」に関する最初の文書は，1982年6月に化粧品に関する科学委員会により作成された（報告書 EUR 8794）。

本文書は，多くの化粧品成分の毒性学的プロフィールの評価に関する活動中に SCC が得た経験と，毒性学の特殊または特定の分野における科学的知識の発展を考慮に入れた最初の改訂版である。

これらのガイドラインは，主として新しい化粧品成分に適用され，また，使用時の安全性の問題が指摘された他の成分に対しても，関連する既存の毒性データを念頭において適用できる。これらは，一般的な用語で記述されており，将来，科学的知識が進歩したとき，修正が必要となるであろう。

本文書の今日性は，理事会指令76/768/EEC の展開に科学的な裏付けを与える必要性からも導かれるものである。

2. 成分または最終製品の試験

EEC において数千種類にものぼる化粧品が上市されているが，これらは，その数と比べてはるかに少数の成分からなるものである。このことは，成分，特に最も問題となっている成分について毒性試験が集中し

---

* 第45回会議中に SCC により承認（1990年10月2日）。

て行われていることの合理性を示している。これは，現在，着色剤，防腐剤及びUVフィルターを対象とする理事会指令76/768/EECの序文における承認済みの成分の記載の根拠となっている。この方法により，製品のルーチン試験として費用をかけて何度も試験をすることや，道理にあわない動物の使用を回避することができる。

　理事会指令76/768/EECの第2条は，当共同体内において上市される化粧品は，正常及びしかるべく予想される使用条件で適用したとき，ヒトの健康に危害を与えるものであってはならないとしている。したがって，最終製品の安全性を評価するために，十分な情報が提供されなければならない。一般的に，これは成分の毒性に関する知識によって得られ，最終製品の試験は必要ではない。しかしながら，まれには，最終製品の試験が必要なこともある（付属書2参照）。その例として，使用する溶媒が成分の毒性試験において認められたよりも皮膚浸透の著しい増大を引き起こした場合，成分間の相互作用により毒性学的に問題となる新しい物質が生成する可能性があった場合，配合に起因する皮膚浸透の低下または毒性のクレームがある場合などが挙げられる。製造される最終製品の安全性評価のために十分な情報を提供できることを保証することは，共同体内において上市される新製品の供給業者の責務である。

3．成分の一覧

　理事会指令76/768/EECの進歩的な修正により，最近の科学・技術研究の結果に基づく成分の一覧がいくつか確立された。

　これらの一覧には，既存及び新規の毒性データの評価が行われ，化粧品としての使用におけるヒトの健康に対するリスクに関しての結論が表示された化粧品成分が収載されている。

　一部の成分については，安全性の理由から，一定限度以下の濃度だけが許容され，適用の範囲が限定されている。

　現在までにSCCにより解析されたすべての化粧品成分は，76/768/EEC指令の一連の付属書に収載され，事実上の「ポジティブリスト」となっている。

　76/768/EEC指令の付属書Ⅱには，毒性学的特性から化粧品における使用が禁止されたすべての化粧品成分が収載されている。

4．化粧品成分のカテゴリー及び使用時の曝露の程度

　化粧品成分の安全性の評価は，明らかに使用方法に関係する。この因子は，摂食されたり，吸入されたり，あるいは皮膚または粘膜をとおして吸収される物質の量を決定するので重要である。種々の製品中に加えられる成分の量を考慮することも，以下の例に示すように重要である。

　例えば，石けんは希釈された形態で適用され，適用の範囲は広いが，この製品は速やかに洗い流される。

　唇または口に使用される製品は，ある程度摂食される。

　眼の周囲及び生殖器領域に使用される化粧品は，それぞれ結膜または粘膜と接触することがあり，その結果，これらの領域の上皮は薄いため，反応を引き起こす可能性がある。

　日焼け製品（sun-tanning products），ボディーローションまたはボディークリームは，身体の広い範囲に適用され，その成分は，しばしばかなりの濃度で，数時間にわたって皮膚と接触した状態で残留する可能性がある。日焼け製品は，皮膚と広範囲に接触し，長時間にわたる紫外線への直接の曝露を伴うので，異なる種類の評価が必要である（付属書Ⅰ参照）。

　したがって，最終製品の安全性評価及びリスク評価を行う前に，消費者の曝露の程度と経路を知らなければならない。これはケースバイケースで行う必要があるが，以下のような指針を示すことができる。

曝露を計算するに際して，少なくとも以下の因子を考慮しなければならない．
1. 当該成分が使用される化粧品の種類
2. 適用方法－擦り込み，噴霧，洗い流し（washed off）等
3. 製品中の成分の濃度
4. 毎回の適用時の製品の使用量
5. 適用頻度
6. 皮膚との総接触面積
7. 接触部位（例えば，粘膜，日焼けした皮膚）
8. 接触時間（例えば，洗い流し製品）
9. 曝露を増加させるような予見できる誤使用
10. 消費者の種類（例えば，小児，過敏な皮膚を有する人）
11. 生物学的利用能試験から得られた体内への吸収量
12. 見込まれる消費者数
13. 太陽光に曝露される範囲の皮膚への適用

　問題となる曝露の程度は，検討する毒性作用に依存する．例えば，皮膚刺激または光毒性については，皮膚の単位面積当りの曝露が重要であり，一方，全身毒性については，単位体重当りの曝露がより重要なものとなる．

　試験プログラムの計画及びリスク解析に際して，曝露経路（皮膚，粘膜，摂食，吸入，太陽光への皮膚の曝露）を考慮しなければならない．直接の適用による以外の経路による二次的曝露の可能性，例えば，ヘアスプレーの吸入，リップ製品の摂食などを考慮すべきである．

　化粧品の使用の程度は，いくつかの因子の影響を受ける．その一部は，年齢層，季節的変動，地域的習慣，ファッションの動向，可処分所得，製造革新のように時間とともに変化する．

　これらの条件は変化するので，化粧品の特定の使用の程度を本文書に含めることは不可能である．それらは，本ガイドラインに示したように，試験の結果が利用可能となった時点で，安全性評価においてケースバイケースの方法で明確にすべきである．

5．物理的及び化学的規格

　成分の詳細な化学的性質及び構造式は，既知の場合，示すべきである．可能な場合，EINECS または CAS 番号を示すべきである．構造式により特定することができない成分については，その化合物のとり得る構造及び活性について判断を行うことを可能とする製造方法及び製造に用いられる物質に関する十分な情報を利用可能とすべきである．

　純度，並びに存在する可能性のある毒性学的に有意な不純物の性質及び濃度を明らかにすべきである．毒性試験に用いる物質は，市販の製品に用いられる物質と同様の規格のものとすべきである．不純物の性質のわずかな変化が物質の毒性を著しく変化させることがある．したがって，一般的に，安全性試験の結果は，使用される成分または市販される製品に帰することができる場合にのみ意味がある．

　最終製品の安全性に影響を与える可能性がある種類及び量の不純物，すなわち化学的に無害な不純物，または技術的に避けることができる不純物が，商業的に使用される物質中に存在しないことを保証することは，製造業者の責務である．

　化学的に純粋な成分は入手できないことが多いので，純度を規定する必要があり，また，毒性学的に問題

304 ＜参考資料２＞ 化粧品の安全性評価に関するガイドライン

となる不純物が存在する場合は，不純物の最大許容濃度を規定する必要がある．最大許容濃度は，毒性学的数値に基づくものでなければならない．

成分の化学的性質及びその純度をチェックする目的で，その物理的，化学的及び物理化学的特性を知るべきであり，同定，定性及び定量的管理の方法を考案すべきである．

6．毒性試験

毒性の評価は，化学物質の危険・有害性の評価における第一段階であり，個別の毒性学的エンドポイントに固有の一連の個別の毒性試験からなる．また，いくつかの特定の場合について光毒性試験も実施しなければならない（付属書１及び２参照）．

6.1　*in vitro* 試験

文献に報告されている化学物質の毒性を評価するための *in vitro* 法は，変異原性/遺伝毒性に関するスクリーニング以外の分野における使用及び重度な刺激性に関するプレスクリーニングについて，未だ十分には妥当性が確認されていない．

さらに，これまで利用可能な *in vitro* 法は，現時点で規制ガイドラインに含められるべき他の領域において未だ十分には妥当性が確認されていない．

したがって，現時点では，ほとんどの分野において代替法はなく，*iv vivo* 試験を用いる以外ない[*]．

[*] 欧州共同体の範囲内で，指令86/609/EEC は，化学物質に関する毒性試験における動物の使用を規制しなければならないいくつかの一般原則を主張している．これらの原則は，以前の規制のそれと異なっているが，代替試験の科学的に妥当な原則に一致する化学物質の毒性作用に関する情報を得るための方法の研究開発の戦略の計画を促進した．

指令86/609/EEC は，以下の目的で実施されるものを除いて，すべての動物における試験を禁止すると主張している．
  － 問題となっている動物種を保存する目的の研究
  － 実験に用いる動物種が目的を達成するための唯一の特異的な動物種であるという前提条件における本質的な生物医学的目的

これは，原則として，毒性試験の範囲における，また，特にヒトに対する類似した影響に関する試験の予測的な意義が非常に乏しい場合における動物実験の規制を意味している．

上記の規則（7.2条）は，「動物の使用を伴わずに，求める結果を得るための他の科学的に満足のいく方法が合理的で，実際に利用可能ならば，（動物）実験は実施してはならないこと」を確固として主張している．

6.2　*in vivo* 試験

in vivo 試験では，ヒトにおける曝露経路と同様な曝露経路（局所，経口または吸入経路）により動物に適用したときの化粧品成分の毒性を検討することが可能である．*in vivo* 試験は，無作用量（NOEL: no effect level）または無有害作用量（NOAEL: non observed adverse effect level）の決定を可能とし，高用量での曝露後に起こり得る影響も検討することを可能とする．

6.3　ヒト被験者における観察

化学成分または化粧品の毒性作用の十分な評価（例えば，皮膚刺激，感作，非侵襲性の浸透試験）のために，ヒト被験者における観察が利用できる．

6.4 体内動態試験 (toxicokinetic study)

他の毒性試験の結果の評価及び動物データのヒトへの外挿のために，化粧品成分の皮膚吸収に関するデータが必要である。さらに，なんらかの毒性を生じ，高速度で長時間にわたって吸収される成分には，体内動態試験が要求されることがある。

6.5 長期試験

長期試験の目的は，長期にわたり反復曝露した後の哺乳類における化学成分の影響を検討することである。これらの試験では，長い潜伏期を要する作用または累積的な作用が発現する（例えば，がん原性，受胎能の障害，生殖障害等）。

6.6 紫外光吸収性化粧品成分の試験

試験は科学文献に掲載されている。科学界は，適切な試験を評価するよう迫られている。

7．試験方法（方法論）

種々の毒性学的エンドポイントを評価するための毒性試験実施のための試験法（ガイドライン）は，1984年4月25日付けの委員会指令84/449/EEC及び1987年11月18日付けの委員会指令87/302/EECに報告されている。光変異原性，光刺激性，光感作性及び皮膚吸収は，これらの指令には含まれていない。

＜付属書1＞

化粧品においてサンスクリーン剤として使用される化学物質の
毒性評価ガイドライン

光毒性作用の試験に関する特定の要件
緒言

　サンスクリーン剤として使用されるすべての化合物は，その性質により，UVA 及び/または UVB 光を吸収できる化学物質である。ある化合物によって吸収される波長の領域をその吸収スペクトルと称する。

　そのような光の吸収の結果として，化学物質はその分子配列を変化するか，異なる化学物質の分子に変換される。得られる分子は，最初の分子が示すのと異なる毒性学的に問題となる生物学的反応を受ける可能性があるため，特異的な光毒性作用を検討する必要がある。これらは，特に光刺激性，光感作性及び光変異原性に関連している。

　光刺激性及び光感作性に関する試験は，このような化合物のすべてについて通常必要である。

　以下のガイドライン案は，サンスクリーン剤の光変異原性試験，すなわち，太陽光を模擬した放射線の影響下での突然変異誘発性のスクリーニングの必要性を考慮したものである。以下に用いる方法に関する指針を示す。

光変異原性に関する試験
緒言

　サンスクリーン剤については，通常，代謝活性化系の存在下及び非存在下における細菌における遺伝子突然変異誘発能及び *in vitro* 哺乳類細胞における染色体異常誘発能についてルーチンに試験を実施すべきである。さらに，そのような化学物質が光突然変異誘発性を示す可能性を検討するための試験が通常必要である。ただし，適切な方法を用いて化合物が太陽光を模擬した放射線への曝露の10時間後に完全に安定であるということを実証する証拠が提供できれば，そのような光変異原性試験は必要ではない。

試験方法の概要
被験物質

　サンスクリーン剤は，適切な溶媒中におけるその吸収スペクトルにより特徴付けを行わなければならない。

用いる試験系

　遺伝子突然変異に関する細菌試験及び哺乳類細胞における染色体異常に関する *in vitro* 試験は，UV 放射線の存在下で実施すべきである。得られる結果により，さらなる試験が必要である。

試験条件
光源

　試験系は，ソーラーシミュレーターランプによって発生させた放射光に曝露すべきである。ランプの波長スペクトルを示さなければならず，波長スペクトルは UVA 及び UVB 放射線をカバーするようにすべきである。

放射線量

　太陽光模擬放射線の線量及び用いるサンスクリーン剤の濃度は，サンスクリーン剤が光線の存在下で突然変異を誘発する能力を十分評価できるように定めるべきである。線量の選定根拠を試験報告書に記載すべき

である。

代謝活性化

代謝活性化と光線の間の協同作用に関するいくつかの情報はあるが，現在の科学知識では，代謝活性化系の存在下における化学物質に対する光線の影響を検討するための標準的な条件を規定することはできない。したがって，外因性の代謝活性化系の存在下における放射線の影響の評価は，現在のところ推奨されない。

陽性対照

8-methoxypsoralen を陽性対照として用い，太陽光模擬放射線の存在下及び非存在下で作用を検討することが提案されている。

プロトコール

これらの変異原性試験の一般的解釈については，指令84/449/EEC 及び87/302/EEC に示されているガイドラインに適合しているであろう。

＜付属書2＞

化粧品成分及び最終製品に関する一般的な毒性学的要件

A．製造業者は，要求された場合，下記の情報を委員会に提出しなければならない。
1．急性毒性（経口，または揮発性物質の場合は吸入）
2．皮膚吸収性
3．皮膚刺激性
4．粘膜刺激性
5．皮膚感作性
6．亜慢性毒性（経口，または揮発性物質の場合は吸入）
7．変異原性（遺伝子突然変異に関する細菌試験及び染色体異常に関する in vitro 哺乳類細胞培養試験）
8．光毒性（UV光吸収物質の場合）
9．ヒトにおけるデータ（入手可能な場合）

著しい経口摂取が予測できる場合，または，皮膚吸収に関するデータが皮膚を通しての成分の吸収が著しいことを示している場合，当該物質の毒性学的プロフィール及びその化学的構造を考慮に入れて，以下のさらなる情報が必要である。

10．体内動態（toxicokinetics）
11．催奇形性，生殖毒性，がん原性及び追加の遺伝毒性

情報の提供が必要でないと思われる場合，あるいはそれが技術的に可能でない場合がある。そのような場合，科学的根拠を示す必要がある。

「実験及び他の科学的目的のために使用される動物の保護に関する」理事会指令86/609/EECの第7条によれば，動物の使用を伴わずに，求める結果を得るための他の科学的に満足のいく方法が合理的で，実際に利用可能ならば，動物実験は実施してはならない。

試験は，84/449/EEC 及び87/302/EEC 指令に報告されているガイドラインに従って実施しなければならない。これらの方法からの逸脱があった場合は，科学的理由により正当化されなければならない。試験実施機関は，GLP基準を遵守しなければならない。

試験を完了し，得られた結果を提出する場合，化粧品の最終製品に含まれる物質と同じ物理的及び化学的特性を有する物質を用いて試験を実施したことを記載しなければならない。

情報の提出資料には，79/831/EEC 指令の付属書Ⅶに規定されているように，物質の同一性及びその物理化学的特性に関するデータを含めなければならない。

B．各化粧品の最終製品は，成分の個別的かつ特有の組合せである。最終製品の数は，化粧品の成分の数に比べて極めて多い。

最終製品または最終製品群の提出資料には，最終製品の安全性評価を可能とするのに十分な情報を含めるべきである。

一般的に，これは，化粧品の成分の毒性の知識により得られる。成分の毒性情報には，最も関連性がある。

毒性学的エンドポイントの評価を含めるべきである。

　まれではあるが，例えば，最終製品に用いられた配合物が成分の毒性試験に用いられた溶媒と異なっており，それらが一部の成分の浸透性または刺激性を著しく増加させる可能性がある場合，より十分な安全性評価を可能とするための最終製品に関する追加情報が必要である。

　個々の成分の間の化学的相互作用に起因する成分の毒性作用の増強または毒性作用が発生する可能性がある場合，最終製品に関する特定の毒性学的情報が必要である。逆に，以前に示したように，配合に起因する一部の成分の吸収または危険・有害性の低下の主張は，十分な情報により裏付けるべきである。

　最終製品中に存在する成分の組合せが毒性学的に問題となる新しい物質を生成させる可能性が高い場合，最終製品に関する追加の毒性学的情報が必要である。

欧州化粧品工業会
COLIPA

Colipa，すなわち欧州化粧品工業会は，1962年に設立された。その目的は以下のとおりである。

- 専門知識を提供し，科学的，経済的，財政的，法的問題，消費者及び環境問題を扱う一連のワーキンググループを支援すること。
- 化粧品産業の製品及び操業を対象とする欧州連合の法律を遵守する会員を援助すること。
- 業界の代弁者として国際的関係官庁及び組織に働きかけるという役割を果たすこと。さらに Colipa は，米国及び日本の相当する組織との関係を通して会員に世界的な将来の見通しを提供する。
- ヨーロッパ化粧品産業の交流及び情報センターとして，会員との継続的な対話により当産業の地位を強化する役割を果たすこと。

Colipaの全構成員は，EU加盟15カ国の各国協会，6つの准会員または対応する加盟協会（オーストラリア，イスラエル，ノルウェー，ポーランド，スイス，トルコ）及び主要な国際的企業21社からなる。これらの企業は，Avon Products, Beiersdorf, Benckiser Group, Bristol Myers Squibb, Chanel, Colgate-Palmolive, Estée Lauder, Gillette Industries, Hans Schwarzkopf, Henkel, Johnson & Johnson, L'Oréal, Parfums Christian Dior, Procter & Gamble, Yves Rocher, Sanofi beauté, Shiseido, SmithKline Beecham Consumer Healthcare, Stafford-Miller/Block Drug, Unilever 及び Wella である。

Colipa
動物試験の代替試験法に関する運営委員会（SCAAT）

SCAAT は，1992年に設置された。Colipa の国際的企業の理事会の主導によるその目的は，代替法の研究開発における化粧品産業の努力を調和させることである。現在，眼刺激性，*in vitro* 光刺激性，ヒト皮膚適合性及び経皮吸収に的を絞った4つの SCAAT 作業部会が存在している。

SCAAT は既に，代替法の妥当性の確認に寄与するプログラムの執行とデータの発生をもたらす一連のイニシアティブをとっている。現在，SCAAT は，当局により，この問題に関して信頼でき，権威のある発表機関であると認識されている。

<参考資料3>

米国パーソナルケア製品評議会
技術ガイドライン

安全性評価ガイドライン

2014年版

編者
Linda J. Loretz

製作
Natasha H. Clover

発行
The Personal Care Products Council
1620 L Street, N.W., Suite 1200
Washington D.C. 20036
電話: 202/331-1770
ファックス: 202/331-1969
www.personalcarecouncil.org

著作権©2014

米国パーソナルケア製品評議会

本米国パーソナルケア製品評議会安全性評価ガイドラインのどの部分も，米国パーソナルケア製品評議会，1620 L Street, N.W., Suite 1200, Washington, D.C. 20036の文書による許可なしに，情報の蓄積および検索システム（米国政府による公式，非公開での使用目的を除く）を含み，いかなる形態においても，またいかなる電子的または機械的手段によってもその全部または一部を複製してはならない。

米国議会図書館管理番号: 2013952030

ISBN　1-882621-53-0

米国において印刷された。

序　文

　技術ガイドラインは，35年以上にわたってパーソナルケア製品工業界の重要な資産となっている。新しく微生物，品質保証および安全性評価に対応する3巻が出版される。これらのガイドラインは，出版される前に工業界の専門家により見直しが行われている。

　今回，本評議会の安全性・規制毒性委員会によって安全性評価ガイドラインの最新の改訂が行われた。安全な製品を世界中の市場に販売していく不断の努力において，製品の安全性保証が化粧品工業界にとって最も重要である。本評議会および委員は，安全で高品質な製品を消費者に提供していることに関して，これまで工業界が得てきた高い評価に自負を持っている。

　本評議会は，起草時点においてこれらガイドラインが関連する米国連邦法および規則の要求事項への適合を全般的に確認しているが，ガイドラインの妥当性に対し何ら責任を負わないし，如何なる特定状況においても，これらの使用必要性に関する助言を意味するものでもない。規制要求事項に関連するガイドラインでは，決定は提出の担当責任者自身によってのみ可能である。本ガイドラインが網羅するすべての分野において，各企業は，その活動のすべてに関連する現行連邦，州および地域の法律および規則への適合確認に対し個別に責任を負わなければならない。

　これらのガイドラインは，製造業者が個々の要求を満たすプログラムを開発する際に役に立つことのみを目的としていることを利用者に強調しておかなければならない。ガイドラインは，本来，規範であることを意図するものではなく，有効なプログラムの最低または最大要件のいずれかであると考えるべきではない。ガイドラインの目標に到達するための別の選択肢は十分に考えられ，同様に有用であると思われる。如何なる項目に関するガイドラインも，言うまでもなく，ガイドラインを利用する製造業者の特定の活動に適応していなければならない。

Lezlee Westine
理事長・最高経営責任者

Beth Lange, Ph. D.
科学担当取締役副社長

謝　辞

　本巻に示されるガイドラインは，評議会の安全性および規制毒性学委員会（SRTC）により作成された。編者らはSRTC安全性評価ガイドラインタスクフォースに参画した同委員会の専門家に対し特別な謝意を表したい。本書の作成および評価に携わった他の方々にも厚く感謝したい。

　また，編者らは評議会のStephanie JohnsonおよびNatasha Cloverに対しても彼女らの本巻作成における支援に感謝したい。

目　　次

第1章. 序論 ……………………………………………………………………………………… 316

第2章. 安全性評価ガイドラインの概要 ……………………………………………………… 326

第3章. 皮膚一次刺激性ポテンシャルの評価 ………………………………………………… 329

第4章. 眼刺激性ポテンシャルの評価 ………………………………………………………… 340

第5章. 粘膜刺激性ポテンシャルの評価 ……………………………………………………… 357

第6章. 皮膚感作性ポテンシャルの評価 ……………………………………………………… 364

第7章. 光刺激性および光アレルギー性ポテンシャルの評価 ……………………………… 378

第8章. ヒトでの安全性使用試験 ……………………………………………………………… 392

第9章. 経皮毒性ポテンシャルの評価 ………………………………………………………… 401

第10章. 経口毒性ポテンシャルの評価 ………………………………………………………… 407

第11章. 吸入毒性ポテンシャルの評価 ………………………………………………………… 414

第12章. 生殖発生毒性ポテンシャルの評価 …………………………………………………… 422

第13章. 遺伝毒性ポテンシャルの評価 ………………………………………………………… 430

第14章. 経皮吸収ポテンシャルの評価 ………………………………………………………… 437

第15章. 計算毒性学 ……………………………………………………………………………… 444

第16章. 植物の安全性評価 ……………………………………………………………………… 451

用語集 …………………………………………………………………………………………… 462

第1章
序　論

　すべての化粧品[1]の安全性評価と実証の目標は，推奨される通常の使用状況に加え，当然予測される誤使用条件下において，製品の消費者に対する安全性を保証することである。安全性評価は動的な過程である。安全性評価を行う資格がある有能，かつ訓練された科学者は，成分の安全性に関する最新の毒性学および医学文献，安全性評価技術および規制ガイドラインに精通していなければならない。また，市場の製品について進められている安全性調査データを定期的に再検討し，予見しえない影響の可能性について注意を払わなければならない。さらに，安全性試験は，既存の情報が成分または製品の安全性を支持するのに適切でない場合，または新たに安全性の課題が浮上した場合に必要とされる。

　化粧品は，様々な機能および利益を与える成分の組合せを含む。安全性評価者は，予想される製品曝露との関連で，各成分と関連がある毒性学的エンドポイントのデータを解析する。安全性を明確に保証するうえで，安全性データベースのギャップに対処するために，個々の成分または最終製品についてさらに前臨床または臨床試験が必要となる。製品全体の安全性評価には，安全な使用実績を持ち，最終製品の安全性試験（特に皮膚および感覚器の眼の許容性忍容性）が実施されている市場の類似製品との比較が含まれる。

　PCPC安全性評価ガイドラインは，化粧品，トイレタリー，香料製品の製造業者に対し，成分および最終製品両者の安全性を実証するための手段として，前臨床および臨床安全性試験の利用に関するガイダンスを提供する。前臨床試験は，必要に応じて動物試験[2]，および利用できる場合には規制ガイドラインとして受け入れられている方法に従った細胞，組織および器官培養を用いる *in vitro* 代替試験法を含む。構造活性相関（SAR）の利用などの *in silico* 法も，安全性評価の全般的な証拠の重みを増すことができる。臨床試験は，被験者の権利の適切な倫理的配慮および保護を保証する管理された条件の下で，ヒトボランティアにより行う試験を含む。

　化粧品の安全性を保証する責任は，製造業者に委ねられている。米国では，FDA規則が化粧品に安全性が十分に実証されていること，または「警告：本製品の安全性は決定されていない（21CFR740.10）」とする陳述の表示を要求している。FDA化粧品規則の序文には，何年も前に発表されているにもかかわらず，今日でもまだ関連性がある安全性評価の指針を述べている文献が引用されている（Giovacchini, 1969; Giovacchini, 1972）。また，その他のすべての法規制の要件にも適合していなければならない。これらは，化粧品

---

[1] PCPC安全性評価ガイドラインは，食品・医薬品・化粧品法の第201(i)項に定める「(1)塗りこまれる，注がれる，振りかける，スプレーされる，導入される，また他には，クレンジング，身だしなみを整える，魅力を高める，または外観を変えるためにヒトの身体に適用されることを目的とする品目，および (2)そのような品目の構成要素として用いることを目的とする品目」のような化粧品に特に取り組むことを目的に作られている。ガイドラインの一部は，化粧品と医薬品の両方の機能を持つ製品（例えば，ふけ防止用シャンプー，フッ素入り歯磨き，保湿剤，日焼け防止用化粧品）である化粧品－医薬品（cosmetic-drugs）にも関連している。しかし，化粧品－医薬品（cosmetic-drugs）の活性成分は上市前の承認が必要であり，本ガイドラインではそれらの規制上の要件に取り組むことを目的とするものではない。

[2] 化粧品成分の安全性を裏付ける動物試験は欧州連合で禁止されている－http://ec.europa.eu/consumers/consumers_safety/cosmetics/ban_on_animal_testing/index_en.htm

への特定成分の使用禁止（21 CFR 700）；色素添加物は FDA 収載品目であることの規定；特定色素添加物の個々の製造バッチの認証（「認証色素」）；特定製品の不正開封防止包装の必要性（21 CFR 700.25）を含むが，これらに限定はされない。これらのガイドラインは米国に焦点を合わせているが，米国外には他の規制があり，国/地域によって異なっている。製造業者は化粧品を輸出しようとする地域のあらゆる関連規制を知っておく必要がある。

　これらガイドラインは，化粧品およびパーソナルケア製品の業界における試験法基準の確立を目的とするものではない。ガイドラインは，むしろ適切な安全性試験法の選択および設計の役に立ち，熟練した業界の毒性学者の判断の下で，成分および最終製品の安全性を証明するために用いることができる代表的な試験法を特定する。ガイドラインは，既存データの評価を手助けすることも目的としている。記述された試験法の変法や同様に関連性のある重要な他の試験があり，これらは，有能で責任能力がある科学者が，製品安全性の特定の側面の判定に受け入れられると判断を下すことができる。さらに，計算論的方法が成分の安全性評価に有用なアプローチとなる。これらの方法は今後も発展し進化していくことから，他の評価手法と同様，それらを安全性評価に利用するためには深い理解が求められる。

　ガイドラインは，原理，そして絶えず進化する毒性学および安全性評価の科学に日々精通することの代わりにはならない。製品について行われた試験データの信頼性を保証するために，毒性学および安全性評価に熟練し，経験を有する担当者によって，試験が設計，管理され，そして結果が解釈され，評価されなければならない。そのような担当者は，化粧品の成分および製品，そして使用する試験に基本的な知識を有していなければならない。動物試験法の場合，実験動物の適切で人道的な使用，取扱い，および優良試験所基準（GLP）に関する知識を有していなければならない。実験動物の人道的取扱いには多くのガイダンス書が刊行されており（NRC, 2011），GLP 規則は FDA と OECD（1998）によって確立されている。動物試験および代替法試験はいずれも GLP 規制（21 CFR Part 58）下で実施される。ヒト試験の場合は，倫理的配慮の遵守と医薬品の臨床試験の実施の基準（GCP）などの適用可能な臨床試験の規則に関する知識が必要とされる（21 CFR Part 50; 21 CFR Part 56; ICH, 1996）。

　化粧品業界は，動物実験代替法の開発，使用，バリデーションに全力を傾けている。代替法の進歩は，欧州連合における化粧品成分の安全性を裏付けるための動物試験の禁止（http://ec.europa.eu/consumers/consumers_safety/cosmetics/ban_on_animal_testing/index_en.htm）はもちろん，不必要な動物試験削減の要求によって刺激されてきた。過去25年間にわたり，これらの取組みに広範な資源が投入されてきた。この間，米国（「ICCVAM」Interagency Coordinating Committee for the Validation of Alternative Methods），欧州（「ECVAM」European Center for the Validation of Alternative Methods），日本（「JaCVAM」Japanese Center for the Validation of Alternative Methods），韓国（「KoCVAM」Korean Center for the Validation of Alternative Methods），およびブラジル（「BraCVAM」Brazilian Center for the Validation of Alternative Methods）に新規代替試験法の評価，バリデーションおよび法的受け入れのための資源として組織が設立されてきた。他の組織が世界中で設立され続けている。成分または最終製品の毒性を予測する代替法の能力に関する科学的証拠が，基本的に重要である（ICCVAM, 1997; ICCVAM, 2003）。通常 *in vitro* 法による代替試験法のデータは，成分の毒性ポテンシャルの最終判定または最終製品の全体的な安全性に貢献するであろう。現時点で，これらの代替法のいくつかは，規制官庁により十分なバリデーションが行われて受け入れられており，将来，他の試験法もそうなるだろう。そのような試験の結果は，スクリーニング手

段，または広範な安全性プログラムの一部として有用である。

　代替法によるアプローチは，毒性学分野で起きている重要な変化の一部であり，動物を用いた研究への依存から脱皮しつつある。全米研究評議会は科学の状況を見直し，2007年に「21世紀の毒性試験: 展望と戦略」という広く参照されている報告書を発表した。この報告書は，毒性学に「動物試験に基づくシステムから，好ましくはヒト由来の細胞，細胞株または細胞構成要素を用いて生物学的な過程における変化を評価する in vitro の方法に主として基づくシステム」へ転換することを求めた。最近の科学的進歩に基づく新しい実験手技の開発が化学物質によって引き起こされる有害性およびリスクの理解を著しく向上させるだろうと信じられている。化学物質の毒性を評価するために，正確で信頼性があり費用対効果が高い動物試験代替法を開発する規制官庁および工業界が関与する大きな共同プログラムが進行中である。例えば，Toxcast [http://www.epa.gov/ncct/toxcast]，Tox21 [http://www.epa.gov/ncct/Tox21/] および NexGen [http://www.epa.gov/risk/nexgen/docs/NexGen-Program-Synopsis.pdf] など，米国 EPA の援助のもとでいくつかのイニシアチブの取り組みがある。最後の2つの例は複数の規制官庁が関与する共同プログラムである。残りの例は，国際生命科学研究機構のリスク21イニシアチブ（Pastoor et al., 2014）である。In silico および QSAR 技術を用いる計算および分子科学は極めて有望であるが，ヒトのリスクアセスメントに照らして，新しく作り出されたデータを解釈する重要な研究が残されている。

成分の安全性の情報源

　化粧品に関する多くの情報源がある。これらの情報源のなかで，米国の化粧品成分審査委員会による化粧品成分安全性再評価（CIR）および欧州の消費者安全科学委員会などが，化粧品に用いられている成分に特有の安全性評価を提供している。他の情報源は，化粧品ばかりでなく他の用途にも用いられる化学物質に関する有害性情報を提供している。

　CIR は，化粧品固有の成分の安全性に関する有益な情報源である。CIR は，化粧品に用いられる成分の安全性を審査し，評価を行うために，独立した公正で専門的な立場として，米国化粧品工業会（CTFA，米国パーソナルケア製品評議会の旧名）によって1976年に設立された。現在，皮膚科学，薬理学，化学，毒性学および病理学の分野から選ばれた9人の科学者が CIR 専門家委員会を務めている。3人の議決権のないリエゾンメンバーは，米国 FDA，米国消費者連盟および米国パーソナルケア製品評議会の代表を務めている。専門委員会は，成分の安全性の確認，限度濃度や制限される種類の製品への使用など，ある必要条件のもとで安全性について結論を出す。また，専門委員会は，ある成分を化粧品に用いることは安全ではない，あるいは安全性を評価するためにデータが不十分であるといった結論を出す場合もある。CIR に関する情報をさらに知りたい場合は，http://www.cir-safety.org が利用可能である。

　消費者安全科学委員会（SCCS, 欧州委員会の顧問グループ，SCCS は SCCP，SCCNFP および SCC に更新された）のオピニオンが，化粧品用途に特有の成分の安全性評価に関するもう1つの情報源である。オピニオンは，http://ec.europa.eu/health/scientific_committees/consumer_safety/opinions/index_en.htm. から入手可能である。

　1つには，主として化粧品に用いられる成分には他の種類の製品での利用者がいるという理由から，他の多くの化学物質データベース（一次文献に加えて）は化粧品の安全性に関連する情報を持っている。例えば，有害物質データバンク（HSDB; http://toxnet.nlm.nih.gov/newtoxnet/hsdb.htm）および欧州化学機関

(http://echa.europa.eu/) データベースがある。2007年版にこれらの情報源の要約を示している（Pauwels and Rogiers）。化学物質の安全性を取り囲む透明性の増加の動き，および公式に利用可能なデータのギャップに対処するために毒性データを作り出すプログラムの存在により，さらに新しい情報源が利用可能になってきている。

リスクアセスメント

関連ある安全性データが収集された時点で，特定の曝露状況を想定して，それらのデータから適切な安全係数が得られるかどうかを判断するために，リスクアセスメントが実施されなければならない。ここで，リスク評価のプロセスについて簡単に説明する。読者にはさらに詳しい情報に関してはこの序論の末尾に収載した文献を参考にすることを勧める。

リスクアセスメントは，有害性の確認，用量－反応評価，曝露評価およびリスクの特定の4つの主要な要素から構成される。各要素は，対象とする製品がもたらす潜在的なリスクを決定するうえで不可欠である。化学物質のリスクアセスメントの基本的なコンセプトは，様々な工業界における化学物質の有害性およびリスクアセスメントに普遍的である。

有害性の確認

最終化粧品の安全性評価の最初の段階は，成分の毒性学的プロフィールを検討することである。化粧品は合成，または天然の化学的成分の組合せから構成されている。従って，目的濃度で望ましい安全性プロフィールを持つ成分を注意深く選択することが，最終化粧品の安全性を保証する上で第一義的な配慮となる。リスクアセスメントは，目的成分の有害性プロフィールを評価するだけでなく，不純物，混入物質，残留溶媒およびモノマー，そして既知の分解または反応副産物の有害性プロフィールを理解しなければならない。

懸念される特定の毒性エンドポイントは，これらのガイドラインの各章で取り扱う。局所毒性作用の表題には，皮膚一次刺激性および皮膚感作性，光刺激性および光アレルギー（太陽光にあたる可能性がある状況で使われる場合がある製品に適している），眼刺激性，および粘膜の近くで使用される製品の粘膜刺激性が含まれる。皮膚から吸収される可能性がある成分，または口腔曝露が予想されるリップスティックなどの製品に含まれる成分に関しては，全身毒性の情報が必要である。全身毒性の試験は，特に経口，経皮または吸入という異なる曝露経路で実施される。経皮投与によるデータは，一般的に皮膚に適用される化粧品について最も適しているが，全身曝露レベルとの関連性が分かっている場合は，ある曝露経路によるデータを，それとは別の経路による曝露を評価するために用いても良い。実際，曝露が経皮経路によると考えられる場合に，全身（局所ではなく）毒性の評価に反復経口投与毒性データがしばしば用いられる。ある投与経路からのデータを別の投与経路に外挿する場合，投与経路の違いからくる他のトキシコキネティクスの違いだけでなく相対的バイオアベイラビリティーを考慮して全身毒性を評価しなければならない。全身曝露が生じる場合には，生殖発生毒性も懸念される。他に必要な試験に，発がん性の可能性の指標として遺伝毒性試験がある。吸入が曝露経路となる場合，吸入毒性に対処する必要がある。

化学構造から，その構造の物理/化学的および生物学的特性に関する情報が得られ，それらを予測することができる。構造活性の評価は，毒性エンドポイントに関する既知の構造アラートがあるかどうかを決定し，データギャップを埋める，または証拠の重み全般に追加を行う目的で「みなし代用」を検討するために実施

される。構造活性相関（SAR）の評価は，構造アラートを特定するために通常市販のコンピューターソフトウエアを利用して行う（本ガイドラインの計算毒性学の章でさらに述べるように）。

用量反応性の評価

安全性評価を実施する際の重要な基本は，個々の成分の有害作用の用量－反応関係に対する理解である。ヒトの曝露データは通常は限られているため，全身毒性の用量－反応評価には一般的に動物のデータが用いられる。この用量－反応評価の一部として，ヒトに対する生物学的反応の関連性を理解しておかなければならない。

用量－反応関係は，有害作用を生じる用量レベルを明らかにすることによって特徴付けられる。用量－反応曲線の形から，何ら毒性が見られない用量，すなわち無毒性量（NOAEL），および毒性が観察され始める用量，すなわち最小毒性量（LOAEL）が求められる。リスク評価のために選ばれたNOAELおよびLOAELは，最も敏感なエンドポイントである。NOAELまたはLOAELの決定がリスクアセスメントの最初の段階であり，閾値があると推定される全身性エンドポイントに関連性がある。毒性の発現用量を決定する別のアプローチにベンチマークドーズ法がある。用量－反応データを数学的にモデル化し，特定の反応レベル（すなわち1％または10％）における用量の信頼下限値を計算する。ベンチマークドーズ法には，一定の変動（信頼限界）ばかりでなく，完全な用量－反応曲線を考慮に入れる強みがある（http://www.epa.gov/ncea/bmds/bmds_training/methodology/intro.htm）。

安全マージンアプローチ

閾値がある全身毒性エンドポイントに関する安全マージンアプローチでは，最も低い（最も保守的な）関連性があるNOAELを決定し，許容できる参照データに達するために不確実係数で除す。デフォルトの不確実係数である10が，一般的に種間差（NOAELがヒトデータに基づいていない限り）の説明に適用され，二番目の係数10が種内変動の説明に適用され，そして係数10が亜慢性曝露から慢性曝露に外挿するために用いられる。したがって，最初の概算として，安全な用量は有害作用が観察される用量よりも100倍から1,000倍低い用量となる。次に，製品の市場への導入が認められる適切な安全係数であるかどうかを評価するために，決定された参照用量を曝露レベルと比較する。

あるエンドポイント，特にメカニズムに関する追加情報がなく，閾値を想定できない発がん性に関しては，許容できるリスクレベルを示す用量へ外挿するために，数学的なモデルを用いてもよい。皮膚および眼刺激などの局所毒性エンドポイントを用いる用量－反応評価は，本ガイドラインの関連する章で取り扱う。同様に，ヒト試験のデータの利用は，本ガイドラインの使用にあたっての安全性試験に関する章で取り扱う。

曝露評価

究極的に，安全性評価は，推奨される通常の使用状況に加え，当然予測し得る誤使用状況においても，化粧品が消費者によって安全に使用できる適切な証拠を提供しなければならない。製造業者の管理する能力は限られているが，故意の製品の不正使用にも配慮しなければならない。製品安全性の全般的な評価において，曝露の決定は重要な要素であり，二次的曝露（例えばヘアスプレーの吸入，口紅の摂取など）を考慮し，製品ごとに実施しなければならない。ヒトおよび動物における成分の吸収，分布，代謝および排泄（ADME）に関する情報は，全身曝露を精緻化し，データの種間への外挿および種内変動の説明に用いられる既定の不

確実係数を精緻化するために，毒性評価に組み入れることができる。

製品および成分の曝露レベルの決定に際して考慮すべき要素には以下を含むが，これらに限定されるものではない。
- 製品の種類
- 1回の適用量
- 適用頻度
- 身体の接触部位
- 製品の接触期間（すなわちリンスオフまたはリーブオン）
- 最終製品中の個々の成分濃度
- 高感受性亜集団による使用（即ち，幼児，老人，妊娠女性）
- 適用方法
- 外的因子，即ち太陽光曝露
- 気候に関連する使用の変化
- 地域または一時的な慣習および傾向
- 文化的考察
- 予期し得る誤使用状況

製品曝露データは，しばしば習慣および実際のデータと呼ばれる消費者使用調査に基づき製造業者によって収集される。化粧品に関する曝露データ（使用量および使用頻度）を提供する出版物には，米国パーソナルケア製品評議会（Loretz et al, 2005; 2006; 2008）および欧州化粧品貿易連合（Hall et al., 2007, 2011）によって実施された研究がある。他の曝露データとしては，Apiら（2008），米国EPAの曝露係数ハンドブック（2011）および欧州連合の消費者安全科学委員会によって出版されたガイダンスノート（SCCS, 2012）がある。製品曝露を考える場合に，リスク評価があらゆる使用者を保護できるよう最上位の使用レベルを含むことが重要である。また，ヒトの消費者向け製品への曝露を数学的に予測するソフトウエアプログラムも利用できる。規制官庁によって利用されているプログラムには，オランダの国立公衆衛生環境研究所RIVMによって開発されたConsExpoと呼ばれるソフトウエアモデルがある（http://www.rivm.nl/en/healthanddisease/productsafety/ConsExpo.jsp）。

リスク特性解析

毒性データの収集および曝露評価に続く安全性評価プロセスの次の段階は，消費者に対する許容できない健康リスクの有無の判定である。リスクアセスメントの複雑な主題を扱っている多くの出版物が利用可能である。取るべき正確なアプローチは，製造業者そしてしばしば目的市場の地域の規制ガイドラインによって決定される。リスクアセスメントの情報源の1つに，世界保健機関国際化学物質安全性計画（IPCS: リスクアセスメントの方法に関する出版物およびプロジェクトの問合せは以下を参照 http://www.who.int/ipcs/publications/ehc/methodology_alphabetical/en/index.html for a listing of publications and projects on risk assessment methodology）がある。もう1つ別の情報源としては，発がんおよび非発がんリスクアセスメントに関する米国EPAの出版物がある（EPA, 2005; http://www.epa.gov/risk/guidance.htm）。教科書がリスクアセスメントの別の情報源となる（Faustman and Omenn, 2008; Rodricks et al, 2007）。化粧品に特定したリスクアセスメントの前提および方法論がSCCSガイダンス文書に述べられている（SCCS, 2012）。

アプローチの仕方にかかわらず，用いた方法について科学的に厳密であるだけでなく，詳細に記載しなければならない。職業的専門家に複雑なリスクアセスメントの助言を求めなければならない。

標準的なリスクアセスメント手法では，動物データのヒトへの外挿，ヒト集団内の変動，曝露期間の外挿および他の不確実領域（例えば，LOAEL から NOAEL への外挿）を説明するために不確実係数が適用される。

製品の安全性の確認

製品中の各成分の評価が完了した時点で，予期せぬ毒性学的または有害な影響を起こす可能性がある成分間の相互作用や成分と包装の相互作用など，最終製品の全体的な組成について検討しなければならない。最終製品化されることで成分個々の浸透率が増加する可能性を検討すべきである。ほとんどの最終製品について，局所的作用に関して予測される安全性がヒトボランティアを用いて確認される。これには，皮膚刺激性，眼の感覚刺激性および皮膚感作性の試験（すなわち HRIPT）がよく行われる。ヒトによる試験では，起こる可能性がある好ましくない影響を注意深く観察する必要がある。そのような試験は，医師の適切な監督下で，倫理的な配慮および医薬品の臨床試験の実施に関する基準に基づき，限定した数のボランティアで実施されなければならない。試験の結果についても，用いられた試験法に精通する訓練を受けた専門家によって解釈されなければならない。

リスク管理

リスク管理は，それによって市場での消費者に対するリスクを軽減するためにとられる行動の過程である。この過程については簡単にしか触れないが，安全性評価の全体の過程において同様に重要である。各製造業者は自社製品にとって何が最も適切であるか決定しなければならず，そのためには業界基準および規制を熟知していなければならない。リスク管理の行動には，表示の変更，警告表示，処方および包装の検討が含まれる。あらゆる場合において，化粧品製品は目的の用途および予測し得る誤使用に対して安全でなければならない。

市販後調査

製品が上市された時点で，特に局所的許容性に関する製品安全性をさらに確認するために，使用中の消費者体験に関する能動的，かつ構造化した調査を行うことができる。ほとんどの製品に関して，市場は，上市前活動期間に製品評価に用いたどの集団よりも遥かに大きく，多様な集団を代表している。従って，製品の予期していなかった安全性に関連する懸念が明らかにされる可能性がある。製造業者は，製品に関連する有害な健康影響の報告，記録および検討に関する上市後調査プロセスを確立しなければならない。また，適切に構造化された調査プロセスは，有害影響を生じる可能性がある別の使用法や製品の組合せのような消費者の使用パターンの発見にも役立つであろう。

最適な市販後調査プロセスは，包装上に示した無料電話番号，または直接の連絡のいずれかにより，製造業者が受領した消費者接点の定期的調査を含む。有害な健康影響データの傾向解析に加え，これらの傾向の他の同等製品に関する背景情報との比較は，安全性に関連する懸念を明確にするための最良のメカニズムとなる。

製造業者は米国中毒事故管理センター協会（AAPCC）の全国用電話番号（1-800-222-1222）を製品表示上に掲載することができる。この電話番号は62の全米中毒事故管理センターへのアクセスを提供する。この番号の製品表示上への記載は無料であるが，特定のガイダンス勧告に従わなければならない。要求事項はAAPCC ウェブサイト（www.aapcc.org）に詳細が示されている。

有害事象に関する消費者接点管理のために中毒事故センター，または健康情報サービスを委託することができる。全米中毒事故管理センター番号よりも個別サービスへの委託にはいくつかの利点があり，それらは1）非緊急の製品問合せおよび消費者苦情への対応，2）各消費者接点に関する消費者特有データ，3）AAPCC のデータ収集以外の追加データ収集，および4）表示，包装および製品安全性の専門家による評価に関する相談サービスの潜在的発生源を含む。

市販製品の安全性に関する他の外部情報源を Table 1-A に詳細に示した。これらの情報源は，消費者製品の有害事象（毒性物質被曝監視システム），包装傷害苦情（全米傷害情報交換所），更にアルコール，噴射剤を含む製品の故意の濫用（全米健康統計センターおよび医薬品濫用警告網）に関する全般的理解を高めることができる。最後となるが，医学文献（ヒトおよび動物）は傷害に対する詳細を含むより綿密な報告を提供するが，多くの場合，状況情報（および製品との関連の確認）が欠落している。また，メディア情報サービスおよび製造物責任申し立ての調査も情報源としての役割を果たす。

参考文献

21 Code of Federal Regulations Part 50. Protection of Human Subjects. http://www.accessdata.fda.gov/scripts/cdrh/cfdocs/cfcfr/CFRSearch.cfm?CFRPart=50

21 Code of Federal Regulations Part 56. Institutional Review Boards. http://www.accessdata.fda.gov/scripts/cdrh/cfdocs/cfcfr/CFRSearch.cfm?CFRPart=56

21 Code of Federal Regulations Part 58. Good Laboratory Practices for Non-clinical Laboratory Studies. http://www.accessdata.fda.gov/scripts/cdrh/cfdocs/cfcfr/CFRsearch.cfm?CFRPart=58

Api AM, Basketter DA, Cadby PA, Cano M-F, Ellis G, Gerberick GF, Griem P, McNamee PM, Ryan CA, Safford R. 2008. Dermal sensitization quantitative risk assessment (QRA) for fragrance ingredients. *Reg. Toxicol. Pharmacol.* 52: 3-23.

Faustman EM and Omenn GS. 2008. Risk Assessment. In *Casarett & Doull's Toxicology - The Basic Science of Poisons*, ed. C.D. Klaassen, 83-104, New York: McGraw-Hill, p. 107-128.

Giovacchini RP. 1969. Pre-market testing procedures of a cosmetic manufacturer. *Toxicol. Appl. Pharmacol.* Suppl. 3: 13-18.

Giovacchini RP. 1972. Old and new issues in the safety evaluation of cosmetics and toiletries. *Critical Reviews in Toxicol.* 1: 361-378.

Hall B, Tozer S, Safford B, Coroama M, Steiling W, Leneveu-Duchemin MC, McNamara C, Gibney M. 2007. European consumer exposure to cosmetic products, a framework for conducting population exposure assessments. *Food Chem Toxicol.* Vol. 45(11): 2097-108.

Hall B, Steiling W, Safford B, Coroama M, Tozer S, Firmani C, McNamara C, Gibney M. 2011. European consumer exposure to cosmetic products, a framework for conducting population exposure assessments Part 2. *Food Chem Toxicol.* Vol. 49 (2): 408-22.

Interagency Coordinating Committee on the Validation of Alternative Methods (ICCVAM). 1997. Validation and regulatory acceptance of toxicological test methods. NIH Publication No: 97-3981, NIEHS, Research Triangle Park, North Carolina. http://ntp.niehs.nih.gov/iccvam/docs/about_docs/validate.pdf

Interagency Coordinating Committee on the Validation of Alternative Methods (ICCVAM). 2003. ICCVAM guidelines for the nomination and submission of new, revised, and alternative methods. NIH Publication No. 03-4508. http://ntp.niehs.nih.gov/iccvam/suppdocs/subguidelines/sd_subg034508.pdf

International Conference on Harmonization. June 10, 1996. Harmonised Tripartite Guideline. Guideline for Good Clinical Practice E6(R1). http://www.ich.org/fileadmin/Public_Web_Site/ICH_Products/Guidelines/Efficacy/E6/E6_R1_Guideline.pdf

Loretz LJ, Api AM, Barraj LM, Burdick J, Dressler WE, Gettings SD, Han Hsu H, Pan YH, Re TA, Renskers KJ, Rothenstein A, Scrafford CG, Sewall C. 2005. Exposure data for cosmetic products: lipstick, body lotion, and face cream. *Food Chem Toxicol.* Vol. 43 (2): 279-91.

Loretz L, Api AM, Barraj L, Burdick J, Davis D, Dressler W, Gilberti E, Jarrett G, Mann S, Laurie Pan YH, Re T, Renskers K, Scrafford C, Vater S. 2006. Exposure data for personal care products: hairspray, spray perfume, liquid foundation, shampoo, body wash, and solid antiperspirant. *Food Chem Toxicol*. Vol. 44(12): 2008-18.

Loretz LJ, Api AM, Babcock L, Barraj LM, Burdick J, Cater KC, Jarrett G, Mann S, Pan YH, Re TA, Renskers KJ, Scrafford CG. 2008. Exposure data for cosmetic products: facial cleanser, hair conditioner, and eye shadow. *Food Chem Toxicol*. Vol. 46 (5): 1516-24.

National Research Council. 2007. Toxicity Testing in the 21st Century: A Vision and a Strategy. The National Academies Press, Washington DC.

National Research Council. (2011) Guide for the Care and Use of Laboratory Animals. 8th Edition. The National Academies Press, Washington DC. http://grants.nih.gov/grants/olaw/Guide-for-the-Care-and-use-of-laboratory-animals.pdf

Organisation for Economic Co-operation and Development. 1998. OECD Principles of Good Laboratory Practice (as revised in 1997). http://www.oecd.org/officialdocuments/displaydocumentpdf/?cote=env/mc/chem(98)17&doclanguage=en

Pastoor TP, Bachman AN, Bell DR, Cohen SM, Dellarco M, Dewhurst IC, Doe JE, Doerrer NG, Embry MR, Hines RN, Moretto A, Phillips RD, Rowlands JC, Tanir JY, Wolf DC, Boobis AR. 2014. A 21st century roadmap for human health risk assessment. *Critical Rev. in Toxicol*. 44 (S3): 1-5.

Pauwels M, Rogiers V. 2007. Database search for safety information on cosmetic ingredients. *Regul Toxicol Pharmacol*. Vol. 49 (3): 208-16.

Rodricks JV, Gaylor DW, Turnbull D. 2007. Quantitative Extrapolations in Toxicology. In *Principles and Methods of Toxicology*, 5th edition, A.W. Hayes,ed. Boca Raton, FL: CRC Press, p.453-474.

Scientific Committee on Consumer Safety. 2012. The SCCS's notes of guidance for the testing of cosmetic substances and their safety evaluation. 8th revision. (http://ec.europa.eu/health/scientific_committees/consumer_safety/docs/sccs_s_006.pdf)

U.S. Environmental Protection Agency. 2011. Exposure Factors Handbook 2011 Edition (Final). http://cfpub.epa.gov/ncea/risk/recordisplay.cfm?deid=236252

U.S. Environmental Protection Agency. 2005. Guidelines for Carcinogen Risk Assessment.EPA/630/P-03/001F. http://www.epa.gov/raf/publications/pdfs/CANCER_GUIDELINES_FINAL_3-25-05.PDF

<参考資料3> 米国パーソナルケア製品評議会 技術ガイドライン「安全性評価ガイドライン」(2014)

\<市販製品安全性の外部情報源\>		
公開情報源	アクセス	概要
Toxic Exposure Surveillance System 毒性物質被曝監視システム（TESS）	The American Association of Poison Control Centers www.aapcc.org/	TESSは米国における唯一の総合的中毒事故監視データベースである。それは，米国中毒事故センターに報告される年間200万件以上の中毒事故被曝に関する詳細な毒性情報を含む。
National Center for Health Statistics 全米健康統計センター（NHSC） National Vital Statistics Systems 全米人口動態システム（NVSS）の死亡データ National Hospital Discharge Survey 全米退院調査（NHDS）	U.S. Department of Health and Human Services, Center for Disease Control www.cdc.gov/nchs	NVSSの死亡データは，50州および5地域のデータを代表している。これらの統計は，死亡情報の人口統計学的，地域別，原因別の情報源である。暫定および最終年間データが利用可能である。 NHDSは試料選択，医療記録転写および自動医療報告データを用いる病院の毎年の調査結果である。患者の医学情報には診断および治療処置が含まれる。
National Injury Information Clearinghouse 全米傷害情報交換所（NIIC）	U.S. Consumer Product Safety Commission (CPSC) www.cpsc.gov/about/clrnghse.html	この情報交換所は，消費者製品に関連する死亡，障害，疾病の原因および防止に関する情報を収集，そして公開している。それは事故報告書，消費者苦情，死亡診断書，新聞記事および消費者製品安全委員会（CPSC）が運営する全米傷害電子監視システム（NEISS）から得られる情報を集積している。 データの統計解析を含む刊行物はCPSCの一連の刊行物として入手可能である。
Drug Abuse Warning Network 医薬品濫用警告網（DAWN）	Substance Abuse and Mental Health Service Administration, U.S. Department of Health and Human Services www.samhsa.gov/data/	DAWNは米国の救急部門，および全国の監察医および検視官管轄における医薬品関連死亡例から医薬品関連データを収集している。 不法医薬品濫用，処方箋薬，店頭売薬，栄養補助食品および非医薬品吸入剤を含む患者の医療記録の遡及的検討結果である。

Table 1-A

第2章
安全性評価ガイドラインの概要

　PCPC安全性評価ガイドラインは，化粧品およびパーソナルケア製品に関する局所および全身性の毒性エンドポイントを評価するための方法に取り組むものである。曝露を判断するための重要なエンドポイントとして皮膚浸透性の評価方法も含まれている。

　2014年版のガイドラインに2つの新しい章が追加された。計算毒性学の章が現代毒性学の進歩を反映して追加された。2番目の新しい章は，植物の安全性評価で，植物の複雑で多様な成分を考慮して，このクラスの成分の安全性評価に必要となる特別の考察に取り組んだ。

　本ガイドラインは，ガイドラインを通して用いられる用語の解説集も含む。
　ガイドラインに含まれる主題に関連する考察について，以下に簡潔に解説する。

局所毒性

　局所毒性は，適用部位における化学物質の直接的副作用である。ガイドラインは，皮膚，粘膜および眼球という異なる種類の組織における局所毒性の試験を網羅する章を含む。

　皮膚[1]は防御的に被覆およびバリアとしての役割を果たし，身体と外部環境の相互作用の部位である。皮膚は，最外表皮とその下にある真皮の2層から構成され，ヒト成人では1.5～2 m^2の全表面積を有している。表皮の最外層は角質層と呼ばれ，物理的，化学的および熱曝露に対する防御の最前線となっている。

　皮膚に局所的にみられる毒性影響は，刺激性，または感作性に分類される。いずれのタイプの反応も類似の臨床的影響を引き起こす可能性があるが，感作性には反復投与後の免疫系の全身的反応が関与するのに対し，刺激性は純粋な局所的反応である。一部の化学物質は太陽光により光活性化を受け，光毒性，または光感作性を生じる可能性がある。化粧品は皮膚と接触するように設計されていることから，上市前に皮膚刺激性および感作性のポテンシャルを評価する必要があり，太陽光に曝露される皮膚部位に適用される製品については光毒性および光感作性を評価しなければならない。

　皮膚と異なり，粘膜は軽度から中等度の刺激性物質の直接，または間接的曝露から防御する有効なバリア層が欠落している。粘膜には口腔，鼻孔，膣および尿道の潤滑内面ライニングも含まれる。大半の化粧品は粘膜組織と接触しないが，接触するものについては粘膜刺激性ポテンシャルの評価を実施することが重要である。

1　読者は皮膚の生理学および生物学に関するさらなる情報については基本的な文献を参照されたい。そのような文献として，次の文献がある。Rongone, EL (1987) Skin structure, function and biochemistry. In Dermatotoxicology (FN Marzulli and HI Maibach, eds.). Hemisphere Publishing Corp., Washington, DC, pp. 1-70; and Whittam, JH (ed.) (1987) Cosmetic Safety: A primer for cosmetic scientists. Cosmetic Science and Technology, Volume 5. Marcel Dekker, New York.

眼[2]の場合，刺激性反応に関与する主な眼球構造は，角膜，虹彩および結膜である。角膜は，虹彩のような内部眼球構造に対するバリアとして働く無血管組織であり，ほとんどの場合，化学物質に直接曝露される構造である。角膜の背部に位置する虹彩は，網膜に到達する光の量および焦点深度の調節を担当している。結膜は，涙膜の一部を形成する分泌物を産生する防御的機能を有する付属構造であり，そして損傷を受けた角膜上皮の修復を助けることのできる細胞源である。化粧品は眼に触れるように設計されていないが，眼周囲に製品を使用することにより，眼球への化粧品の曝露が非意図的に生じる可能性があるため，刺激性ポテンシャルが懸念される。

局所的影響を試験する代替法の開発に多くの研究が行われ，いくつかの試験法については規制当局によりバリデーションが行われた。また，全身毒性と異なり，局所毒性試験は，特定の状況および適切な安全対策の下で，ヒトボランティアで実施することができる。このガイドラインには，臨床試験法に関する解説も含まれている。

局所毒性ポテンシャルの評価における出発点は，処方中の個々の成分の刺激性/感作性ポテンシャルの特定である。最終製品の安全性の確認は，多くの場合臨床試験により判定される。

全身毒性

全身毒性は，適用部位から離れた場所における化学物質の副作用である。全身的影響を引き起こすには，毒性物質が吸収されて最初の曝露部位を超えて分布しなければならない。化粧品に関しては，製品中の特定成分の経皮吸収を介して全身毒性が生じる可能性があり，口腔ケア化粧品は摂取および粘膜吸収により，女性用衛生品は粘膜吸収により，スプレーにより適用されるような製品は吸入により生じる。製品の誤使用（すなわち，小児による摂取）も全身的曝露を招く。全身毒性を呈する化学物質は，一般に標的器官と称される特定の器官でその主たる影響を惹起する。

本ガイドラインは，異なる曝露経路（経口，経皮および吸入）および異なる曝露期間による全身毒性試験を網羅している。解説している試験のほとんどは実験動物を用いるものである。利用可能なものがある場合には，動物を用いない代替（*in vitro*）試験も解説するが，可能性のある広範な全身的影響を測定することができ，かつ規制当局によりバリデーションされた代替法はまだ利用することができない。局所毒性と異なり，化粧品の全身的影響について臨床試験を実施することは一般的ではない。

全身毒性ポテンシャルは，製品中の個々の成分の毒性データを評価することにより決定することができる。従って，本項で解説する試験は最終製品よりもむしろ原料にほとんど限定して実施される。

追加のエンドポイント

安全性評価の重要な構成要素である他のエンドポイントに，遺伝毒性および経皮吸収がある。遺伝毒性試験は，遺伝物質に対する損傷能（すなわち，突然変異や染色体の変化を引き起こす）を評価するように設計

---

[2] 読者は眼の生理学および生物学に関するさらなる情報については基本的な文献を参照されたい。そのような文献として，次の文献がある。Fox DA, Boyes WK (2013) Toxic responses of the ocular and visual system. In Casarett & Doull's Toxicology: The Basic Science of Poisons, 8th Edition (CD Klaassen, ed.). McGraw-Hill, New York, pp 767-798.

されている。異なる遺伝毒性エンドポイントに多くの in vitro および in vivo 試験が開発されている。経皮吸収試験は，物質が全身的に吸収され，標的器官に到達して影響を引き起こす能力を特定するために実施される。リスクアセスメントを実施する目的で，曝露を評価するためにこれらの結果が用いられる。

これらのエンドポイントについての試験は，通常，個々の成分について実施され，最終製品に対してルーティンに実施される試験ではない。

計算学の方法

計算毒性学は動物試験を減らす方法として，そしてヒトへの毒性をより正確に予測するための方法として，次第に重要になってきている。本ガイドラインの計算毒性学の章でいくつかのアプローチをレビューし，安全性評価での役割を述べる。

植物由来成分

植物由来成分の評価は，組成が複雑で変動する理由から，特にチャレンジングな課題である。植物の評価への実際的なアプローチについて本ガイドラインで述べる。

第3章
皮膚一次刺激性ポテンシャルの評価

序　論

　一次刺激性物質は，直接的な接触により皮膚に傷害を及ぼす物質である。急性的一次刺激は，一次刺激性物質の単回適用により引き起こされる限局的で可逆的な炎症性反応である。一次刺激性反応は，紅斑（皮膚発赤），腫脹，発熱（曝露部位の血管拡張によるもので，影響を受けた部位に温かい血液の存在が生じる），および痛み（焼けるような痛み，痒み，スティンギング）から構成されるが，これらに限定されるものではない。単回適用後に急性的刺激性を示さない物質は反復適用後に反応を引き起こす可能性がある；この種の反応は，累積刺激性，または皮膚疲労と呼ばれる（KligmanおよびWooding, 1967; Patil et al, 1998）。不可逆的細胞損傷－適用部位における壊死（細胞死）－を生ぜしめる物質を腐食性物質と称する。腐食性の試験は，化粧品成分および製品に適用可能である。

試験法の概要

　最初の試験は，動物（*in vivo*），または非動物（*in vitro*）の試験系で実施され，次いで，問題のない場合には，管理された被験者でのヒトパッチテストで評価される。被験物質の濃度，溶媒，曝露経路，接触時間およびパッチ閉塞性の変動要因を考慮しなければならない（Gilman et al, 1978）。考慮すべき追加の変動要因には，被験物質のpHおよび用いる試験法の種類が挙げられる。例えば，ウサギ皮膚は軽度から中等度の刺激性物質に対しヒト皮膚より強く反応する（McCreeshおよびSteinberg, 1987）。被験物質のpHは，人道的理由から極めて重要であり，いくつかの規制当局は，pHの値が2以下，または11.5以上の物質はほぼ確実に刺激性物質であることから，皮膚に適用してはならないと勧告している（Commission of the European Communities（欧州共同体委員会），1992; Organization for Economic Cooperation and Development（OECD，経済協力開発機構），2002）; US Environmental Protection Agency（EPA，米国環境保護庁），1992および1998）。11.5を超えるpHを有する最終製品については，表示された用法および最大限のリーブオンの用法に従って刺激性ポテンシャルを評価する。

　本項は，皮膚刺激性評価に用いられる種々の動物，動物代替（*in vitro*）および臨床モデルを概説する。各試験法およびこれらのモデル特有の長所および短所について，以下に簡潔に述べる。

動物試験法

標準一次刺激性試験（Draize et al, 1944）

　これは，被験物質の一次刺激性ポテンシャル評価に最も広範に用いられてきた試験である。規制上の試験法ガイドラインでは，白色ウサギが皮膚刺激性試験に望ましい動物として記載されているが，他の系統，または種も用いることができる。当初の試験プロトコールは，白色ウサギ6羽の有傷および無傷部位に被験物質を単回24時間貼付することを求めていた。長年の間に，行政機関により受け入れられていた試験デザインに数回の改定が施された（OECD, 2002; US EPA, 1989; US EPA, 1992; US EPA, 1998）。現在受け入れられている改定試験プロトコールは，無傷部位のみに被験者物質を適用する，曝露時間を4時間に減じる，そして3羽の動物のみを用い試験を実施することを含む。簡単に記述すると，改定試験法においては，所定処置部に物理的損傷を与えないように背部および胴部の毛を刈る。各適用部位（動物当り4部位まで）は約

6 cm²とする。各部位に適用する被験物質の量は，液体について0.5 mL，固形または半固形の場合は0.5 gとする。処置部位は，非刺激性テープ片により皮膚に軽く接触するように固定したガーゼパッチで4時間覆う。この種の曝露は半閉塞である。曝露期間後，貼付および残存被験物質を除去し，そして被曝皮膚をパッチ除去後1，24，48および72時間後の浮腫（0～4段階）および紅斑/痂皮（0～4段階）の形成を用いて評価する（Table 3-1参照）。傷害の徴候が持続する場合には，7および14日後に追加観察する。観察された紅斑および浮腫スコアに基づき一次刺激性インデックス（PDI）を算出し，刺激性の程度の判定に用いる。PDI算出には多数の方法が開発されており，種々の行政機関により用いられている。標準試験法は，無刺激性物質から腐食性物質までの広い範囲の試験に用いることができる。

長所
- 背景データベースが豊富である。
- ほとんどの行政機関により認知され，受け入れられている。

短所
- ウサギモデルは，物質の刺激性ポテンシャルを過大評価する傾向がある（Nixon et al, 1975; Philips et al, 1972）。

In vitro 試験法

動物の使用を完全に排除することを目的に，動物代替法の開発に莫大な量の研究が行われてきた。刺激性物質と非刺激性物質を区別するために，いくつかの再構築皮膚組織モデルについて，OECDによって公式にバリデーションが実施され，受け入れられている（OECD, 2013a）。また，腐食性ポテンシャルを評価する多数のモデル（Corrositex®, EPISKIN™; Epiderm™; ラット皮膚経皮電気抵抗性）について，米国の行政機関（米国運輸省（DOT），2002; US EPA, 2003）およびOECD（OECD, 2006; 2013b; 2013c）によってバリデーションが実施され，受け入れられている。*In vitro* 腐食性試験と刺激性試験は，それぞれ特定のそして別々の情報を提供することに注意することが重要である。すなわち，刺激性試験で陽性であることが腐食性に関する情報を提供するものではなく，腐食性試験が陰性であることが刺激性の情報を提供するものではない。*In vitro* 腐食性試験が陰性の場合，その物質が刺激性物質であるか否かを決定するためには，*in vitro* 刺激性試験を実施しなければならない。同様に，*in vitro* 刺激性試験で刺激性が明らかになった場合，その物質が腐食性を示すかどうかを決定するためには，やはり *in vitro* 腐食性試験を実施しなければならない。皮膚刺激性代替法は主としてスクリーニング，または既存物質および製品を基準とする比較目的に用いられている。Table 3-2は，利用可能な代替モデルに関するいくつかの特性をまとめている。

皮膚腐食性モデル

現在，ヒト皮膚モデル試験，経皮電気抵抗性およびCorrositex®の3種類の *in vitro* 試験モデルが被験物質の腐食性ポテンシャルの判定に用いられる。

ヒト皮膚モデル試験（OECD TG 431）

ヒト皮膚モデル試験は，一定の曝露時間後に再構築組織に誘発される細胞毒性の程度によって物質の腐食性ポテンシャルを評価する。組織はヒト細胞で再構築され，正常なヒトの皮膚と同様なバリア特性を持つ角質層によって覆われた多層の表皮で構成される。いくつかの組織モデルがいずれも市販品として利用できるが，最近，このモデルを使用するためにバリデーションが行われた。それらのモデルは，EpiDerm™ RhE

(Mattek Corporation, USA), EpiSkin™ と SkinEthic™ RhE (SkinEthic Laboratories, France) および epiCS® (formerly EST-1000; CellSystems, Germany) である。OECD TG431 (OECD 2013b) に実施基準があるため，他の再構築皮膚モデルも今後承認されると考えられる。

試験では，組織を被験物質に1回または数回定められた時間曝露した後，被験物質を洗浄し，組織の生存率を測定する。生存率の決定によく用いられる試験では，3-(4,5-Dimethylthiazol-2-yl)-2,5-diphen-yltet-razolium bromide, Thiazolyl blue) [MTT] の減少を測定する。次いで，既定の予測モデルが得られた生存率データに適用される。例えば，EpiDerm™ モデルでは次のように判定する。

被験物質は皮膚に腐食性があると判断される。
- 3分間曝露後の生存率が50%未満の場合，または
- 3分間曝露後の生存率が50%以上で，1時間曝露後の生存率が15%未満の場合

被験物質は皮膚に腐食性がないと判断される。
- 3分間曝露後の生存率が50%以上で，1時間曝露後の生存率が15%以上の場合

長所
- ヒト組織で作られている。
- 3次元構築モデルは組織学的にヒト表皮と類似している。
- 物理的形態によらずほとんどの化学物質を評価することができる。

短所
- 組織モデルが高価である。
- 通常，バリア機能がヒト皮膚よりも劣る。

ラット皮膚経皮電気抵抗性試験（TER法）（OECD TG 430）

この方法は，被験物質の腐食性ポテンシャルを物質の経皮電気抵抗性への影響およびスルホローダミンB色素浸透の変化に基づき評価する。TER法は，抵抗計（Registometer）と呼ばれる機器を用いて生来の電気抵抗性の変化を測定することにより皮膚バリア機能を評価する。刺激性物質は，角質層を崩壊させた結果としてTERの減少を引き起こす。被験物質は，その後の電気抵抗性およびバリア機能への影響評価のために，新しく摘出したラット皮膚の内部表皮表面に2時間，または24時間局所適用する。被験物質は，TER ($\leq 5\,k\Omega$)，バリア機能および角層の損失を引き起こした場合に腐食性と考えられる。因みに，陰性対照（蒸留水）の抵抗性範囲は10〜25 kΩの範囲である。TERが$\leq 5\,k\Omega$で，物質が界面活性剤，または中性有機物である場合には色素浸透を考慮する。本モデルは欧州動物実験代替法評価センター（ECVAM）が主催した一連のバリデーション試験に組み入れられている（Fentem et al, 1998）。本モデルは，その使用意図である腐食性物質の同定に対し欧州化粧品および非食品科学委員会（SCCNFP）（Anon, 1999）および欧州委員会（Anon, 2000）により承認を受けている。OECD試験法ガイドラインがある（OECD, 2013a）。

長所
- 物理的形態によらずほとんどの化学物質の評価が可能である。

短所
- ヒト組織が使われていない。
- モデルは腐食性物質の評価にしかバリデーションされていない。

- 動物の使用が必要である。
- 限られたデータしか利用できない。

Corrositex® (OECD TG 435)

　Corrositex®は，被験物質の腐食性ポテンシャルを，生物バリアを透過し，2種のpH指示薬色素を含む下層液の色の変化を惹起する能力により決定する。生物バリアは支持ろ過膜中の水和コラーゲンマトリックスからなる。腐食性を示す被験物質のポテンシャルは，マトリックスの通過に要する時間で評価する。本モデルはECVAMが主催した一連のバリデーション試験に組み入れられている（Botham et al, 1995; Fentem et al, 1998）。本モデルは，米国動物実験代替法検証省庁間連絡委員会（ICCVAM）（Anon, 1999b; ICCVAM, 1999）およびECVAM（Anon, 2000b）により評価，検証され，米国DOTにより使用が承認されている（US DOT, 2002）。OECD試験法ガイドラインがある（OECD, 2006）。

長所
- 実験動物を使用しない。

短所
- ヒト組織を用いていない。
- モデルは，特定のクラスの腐食性物質評価にしかバリデーションされておらず，使用されていない。
- 限られたデータベースしか利用できない。
- 検出液のpHを変化させることのできる物質の評価に限定される。

皮膚刺激性モデル

　いくつかの再構築ヒト表皮モデルについてバリデーションが行われ，OECD（OECD 2013a）で規制的受け入れがなされている。この試験ガイドライン（TG 439）に関して実施基準があることから，今後，他の再構築モデルについてもTG 439のもとで利用のためのバリデーションが行われると考えられる。最近利用が認められた4つのヒト表皮モデルについて以下に記載する。すべての再構築ヒト表皮モデルについてバリデーションが行われたが，組織ごとにプロトコールにわずかな変化が必要とされる。また，ヒトの生物学的材料の現地の重要な税関手続きが国によって異なるため，組織によっては，ある地域では別の地域よりも早く利用することが可能になる。これらのモデルに関心がある利用者は，モデルの輸入に関して組織提供者に連絡を取ることを勧める。

EpiDerm™ SIT（EPI-200）

　本モデル[1]は正常ヒト由来表皮角化細胞（NHEK）および機能性角層から構成されるヒト表皮の3次元器官培養モデルである（Cannon et al, 1994）。NHEKは，無血清培地を用いて特別に調製された細胞培養挿入物上で培養される。形態的には，本モデルはヒト表皮に類似している。OECD TG-439に従って本モデルを用いる場合は，組織に被験物質（25 mg）を局所的に60分間適用し，洗浄して被験物質を取り除き，組織をさらに発現期間の42時間培養する。生存率は，生存して代謝活性のある細胞に存在する細胞ミトコンドリアデヒドロゲナーゼによる3［4,5-dimethylthiazol-2-yl］-2,5-diphenyltetrazolium bromide（MTT）の代謝的変換を測定するMTTアッセイにより定量する。組織の生存率が50％以下の場合は，被験物質は，刺激物

---

[1] EpiDerm™はMatTek社（アシュランド，マサチューセッツ州）によって開発され，同社から購入できる。

質（GHS カテゴリー2）とみなす。組織の生存率が50％を超える場合は，非刺激性物質（GHS カテゴリー3）とみなす。

EpiDerm EPI-200は，スクリーニング手段としても用いることが可能で，新しい物質を基準と比較するために利用することができる。これは，通常，毒性にアプローチする時に行われ，組織の生存率が50％に減少するのに必要な曝露時間（ET50）を決定するために，様々な長さの時間で組織を被験物質に曝露する。ET50値が低いほど，物質がより強い刺激性を持つことを示す。このモデルは物質の中等度から強度の刺激性を評価することができるため，ET50値を異なる被験物質の相対的な刺激性の比較に利用することができる。このモデルは ECVAM の後援のもとで行われた一連のバリデーション試験に含まれている（Botham et al., 1998; Fentem and Botham, 2002; Fentem et al., 1998; Fentem et al., 2001; Zuang et al., 2002）。

EpiSkin™

これも再構築表皮と機能性角質層から構成される3次元ヒト皮膚モデル[2]である。このモデルは形態学的にヒトの表皮と類似している。このモデルを OECD TG 439で用いる場合は，一般的に被験物質（10 mg）を組織に15分間適用した後，被験物質を洗浄して取り除き，発現期間としてさらに42時間培養する。生存率を MTT アッセイで評価する（上記の EpiDerm の記述を参照）。組織の生存率が50％以下の場合は，物質は刺激性物質（GHS カテゴリー2）であると判断される。組織生存率が50％未満の場合は，物質は非刺激性物質（GHS カテゴリー外，任意のカテゴリー3）であると判断される。上述の EpiDerm™ モデル同様，EpiSkin™ モデルはスクリーニング手段としても用いることが可能で，新しい物質を基準と比較するために利用することができる。このモデルは ECVAM の後援のもとで行われた一連のバリデーション試験に含まれている（Fentem and Botham, 2002; Fentem et al., 1998; Fen-tem et al., 2001; Spielmann et al., 2007; Zuang et al., 2002）。

SkinEthic™ RHE モデル

このモデルも正常なヒトのケラチノサイトで構成される3次元ヒト皮膚モデル[3]（Doucet et al., 1996）で，様々な物質の皮膚刺激性を評価するために用いられている（De Brugerolle de Fraisinette et al., 1999）。

組織は形態学的にヒトの表皮と類似している。このモデルを OECD TG 439で用いる場合は，一般的に被験物質（16mg）を組織に42分間適用した後，被験物質を洗浄して取り除き，発現期間としてさらに42時間培養する。生存率を MTT アッセイで評価する（上記の EpiDerm の記述を参照）。組織の生存率が50％以下の場合は，物質は刺激性物質（GHS カテゴリー2）であると判断される。組織生存率が50％未満の場合は，物質は非刺激性物質（GHS カテゴリー外，任意のカテゴリー3）であると判断される。

上述の EpiDerm™ モデル同様，SkinEthic™ モデルはスクリーニング手段としても用いることが可能で，新しい物質を基準と比較するために利用することができる。このモデルはバリデーション試験に含まれている（Alépée et al., 2010）。

---

2 EpiSkin™ は L'Oreal 社の全額出資による SkinEthic Laboratories（リヨン，フランス）から市販品を購入できる。
3 再構築ヒト上皮モデルは SkinEthic Laboratories（Lyon, France）によって開発され，同社から購入できる。

LabCyteEPI モデル24

　このモデルも正常なヒトのケラチノサイトで構成される3次元ヒト皮膚モデル[4]である（Katoh, 2009）。このモデルを用いてバリデーション試験が行われてきた（Kojima, 2012; Kojima, 2014）。このモデルをOECD TG 439で用いる場合は，一般的に被験物質（25 mg）を組織に15分間適用した後，被験物質を洗浄して取り除き，発現期間としてさらに42時間培養する。生存率をMTTアッセイで評価する（上記のEpi-Dermの記述を参照）。細胞生存率（50％以下または以上）で物質が刺激物質か非刺激物質かどうかを決定する。

　上述のEpiDerm™モデル同様，LabCyte EPI MODEL24モデルはスクリーニング手段としても用いることが可能で，新しい物質を基準と比較するために利用することができる。
　上述の3次元ヒト組織構築物すべてに以下の長所および短所があてはまる。

長所
- ヒト細胞を使用している。
- 行政機関により承認されている（OECD TG 439）。
- 物理的形態によらずほとんどの化学物質を評価することができる。
- 被験物質の広い範囲で刺激性を評価できるモデルである。
- 炎症性サイトカインの放出を測定することができる。

短所
- 組織の回復を評価することができない。
- 本来の表皮にみられるバリア機能よりも弱い。

臨床試験法

　ほとんどの臨床パッチテストの目的は，前臨床評価の結果を確認し，予期しなかった影響が生じないことを証明することである。有害性の特定に用いられる4時間ヒトパッチテストだけは例外である。

　ヒトで実施される他の試験と同様，刺激性の臨床試験は，被験者の危害に対する十分な担保および既知アレルゲンの曝露を回避するための更なる注意が必要である。臨床試験は，動物，または*in vitro*試験の結果を外挿する必要がないと言う利点があるが，ヒトの皮膚刺激性反応には個人差および季節変動があることが良く知られており，そのため結果の解釈には注意しなければならない。臨床試験に関する倫理的および法規制面での考察に関しては，読者はこれらのガイドラインの序論の項を参照されたい。

4時間ヒトパッチテスト

　4時間ヒトパッチテストは，動物における標準一次刺激性試験の代替として開発された（Basketter et al, 1997; DillarstoneおよびPaye, 1993; DillarstoneおよびPaye, 1994; Griffiths et al, 1997; York et al, 1996）。上腕外側部に0.2 mL，または0.2 gの希釈していない被験物質を閉塞条件下で最初15分間貼付する。各試験には約30名の被験者を用いる。パッチ除去時点，および曝露後24，48および72時間時点で，4段階スケールにより処置部位における刺激を評価する。反応を示さなかった被験者には，次の週に30分間貼付し，同様に

4　株式会社ジャパン・ティッシュ・エンジニアリング（蒲郡，日本）によって開発された。

段階評価する。反応が得られない限り，貼付時間を4時間まで増加させてこのプロセスを続ける。いずれかの曝露の後，弱陽性から強陽性反応を示した被験者は陽性反応を得たと考えられ，追加処置は中止される。被験物質に陽性反応を示した被験者数を陽性対照物質（ラウリル硫酸ナトリウム）に反応した被験者数と比較する。

長所
- 動物からヒトへのデータ外挿を必要としない。
- 同一試験で多数の被験物質を評価することができる。
- 試験法デザインはヒト被験者へのリスクを最小化している。

短所
- 限られたデータベースしか利用できない。
- 試験実施に時間を要する。

単回適用法

単回パッチ適用によるヒトパッチテストは，成分および最終製品の両者の試験に用いられる。多くの単回適用パッチテストの変法が開発されている（CarterおよびGriffiths, 1995; Johnson et al, 1953; NAS, 1977）。試験は正常な皮膚に閉塞，または半閉塞パッチの条件下で，背部，または上腕を試験部位として実施する。特定の最終製品は，その生理化学的特性（例えば，pH，予備アルカリ性）が閉塞，または半閉塞パッチ下で重大な刺激性ポテンシャルを示唆する場合は，半開放，または開放パッチの条件下で適用する。被験者は通常25名である。様々なパッチ，またはチャンバーが用いられ，被験物質の容量および濃度は，用いる適用法に特有である。貼付時間は15分から48時間まで変えられるが，通常は4時間から48時間の間である。パッチ除去後およびその後72時間の時点まで，被験部位における紅斑，浮腫および/または他の皮膚反応を評価する。ヒトの反応は変動するため，通常，各試験に1つ，またはそれ以上の対照物質が含まれる。

長所
- 動物からヒトへのデータ外挿を必要としない。
- 同一試験で多数の被験物質を評価することができる。

短所
- 限られたデータベースしか利用できない。
- 弱から中刺激性ポテンシャルを有する物質の評価に限定される。
- 適用方法は通常の消費者曝露を反映していない。

反復適用法

ヒトパッチテストは，累積刺激性すなわち反復適用後に皮膚刺激を引き起こす被験物質のポテンシャルの評価にも用いられる（Bagley et al, 2001; BergerおよびBowman, 1982; Bowman et al, 2003; Lanman et al, 1968）。反復適用試験は最終製品の試験にほとんど限定して用いられる。一般的に，累積刺激性試験の各試験法デザインは類似しており，被験物質を被験者の背部に24時間連続的に貼付（閉塞，または半閉塞条件で）する。試験期間は，多くの場合5，14，または21日間で，通常，最低25名の被験者を用いる。各24時間曝露の後，パッチを除去し，試験部位について紅斑，浮腫および/または他の皮膚反応（Table 3-1参照）を評価する。皮膚に障害がない場合には，まったく同じパッチを同じ試験部位に再適用する。試験の残りの期間中，

この操作を繰り返す。累積刺激性試験は，刺激性ポテンシャルを過大評価する傾向があることから，結果の解析には既知の市場実績を有する製品を参照しなければならない。

いくつかの反復パッチテストデザインが特定の種類の製品，または曝露条件を評価するために開発されている。例えば，Frosch-Kligman 石鹸チャンバー試験は，界面活性剤を基盤とする洗剤の皮膚における紅斑および乾燥（例えば，落屑および亀裂）惹起ポテンシャルを評価するように設計されている（Frosch および Kligman, 1979; Babulak et al, 1986; Simion et al, 1991）。また，経表皮水分損失を測定する蒸発計（Evaporimeter）を用いて角質層の完全性を評価する。貼付回数および曝露の回数は，どの石鹸チャンバー試験法を使用するかによる。Chamber Scarification 試験は，主として損傷された皮膚への適用を目的とするリーブオン製品を評価するために主に用いられる（Frosch および Kligman, 1976）。感度を増加させるために30ゲージの針により乱切（スクラッチ）した前腕の複数の部位に被験物質を含むチャンバーを貼付する。比較の目的で，正常な皮膚で同一物質により試験する。24時間間隔で3日間，被験物質を同一部位に再適用する。チャンバー除去後に炎症の程度を評価する。

上記試験デザイン（パッチ種類，パッチ適用の期間および頻度など）は，評価する特定の最終製品に適切と判断された場合には変更される。

長所
- 動物からヒトへのデータ外挿を必要としない。
- 同一試験で多数の被験物質を評価することができる。

短所
- 限られたデータベースしか利用できない。
- 弱から中刺激性ポテンシャルを有する物質の評価に限定される。
- 一部の試験デザインは，その適用性が限られている（即ち，特定の種類の製品や曝露条件のみ）。

使用試験

特にパーソナル洗浄製品の皮膚刺激性/緩和性を評価するために，他の臨床試験法がいくつか開発されている（Doughty et al, 1990; Ertel et al, 1995; Sharko et al, 1991; Strube et al, 1989）。これらの試験は，一般に過剰な曝露を用い，被験物質を曝露する前に研磨アプリケーターを用いて角層を損傷して被験物質を適用する。過剰な曝露条件下における試験の詳細な情報は，ヒトでの使用安全性試験ガイドラインに示されている。

参考文献

Alépée N, Tornier C, Robert C, Amsellem C, Roux MH, Doucet O, Pachot J, Meloni M, deBrugerolle de Fraissinette A. 2010. A catch-up validation study on reconstructed human epidermis (SkinEthic RHE) for full replacement of the Draize skin irritation test. *Toxicol In Vitro*, 24 (1): 257-66.

Anon. 1999. Excerpts of the outcome of discussions record of the 6th plenary meeting. Scientific Committee for Cosmetic and Non-food Products.

Anon. 1999b. Federal Register Notice: Corrositex®: An *In Vitro* Test Method for Assessing Dermal Corrosivity Potential of Chemicals. *Federal Register* 64: 33109-33111.

Anon. 2000. Skin corrosion, rat skin TER and human skin model assay. EU Commission Directive 2000/33/EC.

Anon. 2000b. Statement on the application of the Corrositex assay for skin corrosivity testing. 15th meeting of the ECVAM Scientific Advisory Committee. https://eurl-ecvam.jrc.ec.europa.eu/validation-regulatory-acceptance/skin-corrosion-docs/CRTX_statement.pdf

Babulak SW, Rhein LD, Scala DD, Simion FA, Grove GL. 1986. Quantitation of erythema in a soap chamber test using the

Minolta chroma (reflectance) meter: Comparison of instrumental results with visual assessments. *J. Soc. Cosmet. Chem.* 37: 475-479.

Bagley DM, Boisits EK, Spriggs TL, Schwartz S. 2001. Effect of patch type on the cumulative irritation potential of 4 test materials. *Am. J. Contact Dermat.* 12 (1): 25-27.

Basketter DA, Chamberlain M, Griffiths HA, Rowson M, Whittle E, York M. 1997. The classification of skin irritants by human patch test. *Food Chem. Toxicol.* 35: 845-852.

Berger RS, Bowman JP. 1982. A reappraisal of the 21-day cumulative irritation test in man. *J. Toxicol.-Cut. Ocular Toxicol.* 1(2): 109-115.

Botham PA, Chamberlain M, Barratt MD, Curren RD, Esdaile DJ, Gardner JR, Gordon VC, Hildebrand B, Lewis RW, Liebsch M, Logemann P, Osborne R, Ponec M, Regnier J-F, Steiling W, Walker AP, Balls M. 1995. A prevalidation study on *in vitro* skin corrosivity testing. The report and recommendations of ECVAM workshop 6. *ATLA* 23: 219-255.

Botham PA, Earl LK, Fentem JH, Roguet R, van de Sandt JJM. 1998. Alternative methods for skin irritation: the current status. ECVAM skin irritation task force report 1. *ATLA* 26: 195-211.

Bowman JP, Berger RS, Mills OH, Kligman AM, Stoudemayer T. 2003. The 21-day human cumulative irritation test can be reduced to 14 days without loss of sensitivity. *J. Cosmet. Sci.* 54 (5): 443-449.

Cannon CL, Neal PJ, Southee JA, Kubilus J, Klausner M. 1994. New epidermal model for dermal irritancy testing. *Toxicol. In Vitro* 8(4): 889-891.

Carter RO, Griffith JF. 1965. Experimental basis for the realistic assessment of the safety of topical agents. *Toxicol. Appl. Pharmacol.* 7: 60-73.

Commission of the European Communities. 1992. B.4. Acute toxicity (skin irritation). In Part B: Methods for the Determination of Toxicity. *Official J. European Communities,* No. L383A/124.

De Brugerolle de Fraisinette A, Picarles V, Chibout S, Kolopp M, Medina J, Burtin P, Ebelin M-E, Osborne S, Mayer FK, Spake A, Rosdy M, De Wever B, Ettlin RA, Cordier A. 1999. Predictivity of an *in vitro* model for acute and chronic skin irritation (SkinEthic®) applied to the testing of topical vehicles. *Cell Biol. Toxicol.* 15 (2): 121-135.

Dillarstone A, Paye M. 1993. Antagonism in concentrated surfactant systems. *Cont. Dermat.* 28: 198.

Dillarstone A, Paye M. 1994. Classification of surfactant-containing products as 'skin irritants'. *Cont. Dermat.* 30: 314-315.

Doucet O, Robert C, Zastrow L. 1996. Use of a serum-free reconstituted epidermis as a skin pharmacological model. *Toxicol. In Vitro* 10: 305-313.

Doughty D, Jaramillo J, Spengler E. 1990. Methods for assessing the mildness of facial cleansing products. In *Preprint of the 16th IFSCC International Congress*, pp. 468-477.

Draize JH, Woodard G, Calvery HO. 1944. Methods for the study of irritation and toxicity of substances applied topically to the skin and mucous membranes. *J. Pharmacol. Exp. Ther.* 82: 377-390.

Ertel KD, Keswick GH, Bryant PB. 1995. Forearm controlled application technique for estimating the relative mildness of personal cleansing products. *J. Soc. Cosmet. Chem.* 46: 67-76.

Fentem JH, Botham PA. 2002. ECVAM's activities in validating alternative tests for skin corrosion and irritation. *ATLA* 30(Suppl. 2): 61-67.

Fentem JH, Archer GEB, Balls M, Botham PA, Curren RD, Earl LK, Esdaile DJ, Holzhutter H-G, Liebsch M. 1998. The ECVAM international validation study on *in vitro* tests for skin corrosivity. 2. Results and evaluation by the management team. *Toxicol. In Vitro* 12: 483-524.

Fentem JH, Briggs D, Chesne C, Elliott GR, Harbell JW, Heylings JR, Portes P, Roguet R, van de Sandt JJ, Botham PA. 2001. A prevalidation study on *in vitro* tests for acute skin irritation. Results and evaluation by the Management Team. *Toxicol. In Vitro* 15 (1): 57-93.

Frosch PJ, Kligman AM. 1976. The chamber-scarification test for irritancy. Contact Dermatitis, 2(6): 314-324.

Frosch PJ, Kligman AM. 1979. The soap chamber test. *J. Am. Acad. Dermatol.* 1: 35-41. Gilman MR, Evans RA, DeSalva SJ. 1978. The influence of concentration, exposure duration and patch occlusivity upon rabbit primary dermal irritation indices. *Drug Chem. Toxicol.*, 1(4): 391-400.

Griffiths HA, Wilhelm KP, Robinson MK, Wang XM, McFadden J, York M, Basketter DA. 1997. Interlaboratory evaluation of a human patch test for the identification of skin irritation potential/hazard. *Food Chem. Toxicol.* 35 (2): 255-260.

Heylings JR, Clowes HM, Hughes L. 2001. Comparison of tissue sources for the skin integrity function test (SIFT). *Toxicol. In Vitro* 15 (4-5): 597-600.

Heylings JR, Diot S, Esdaile DJ, Fasano WJ, Manning LA, Owen HM. 2003. A prevalidation study on the *in vitro* skin irritation function test (SIFT) for prediction of acute skin irritation *in vivo*: results and evaluation of ECVAM Phase III. *Toxicol. In Vitro* 17 (2): 123-138.

Interagency Coordinating Committee on the Validation of Alternative Methods. National Institute of Environmental Health Sciences. 1999. Corrositex®: An *in vitro* test method for assessing dermal corrosivity potential of chemicals. NIH Publication No. 99-4495. Research Triangle Park, NC.

Johnson SAM, Kile RL, Kooyman DJ, Whitehouse HS, Brod JS. 1953. Comparison of effects of soaps and detergents on the hands of housewives. Arch. Dermatol. Syphilol. 68: 643-650.

Kojima H, Ando Y, Idehara K, Katoh M, Kosaka T, Miyaoka E, Shinoda S, Suzuki T, Yamaguchi Y, Yoshimura I, Yuasa A,

Watanabe Y, Omori T. 2012. Validation study of the *in vitro* skin irritation test with the LabCyte EPI-MODEL24. ATLA, 40 (1): 33-50.

Kojima H, Katoh M, Shinoda S, Hagiwara S, Suzuki T, Izumi R, Yamaguchi Y, Nakamura M, Kasahawa T, Shibai A. 2014. A catch-up validation study of an *in vitro* skin irritation test method using reconstructed human epidermis LabCyte EPI-MODEL24. J. Appl. Toxicol. 34 (7): 766-74.

Katoh M, Hamajima F, Ogasawara T, Hata K. 2009. Assessment of human epidermal model LabCyte EPI-MODEL for *in vitro* skin irritation testing according to European Centre for the Validation of Alternative Methods (ECVAM)-validated protocol. *J. Toxicol. Sci.*, 34 (3): 327-34.

Kligman AM, Wooding WM. 1967. A method for the measurement and evaluation of irritants on human skin. *J. Invest. Dermatol.* 49 (1): 78-94.

Lanman BM, Elvers WB, Howard CS. 1968. The role of human patch testing in a product development program. In Proc. *Joint Conference on Cosmetic Sciences*, Washington, D.C.: Toilet Goods Association, pp. 135-145.

McCreesh AH, Steinberg M. 1987. Skin irritation testing in animals. In: *Dermatotoxicology*, Marzulli FN, Maibach HI (eds.), Washington, DC: Hemisphere Publishing, pp. 153-172.

Nixon GA, Tyson CA, Wertz WC. 1975. Interspecies comparison of the skin irritancy. Toxicol. Appl. Pharm. 31: 481-490.

Organization for Economic Co-Operation and Development. 2002. OECD guideline for testing of chemicals, No. 404: Acute dermal irritation/corrosion. http://www.oecd-ilibrary.org/content/book/9789264070622-en

Organization for Economic Co-Operation and Development. 2006. OECD guideline for testing of chemicals, No. 435: *In Vitro* Membrane Barrier Test Method for Skin Corrosion. http://www.oecd-ilibrary.org/environment/oecd-guidelines-for-the-testing-of-chemicals-section-4-healtheffects_20745788

Organization for Economic Co-Operation and Development. 2010a. Explanatory Background Document to the OECD draft Test Guideline on *in vitro* skin irritation testing.

Organization for Economic Co-Operation and Development. 2013a. OECD guideline for testing of chemicals, No. 439: *In Vitro* Skin Irritation: Reconstructed Human Epidermis Test Method. http://www.oecd-ilibrary.org/environment/oecd-guidelines-for-the-testing-of-chemicals-section-4-health-effects_20745788

Organization for Economic Co-Operation and Development. 2013b. OECD guideline for testing of chemicals, No. 431: *In Vitro* Skin Corrosion - Reconstructed Human Epidermis (RHE) Test Method. http://www.oecd-ilibrary.org/environment/oecd-guidelines-for-the-testing-of-chemicalssection-4-health-effects_20745788

Organization for Economic Co-Operation and Development. 2013c. OECD guideline for testing of chemicals, No. 430: *In Vitro* skin corrosion - Transcutaneous Electrical Resistance (TER). http://www.oecd-ilibrary.org/environment/oecd-guidelines-for-the-testing-of-chemicals-section-4-health-effects_20745788

Patil SM, Patrick E, Maibach HI. 1998. Animal, human, and *in vitro* test methods for predicting skin irritation. In *Dermatotoxicology Methods: The Laboratory Worker's vade mecum*, Marzulli FN, Maibach HI (eds.), Washington DC: Taylor & Francis, pp. 89-114.

Philips L, Steinberg M, Maibach HI, Akers WA. 1972. A comparison of rabbit and human skin responses to certain irritants. *Toxicol. Appl. Pharm.* 21: 369-380.

Sharko PT, Murahata RI, Leyden JJ, Grove GL. 1991. Arm wash evaluation with instrumental evaluation - A sensitive technique for differentiating the irritation potential of personal washing products. *J Derm. Clin. Eval. Soc.* 2: 19-26.

Simion FA, Rhein LD, Grove GL, Wojtkowski JM, Cagan RH, Scala DD. 1991. Sequential order of skin responses to surfactants during a soap chamber test. Cont. Dermat. 25: 242-249.

Spielmann H, Hoffmann S, Liebsch M, Botham P, Fentem J, Eskes C, Roguet R, Cotovio J, Cole T, Worth A, Heylings J, Jones P, Robles C, Kandarova H, Gamer A, Remmele M, Curren R, Raabe H, Cockshott A, Gerner I, Zuang V. 2007. The ECVAM International Validation Study on *In Vitro* Tests for Acute Skin Irritation: Report on the Validity of the EPISKIN and EpiDerm Assays and on the Skin Integrity Function Tests. *ATLA* 35: 559-601.

Strube DD, Koontz SW, Murahata RI, Theiler RF. 1989. The flex wash test: A method for evaluating the mildness of personal washing products. *J. Soc. Cosmet. Chem.* 40: 297-306.

U.S. Department of Transportation. 2002. DOT-E 10904. Exemption allowing the use of Corrositex® as alternative test method.

U.S. Environmental Protection Agency. 1989. Chapter 6 - Dermal. *Exposure factors handbook*. Office of Health and Environmental Assessment, Exposure Assessment Group. EPA/600/8-89/043.

U.S. Environmental Protection Agency. 1992. Primary Dermal Irritation. Toxic Substances Control Act, Test Guidelines, Subpart E - Specific Organ/Tissue Toxicity. Title 40 Code of Federal Regulations Part 798.4470.

U.S. Environmental Protection Agency. 1998. Acute Dermal Irritation. In: *Health Effects Test Guidelines - OPPTS 870.2500*. U.S. Environmental Protection Agency Office of Pesticide and Toxic Substances, EPA Document #712-C-98-196.

U.S. Environmental Protection Agency. 2003. Ensuring Data Quality For *In Vitro* Tests Used As Alternatives To Animal Studies For Regulatory Purposes: A Consultation. FIFRA Scientific Advisory Panel October 28-29 Meeting.

York M, Griffiths HA, Whittle E, Basketter DA. 1996. Evaluation of a human patch test for the identification and classification of skin irritation potential. *Cont. Dermat.* 34: 204-212.

Zuang V, Balls M, Botham PA, Coquette A, Corsini E, Curren RD, Elliott GR, Fentem JH, Heylings JR, Liebsch M, Medina J, Roguet R, van de Sandt JJ, Wiemann C, Worth AP. 2002. Follow-up to the ECVAM prevalidation study on *in vitro* tests for acute skin irritation. The European Centre for the Validation of Alternative Methods Skin Irritation Task Force report 2. *ATLA* 30 (1): 109-129.

DRAIZE 皮膚刺激性スコアシステム	
紅斑および痂皮形成	**スコア**
●紅斑を認めない	0
●ごくわずかな紅斑（ほとんど認知できない）	1
●明らかな紅斑	2
●中等程度から強度の紅斑	3
●強度の紅斑（ビートのような発赤）からわずかな痂皮形成（深部傷害）	4
浮腫形成	**スコア**
●浮腫を認めない	0
●ごくわずかな浮腫（ほとんど認知できない）	1
●わずかな浮腫（明確な隆起により明示される部位の周端）	2
●中等度の浮腫（約1mmの隆起）	3
●強度の浮腫（1mmを超える隆起および被曝部位を超えた拡大）	4
ヒトパッチテスト皮膚刺激性スコアシステム	**値**
皮膚反応	
炎症性徴候を認めない	0
部位の外観光沢，またはほとんど認知できない紅斑	±(0.5)
わずかな浮腫	1
中等度の紅斑，端にほとんど認知できない浮腫を伴う可能性，丘疹の可能性	2
全域に浮腫を伴う中等度の紅斑	3
強度の浮腫を伴う強度の紅斑，小水疱を伴う，または伴わない	4
貼付部位を超えて拡大した強度の反応	5

Table 3-1

皮膚刺激性の *in vitro* 試験法
試験法比較

試験法	被験物質適合性	測定刺激性範囲	バリア機能
ラット皮膚経皮電気抵抗性試験	物理的形態によらず，ほとんどの化学物質	腐食性	全層（厚）皮膚
Corrositex®	検出液のpHを変える能力を有する物質	腐食性	ろ過膜中の水和コラーゲンマトリックスからなるバイオバリア
EpiDerm™, EpiSkin™, SkinEthic™ または epiCS® を用いるヒト皮膚モデル試験	物理的形態によらず，ほとんどの化学物質	腐食性	ヒト型角質層であるが，バリア機能が劣る。
EpiDerm™SIT, EpiSkin™, SkinEthic™, or LabCyte EPI-MODEL24を用いる再構築ヒト表皮	物理的形態によらず，ほとんどの化学物質	無刺激性から刺激性	ヒト型角質層であるが，バリア機能が劣る。

Table 3-2

第4章
眼刺激性ポテンシャルの評価

序　論

　眼に曝露する可能性があるため，顔面および眼の周囲に意図的に使用される多くの化粧品およびパーソナルケア製品（例えば，マスカラ，シャンプー，ボディウオッシュ，洗顔クリーム，洗顔料）の眼刺激性ポテンシャルを評価する必要がある。眼刺激性ポテンシャルを評価する標準的アプローチは，成分に関する生理化学的情報を評価し，動物を用いた眼刺激性の背景データの利用可能性を判断し，可能であれば動物試験に代えて in vitro 評価（利用可能であればバリデーションが行われた方法を用いる）を実施する。

試験法の概要

　本章では，眼刺激性の評価に用いられる様々な動物，非動物（in vitro）および臨床モデルを総説する。動物試験が歴史的に眼刺激性ポテンシャルの判定に用いる従来の方法であるが，欧州連合の規制の変化と連動した最近の技術的な進歩により，in vitro 試験方法への信頼性が高まっている。製品の試作品をスクリーニングする際に in vitro 試験方法を利用することは，動物試験モデルの使用を減らす，または試験をなくすことに大きく貢献する。動物，in vitro および臨床の眼刺激性試験とこれらモデル特有の長所および短所について，以下に簡潔に述べる。

動物試験法

　被験物質の眼刺激性ポテンシャルを試験し，分類する従来の方法は，Draizeらにより開発された採点システムに基づくものである（Draize et al, 1944）。この方法は，欧州，日本，中国および米国の行政機関に広く受け入れられているが，一部の企業では，この方法の改良版（低容量眼試験，LVET）が眼刺激性に対する製品ポテンシャルの評価に用いられている。LVET のいくつかの利点は，試験の結果がヒト眼刺激性（Freeburg et al., 1986）により高い予測性を持つこと，および試験動物に不快感を与える可能性が低減されていることである。

標準的眼刺激性試験（Draize et al, 1944）

　標準的な眼刺激性試験は，被験物質（液体0.1 mL，または固体100 mg）を片方の眼の結膜嚢に注入し，約1秒間閉じたままにする。無処置の眼は対照として用いる。被験物質曝露1，24，48および72時間後に，角膜，結膜および虹彩に対する傷害を観察する。傷害が持続する場合は，7，14および21日後に追加して観察する。標準眼刺激性スコア（Table 4-1）を用いて，角膜，結膜および虹彩の変化を採点する。総眼球刺激性スコアは，角膜の変化に最大の重み（最大総スコア：角膜 = 80，虹彩 = 10，結膜 = 20）を与えた式で算出する。これまで被験物質ごとに6羽のウサギが用いられてきたが（U.S. EPA, 1984），米国および欧州の最新のガイドラインでは3羽のウサギの使用しか求めていない（OECD, 2012; U.S. EPA, 1998）。また，米国動物実験代替法検証省庁間連絡委員会（ICCVAM）は，試験が米国連邦危険物法（76 FR 50220, August 12, 2011）に基づいて実施される場合は，被験物質あたり用いるウサギは最大でも3羽とする勧告（草案）を提案している。被験物質適用後の洗浄段階の追加，損傷を可視化するための蛍光色素および/またはスリットランプの使用など，標準試験プロトコールに様々な変更が時折取り入れられてきている。ICCVAM は，規制に基づいて安全評価をするためにドレイズ法でウサギの眼刺激性試験を実施しなければな

らない場合には，痛みおよび苦痛を与えることを避けるか，または最小化するために，局所麻酔，全身性鎮痛剤および人道的エンドポイントなど，苦痛をマネジメントする方法が絶えず用いられなければならないことを提案している（75 FR 57027, September 17, 2010）。そうした処置が施されない場合は，その正当性を明らかにしなければならない（OECD, 2012）。

長所
- ほとんどの規制当局に認知されている。
- 背景データベースが豊富である。
- 回復性の評価が可能である。

短所
- 結果が大きく変動する可能性がある。
- ウサギの眼はヒトの眼と生理学的に異なる。
- モデルは被験物質がヒトに眼刺激性を生じるポテンシャルを過大評価する可能性を有する。

低容量眼試験（LVET 法）（ASTM, 1999）

本モデルは，標準動物モデルが被験物質のヒトでの眼刺激性ポテンシャルを予測する能力を改善するために開発された（Freeberg et al, 1986; Gettings et al, 1996b, 1998; Griffith, 1987; Griffith et al, 1980）。被験物質（液体0.01 mL，または固体10 mg）を一方の眼の角膜に直接投与し，他方の眼を対照として用いる。被験物質曝露1，24，48および72時間後に，角膜，結膜および虹彩に対する傷害の観察を行う。傷害が持続している場合は，7，14および21日後に観察を行う。標準眼刺激性スコアを用いて角膜，結膜および虹彩の変化の採点を行う。LVET 法は，被験物質あたり3羽のウサギで十分であることが示されているが（Bruner et al., 1992），歴史的に被験動物として6羽のウサギを用いてきた。

長所
- 被験物質の刺激性ポテンシャルは，標準眼刺激性試験よりも利用可能なヒトデータとの相関性が高い。
- 回復性評価が可能である。

短所
- 規制当局に承認されていない。
- 限られた量のデータしか発表されていない。
- ウサギの眼はヒトの眼と生理学的に異なる。
- 結果が変動しやすい。

In vitro 試験法

過去20年間，動物の使用を完全に排除するための動物代替法開発に関する研究が数多く行われている。1990年代半ばに，CTFA（現在は米国パーソナルケア製品評議会と呼ばれる）が，代替法評価プログラム（Evaluation of Alternative Program）を通じて眼刺激性代替法の評価に主導的役割を果たした（Gettings et al, 1991; 1994; 1996a）。石鹸洗剤工業会（Soap and Detergent Association）（現在は米国洗浄剤協会［American Cleaning Institute］と呼ばれる）も同様に評価プログラム（Bagley et al, 1994; Booman et al, 1988; Booman et al, 1989）を実施し，欧州においても数種の同様なバリデーション努力がなされた（Anon,

1996; Balls et al., 1995; Brantom et al., 1997)。さらに，日本の厚生省（現在は厚生労働省と呼ばれる）および日本化粧品工業連合会（JCIA）が1990年代にバリデーションプログラムを実施した（Ohno et al., 1999）。これらの研究で評価されたいくつかの試験法［受精鶏卵漿尿膜試験（HET-CAM法），ニワトリ摘出眼球試験（ICE法），摘出ウサギ眼試験（IRE法），ウシ摘出角膜の混濁および透過性試験（BCOP法），サイトセンサー™マイクロフィジオメーター試験（CM法）］は，現在多くの規制当局に受け入れられているが，強力な刺激性物質の特定や限定された領域の化学物質にしか適用できない場合もある。現在，いくつかの企業によって非動物法が安全性の最終的な安全性の意思決定（規制官庁によってドレイズ法が要求されない場合に物質または製品に関して），またはスクリーニング，または既存原料および製品を基準とした場合の比較目的に用いられている。

In vitro 試験を用いる場合は，段階的試験アプローチがよく用いられる。例えば，最初に中等度から強度の刺激性物質の特定が可能な試験法が用いられ（「トップダウン」評価と呼ばれる［Scott et al., 2010］），結果が軽度の刺激性である場合には，その結果を確認するためにより感度の高い方法が用いられる。または，最初に軽度から中等度の刺激性を検出できる試験が用いられ（「ボトムアップ」評価と呼ばれる；例えばDonahue et al., 2011を参照），その結果がより強い刺激性を示す場合は，厳しい刺激性を示す物質のために設計された *in vitro* 試験が適用される。結果に矛盾がある場合には，追加試験が実施される。

眼および非眼組織の両者を用いる方法が開発されている。眼組織を使用する試験は，それが眼球のすべて，または角膜のみの使用によらず，もっぱら角膜への影響を測定する。結膜および虹彩に対する影響は測定されないが，標準 *in vivo* 眼刺激性試験のスコアは主として角膜への影響に基づいており，スコアの70%以上が角膜にみられた影響によるものである（Table 4-1参照）。

本項はこれらモデルの全てをレビューするものではなく，市販されているモデルのまとめに限定している。各モデルは，少なくとも1つ，しばしばいくつかの公表されたバリデーション試験に含まれている。前述のように，レビューされた代替法モデルの中には限定的な行政上の承認がなされているものもあるが，眼刺激性のすべての範囲に有効な，規制当局に受け入れられている利用可能な試験は1つも存在しない。Table 4-2に利用可能な代替法モデルのいくつかの特性をまとめた。

ウシ摘出角膜の混濁および透過性試験（BCOP法）

BCOP法は，眼刺激性と被験物質曝露後の摘出ウシ角膜における混濁および浸透性の変化との相関に基づいている（Casterton et al., 1996; Gautheron et al., 1992; Sina et al., 1995; OECD, 2013a）。このモデルでは，食品製造用に解体された1から5歳のウシから摘出した新鮮な角膜を，前眼房（上皮側）および後眼房（内皮側）チャンバーとなる特別に設計されたホルダーに水平に固定する。角膜の上皮表面を様々な期間被験物質に曝露し，その後損傷（混濁および透過性の増加）を測定する前に短い回復期間を置く。2重光束混濁度計または類似の機器を用いて，処置した角膜を通過する光の透過能によって混濁を測定する。フルオレセイン（橙色色素）の角膜透過能によって浸透性（上皮バリア完全性の損失）を測定する。前眼房（角膜の上皮側）チャンバーにフルオレセインを適用し，90分間培養する。後部チャンバーから培養液を除き，角膜から後部チャンバーに通過したフルオレセイン濃度を分光光度法により定量する。検体処置角膜の値を陰性対照の混濁および浸透性のスコアで調整する。*In vitro* スコアは，混濁と浸透性の値を合わせて，1つの値とする。角膜の組織学的検査により，特定のクラスの化学物質に関する刺激性の予測性が改善される（Curren et al.,

1999)。摘出した生体外角膜の損傷の深さ（DOI）の評価の利用は，*in vivo* 損傷と有意な相関があることも示されている（Jester et al, 2010）。Sina ら（1995）により開発された等級に従って，*in vitro* スコアを刺激性ポテンシャルの順位付けに用いることができる。基準製品を用いた並行試験は，新しい製品または成分の相対的な眼刺激性ポテンシャルを評価する最良の手段となる。有機溶媒の刺激性ポテンシャルの過大予測の原因となる曝露時間を調節する必要がある。本試験では，ウシ角膜の代わりにブタ角膜（同様に食品製造の副産物）も同様に使用されている。

欧州連合および米国の規制官庁は，この試験の使用を強度の刺激性物質の特定に受け入れている（欧州化学品局，2004; 米国連邦告示，2007）。OECD テストガイドライン437が2013年に改訂され，眼刺激性分野で非刺激性化学物質を特定するために BCOP 法の利用が受け入れられた。

長所
- 一部規制受け入れがなされている。
- 無傷角膜が用いられる。
- 試験は非刺激性物質から強度の刺激性物質までの特定が可能である。
- 異なる物理形態および溶解特性を有する被験物質を評価できる。

短所
- ヒト組織が用いられていない。
- 新鮮なウシ角膜の迅速な供給源を必要とする。

ニワトリ摘出眼球試験（ICE 法）

ICE 法は，BCOP 法と同様に物質の眼刺激性ポテンシャルを評価するために使用することができる *in vitro* 試験である。ICE 法では，食用のためにニワトリを処分する食肉処理場から得たニワトリから集めた眼を用いるため，化粧品の安全性試験の目的で動物が犠牲にされることはない。眼球を摘出し，角膜を水平にして眼ホルダーに固定する。被験物質および陰性/陽性対照物質を角膜に適用する。角膜に対する毒性影響について，混濁の定性的評価，フルオレセインの保持に基づく角膜上皮の損傷の定量的評価，増加した厚み（腫脹）定量的測定，および肉眼による表面の形態的損傷の定性的評価により測定する。エンドポイントを別々に評価し，各エンドポイントに関して ICE 法クラスを出し，次にそれらを合わせて被験物質ごとに刺激性分類を行う。

欧州連合および米国の規制官庁は，この試験を強度の刺激性物質の特定に用いることを承認した（欧州化学品局，2004; 米国連邦告示，2007）。OECD テストガイドライン438（OECD 2013b）が2013年に改訂され，ICE 法を眼刺激性の分野で非刺激性化学物質の特定に用いることを承認した。

長所
- 試験が一部の規制に受け入れられている。
- 無傷の眼が用いられる。
- 試験は非刺激性物質から強度の刺激性物質までの特定が可能である。

短所
- ヒト組織が用いられていない。

- ニワトリの眼の迅速な供給源を必要とする。
- 比較的高価な装置を必要とする。

ウサギ除核眼試験（REET法）

摘出ウサギ眼試験としても知られており，被験物質が角膜の混濁を引き起こす能力を評価する点で，この方法はBCOP法に類似している。この試験は，刺激する物質を曝露した後の角膜の厚みの変化（角膜腫脹）も測定する（Burton et al, 1981; Earl, 1994; Jester et al, 2001）。この方法では，新しく摘出したウサギ全眼球をチャンバーに固定し，被験物質に曝露する。被験物質あたり最低3つの眼球が用いられる。被験物質を取り除いた後，角膜の混濁と厚みの変化について検査する。角膜の厚みは，深度測定装置付きスリットランプ生物顕微鏡，または超音波測厚器を用いて測定する。追加評価は，投与後30分，1, 2, 3および4時間時点で実施する。損傷を受けた上皮へのフルオレセイン透過の検査は，処置後30分および4時間に実施する。角膜混濁のスコア（Draizeスコアに類似）およびフルオレセイン透過を記録する（定性的評価）。各被験試料について，3つの眼の角膜腫脹の平均百分率を算出し，無処置対照眼と比較する。処置した角膜の組織切片の作製および検査は，角膜損傷の程度と深さの確認に用いることができる。全般的な損傷は，観察された影響の性質により，スコア化された異なる指標の組み合わせを用いて評価する。社内分類システムは様々であろう。角膜に15％を超える腫脹をもたらす化学物質は，*in vivo*において強刺激性を呈するポテンシャルを有すると考えられている（Lewis et al, 1994）が，混濁度，角膜腫脹および角膜上皮の組織学的観察を組み合わせたより複雑な分類モデルが報告されている（Cooper et al, 2001; Jones et al, 2001）。

欧州連合は，強度の刺激性物質の特定のためにこの試験を受け入れている（欧州化学品局, 2004）。

長所
- 一部規制受け入れがなされている。
- 試験は中等度から強度の刺激性物質の特定が可能である。
- 異なる物理形態および溶解特性を有する被験物質を評価できる。
- 試験は製品の順位付けに用いることができる。

短所
- ヒト組織が用いられていない。
- 米国では腐食性または強度の刺激性物質について試験のバリデーションが行われていない。
- 新鮮なウサギ眼球（他の試験目的または食用に用いられた動物が眼球源として用いられる）の迅速な供給を必要とする。

受精鶏卵漿尿膜試験（HET-CAM法）

この試験は，被験物質に曝露した後の漿尿膜（CAM）の血管中での出血，溶血および凝固の発生を評価する。これらの反応は，眼が損傷を受ける間に結膜に起きる変化の特性である。CAMは，鶏胚に酸素とカルシウムを供給する上で重要な役割を果たしている卵殻の近傍に認められる高度に血管が新生した胎児膜である。HET-CAM法は，Luepke（Luepke, 1985）により開発され，受精鶏卵を孵化9日目に用いる。この試験では，卵殻の一部を除去し，被験物質をCAM上に直接静置する。

この試験の利用者は，CAMを単一濃度の被験物質に時間の長さを変えて曝露するか，または時間を固定

してCAMを異なる濃度の被験物質に曝露するかのいずれかで行う。反応の採点において，出血および溶血よりも凝固に高い重み付けがなされる。

当初，HET-CAM法は「反応時間」法を用いて被験物質の刺激性ポテンシャルを評価していた。この方法は，被験物質の曝露後の特定の時間におけるエンドポイント（例えば，凝固，溶血，出血）の発生を評価していた（Luepke, 1985）。与えられるスコアの程度は，エンドポイントがいつ出現したかによるものであった。エンドポイントの出現が早ければ早いほどスコアは高い値となる。「反応時間」法へのその後の変更では，被験物質の曝露後に所定のエンドポイントが最初に出現するのに要する時間が記録された（Sterzel et al, 1990; Gillerson et al, 1997; Schlage et al, 1999）。そして，各エンドポイントの個々の値は，被験物質の刺激性ポテンシャルの決定に用いられた。加えて，「刺激性閾値」法と呼ばれるあまり一般的ではないアプローチも用いられている（Sterzel et al, 1990）。HET-CAM法のこの変法は，一定時間（例えば，5分間）被験物質に曝露した後に出血，溶血および凝固を引き起こすのに要する被験物質の最低濃度を求めるものである。

透明な被験物質を評価する際には，データは3つのエンドポイントの各々が出現するまでの時間を求める「反応時間」法を用いて解析されるのが極めて一般的である。不透明不溶性/固体物質については，CAMを被験物質に一定時間曝露し，穏やかに洗浄した後，直ちに出血，溶血および凝固の徴候を検査する「反応時間」法の変法が用いられる。

欧州連合は，強度の刺激性物質の特定のためにこの試験を受け入れている（欧州化学品局, 2004）。この試験は数多くのバリデーション試験に含まれている（Spielmann et al, 1996; Spielmann, 1992）。本試験は化粧品業界においてスクリーニング目的で広範に使用されている。

長所
- 欧州で一部試験の規制受け入れがなされている。
- 結膜に生じる刺激を推定することができる。
- 評点に主観性が排除されるため，一般的にCAMVA法（以下参照）よりも好まれる。
- 迅速に安価に実施できる。

短所
- ヒト組織が用いられていない。
- 顔料および色素はCAMを染色し，試験を妨害する。
- アルコールおよびエステルは正確に予測されない。
- 孵化卵の供給源が必要である。

漿尿膜血管試験（CAMVA法）

HET-CAM法と同様に，被験物質への曝露後の出血および充血（血液のうっ血）の出現，および血流のない血管の出現により漿尿膜（CAM）への損傷を評価する。CAMVA法は，Leightonら（1985）により開発され，後に変更が行われた（Bagley et al, 1991a; 1991b; 1994）。試験では受精鶏卵を孵化10日目に用いる。10日は鶏卵の通常の培養期間（21日間）の半分以下であるため，ほとんどの当局が，この試験は動物試験とはみなすべきではないということに合意している。孵化4日後（HET-CAM法の9日後に対して）に卵の

殻の一部を取り除く。次に，後の操作で被験物質の膜への適用を容易にするために卵白を少量（2～3 mL）取り除く。開口部を再度封じ，卵をさらに6日間培養する。10日目に様々な濃度の被験物質をCAMに直接30分間静置する。試験した卵の50％にCAMへの損傷を引き起こす被験物質の濃度を，毒性学的エンドポイント（RC50; 反応濃度50％）として計算する。これは，単一濃度での時間，または「閾値」の損傷を生じる一定時間における濃度を報告するHET-CAM法とは異なる。損傷は毛細血管を通じての血流の目視観察により評価する。

この試験はCOLIPA[1]バリデーション試験（Bagley et al., 1999）に包含され，化粧品業界内でスクリーニング目的に使用されている。

長所
- 含水アルコール性物質に対しても十分に実施できる。
- 結膜に起こりうる損傷を推定することが可能である。
- 顔料，色素および着色された製品を試験することができる。

短所
- ヒト組織が用いられていない。
- 色素および染料はCAMを染色し，試験を妨害する。
- 一部の界面活性剤について正確に予測されない。
- 孵化卵の供給源が必要である。
- 等級付けに主観を排除できないため，一般的にHET-CAM法よりも好まれない。

3次元ヒト構築モデル— Dimensional Human Construct Models

3次元器官型モデルは，特に培養して角膜上皮と形態学的に類似する多層構造を形成するヒト由来細胞に基づいている。2013年現在，2つの組織（EpiOcular™, MarTek社およびHCE, SkinEthic研究所）が最も一般的に用いられている。いずれも市販品を利用することができる。EpiOcular™ モデル[2]は，正常ヒト由来の表皮ケラチノサイトで構成されている（Sheasgreen et al., 1996）。ヒト角膜上皮モデル[3]は，不死化ヒト角膜上皮細胞（HCE細胞株）で構成されている（Doucet et al., 1998; 1999a; 1999b）。

EpiOcularモデルで推奨される方法では，組織の生存率を50％に減少させるのに必要な曝露時間（ET50）を決定するために，組織を被験物質に様々な時間で曝露する。生存率は，細胞内ミトコンドリア脱水素酵素による3[4,5-dimethylthiazol-2-yl]-2,5-diphenyltetrazolium bromide（MTT）の代謝的変換を測定するMTTアッセイで試験を行う。予測モデルアルゴリズムを用いてET50値を予測されるドレイズ改良最大平均スコア（MMAS）に変換する。ET50値が低いほど，被験物質がより強い刺激性ポテンシャルを持つことを示す。このモデルの公式なバリデーション試験に関する情報がBlazkaら（2000, 2003）によって述べられている。

---

1 COLIPAは現在化粧品Cosmetics Europeとして知られている。
2 EpiOcular™はMatTek社（アシュランド，マサチューセッツ州）によって製造されている。
3 再構築ヒト角膜上皮モデルはSkinEthic Laboratories（Lyon, France）によって開発された。

長所
- ヒト由来細胞を用いる。
- 親水性および疎水性の被験物質を試験できる。
- 単層ではなく3次元構造である。

短所
- 規制目的でまだ政府機関によって受け入れられていない。
- 他の in vitro 法に比べ比較的高価である。

サイトセンサー・マイクロフィジオメーター試験（CM法）

この試験は、細胞のエネルギー産生過程における酸副産物の放出率の増減を根拠とする細胞代謝のわずかな変化に基づいている（Hafner, 2000）。細胞を被験物質に曝露した後の増殖培地の酸性化率の減少が毒性の指標となる。酸性化率が50%減少する被験物質用量（MRD50）がこの試験のエンドポイントである。トランスウェルチャンバーで細胞を培養して装置（サイトセンサー・マイクロフィジオメーター、Molecular Devices, Sunnyvale CA）に入れ、少量の被験物質をポンプで注入した後、酸性の代謝物によって生じる増殖培地の酸性化のわずかな変化を正確に測定する。CM法の多くの評価試験から得られたデータをECVAMが遡及評価した結果、CM法は、水溶性の物質または混合物を強度の刺激物質として予測できただけでなく、界面活性剤または界面活性剤を基材とする製品を試験した際に非刺激性物質を正確に予測することができることが明らかになった（Hartung et al., 2010）。この結果から、CM法が眼を刺激しない物質を特定できることが検証された最初の in vitro 試験法となった。

長所
- 決められた適用領域内で欧州および米国の規制官庁によって受け入れられている。
- 界面活性剤および界面活性剤を基材とする混合物を非刺激性物質として特定することができる。
- 水溶性の物質および混合物を重度の刺激性物質として特定することができる。

短所
- 中程度の刺激性を確実に特定することができない。
- 利用法が限られる特別な装置を必要とする。
- 被験物質は、装置の狭いチューブの口径を通過できる水溶性または良好な懸濁液でなければならない。

ニュートラルレッド取込試験（NRU法）

この試験は、被験物質の刺激性をニュートラルレッド色素の取り込みにより測定される細胞生存率に関連付けている。初代培養細胞および樹立細胞株の両者がNRU法に用いられている（Adolphe および Blein, 1990; Borenfreund および Puerner, 1985; Clothier, 1990; Harbell, 1994; Harbell et al, 1997; Spielmann et al, 1991）。この試験では、段階希釈した被験物質溶液を単層培養細胞に24、48または72時間添加する。被験物質を除去後、細胞を洗浄して残留する被験物質を除去する。次いで、細胞をニュートラルレッドと培養し、細胞に色素を取り込ませる。3時間培養後、過剰の色素を静かに除き、細胞を溶媒で処理して色素を細胞から抽出する。対照との比較により色素取り込みの50%抑制（IC_{50}）を引き起こす被験物質の濃度を分光光度法で定量する。

この試験は，多くのバリデーション試験に含まれている（Bagley et al, 1994 ; Balls et al, 1995; Brantom et al, 1997; Gettings et al, 1991; 1994; 1996a; Spielmann et al., 1995; 1996; Spielmann, 1998; 1992; Tani, 1999)。

長所
- 界面活性剤の評価が可能である。
- 広範な被験物質に関して文献に利用可能なデータがある。
- 迅速で安価に試験を実施できる。

短所
- 被験物質は水溶性である。
- 規制目的では政府機関によってまだ受け入れられていない。

ニュートラルレッド放出試験（NRR法）

Readerら（1989, 1990）により開発されたこの試験はニュートラルレッド取り込み試験（上記参照）の変法である。NRR法は，被験物質の刺激性を細胞膜損傷およびリソソーム完全性の損失に関連付けている。初代培養細胞および樹立細胞株の両者がNRR法に用いられている（Clothier, 1992; Harbell et al, 1997; Reader et al, 1990; Zuang, 2001)。この試験では，単層培養細胞を最初にニュートラルレッドと3時間培養する。いったん培養液を交換し，細胞を段階希釈した被験物質溶液に30秒から5分間曝露する。次いで，細胞を洗浄し，細胞内にまだ保持されている色素を放出させるために溶媒を添加する。得られた溶液の光学密度（吸光度）を測定し，無処置対照との比較により前負荷したニュートラルレッド色素の50%放出（NRR50）を引き起こす被験物質の濃度を定量する。

いくつかのバリデーション試験（Brantom et al, 1997; Gettings et al, 1991; 1994; 1996a）で，この試験が利用可能な動物データと比較して含水アルコール性および界面活性剤を基にする製品の刺激性を正確に評価できることが示された。

長所
- 細胞培養に対する被験物質の即時作用を測定する。
- 含水アルコール性および界面活性剤をベースとする製品の評価が可能である。
- 広範な被験物質に関して文献に利用可能なデータがある。
- 迅速で安価に試験を実施できる。

短所
- 油/水エマルションおよび非界面活性剤（含水アルコール性製品は例外である）は十分に試験できない。
- 顔料および色素は試験を妨害する。
- この試験では膜の完全性を直ちに変化させない細胞毒性を有する被験物質は正確に予測されない。
- 規制目的での政府機関による受け入れが限られている（フランス当局には受け入れられた）。

フルオレセイン漏出試験（FL法）

Tchao（1988）により開発され，Shawら（1990, 1991）により改良されたFL試験は，被験物質の刺激

性ポテンシャルを細胞層から漏出するフルオレセインの量に関連付けている。イヌ腎臓細胞株（MDCK）がこの試験に一般的に用いられるが，表皮ケラチノサイトおよびヒト角膜細胞（Cook et al, 1992; Rhoads et al, 1993; Krunszewski et al, 1995）も同様に使用されている。微孔性膜の表面上にコンフルエントに増殖すると，培地の2つのコンパートメントの間に細胞層が不浸透性バリアを形成する。この試験では，数濃度の被験物質を所定の時間細胞層（上部のコンパートメント）に適用する。曝露後，検体を含む培地を除去し，細胞を洗浄した後，フルオレセイン溶液で30分間培養する。次いで，下部コンパートメント中に拡散しているフルオレセインの量を分光光度測定または蛍光測定により定量する。細胞層に20および/または50％の損傷を引き起こす化学物質の濃度を算出する。

この試験は，いくつかのバリデーション試験（Balls et al., 1995; Gettings et al., 1996a; Botham et al., 1997）で評価され，他の in vitro 試験と組み合わせた場合に有望であり，軽度から中等度の刺激性被験物質の評価に適しているが，更なる標準化および最適化が必要であると結論された。

長所
- 界面活性剤の評価が可能である。
- 試験は軽度から中等度の刺激性被験物質の評価に適している。

短所
- 被験物質は水溶性である必要がある。
- 希釈に基づく試験であることから，腐食性物質は一般に試験されない。
- 粘性および固体の被験物質は処置後の除去が困難であることから試験できない。
- 政府機関によって規制利用としてまだ受け入れられていない。

短時間曝露試験（STE 法）

Takahashi ら（2008）によって開発された短時間曝露試験（STE 法）は，ウサギ角膜由来細胞株（Statens Seruminstitut rabbit cornea（SIRC）に被験物質を曝露した後の生存率を測定する。この試験では，SIRC 細胞に被験物質を5分間適用するが，この時間はかなりの消費者製品に関する実際の曝露時間に対応している。5％と0.05％（w/w）の2濃度を適用し，MTT アッセイで細胞生存率を測定する。STE 法は眼腐食性/刺激性（GHS 区分されない）の分類を必要としない化学物質と GHS カテゴリー1として分類される重度の眼の損傷を引き起こす化学物質を特定することを目的に開発された。STE 法は，溶媒として鉱油を用いることにより水に不溶の試料の眼刺激性ポテンシャルを評価することができる。

この試験は，いくつかのバリデーション試験（Takahashi et al., 2009; Sakaguchi et al., 2011; Kojima et al., 2013; Hayashi et al., 2013）で評価されている。STE 法は ICCVAM-NICEATM（2013）によってレビューが進行中であり，STE 法の OECD テストガイドライン草案が利用できる（2014年6月に改訂）。

1つの試験ストラテジーとして，STE 法を BCOP 法および EpiOcular 法と組み合わせて用いることが提案された（Hayashi et al., 2012）。

長所
- 非刺激性物質から重度の刺激性物質まで評価が可能である。

- 非水溶性物質の評価が可能である。
- 安価で迅速に結果が得られる。

短所

- 段階的な眼試験のストラテジーが必要である。
- 政府機関によって規制利用として受け入れられていない。
- 高揮発性物質および限られたカテゴリーの固体（塩，アルコールおよび炭化水素）について非刺激物質を特定できない。

臨床試験法

ヒトにおける試験は，被験者が損傷から十分に守られることを保証する厳重な注意が必要である。従って，臨床的眼刺激性試験は，軽度刺激性以下であることがすでに判定された物質（これには最低限 in vitro データを必要とされるが）の評価に限られる。読者は，医薬品臨床試験の実施基準の序論にある参考文献，および眼の領域で用いる試験の情報に関する使用時の安全性試験ガイドラインを参照されたい。

直接点眼試験

この試験は，化粧品（Drotman et al, 1985; Allgood, 1989）および消費者製品（Cormir et al, 1995; Freeberg et al, 1986）の客観的および主観的（スティンギング）刺激性ポテンシャルの評価に用いられている。一部の直接点眼試験の結果は，ウサギ低容量眼試験の結果（Cormier et al, 1995; Freeberg et al, 1986）および in vitro の結果（Cater et al, 2004; Gao および Kanengiser, 2004）と比較されている。直接点眼試験は，被験物質の眼刺激性/スティンギング/流涙性のポテンシャルを評価し，基準対照と比較する。試験には不快感/スティンギングを伴うことから，被験者20名による最初の用量設定予備試験が最大「許容」濃度を決定するために実施される。通例，1から10%の最終濃度に希釈した製品1滴（～45 μL）を志願者の眼に滴下する。試験の最終相では，最大許容濃度の被験物質および基準対照を追加15名の被験者に投与する。被験物質の結果は参照製品と対比する。

直接点眼法の変法では，より少ない量（最大20 μL）の被験物質を眼に滴下する（Drotman et al, 1985; Waggoner et al, 1990）。この方法は，通常小児，または幼児への使用に設計された製品のような刺激性ポテンシャルの非常に低い製品に専ら使用される。

長所

- ヒトの生理学と直接関連している。
- ヒトによる試験は主観的応答の評価を可能とする。
- 角膜および結膜の両者の反応を評価している。

短所

- 利用可能なデータベースが限られている。
- 弱刺激性製品の評価に限定される。
- 一般的に欧州連合では十分に受け入れられていない。

参考文献

Adolphe M, Blein O. 1990. SIRC cytotoxicity test. Invittox Protocol 40.

Allgood GS. 1989. Use of animal eye test data and human experience for determining the ocular irritation potential of shampoos. *J. Toxicol. - Cut. Ocular Toxicol.* 8(3): 321-326.

American Society for Testing and Materials. 1999. Standard test method for evaluation of eye irritation in albino rabbits. *Annual Book of ASTM Standards.* ASTM Standard E1055-99.

Anon. 1991. Collaborative Study on the Evaluation of Alternative Methods to the Eye Irritation Test. In *EC Document XI/632/91. V/E/1/131/91.* Brussels, Belgium: CEC.

Anon. 1996. Arrete du 29 Novembre 1996 relatif aux methods officielles d'analyse necessaries aux controles des produits cosmetiques. *J. Officiel de la Republique Francaise*, pp. 19137-19138.

Anon. 2003. Directive 2003/15/EC of the European parliament and of the council amending council directive 76/768/EEC on the approximation of the laws of the member states relating to cosmetic products. Official J. European Union L066: 26-35.

Bagley DM, Rizvi PY, Kong BM, Desalva SJ. 1991a. Factors affecting use of the hens egg chorioallantoic membrane as a model for predicting eye irritation potential: I. *J. Toxicol.-Cutan.Ocular Toxicol.* 10: 95-104.

Bagley DM, Rizvi PY, Kong BM, Desalva SJ. 1991b. Evaluation of the vascular components of the chorioallantoic membrane assay as a model for eye irritation potential: II. *J. Toxicol.-Cutan. Ocular Toxicol.* 10: 105-113.

Bagley DM, Waters D, Kong BM. 1994. Development of a 10-day chorioallantoic membrane vascular assay as an alternative to the Draize rabbit eye irritation test. *Food Chem. Toxicol.* 32(12): 1155-1160.

Bagley D, Booman KA, Bruner LH, Casterton PL, Demetrulias J, Heinze JE, Innis JD, McCormick WC III, Neun DJ. 1994. The SDA Alternatives Program Phase III. Comparison on *In vitro* Data with Animal Eye Irritation Data on Solvents, Surfactants, Oxidizing Agents and Prototype Cleaning Products. J. Toxicol.- Cutan. Ocular Toxicol. 13 (2): 127-155.

Bagley DM, Cerven D, Harbell J. 1999. Assessment of the chorioallantoic membrane vascular assay (CAMVA) in the COLIPA *in vitro* eye irritation validation study. *Toxicol. in Vitro* 13: 285-293.

Balls M, Botham PA, Bruner LH. 1995. The EC/HO International Validation Study on Alternatives to the Draize Eye Irritation Test. *Toxicol. in Vitro* 9(6): 871-925.

Blazka ME, Harbell JW, Klausner M, Raabe H, Kubilus J, Hsia F, Minerath B, Kotler M, Bagley DM. 2000. Colgate-Palmolive's program-validate the EpiOcular™ human tissue construct model (OCL-200). *The Toxicologist* 54: 188.

Blazka ME, Harbell JW, Klausner M, Merrill JC, Kubilus J, Kloos C, Bagley DM. 2003. Evaluating the ocular irritation potential of 54 test articles using the EpiOcular™ human tissue construct model (OCL-200). *The Toxicologist* 72: 221.

Booman KA, Cascieri TM, Demetrulias J, Driedger A, Griffth JF, Grochoski GT, Kong B, McCormick III WC, North-Root H, Rozen MG, Sedlak RI. 1988. *In vitro* methods for estimating eye irritancy of cleaning products. Phase I: Preliminary assessment. *J. Toxicol. Cut. Ocular Toxicol.* 7: 173-185.

Booman KA, De Prospo J, Demetrulias J, Driedger A, Griffith JF, Grochoski GT, Kong B, McCormick WC III, North-Root H, Rozen MG, Sedlak RI. 1989. The SDA alternatives program: comparison of *in vitro* data with Draize test data. *J. Toxicol. Cut. Ocular Toxicol.* 8: 35-49.

Borenfreund E, Puerner JA. 1985. Toxicity determined *in vitro* by morphological alterations and neutral red absorption. *Toxicol. Lett.* 24: 119-124.

Botham P, Osborne R, Atkinson K, Carr G, Cottin M, van Buskirk RG. 1997. IRAG (Interagency Regulatory Alternatives Group) working group 3: Cell function-based assays. *Food Chem. Toxicol.* 35: 67-77.

Brantom PG, Bruner LH, Chamerlain M, De Silva O, Dupuis J, Earl LD, Lovell DP, Pape WJW, Uttley M, Bagley DM, Baker FW, Bracher J, Courtellemont P, Declercq L, Freeman S, Steiling W, Walker AP, Carr GJ, Dami N, Thomas G, Harvell J, Jones PA, Prannenbecker U, Southee JA, Kojima H, Kristen U, Larnicol M, Lewis RW, Marenus K, Moreno O, Peterson A, Rasmussen ES, Robless C, Stern M. 1997. Summary Report of the COLIPA International Validation Study of Alternatives to the Draize Rabbit Eye Irritation Test. *Toxicol. in Vitro* , 11: 141-179.

Bruner H, Parker RD, Bruce RD. 1992. Reducing the number of rabbits in the Low Volume Eye Test. *Fund. Appl. Toxicol,* 19: 330-335.

Burton ABG, York M, Lawrence RS. 1981. The *in vitro* assessment of severe eye irritants. *Food Cosmet. Toxicol.* 19: 471-481.

Casterton PL, Potts LF, Klein BD. 1996. A Novel Approach to Assessing Eye Irritation Potential Using the Bovine Corneal Opacity and Permeability Assay. *J. Toxicol.-Cutan. Ocular Toxicol.* 15 (2): 147-163.

Cater K, Patrick E, Harbell J, Merrill J, Schilcher S. 2004. Comparison of *in vitro* eye irritation potential by BCOP assay to erythema scores inhuman eye sting test of surfactant-based formulations. *Toxicologist* 68: 1307.

Clothier, RH. 1990. The FRAME modified neutral red uptake cytotoxicity test. Invittox Protocol 3.

Clothier RH. 1992. The FRAME neutral red release assay. Invittox Protocol 54.

Cook J, Gabriels J, Patrone L, Rhoads L, van Buskirk RG. 1992. A human epidermal model that can be used in an automated multiple endpoint assay. *ATLA* 20: 313-324.

Cormier EM, Hunter JE, Billhimer W, May J, Farage MA. 1995. Use of clinical and consumer eye irritation data to evaluate the low-volume eye test. *J. Toxicol.-Cutan. Ocular Toxicol.* 14 (3): 197-205.

Cooper KJ, Earl LK, Harbell J, Raabe H. 2001. Prediction of ocular irritancy of prototype shampoo formulations by the isolated rabbit eye (IRE) test and bovine corneal opacity and permeability (BCOP) assay. *Toxicology in Vitro* 15: 95-103.

Curren R, Evans M, Raabe H, Dobson T, Harbell J. 1999. Optimization of the bovine corneal opacity and permeability assay:

Histopathology aids understanding of the EC/HO false negative materials. *ATLA* 27: 334.
Donahue DA, Kaufman LE, Avalos J, Simion FA, and Cerven DR. 2011. Survey of ocular irritation predictive capacity using Chorioallantoic Membrane Vascular Assay (CAMVA) and Bovine Corneal Opacity and Permeability (BCOP) test historical data for 319 personal care products over fourteen years. *Toxicol In Vitro.* 25 (2): 563-72.
Doucet O, Lanvin M, Zastrow L. 1998. A new *in vitro* human epithelial model for assessing the eye irritation potential of formulated cosmetic products. *In Vitro Mol. Toxicol.* 11: 273-283.
Doucet O, Lanvin M, Zastrow L. 1999a. Comparison of three *in vitro* methods for the assessment of the eye irritation potential of formulated products. *In Vitro Mol. Toxicol.* 12: 63-76.
Doucet O, Lanvin M, Zastrow L. 1999b. Reconstituted human epithelial cultures: a possible alternative to the Draize eye irritation test for assessing the irritating potential of cosmetic products. In: *Alternatives To Animal Testing II.* Clarck DG, Lisansky SG, MacMillan R (eds.). CPL Press.
Doucet O, Lanvin M, Gay C, Robert C, Zastrow L. 1999. Assessment of the eye irritating potential of cosmetic products by using reconstituted human epithelial cultures: intralaboratory validation and refinement. *ATLA*: 345.
Draize JH, Woodard G, Calvery HO. 1944. Methods for the study of irritation and toxicity of substances applied topically to the skin and mucous membranes. *J. Pharmacol. Exptl. Therap.* 82: 377-390.
Drotman RB, McCulley JP, Stephens TJ, Matoba A, Gunst R. 1985. Assessing the irritation potential of eye area products in the human eye. *J. Toxicol. - Cut. Ocular Toxicol.* 4(1): 3-11.
Earl L. 1994. The rabbit enucleated eye test. Invittox Protocol No. 85.
European Chemicals Bureau. 2004. Manual of Decisions for Implementation of the Sixth and Seventh Amendments to Directive 67/548/EEC on Dangerous Substances (Directive 79/831/EED and 92/32/EEC).
Fox DA, Boyles WK. 2001. Toxic responses of the ocular and visual system. In *Casarett & Doull's Toxicology: The Basic Science of Poisons*, 6th Edition, CD Klaassen (ED.), New York: McGraw-Hill, pp. 565-595.
Freeberg FE, Nixon GA, Reer PJ, Weaver JE, Bruce RD, Griffith JF, Sanders LW. 1986. Human and rabbit eye responses to chemical insult. *Fund. Appl. Toxicol.* 7: 626-634.
Gao Y, Kanengiser B. 2004. Categorical evaluation of the ocular irritancy of cosmetic and consumer products by human ocular instillation procedures. *J. Cosmet. Sci.* 55: 317.
Gautheron P, Dukic M, Alix D, Sina JF. 1992. Bovine Corneal Opacity and Permeability Test: an *In vitro* Assay of Ocular Irritancy. *Fund. Appl. Toxicol.* 18: 442-449.
Gettings SD, Teal JJ, Bagley DM, Demetrulias JL, DiPasquale LC, Hintze KL, Rozen MG, Weise SL, Chudkowski M, Marenus KD, Pape WJW, Roddy M, Schnetzinger R, Silber PM, Glaza SM, Kurtz PJ. 1991. The CTFA evaluation of alternatives program: An evaluation of *in vitro* alternatives to the Draize primary eye irritation test (phase 1)hydro-alcoholic formulations; (part 2) data analysis and biological significance. *In Vitro Toxicol.* 4(4): 247-288.
Gettings SD, DiPasquale LC, Bagley DM, Casterton PL, Chudkowski M, Curren RD, Demetrulias JL, Feder PI, Galli CL, Gay R, Glaza SM, Hintze KL, Janus J, Kurtz PJ, Lordo RA, Marenus KD, Moral J, Muscatiello M, Pape WJW, Renskers KJ, Roddy MT, Rozen MG. 1994.The CTFA Evaluation of Alternatives Program: An Evaluation of *In vitro* Alternatives to the Draize Primary Eye Irritation Test. (Phase II) Oil/Water Emulsions. *Food Chem. Toxicol.* 32(10): 943-976.
Gettings SD, Lordo RA, Hintze KL, Bagley DM, Casterton PL, Chudkowski M, Curren RD, Demetrulias JL, Di Pasquale LC, Earl LK, Feder PI, Galli CL, Glaza SM, Gordon VC, Janus J, Kurtz PG, Marenus KD, Moral J, Pape WJW, Renskers KJ, Rhins LA, Roddy MT, Rozen MG, Tedeschi JP, Zyracki I. 1996a. The CTFA Evaluation of Alternatives Program: An Evaluation of *In vitro* Alternatives to the Draize Primary Eye Irritation Test. (Phase III) Surfactant-based Formulations. *Food Chem. Toxicol.* 34 (1): 79-117.
Gettings SD, Lordo RA, Demetrulias J, Feder PI, Hintze KL. 1996b. Comparison of Lowvolume, Draize and *In vitro* Eye Irritation Test Data. I. Hydroalcoholic Formulations. *Food Chem. Toxicol.* 34 (8): 737-749.
Gettings SD, Lordo RA, Feder PI, Hintze KL. 1998. Comparison of Low Volume, Draize and *In vitro* Eye Irritation Test Data. II. Oil/Water Emulsions. *Food Chem. Toxicol.* 36: 47-59.
Gilleron L, Coecke S, Sysmans M, Hanse E, Van Oproy S, Marzin D, Van Cauteren H, Vanparys P. 1997. Evaluation of the HET-CAM-TSA method as an alternative to the Draize eye irritation test. *Toxicol. in Vitro* 11: 641-644.
Griffith JF. 1987. The low volume eye irritation test. *Soap Cosmet. Chem. Specialties* 63 (4): 32-63.
Griffith JF, Nixon GA, Bruce RD, Reer PJ, Bannan EA. 1980. Dose-response studies with chemical irritants in the albino rabbit eye as a basis for selecting optimum testing conditions for predicting hazard to the human eye. *Toxicol. Appl. Pharmacol.* 55: 501-513.
Hafner F. 2000. Cytosensor Microphysiometer: technology and recent applications. *Biosensors Bioelectron.* 15: 149-158
Harbell, JW. 1994. Neutral red bioassay using BALB/c 3T3 cells. Invittox Protocol 100.
Harbell JW, Koontz SW, Lewis RW, Lovell D, Acosta D. 1997. IRAG working group 4. Cell toxicity assays. *Food Chem. Toxicol.* 35: 79-126.
Hartung T, Bruner L, Curren R, Eskes C, Goldberg A, McNamee P, Scott L, Zuang V. 2010. First Alternative Method Validated by a Retrospective Weight-of-Evidence Approach to Replace the Draize Eye Test for the Identification of Non-Irritant Substances for a Defined Applicability Domain. *ALTEX*, 27 (1): 43-51
Hayashi K, Mori T, Abo T, Ooshima K, Hayashi T, Komano T, Takahashi Y, Sakaguchi H, Takatsu A, Nishiyama N. 2012.

Two-stage bottom-up tiered approach combining several alternatives for identification of eye irritation potential of chemicals including insoluble or volatile substances. *Toxicology in Vitro*, 26: 1199-1208.

Hayashi K, Abo T, Nukada Y, Sakaguchi H. 2013. Definition of the applicability domain of the Short Time Exposure (STE) test for predicting the eye irritation of chemicals. *ATLA* 41 (2): 157-171.

ICCVAM-NICEATM. 2013. Short Time Exposure (STE) Test Method Summary Review Document. http://ntp.niehs.nih.gov/iccvam/docs/ocutox_docs/ste-srd-niceatm-508.pdf

Jester JV, Li L, Molai A, Maurer JK. 2001. Extent of Initial Corneal Injury as a Basis for Alternative Eye Irritation Tests. *Toxicol. in Vitro*. 15: 115-130.

Jester JV, Ling J, Harbell J. 2010. Measuring depth of injury (DOI) in an isolated rabbit eye irritation test (IRE) using biomarkers of cell death and viability. *Toxicol in Vitro*. 24 (2): 597-604.

Jones PA, Budynsky E, Cooper KJ, Decker D, Griffiths HA, Fentem JH. 2001. Comparative evaluation of five *in vitro* tests for assessing the eye irritation potential of hair-care products. *ATLA*. 29: 669-692.

Kojima H, Hayashi K, Sakaguchi H, Omori T, Otoizumi T, Sozu T, Kuwahara H, Hayashi T, Sakaguchi M, Toyoda A, Goto H, Watanabe S, Ahiko K, Nakamura T, Morimoto T. 2013. Second-phase validation study of short time exposure test for assessment of eye irritation potency of chemicals. *Toxicol In Vitro*. 27 (6): 1855-69.

Kolle SN, Kandarova H, Wareing B, van Ravenzwaay B, Landsiedel R. 2011. In-house validation of the EpiOcular eye irritation test and its combination with the bovine corneal opacity and permeability test for the assessment of ocular irritation. *Altern Lab Anim*. 39 (4): 365-87.

Kruszewski FH, Walker TL, Ward SL, DiPasquale LC. 1995. Progress in the use of human ocular tissues for *in vitro* alternative methods. *Comments on Toxicol*. 5: 203-224.

Leighton J, Nassauer J, Tchao R. 1985. The chick embryo in toxicology: An alternative to the rabbit eye. *Food Chem. Toxicol*. 23 (2): 293-298.

Lewis RW, McCall JC, Botham PA. 1994. Use of an *in vitro* test battery as a prescreen in the assessment of ocular irritancy. *Toxicology in Vitro*: 75-79.

Li HF, Petroll MW, Moller-Pedersen T, Maurer JK, Cavanagh DH, Jester JV. 1997. Epithelial and corneal thickness measurements by *in vivo* confocal microscopy through focusing (CMTF). *Current Eye Res*. 16 (3): 214-221.

Luepke NP. 1985. Hen's Egg Chorioallantoic Membrane in the Prediction of Eye Irritation Potential. *Food Chem. Toxicol*. 23: 287-291.

Ohno Y, Kaneko T, Inoue T, Morikawa Y, Yoshida T, Fujii A, Masuda M, Ohno T, Hayashi M, Momma J, Uchiyama T, Chiba K, Ikeda N, Imanishi Y, Itagaki H, Kakishima H, Kasai Y, Kurishita A, Kojima H, Matsukawa K, Nakamura T, Ohkoshi K, Okumura H, Saijo K, Sakamoto K, Suzuki T, Takano K, Tatsumi H, Tani N, Usami M, Watanabe R. 1999. Interlaboratory validation of the *in vitro* eye irritation tests for cosmetic ingredients. (1)Overview of the validation study and Draize scores for the evaluation of the tests. *Toxicol. in Vitro* 13: 73-98.

Organization for Economic Co-Operation and Development. 2002. OECD guideline (#405) for testing of chemicals-Acute eye irritation/corrosion. http://www.oecd-ilibrary.org/environment/test-no-405-acute-eye-irritation-corrosion_9789264185333-en

Organization for Economic Co-Operation and Development. 2013a. OECD guideline (#437) Bovine Corneal and Permeability Test Method for Identifying i) Chemicals Inducing Serious Eye Damage and ii) Chemicals Not Requiring Classification for Eye Irritation or Serious Eye Damage. http://www.oecd-ilibrary.org/environment/oecd-guidelines-for-the-testing-of-chemicals-section-4-health-effects_20745788

Organization for Economic Co-Operation and Development. 2013b. OECD guideline (#438) Isolated Chicken Eye Test Method for Identifying i) Chemicals Inducing Serious Eye Damage and ii) Chemicals Not Requiring Classification for Eye Irritation or Serious Eye Damage. http://www.oecd-ilibrary.org/environment/oecd-guidelines-for-the-testing-of-chemicals-section-4-healtheffects_20745788

Reader SJ, Blackwell V, O'Hara R, Clothier RH, Griffin G, Balls M. 1989. A Vital Dye Release Method for Assessing the Short Term Cytotoxic Effects of Chemicals. *ATLA*. 17: 28-33.

Reader SJ, Blackwell V, O'Hara R, Clothier RH, Griffin G, Balls M. 1990. Neutral red release from pre-loaded cells as an *in vitro* approach to testing for eye irritancy potential. *Toxicol. in Vitro* 4: 264-266.

Rhoads LS, Cook JR, Patrone LM, van Buskirk RG. 1993. A human epidermal model can be assayed employing a multiple fluorescent endpoint assay and the CytoFluor 2300. *J. Toxicol-Cut. Ocular Toxicol*. 12: 87-108.

Sakaguchi H, Ota N, Omori T, Kuwahara H, Sozu T, Takagi Y, Takahashi Y, Tanigawa K, Nakanishi M, Nakamura T, Morimoto T, Wakuri S, Okamoto Y, Sakaguchi M, Hayashi T, Hanji T, Watanabe S. 2011. Validation study of the Short Time Exposure (STE) test to assess the eye irritation potential of chemicals. *Toxicol In Vitro*. 25 (4): 796-809.

Schlage W, Bulles H, Kurkowsky N. 1999. Use of the HET-CAM test for the determination of the irritant potential of cigarette sidestream smoke. *Toxicol. in Vitro* 13: 829-835.

Schlede E, Gerner I. 1995. The Draize eye test and progress in development and acceptance of alternatives to this test in Europe. In *The World Congress on Alternatives and Animals Use in the Life Sciences*, Goldberg AM, Zutphen LFM (eds.), New York: Mary Ann Liebert, Inc., pp. 333-336.

Scott L, Eskes C, Hoffmann S, Adriaens E, Alepée N, Bufo M, Clothier R, Facchini D, Faller C, Guest R, Harbell J, Hartung T,

Kamp H, Varlet BL, Meloni M, McNamee P, Osborne R, Pape W, Pfannenbecker U, Prinsen M, Seaman C, Spielmann H, Stokes W, Trouba K, Berghe CV, Goethem FV, Vassallo M, Vinardell P, Zuang V. 2010. A proposed eye irritation testing strategy to reduce and replace *in vivo* studies using Bottom-Up and Top-Down approaches. *Toxicol. in Vitro* 24: 1-9.

Shaw AJ, Clothier RH, Balls M. 1990. Loss of trans-epithelial impermeability of a confluent monolayer of Madin-Darby Canine Kidney (MDCK) cells as a determinant of ocular irritancy potential. *ATLA* 18: 145-151.

Shaw AJ, Balls M, Clothier RH, Bateman ND. 1991. Predicting ocular irritancy and recovery from injury using Madi-Darby Canine Kidney cells. *Toxicol. in Vitro* 5/6: 569-571.

Sheasgreen JE, Kubilus J, Sennott, Ogle P, Klausner M. 1996. Reproducibility and correlation of EpiOcular™, a three-dimensional tissue culture model of the human corneal epithelium. *Toxicologist*, 30 (1): 128.

Sina JF, Galer DM, Sussman RG, Gautheron PD, Sargent EV, Leong B, Shah PV, Curren RD, Miller K. 1995. A collaborative evaluation of seven alternatives to the Draize eye irritation test using pharmaceutical intermediates. *Fundamen. Appl. Toxicol.* 26: 20-31.

Spielmann H, Gerner I, Kalweit S, Moog R, Wirnsberger T, Krauser K, Kreiling R, Kreuzer H, Luepke NP, Milternburger HG, Mueller N, Muermann P, Pape W, Siegemung B, Spengler J, Steiling W, Wiebel FJ. 1991. Interlaboratory assessment of alternatives to the Draize eye irritation test in Germany. *Toxicol. in Vitro* 5: 539-542.

Spielmann H, Kalweit S, Liebsch M, Wirnsberger T, Gerner I, Bertram-Neiss E, Krauser K, Kreiling R, Miltenburger HG, Pape W, Steiling W. 1993. Validation study of alternatives to the Draize eye irritation test in Germany: Cytotoxicity testing and HET-CAM test with 136 industrial chemicals. *Toxicol. in Vitro* 7: 505-510.

Spielmann H, Liebsch M, Moldenhauer F, Holzhuetter HG, De Silva O. 1995. Modern biostatistical methods for assessing *in vitro/in vivo* correlation of severely eye irritating chemicals in a validation study of *in vitro* alternatives to the Draize eye test. *Toxicol. in Vitro* 9: 549-556.

Spielmann H, Liebsch M, Kalwiet S, Moldenhauer F, Wirnsberger T, Holzhuetter HG, Schneider B, Glaser S, Gerner I, Pape WJW, Kreiling R, Krauser K, Miltenbuger HG, Steiling W, Luepke NP, Mueller N, Kreuzer H, Muermann P, Betram-Neis E, Siegemund B, Wiebel FJ. 1996. Results of a validation study in Germany on two *in vitro* alternatives to the Draize eye irritation test, the HET-CAM test and 3T3 NRU cytotoxicity test. *ATLA* 24: 741-858.

Spielmann H. 1998. Target 2000-case studies-chemicals testing-reducing animal experiments by 50%. Proceedings Conference 14 and 15 April 1997, Brussels. Ideal Conferences, London, U.K., pp. 1-12.

Spielmann H. 1992. HET-CAM test. Invittox Protocol No. 47.

Sterzel W, Bartnik F, Matthies W, Kastner W, Künslter W. 1990. Comparison of two *in vitro* and two *in vivo* methods for the measurement of irritancy. *Toxicol. in Vitro* 4: 698-701.

Takahashi Y, Koike M, Honda H, Ito Y, Sakaguchi H, Suzuki H, Nishiyama N. 2008. Development of the short time exposure (STE) test: an *in vitro* eye irritation test using SIRC cells. *Toxicol. in Vitro* 22: 760-770.

Takahashi Y, Hayashi T, Watanabe S, Hayashi K, Koike M, Aisawa N, Ebata S, Sakaguchi H, Nakamura T, Kuwahara H, Nishiyama N. 2009. Inter-laboratory study of short time exposure (STE) test for predicting eye irritation potential of chemicals and correspondence to globally harmonized system (GHS) classification. *J. Toxicol. Sci.*, 34: 611-626.

Takahashi Y, Hayashi K, Abo T, Koike M, Sakaguchi H, Nishiyama N. 2011. The Short Time Exposure (STE) test for predicting eye irritation potential: Intra-laboratory reproducibility and correspondence to globally harmonized system (GHS) and EU eye irritation classification for 109 chemicals. *Toxicol. In Vitro*, 25: 1425-1434.

Tani N, Kinoshita S, Okamoto Y, Kotani M, Itagaki H, Murakami N, Sugiura S, Usami M, Kato K, Kojima H, Ohno T, Saijo K, Kato M, Hayashi M, Ohno Y. 1999. Interlaboratory validation of *in vitro* eye irritation tests for cosmetic ingredients. (8) Evaluation of cytotoxicity tests on SIRC cells. *Toxicol. in Vitro* 13: 175-187.

Tchao R. 1988. Trans-epithelial permeability of Fluorescein *in vitro* as an Assay to Determine Eye Irritants. In: *Alternative Methods in Toxicology, Vol VI, Progress in In Vitro Toxicology*, AM Goldberg (ed.), New York: Mary Ann Liebert, Inc., pp. 271-283.

U.S. Environmental Protection Agency. 1984. Primary eye irritation study. In: *Pesticide Assessment Guidelines, Subdivision F, Hazard Evaluation: Human and Domestic Animals*. U.S. Environmental Protection Agency Office of Pesticide and Toxic Substances, Series 81-4, pp 51-55.

U.S. Environmental Protection Agency. 1998. Acute eye irritation. In: *Health Effects Test Guidelines-OPPTS 870.2400*. U.S. Environmental Protection Agency Office of Pesticide and Toxic Substances, EPA Document #712-C-98-195.

U.S. Federal Register Notice (72 FR 65964). November 26, 2007. ICCVAM Test Method Evaluation Report on Ocular Test Methods for Identifying Severe Irritants and Corrosives.

Waggoner WC, Minnich CJ, Dana AS Jr. 1990. Human Ocular Irritation. In: *Clinical Safety and Efficacy Testing of Cosmetics*, WC Waggoner (ed.), New York: Marcel Dekker Inc., pp. 75-82.

Worth AP, Balls M. 2002. Alternative non-animal methods for chemicals testing current status and future prospects. A report prepared by ECVAM working group on chemicals. *ATLA* 30 (Suppl. 1): 1-125.

Zuang V. 2001. The neutral red release assay: A review. *ATLA* 29: 575-599.

眼球傷害のスコア

角膜

(A) 混濁 － 密度の程度（最も高密度部位から得られる判定） スコア
- 潰瘍，または混濁なし　0
- （正常な光沢のわずかな曇り以外の）混濁部位の散在，またはびまん，虹彩の細部が明瞭に見える　1
- 容易に識別可能な不透明部位，虹彩の細部がわずかにぼやける　2
- 壊死部位；虹彩細部が見えない，瞳孔の大きさがほとんど認知できない　3
- 混濁角膜；混濁を通して虹彩が認知できない　4

(B) 影響部位 スコア
- 影響部位なし　0
- 1/4まで　1
- 1/4から半分　2
- 半分から3/4　3
- 3/4を超える　4

スコア＝A×B×5　合計最大＝80

虹彩

(A) 値 スコア
- 正常　0
- 顕著に深まった襞，うっ血，腫脹，中度の角膜周囲の充血；または注入；これらのいずれか，またはこれらいずれかの組合せ，虹彩は依然光に反応（遅い反応は陽性）　1
- 光への反応なし，出血，全般的破壊（いずれか，またはこれら全て）　2

スコア＝A×5　合計最大＝10

結膜

(A) 発赤（角膜および虹彩を除く，眼瞼および眼球結膜を参照） スコア
- 正常血管　0
- 一部の血管に明らかな充血（注入されている）　1
- びまん性，深紅色，個々の血管が容易に識別できない　2
- びまん性牛肉のような赤色　3

(B) 腫脹（瞼および/または瞬膜） スコア
- 腫脹なし　0
- （瞬膜を含め）正常を超える全ての腫脹　1
- 瞼の部分的翻転を伴う明らかな腫脹　2
- 約半分閉じた瞼を伴う腫脹　3
- 半分を超える閉じた瞼を伴う腫脹　4

(C) 分泌物 スコア
- 分泌物なし　0
- 正常角の眼角に認められる少量を除く，正常とは異なる全ての量　1
- 瞼および瞼の直近睫毛の湿潤を伴う分泌　2
- 瞼および睫毛の湿潤を伴う分泌，および眼窩周囲のかなりの部分　3

スコア＝(A＋B＋C)×2　合計最大＝20

眼刺激性 *in vitro* 試験法
試験法比較

試験法	被験物質適合性	測定刺激性範囲
ウシ摘出角膜の混濁および透過性試験	広範な物理形態および溶解性特性できるが，アルコールおよびケトン類を過大評価する	中等度から強度
ニワトリ摘出眼球試験	広範な物理形態および溶解性特性できるが，アルコールおよびケトン類を過大評価する	中等度から強度
ウサギ除核眼試験	広範な物理形態および溶解性特性できるが，アルコールおよびケトン類を過大評価する	中等度から強度
受精鶏卵漿尿膜試験	色素，アルコール，エステル不可 界面活性剤を基材とする製品に最適	広範囲；軽度から中等度の範囲で最良
漿尿膜血管試験	色素不可；一部の界面活性剤で正確な予測不可，含水アルコール性物質に適	広範囲；軽度から中等度の範囲で最良
EpiOcular™	広範な物理形態および溶解性特性，ただし高濃度アルコール/エステル含有物質では過大予測	広範囲；弱から中範囲で最良分解能
HCE	広範な物理形態および溶解性特性，ただし高濃度アルコール/エステル含有物質では過大予測	広範囲；弱から中範囲で最良分解能
サイトセンサー・マイクロフィジオメーター試験（CM法）	界面活性剤および界面活性剤を基材とする混合物，水溶性および良好な懸濁混合物	軽度，非刺激性界面活性剤および界面活性剤を基材とする物質，強度の刺激性を持つ水溶性物質
ニュートラルレッド取込試験（NRU法）	水溶性のみ；活性剤評価可能；顔料および色素で妨害	無から中刺激性物質；弱から中範囲で最良分解能
ニュートラルレッド放出試験（NRR法）	水/油エマルションでうまく機能せず，顔料および色素妨害される。水アルコール性物質は *in vivo* データと良好な相関	非刺激性から中等度刺激性物質軽度から中等度の範囲で最良
フルオレセイン漏出試験（FL法）	活性剤；被験物質水溶性が必要；腐食性物質には有用でない；粘性および固体被験物質は試験不可	軽度から中等度の刺激性
短時間曝露試験（STE法）	水および水に不溶な物質，限られたカテゴリーの固体	非刺激性物質から重度の刺激性物質まで

Table 4-2

# 第5章
粘膜刺激性ポテンシャルの評価

序　論

　皮膚と異なり，粘膜は軽度から中等度の刺激性物質による直接的または間接的な曝露を防御する有効なバリア層を欠いている。したがって，そのような組織に接触する可能性があるパーソナルケア製品および化粧品の安全性評価には，粘膜刺激性ポテンシャルの評価を含むことが望ましい。関連する化粧品のカテゴリーには，マウスウォッシュ/リンスや他の歯磨剤，肌に直接触れる個人用衛生製品および浴用製品（発泡性/洗浄性があるバブルバスタイプの製品を含む）がある。これらの製品の刺激性試験に最も関係する粘膜組織は，口腔，膣および陰茎組織である。このガイドラインではこれらの各組織について個別に考察する。強度の刺激性が判明している濃度で製品の刺激性試験を行うことは避けなければならない。

試験法の概要

　粘膜刺激は in vitro または in vivo の前臨床試験または臨床試験によって評価することができる。In vivo 動物試験が適用される場合または必要とされる場合に粘膜刺激性ポテンシャルの評価に通常用いられる実験動物は，ウサギ，ラットおよびハムスターである。ハムスターおよびラットは一般的に歯磨およびマウスウォッシュの試験に用いられ，一方ウサギおよびラットの粘膜は女性用衛生製品の評価に用いられる。また，ウサギの陰茎粘膜は，パーソナル洗浄製品の刺激性ポテンシャルを決定するために用いられる。パーソナルケア製品の粘膜刺激性ポテンシャルを評価するために，動物試験の代替法として in vitro 組織モデルが開発されている。構成要素および/または密接に関連する製品に基づき，試験する製品について適切な安全性評価が実施されている場合は，動物試験の代わりに臨床試験を実施してもよい。以下に述べる in vivo 動物試験は使用されてきた実績があり，米国では規制当局によって医薬品および医療用具に対して要求される場合がある。

　In vivo 試験を実施する前に，関連する既存データによる証拠の重み付けについて解析することを検討しなければならない。可能な場合は，他の粘膜組織での刺激性ポテンシャルを明らかにするために，in vivo 皮膚刺激性/腐食性試験または in vivo 眼刺激性試験の結果も考慮すべきである。

口腔粘膜刺激性試験

動物試験法

　歯磨剤およびマウスウォッシュのような試験用口腔衛生製品の粘膜刺激性は頬袋を持つハムスターを用いて評価され，一般的ではないが，ラットのような他の動物種を用いて評価される場合もある。歴史的に，動物数は1群5から10匹のげっ歯類が用いられる。方法としては，被験物質を口腔に毎日単回または複数回適用する。被験物質は，綿棒または他の適切な方法により適用する。ハムスターの場合，口腔（頬）袋が，注射器や綿棒などの被験物質適用と，肉眼および顕微鏡による評価が可能な局部的で部分的に隔離された粘膜部位となっている。一部の動物においては，被験物質に曝露する前に頬袋を擦過する。使用中と同様に所定の曝露期間後に水または生理食塩水で被験物質を洗浄する。試験では，28日間の試験期間中に毎日1回または最大4回までの複数回適用できる（US FDA）。各動物の口腔粘膜は，毎日および試験終了時に検査し，刺激性（紅斑および浮腫）について適切に採点し，記録する。ハムスターの場合は，頬袋を反転させること

で容易に曝露した粘膜を検査することができる。次に，顕微鏡検査のために粘膜組織を採取し，組織刺激性を示唆する形態学的変化の存在およびその程度を基に評価する。意味のある比較を可能とし，観察された刺激性の程度がヒトでの使用に受け入れられるか否かを十分に評価するために，試験に生理食塩水および基準製品のような適切な陰性対照物質を設定することが推奨される。

長所
- 背景データベースがある。
- FDAにより認められ，受け入れられている。
- 複数回および亜慢性曝露に用いることができる。

短所
- 物質の刺激性ポテンシャルを過大予測する可能性がある動物を用いる。

In vitro 代替試験法

ヒト口腔組織モデルは，動物およびヒト（*in vivo*）試験の主な代替法である。これらのモデルは，抜歯を行う病気にかかっていない成人患者から得られる正常なヒト口腔ケラチノサイトに由来し，使用前に病原菌スクリーニングが行われる。したがって，*in vitro* モデルは，構造，形態および機能面でヒト口腔粘膜に類似している。被験物質の口腔刺激性ポテンシャルは，細胞生存率，細胞毒性および細胞損傷のメディエーターおよび病理組織学への影響に基づいて決定される。

ヒト組織モデル

ヒト口腔上皮細胞の3次元モデルが開発されている（Breyfogle, B., et al., 2005; Klausner, M. et al., 2007）。これらのモデルは，正常なヒトに由来する上皮細胞からなり，培養によりヒト口腔および歯肉の表現型を持つ多層構造の高度に分化したモデルであり，この組織を無血清培地を用いて特別に作られた細胞培養インサート上で培養すると，*in vivo* と同様の形態学的特性および増殖特性を示す。

この刺激性ポテンシャルの試験は，代謝活性を持つ生細胞の細胞内ミトコンドリア脱水素酵素による3 [4,5-dimethylthiazol-2-yl]-2,5-diphenyltetrazolium bromide（MTT）の青色フォルマザン沈殿への代謝的変換に基づいている。組織の生存率が50％まで低下するのに要する時間（ET50）を測定することができる。したがって，ET50値が低いほどより強い刺激性物質であることを示している。試験方法では試験サンプルを培養組織に局所的に適用する。陰性（例えば蒸留水）および陽性対照（例えば1％ Triton X-100）も試験サンプルと同様に培養組織を処理する。培養期間終了後，被験物質を除き，組織をMTT溶液に移す。光学密度を比色分析で測定してMTTの減少を評価する。細胞生存率に加え，サイトカイン，インターロイキン-1α（IL-1α）およびインターロイキン-8（IL-8）などの炎症性メディエーターを測定することができる。組織は組織学的な検査も可能である（Schmalz, G., et al., 2000; Klausner, M. et al., 2007）。

長所
- 容易に入手できる；組織が市販[1]されている。
- 迅速に結果が得られる。

---

1 組織はMarTek（Ashland, MA）およびSkinEthic（Nice, France）から入手できる。

- 再現性がある。
- コスト効率がよく，日常的な使用に適している。
- 組織の生理学的および組織学的特性はヒトと相関している。
- *In vitro* と *in vivo* の相関を実証している発表されたデータがある。
- 動物を使用しない。
- 組織を組織学的に調べることができる。

短所
- *In vitro* と *in vivo* の相関を実証している発表データの量が限られている。
- *In vivo* の代わりとして規制当局に受け入れられていない。

臨床試験法

ヒト臨床試験は，通常の使用条件または過酷な使用条件で，口腔リンス，歯磨剤および歯の漂白剤など様々な口腔ケア製品の粘膜刺激性および感作性ポテンシャルの評価に適用される（Leonard et al, 2003）。他の臨床試験と同様，被験者の安全を保証するための注意が求められる。

試験集団は，製品を使用する前に訓練を受けた歯科専門家による検査を受けた口腔の健康状態が良好な被験者から構成されなければならない。スクリーニング時に，次の口腔部位について検査を行う：唇，口腔粘膜，唇側粘膜，舌下粘膜，頬粘膜/唇側粘膜移行部，非付着および付着歯肉，舌，硬/軟口蓋，口蓋垂および中咽頭。一般的に口腔硬組織も肉眼で検査する。製品を特定の期間使用した後，歯肉刺激性および口腔内の他の有害な反応について，定性的評価または以下の定量的等級基準による採点を行う。

- 0 ＝ 正常。
- 0.5 ＝ わずかな発赤，浮腫なし。
- 1 ＝ 紅斑とわずかな浮腫。
- 2 ＝ 中等度の紅斑および/または浮腫。
- 3 ＝ 強度の炎症/刺激。

最終的な歯肉刺激性評価は，通常，最終処置から1～2週間後にこの同じ等級基準による評価または定性的評価を行う。

試験デザインを変更して，感作性エンドポイントを追加することができる。被験者は，各家庭において最長14日間まで過酷な使用条件で製品を使用するよう指示される。検査後，試験製品を使用しない休止期（少なくとも2週間）をおく。休止期終了時に，被験物質を単回適用して惹起するために，被験者は試験施設に戻る。惹起30分後に口腔を検査し，続いて惹起1時間後に再度検査する。この検査には上記の等級基準を用いる。最終的な口腔検査は翌日に実施する。

長所
- 試験デザインはヒト被験者の参画を可能とする。
- 曝露経路が消費者の使用と関連している。

膣粘膜刺激性試験
動物試験法

現在，ウサギを用いる膣刺激性試験は，医療用具および殺菌剤など粘膜組織に接触することを目的とする製品の規制当局への提出用として米国FDAによって受け入れられた唯一の試験である（FDA, 1995; ISO 10993-10）。

試験法は，3～6羽の成熟ウサギの膣内に潤滑カテーテルで一定量の被験物質を導入する。投与は，単回投与または数日間（最長6～12ヶ月まで）毎日のいずれでも行うことができる。最も一般的な反復投与頻度は5～10日である（Eckstein et al, 1969; Kaminsky and Willigan, 1982; Auletta, 1994）。試験期間中，滲出物，浮腫および紅斑の存在について膣を検査する。試験終了時，すなわち最終投与24時間後に，肉眼的検査を行うとともに顕微鏡検査用に膣組織を採取する。組織を固定液に入れ，処理を行って，次のような組織刺激に関連する組織学的変化の存在および程度に基づいて評価を行う。

- 上皮の潰瘍
- 炎症性細胞浸潤
- 血管導入
- 浮腫または腫脹

これらのパラメーターを数字で点数化し，Ecksteinの方法にしたがって平均膣刺激性インデックスを計算する。Ecksteinの方法に基づき，0～8の平均膣刺激性スコアは許容可能，9～10は辛うじて許容可能，そして＞10のスコアは許容不可として分類する。

ウサギの代替として，雌ラットも膣刺激性評価に採用されている（Kaminsky and Willigan, 1982; Kaminsky et al, 1985）。方法は，主に先端の丸い小容量注射器またはピペットガンを用いて，単回または複数回の投与計画により所定容量の被験物質を膣管に導入する。試験期間中，滲出物，浮腫および紅斑を検査する。最終投与24時間後に，動物を屠殺し，膣を全摘出して顕微鏡検査を行い，次のような形態学的変化の存在および程度に基づいて評価を行う。

(a) 上皮
  - 過角化
  - 炎症性細胞浸潤
  - 粘膜活性
(b) 粘膜固有層
  - 浮腫
  - うっ血
  - 炎症性細胞浸潤

研究によりウサギ膣粘膜はラットの膣粘膜よりも感受性が高いことが示されているように，ウサギの使用は刺激性ポテンシャルが低いことが疑わしい製品比較により適している（Kaminsky and Willigan, 1982; Kaminsky et al, 1985）。

膣刺激性評価のために他の動物を使用することができる（Echstein et al, 1969; Auletta, 1994; Costin et al., 2011）。最近，研究者によって膣刺激を評価するためのモデルとして，ブタおよび無脊椎の陸生ナメクジを利用することが検討されている（D'Cruz et al., 2005; Adriaens, 2006, Costin et al., 2011）。Costinらによる最近の発表で，ヒトの生殖管との類似性，膣刺激評価に用いられるエンドポイントおよび採点システムに関して，様々な動物モデルおよびモデルの長所と短所のレビューが行われた。

ごく最近，解剖学的構造，pH，膣分泌物，生殖管の生理，代謝および病理に関するヒトの膣との類似性に基づき，D'Cruzら（2005）によってブタモデルが開発された。他の動物モデルと同様，被験物質をカテーテルで膣内に4日連続して投与する。腫脹，発赤，分泌および出血含む臨床兆候についてブタを肉眼的に観察する。5日目にブタを安楽死させて肉眼的観察を行い，次に膣を摘出して固定し，顕微鏡検査のための処理を行う。

すべての動物試験に関して，観察された刺激性が製品の目的の使用に許容できるか否かを評価できるように適切な陰性対照（すなわち生理食塩液）および基準製品を用いるべきである。

長所
- 刺激性物質に鋭敏なウサギの背景データベースがある。
- 器官全体の反応である。
- 回復性を測定できる。
- 単回，複数回および亜慢性的曝露に使用できる。
- ブタ－ヒトの膣と生理学的および解剖学的に類似性を持つ。

短所
- ウサギおよびげっ歯類－ヒトと生理学的および解剖学的差異がある。
- 動物を用いる。
- ブタ－高価で取扱いや維持が難しい。

In vitro 試験法

ヒト *in vivo* 膣粘膜に類似しているヒト膣上皮の組織培養が開発されている（Kubilus et al, 2002; Doucet et al, 2000）。この *in vitro* モデルは *in vivo* での膣刺激性の予測法として有望であることが示されている（Kubilus et al, 2002 Ayehunieet. Al., 2005; Ayehunie et al., 2006; Ayehunie et al., 2009; Ayehunie et al, 2011; Srinivasan et al., 2010）。方法は，再構築ヒト膣上皮組織に被験物質を局所適用する。試験には，陰性対照（リン酸緩衝生理食塩水）および陽性対照（1％ドデシル硫酸ナトリウム，SDS）を用いる。組織は最長24時間まで培養する。2つの組織についてMTTアッセイを用いて様々な時点で組織生存率を評価し，組織のうちの1つは，組織学的解析のために10％フォルマリンで固定し，パラフィンで包埋する。これらの *in vitro* モデルに炎症および刺激性のバイオマーカーを用いる可能性がみられる（Costin et al., 2011; Ayehunie et al., 2011）。

膣または子宮頸部の様々な研究面で，細胞培養系，再構築組織および組織などの *in vitro* 試験系が開発されてきたが，*in vivo* 膣刺激性の予測能について評価された試験系はわずかしかない。これらの試験は有望であるが，評価された物質数が限られており，試験方法が標準化されていない（Costin et al., 2011）。

長所
- 組織の入手が容易で，市販品を利用できる。
- 組織の生理学的および組織学的特性がヒトに相関している。

短所
- *In vitro/in vivo* 相関を実証する発表データの量が限られている。
- 規制当局によって *in vivo* 試験の代わりに受け入れられていない。

臨床試験法

　口腔粘膜の刺激性ポテンシャルを評価するアプローチと同様，ヒトでの臨床試験はパーソナルケア製品または女性用衛生用品の耐性および親和性を確認するために実施される。いかなる種類のヒト試験も被験者の安全性が最重要である。ヒト試験には倫理的配慮が必要で，国際的なガイドラインおよび適切な臨床試験の規制にしたがって実施され，インフォームド・コンセントおよび適切な場合は IRB によるレビューが含まれる。

　試験アプローチには，単回または反復曝露パッチテスト，所期のまたは過酷な曝露条件下における製品の使用または拡張した家庭での使用での安全性試験，化学的刺激と機械的刺激の組み合わせ試験および臨床安全性試験があるが，これらに限定されない。粘膜への曝露を目的とする製品の場合には，標準的な試験プロトコールをさらに過酷な曝露条件に変更する。さらに，曝露時間の延長，より保守的なパッチ条件および/または角質層が皮膚と粘膜の構造の違いであるため，角質層を除去する擦過またはテープ剥離などの方法による皮膚の完全性を変えることがある。臨床試験は婦人科の経験がある訓練された専門家による膣粘膜の評価が行われ，および/または主観的なアンケート調査で灼熱感，刺痛またはかゆみなどの感覚刺激反応が評価される。使用中の安全性ガイドラインがヒトのボランティアによる試験に関する情報の参考になる。

陰茎粘膜刺激性試験

動物試験法

　ウサギを用いる陰茎粘膜試験は，パーソナルケア洗浄製品の粘膜刺激性ポテンシャルの評価に用いられる。試験法は，雄ウサギの陰茎粘膜が十分に湿潤するように被験物質を適用する（Draize et al, 1944）。これは，通常，被験物質0.2 mL をピペットまたはツベルクリン注射器で適用する。ヒトの使用または予測できる誤使用により到達すると推定される濃度で被験物質を適用しなければならない。液体，溶液または懸濁液として被験物質を適用する。通常，処置24および48時間後に粘膜を検査し，Draize スケール（皮膚刺激性の章の Draize 皮膚刺激性スコアシステム Table 3-1参照）に基づき，紅斑および浮腫を数値化する。場合によっては，処置後数時間以内に刺激の発生をチェックすることが望ましい。

長所
- 雄生殖器部位の粘膜を代表している。
- 非侵襲的である。
- 肉眼観察によっている。
- 動物の屠殺を必要としない。

短所
- 動物の使用が必要である。

- 短期曝露に限定される（長期的曝露では被験物質の保持が難しい）。
- 病理組織学的検査がない。

In vitro 試験法

本執筆時点で，利用可能な動物を用いない代替法モデルはない。

参考文献

Adriaens E. 2006. The Slug Mucosal Irritation Assay: An Alternative Assay for Local Tolerance Testing, 9 pp. London, UK: National Centre for the Replacement, Refinement and Reduction of Animals in Research.

Auletta CS. 1994. Vaginal and rectal administration. *J. Amer. College Toxicol.* 13: 48-63.

Ayehunie S, Cannon, Lamore CS, Klausner M, Sheasgreen J. 2005. Human vaginal-ectocervical tissue model to test the irritation potential of contraceptive and vaginal-care products. Presented at 5tht World Congress, Berlin, Germany.

Ayehunie S, Hayden P, Cannon C, Lamore S, Klausner M, Sheasgreen J. 2006. Irritation testing of contraceptive and feminine-care products using epivaginal, an *in-vitro* human vaginalectocervical tissue model. Presented at EUROTOX 2006, Cavtat and Dubrovnik, Croatia, September 20-24, 2006.

Ayehunie S, Cannon C, LaRosa K, Hayden P, Klausner M. 2009. Pre-validation of reconstructed epivaginal tissue model to screen irritation potential of chemicals. Presented at Society of Toxicology Annual Meeting, Baltimore, Maryland.

Ayehunie SC, Cannon K, Larosa P, Pudney J, Anderson DJ, Klausner M. 2011. Development of an *in vitro* alternative assay method for vaginal irritation. *Toxicology* (279): 130-138.

Breyfogle B, Kubilus J, Dale B, Wertz P. 2005. Epigingival (GIN-100) tissue models for oral irritation. Presented at 5th World Congress, Berlin, Germany.

Costin GE, Raabe HA, Priston R, Evans E, Curren R. 2011. Vaginal irritation models: The current status of available alternative and *in vitro* tests. *Alter. Lab Animal*, 39 (4): 317-37.

D'Cruz OJ, Erbeck D, Uckun FM. 2005. A study of the potential of the pig as a model for the vaginal irritancy of benzalkonium chloride in comparison to the nonirritant microbicide PHI-443 and the spermicide vanadocene dithiocarbamate. *Toxicol. Pathol.* 33, 465-476.

Doucet O, Garcia N, Bayer M, Fouchard D, Zastrow L, Marty JP. 2000. Characterization of the barrier function, the hydration, and the pH offered by 3D-Human epithelial cultures cultivated from foreskin, corneal, buccal, and vaginal cells. Perspectives in Percutaneous Penetration (PPP), 7th International Conference (La Grande Motte, France April 25-29).

Draize JH, Woodard G, Calvery HO. 1944. Methods for the study of irritation and toxicity of substances applied topically to the skin and mucous membranes. *J. Pharm. Exp. Therap.* 82: 377-390.

Eckstein, P., M.C.N. Jackson, N. Millman, and A.J. Sobrero. 1969. Comparison of vaginal tolerance tests of spermicidal preparations in rabbits and monkeys. *J. Reprod. Fert.* 20: 85-93.

ISO Vaginal Mucosal Irritation Test, 10993-10: Standard, Biological evaluation of medical devices, Part 10-tests for irritation and sensitization, 1995.

Kaminsky M. Willigan DA. 1982. pH and the potential irritancy of douche formulations to the vaginal mucosa of the albino rabbit and rat. *Food Chem. Tox.* 20: 193-196.

Kaminsky M, Szivos MM, Brown KR, Willigan DA. 1985. Comparison of the sensitivity of the vaginal mucous membranes of the albino rabbit and laboratory rat to nonoxynol-9. *Food Chem. Tox.* 23: 705-708.

Klausner M, Ayehunie S, Breyfogle BA, Wertz PW, Bacca L, Kubilus J. 2007. Organotypic human oral tissue models for toxicological studies. *Toxicology In-Vitro* 21: 938-949.

Kubilus J, Cannon CL, Klausner M, Lonardo EC. 2002. Human tissue model for vaginal irritation studies The Toxicologist, 66 (1-S): 378, *Soc. of Toxicol.* (Reston, VA), Abstract #1848.

Leonard RH, Smith LR, Garland GE, Tiwana KK, Zaidel LA, Lin NC, Pugh G. 2003. Evaluation of Tooth Sensitivity and Gingival Irritation During Toothwhitening. International and American Association for Dental Research Meeting Abstract.

Schmalz G, Schweikl H, Hiller KS. 2000. Release of prostaglandin E2, IL-6 and IL-8 from human oral epithelial culture models after exposure to compounds of dental materials. *Eur. J. Oral Sci.* 108: 442-448.

Srinivasan V, Alonso A, Bertino B, Costin GE, de Brugerolle de Fraissinette A, Orak D, Inglis H, Kazmi P, Raabe H, Re T. 2010. Integrated *in vitro* vaginal safety screening approach for bath and body wash products utilizing skinethic human vaginal epithelium (HVE) model. Presented at Society of Toxicology Annual Meeting, Salt Lake City, Utah.

U.S. Food and Drug Administration. Points to consider during the non-clinical development of dental drug products. Oral Irritation Studies. Version 1.0

U.S. Food and Drug Administration. Center for Drug Evaluation and Research. 1995. Guidance for Industry. Guidance for Development of Vaginal Contraceptives, U.S. Food and Drug Administration.

第6章
皮膚感作性ポテンシャルの評価

序　論

　皮膚感作性は，接触アレルギー性皮膚炎（ACD）とも呼ばれるが，皮膚が接触アレルゲンに繰り返し曝露されることによって引き起こされるT細胞を介した皮膚炎症性反応である。ACD反応に関する他の用語には，接触過敏症，皮膚アレルギーまたIV型感作性がある。

　紅斑，浮腫，時には丘疹および小水疱が，この反応の臨床所見の特徴である。類似した臨床所見を呈する可能性がある局所皮膚刺激性と異なり，ACDには化学物質と接触した部位に生じる免疫系の全身的反応が関与している。免疫応答の細胞性成分の動員に時間を要するため，ACD炎症性皮膚反応は，感作性化学物質と接触した後に遅延応答として生じる（24～48時間またはそれ以上）。市販の製品中に用いられる濃度では化粧品成分による接触アレルギーはめったに起こらない。医師による診断試験から，低頻度ではあるが，接触アレルギーを生じる場合は，香料の構成成分，防腐剤および毛髪染剤の成分が，化粧品アレルギーの原因として最も可能性の高いことが明らかにされている（Marzulli and Maibach, 1998）。

メカニズム

　接触アレルゲンに対する免疫応答は複雑なメカニズム[1]である（Kimber, 1996; Mark and Slavin, 2006; Vocanson et al, 2006）。メカニズムに関する知識が，化学物質の皮膚感作性ポテンシャルを評価する既存のヒトおよび動物を用いる試験が適切にデザインされていることを保証するために活用され，*in vivo* および *in vitro* 代替法開発へと導くために用いられている。一般的に，接触アレルゲンは，ハプテンと呼ばれる低分子化学物質である。ハプテンは皮膚の中に浸透し，キャリアタンパク/ペプチドと反応してタンパク/ペプチド－ハプテン複合物を形成し，それが作用抗原（免疫原）となってランゲルハンス細胞（未成熟樹状細胞）によるプロセッシングを受ける。ハプテン－タンパク/ペプチド複合物の正確な性質は完全には解明されていない。ランゲルハンス細胞はハプテン－キャリア複合体を認識して取り込むと仮定されている。取り込みおよび抗原認識は，皮膚からリンパ節への移行中にランゲルハンス細胞に樹状細胞への成熟を促す信号を送る。そこで，未感作のT-細胞がプロセッシングを受けた抗原に曝露され，抗原特異的メモリーT-細胞の集団が増殖する。

　このT-細胞増殖は感作（誘導または導入）相の結果であり，個体は次に曝露を受けた時に同一（または交差反応性）のハプテンを特異的に認識し得る循環T-細胞集団が準備されることになる。ACDの惹起または誘発（導出）相は，以前そのハプテンにより感作された個体が次にハプテンに曝露された際，皮膚に局所的に生じる。ハプテンは誘導相と同様にキャリアタンパクと結合する。しかし，惹起の間，皮膚およびリンパ節の両者で記憶T-細胞への抗原提示が生じ，多数のケミカルメディエーターすなわちリンフォカインを

---

[1] 読者は，免疫系の構造および生理学に関する更なる情報について基礎的な参考文献を参照することができる。そのような参考文献には，次の文献がある。Kaplan BLF, Sulentic CEW, Holsapple MP, Kaminski. 2013. Toxic Responses of the Immune System. In Casarett & Doull's Toxicology – The Basic Science of Poisons, 8th edition, CD Klaassen, (ed.). McGraw-Hill Medical, pp. 559-638.

放出する結果となる。

リンフォカインは直接的に組織損傷を誘発し、その損傷部位にT-細胞を動員して反応を拡大する。それらは有糸分裂も刺激し、マクロファージの貪食活性を増加させて損傷部位からのT細胞の移動を阻害する。組織学的には、反応は細胞内浮腫を有する増殖亢進表皮に類似している。一般的に、抗原との相互作用の24時間後に海綿状浮腫（表皮の炎症性細胞内浮腫）、表皮内小水疱形成および単核細胞浸潤が認められる（Patrick and Maibach, 1994）。

定量的リスクアセスメント

化粧品成分の皮膚感作性リスク評価が著しく発展しており、主に化粧品成分のアレルギー誘発性とそれらへの消費者の曝露を理解することに焦点を合わせた曝露に基づく定量的リスク評価のアプローチ（QRA）が活用されている。皮膚感作性に関係する要因の理解に基づき、異なる種類の消費者製品に使われる可能性がある感作性物質の安全レベルを決定するために、皮膚感作性の誘発について曝露に基づく定量的リスク評価を実施することができる。香料成分の皮膚感作性定量的リスク評価の特集号が Regulatory Toxicology and Pharmacology（2008）に発表された。そこでは、主に香料成分を中心に定量的リスク評価（QRA）アプローチが概説されている（Api et al., 2008）。QRAアプローチは、感作性を誘発しないと考えられるレベルの証拠の重み付け（WoE NESIL）と呼ばれる皮膚感作性誘発閾値を決定することで構成される。個人差、母集団の差および使用量の考慮を説明する感作性評価要素（SAF）と呼ばれる不確実係数を WoE NESIL に適用し、許容できる曝露レベル（AEL）を導く。AELを消費者曝露レベル（CEL）と比較して適切な安全係数（すなわち1以上のAEL/CEL比）があるかどうかを決定する。Apiの論文は、習慣、活動、広範囲の消費者製品の適用表面積およびデフォルトSAFに基づく消費者曝露データの有益なまとめを提供している。ここで述べられている原理は香料の評価に用いられているが、リスク評価の第一段階として他の成分および製品にも適用することができる。成分や製品の種類に応じて、QRAには、例えば感作性評価要素または曝露の前提の適用などの精緻化が必要である

試験法の概要

誘導および惹起相における応答メカニズムの初期の理解が、両方の相を網羅するヒトおよびモルモットを用いた予測試験に繋がった。誘導相では、免疫応答が十分に進展する間、物質を最小刺激濃度で皮膚に反復曝露する。試験によっては、局所的な誘導を行う前に、最初にその化学物質を皮内注射することも考慮している。刺激を受けたエフェクターT細胞が発達して循環し始める適切な期間を置いた後に、刺激性のない誘発用量を適用する。物質が感作性物質か否かの判断は、惹起相における応答およびその応答の質による。局所リンパ節アッセイは、惹起相を含まず化学物を3回局所適用した後に細胞分裂に対する初期の刺激を測定する最新の代替試験法である。やがて、皮膚感作性予測法として、細胞の刺激および特定タンパクの産生を評価する *in vitro* 試験法の開発も可能となると思われる。これは活発に研究されている分野である。

皮膚感作性ポテンシャルの予測が可能な明らかな化学物質の構造アラートがいくつか存在する。構造活性相関（SAR）計算プログラムは、これらの構造アラートを原料評価の最初の段階として利用している。

近年目覚しい進展が見られているものの、検証された *in vitro* 代替法をまだ利用することができない。そのため、感作性試験はいまだに免疫応答を持っている動物種を用いて実施されている。倫理的理由により、

ヒトで皮膚感作性有害性を特定するための予測試験を実施することはできない。しかし，前臨床試験や他の情報源から十分な情報を利用できる場合は，感作性の活性がないことを確認するために，関連するヒト曝露量を考慮して適切に管理された条件下で，臨床試験が実施される。動物試験が個々の成分に対して開発され，バリデーションが行われたのと対照的に，ヒト試験は通常最終製品について実施される。

皮膚単位面積当りの適用量，適用部位の面積，部位の閉塞程度および被験物質の送達に用いる溶媒などの要素は，感作性反応が誘発されるか否かに影響を及ぼす（Klecak, 2004）。これらの要素ばかりでなく原料または製品の最終的な用途も，各感作性試験のデザインおよび用いる方法の選択にあたって検討しなければならない。

動物試験法

初期の動物での予測試験はモルモットを用いて開発された（OECD, 1992; US EPA, 2003）。モルモットを用いる試験は，結果の主観的な解釈を含め，様々な理由により批判されてきたため，最近になってより客観的なマウスを用いる試験が開発されてきた。マウス局所リンパ節アッセイ（LLNA法）は，バリデーションが行われ，従来のモルモット法に対する実行可能で完全な代替法である。局所リンパ節アッセイはやはり動物を用いる試験であるが，次第に高度化してきた免疫系の理解が代替法のデザインを促進するだろうという合意に基づいている。LLNA法は，皮膚感作性物質を特定する基準を損なうことなく，動物数の大幅な削減，必要とする時間の削減および苦痛緩和の機会を提供している。

マウス局所リンパ節アッセイ（LLNA法）（OECDガイドライン429）

LLNA法は，ICCVAMおよびECVAMによって化学物質の接触アレルギー性ポテンシャルを評価するモルモット感作性試験の科学的に妥当な代替法であると結論されている（ECVAM, 2000; ICCVAM, 1999）。LLNA法は追加の惹起相を実施せずに免疫系の刺激（誘導）を評価する。被験物質を適切な溶媒で希釈し，1群4〜5匹のマウスの耳介に毎日，連続3日間（Day 1，2および3）局所適用する。試験濃度は溶解度および刺激性ポテンシャルに基づいて決定し，0.1%以下から100%までの範囲で設定することができる。過度な皮膚または全身毒性を示さない最高試験濃度を選択する。標準LLNA法では，少なくとも3濃度について試験を行う。選択した用量を基に用量－反応曲線を求める。適用容量は25 μL とする。溶媒対照群はこの評価に不可欠である。Day 6 に20 μCi の ^{3}H-メチルチミジン（HTdR）を各マウスの尾静脈に注射する。5時間後に各動物から耳－排出耳介リンパ節を摘出し，細胞懸濁液を調製してトリクロロ酢酸で沈降させ，一晩培養する。沈降した高分子中の放射能レベルをシンチレーションカウンターで測定する。HTdRの取り込みは，アレルギー性反応の誘導相で生じるT-細胞過形成の指標である（ECETOC, 2000; Kimber et al, 1990; Kimber and Basketter, 1992; Kimber et al, 2001; OECD, 2010）。放射能評価が最も一般的であるが，標準法に感度が近いまたはそれに匹敵する他の方法について評価が行われ，OECDガイドライン442Aおよび442B（以下参照）に述べられている。刺激インデックス（S.I.; 対照に対する処置マウスにおけるリンパ球増殖の比）が感作性ポテンシャルの指標として用いられている。SIが3以上の時に陽性反応であると判断する。

"reduced" LLNA（rLLNA）と呼ばれるLLNA法の改良版が，2010年7月にOECD試験ガイドライン429（OECD, 2010）に取り入れられた。ICCVAMもreduced LLNA法のレビューを行って推奨し（ICCVAM, 2009），その後2010年に米国連邦機関によって受け入れられた（75 FR 25866）。rLLNA法の主な

利点は，使用動物数をさらに削減したことにより動物福祉にさらに恩恵をもたらしていることである。rLLNA法は，1試験群（標準LLNA法で用いられる最高濃度の化学物質を投与する）と溶媒対照群しか用いないことを除き，標準LLNA法と同じ方法で実施される（Kimber et al., 2006）。rLLNA法は，例えば非感作性の分類を確認する規制要件など，有害性の特定だけを必要とする場合にスクリーニング試験として用いるのに適している。rLLNA法は，標準法と同等の感受性と選択性を持っていることが示されている（Kimber et al., 2006）。リスク評価の目的で皮膚感作性の相対的な強度を決定する必要がある場合には，用量反応の解析が可能な標準LLNA法が必要であることに注意することが重要である。

LLNA法は，モルモットによる試験法と比較して，低コストで，期間がかなり短く，誘発部位の紅斑および浮腫の主観的評価とは対照的な測定が可能なエンドポイント（HTdRの取り込み）が用いられる。LLNA法はアジュバントを用いるモルモット試験法に比べて感度が低いが，LLNA法の結果はヒトのデータと良好な相関性がある（Gerberick et al, 2001）。本試験は，特定の金属化合物，高分子タンパクおよび強度の刺激性物質など，あらゆる種類の被験物質に適切であるというわけではない（US EPA, 2003）。モルモットモデルと比較して特に魅力的なLLNA法の1つの側面は，より健全な基盤に基づく感作性の強度（EC3値の使用を介して）の評価が可能であることである（Basketter et al, 2000; Gerberick and Robinson, 2000）。LLNA法は皮膚感作性試験に動物を用いる方法を改良し（例えば，アジュバントを必要としない），この目的のために必要とされる動物数を削減することによって，動物福祉に重要な利益をもたらしていることから，一般的に皮膚感作性有害性評価に好ましい方法と考えられている。

長所
- 苦痛緩和および動物数削減法として規制当局により認知，受け入れられている。
- 閾値陽性反応（有害性評価に用いることができる刺激インデックス3［EC3］）を誘発するために必要な推定濃度の算出を可能とする用量反応を明らかにすることができる。
- エンドポイントを客観的に測定する。
- 結果はヒトデータと良好に相関する。

短所
- 依然として動物モデルである。
- 放射能測定に特殊な機器を必要とする。
- 誘発段階での閾値評価には使用できない。
- 必ずしもすべての被験物質に適当でない。

非放射性マウス局所リンパ節アッセイ（LLNA: DA法およびLLNA BrdU-ELISA法）（OECDガイドライン442Aおよび442B）

標準LLNA法の実施には放射性物質の入手，使用および廃棄が禁止されているか厳しく制限されているという問題がある。最近，LLNA法の2つの非放射性バージョン，LLNA BrdU-ELISA法（OECDガイドライン442B）およびLLNA: DA法（OECDガイドライン442A），についてバリデーションが行われ，一定の制限範囲で皮膚感作性物質の特定に有用であるとして推奨されている（ICCVAM, 2010a; 2010b）。標準LLNA法同様，LLNA BrdU-ELISA法およびLLNA: DA法は，それぞれ5-bromo-2-deoxyuridine（BrdU）を用いたリンパ節の細胞増殖の測定またはアデノシン3リン酸（ATP）量の定量により皮膚感作性の誘導相を評価する。

LLNA BrdU-ELISA 法では，標準 LLNA 法と同様，25 μL の適切な溶媒で希釈した被験物質または溶媒対照を各群最低 4 匹のマウスの耳の背面に毎日連続して 3 日間（Day 1，2 および 3）局所適用する。Day 5 に 0.5 mL（0.5 mg/マウス）の BrdU 溶液（10 mg/mL）を各マウスに腹腔内投与する。BrdU 投与 24 時間後に各動物から耳-排出耳介リンパ節を摘出し，細胞懸濁液を調製する。リンパ節細胞懸濁液中の BrdU を市販の ELISA キットを用いて測定する。刺激インデックス（SI; 処置群と対照群のマウスにおけるリンパ球増殖の比）が感作性ポテンシャルの指標として用いられる。試験群ごとに各マウスからの平均 BrdU 標識率を溶媒対照群の BrdU 標識率で叙して SI を算出する。1.6 以上の SI を陽性反応と判断する。

LLNA: DA 法では，1 群最低 4 匹のマウスを Day 1，2，3 および 7 に処置する。各耳の背面に 1 ％ラウリル硫酸ナトリウム（SLS）水溶液を塗る。SLS 処置 1 時間後に，25 μL の適切な溶媒で希釈した被験物質または溶媒対照を各耳の背面に局所適用する。Day 8 に耳-排出耳介リンパ節を摘出し，細胞懸濁液を調製する。ATP 測定キットを用いてルシフェリン/ルシフェラーゼ法により ATP 量を測定する。照度計を用いて相対的発光単位（RLU）で生物発光を測定する。ATP 量は時間とともに次第に減少するため，屠殺 30 分以内に動物の個体ごとに ATP 量を測定しなければならない。標準 LLNA 法同様，SI（処置群と対照群のマウスにおけるリンパ球増殖の比）が感作性ポテンシャルの指標として用いられる。LLNA: DA 法では，1.8 以上の SI を陽性反応と判断する。

長所
- ラジオアイソトープを使う必要がない。
- 陽性反応の閾値となる推定濃度の計算が可能な用量反応を特徴とする。
- エンドポイントを客観的に測定する。
- 結果がヒトのデータと良く相関する。

短所
- 動物モデルである。
- 惹起相での閾値の評価に用いることができない。
- あらゆる種類の被験物質に適切であるというわけではない。

ビューラー法（OECD 406）

ビューラー法は，モルモットの剃毛腹側部に適用する手術用テープで覆った閉塞パッチを用いる。スクリーニング試験で軽度の刺激性および非刺激性の濃度を選択する。軽度の刺激性濃度の誘導パッチを実験に使用してない動物に，Day 0，7 および 14 に 1 日 6 時間適用する。最終誘導処置の 2 週間後に，両腹側部の以前曝露しなかった部位に無刺激性用量を局所適用する。対照動物が同様の反応を示さない場合，紅斑性反応は感作性と考えられる（Buehler 1964; Buehler 1965; Buehler 1985; Griffith and Buehler, 1976; Klecak 1998）。ビューラー法はアジュバントを用いるモルモットによる試験法より感度が低いとされている。

長所
- ほとんどの規制当局により認知され，受け入れられている。LLNA 法および GPMT 法に加え，3 つの推奨される方法の 1 つである。
- 局所適用により曝露を行う。

短所
- 動物モデルである。
- 一般的に1用量で誘導を，1用量で惹起を試験する；用量反応特性を決定できないため，閾値に関する情報が得られない。
- 用量選択の範囲が限られ，刺激性閾値に基づいている。

開放皮膚試験

　開放皮膚試験は，被験物質の局所適用を用いることにより，ヒトでの使用条件を模倣している。6～8匹のモルモットの剃毛腹側部の2 cm^{2}部位に様々な濃度で適用することにより，適切な溶媒中の被験物質の刺激性プロフィールを最初に決定する。紅斑を24時間評価し，最大無刺激性濃度および最小刺激性濃度を選択する。1群6～8匹の実験に使われていない動物の腹側部に無刺激性濃度0.1 mLを3または4週間で合計20または21回適用する。反対側の腹側部の以前曝露しなかった部位に，最終適用24～72時間後に1回，そしてDay35に再び1回惹起処置を行う。最小刺激性濃度，無刺激性濃度および連続希釈液で2 cm^{2}の円形部位を惹起する。皮膚感作性は，各誘導および惹起濃度について被験動物の対照動物に対する反応性閾値の差から決定する（Kero and Hannuksela, 1980; Klecak, 2008; Klecak, 1985）。

長所
- ほとんどの規制当局により認知され，受け入れられている。
- 曝露は局所適用によるものである。
- 誘導および惹起の用量-反応情報を供するようにデザインすることができる。

短所
- 動物モデルである。
- 結果は用いた濃度に高度に依存する。
- エンドポイントの評価が主観的である。
- 用量選択の範囲が限られ，刺激性閾値に基づいている。

Draize モルモット感作性試験

　Draize 感作性試験は，規制当局により受け入れられた最初の ACD に関する動物を用いた予測試験であった。この方法では，適切な溶媒中の0.1％被験物質溶液0.05 mLを20匹のモルモットの前腹側部に注射する。翌日および Day20 までの隔日，同腹側部の新しい部位に同様に注射する。2週間の休息期間の後，反対側の腹側部を剃毛し，0.1％溶液0.05 mLを注射する。注射24および48時間後に，試験部位における感作性の徴候を対照部位と比較して評価する（Draize, 1959; Johnson and Goodwin, 1985; Klecak, 1998）。

長所
- ほとんどの規制当局により認知され，受け入れられている。

短所
- 動物モデルである。
- 皮膚感作性の誘発に重要な皮膚曝露がない。
- 一般的に1用量で試験するため，用量反応を明らかにできない。
- 用量選択の範囲が限られ，刺激性閾値に基づいている。

●エンドポイントの評価が主観的である。

フロイント完全アジュバントを用いる試験

フロイント完全アジュバント（免疫刺激剤として作用する乾燥 *Mycobacterium butyricum* 懸濁液）を用いる4つの試験法が様々な規制当局に受け入れられている。これらのフロイント完全アジュバント試験，分割アジュバント試験およびモルモットマキシマイゼーション試験（GPMT, OECD 406）はいずれも，フロイント完全アジュバント（FCA）単独または被験物質との混合物を皮内注射して誘導期間に免疫系を刺激する。FCAの注射は，時には壊死に至るような強度の刺激性を引き起こすことがある。このため，試験の倫理的な性質がしばしば疑問視されている。この試験は多くの場合非常に感度が高いが，ヒトでの皮膚感作性に結果を直接外挿する点に関しては解釈が難しい（Basketter et al, 1997）。

長所
- ほとんどの規制当局により認知され，受け入れられている（LLNA法およびビューラー法と同様に）。
- 弱い感作性物質を検出する。
- 皮内および経皮曝露の組合せからなる。

短所
- 動物モデルである。
- 一般的に1用量で試験されるため，用量反応特性を決定できない。
- 強度の刺激性物質を使用するため，試験の倫理的性質がしばしば疑問視される。
- ヒトのデータに関するものとして結果を直接解釈することが困難である。
- アジュバント試験は最悪条件での試験の原則に基づいているため，感作性強度の評価には適していない。

In vitro 試験法

化学物質が皮膚を介して感作を引き起こす主要な段階の中に，吸収，タンパク/ペプチド結合，（必要な場合には）代謝，ランゲルハンス細胞による取り込みおよびプロセッシング，ランゲルハンス細胞の成熟および移行の誘導，およびT-リンパ球への提示と認識がある。この複雑なメカニズムのために，*in vitro* 代替法モデルは十分に開発されていない。これは活発に研究が行わる分野として残されており，化粧品成分に対し活気に満ちた機会を提供している。多くの共同研究が進行している。いくつかの研究プログラムは，有害性評価およびリスク評価のための現在の *in vivo* 試験を置き換えることが可能な方法の組み合わせを構築するために，主要なメカニズムを解明することを目指している。それらは，例えば，経皮吸収と内在性タンパクとの反応（例えば，トキシコキネティクスモデル，ペプチド反応性試験，共有結合試験），細胞株を用いるモデル（例えば，遺伝子発現の変化，マーカーの検査），またはシグナル伝達経路の特定に取り組んでいる（Ryan et al, 2001; Ryan et al, 2005; Divkovic et al, 2005）。

いくつかの *in vitro* 試験が欧州動物実験代替法評価センター（ECVAM）によるバリデーションを終了または現在バリデーションの途中である。Direct Peptide Reactivity Assay（DPRA法）およびKeratinoSens法の2つの試験がEURL ECVAMによって推奨されている。

DPRA法は，タンパク反応性と皮膚感作性ポテンシャルとの相関性に基づいている。簡単に述べると，

この試験では被験物質を合成ペプチドと培養し，遊離ペプチドの枯渇を測定する（Gerberick et al., 2004）。潜在的な皮膚感作性のスクリーニングツールとして反応性を用いることができるかどうか決定するために，反応性の順位付けを可能とする帰納的分割法による分類樹を用いて，100以上の化学物質に関するペプチド反応性データが既存のLLNA法データに対して解析された。全体的にDPRA法のデータはLLNA法のデータと良好な相関性を示し，この試験の定量的な性質により被験物質を最小，低，中および高の4つの反応性カテゴリー（Gerberick et al., 2007）の1つに分けることが可能である。EURL ECVAM提言は極めて重要な実行パラメーターをまとめており，皮膚感作性を評価するための統合アプローチにDPRA法を用いることが述べられている。

KeratinoSens法は，Nrf2求電子経路を用いて求電子性化学物質を検出するようにデザインされている。この試験は，96穴のハイスループット型プレートを用い，HaCat細胞株の抗酸化反応エレメント（ARE）調節下にあるルシフェラーゼ遺伝子で構成される安定したレポーター構築物に基づいている（Natsch, 2010; Natsch et al., 2011）。発表されたデータはLLNA法と高い相関性を示している。EURL ECVAM提言が2014年に発表された。

バリデーションが進められている別の試験にHuman Cell Line Activation Test（h-CLAT法）がある。h-CLAT法は抗原提示細胞（APC）の活性化の過程を基にしている。この細胞を用いる試験では，フローサイトメトリーでAPCの表現型および機能性変化を検査する。h-CLAT法ではランゲルハンス細胞を刺激するためにTHP-1ヒト単球細胞株を用い，化学物質を曝露した後のCD86およびCD54の発現増強を測定する（Ashikaga et al., 2006）。100以上の化学物質を用いた結果からヒト感作性およびLLNA法データと良く相関することが明らかになり，感作性強度を予測することが可能である（Nukada et al., 2011; 2012）。h-CLAT法はEURL ECVAMと日本代替法試験検証センター（JaCVAM）との共同バリデーション試験で公式に評価され，最終報告書が待望まれている。

Myeloid U937 Skin Sensitization Test（MUSST法）もAPCの活性化過程に基づいている。MUSST法では，樹状細胞の代用としてU937細胞の化学物質処理に反応したCD86の発現を測定する。この試験は2010年秋にプレバリデーションが始まったが，現在まだ評価の最中である。

これら*in vitro*試験はそれぞれ限界があり，皮膚感作性の誘導過程の重要事象の1つをみているに過ぎないことに留意することが重要である。そのように，これらの試験は独立した方法として用いることを目指すものでなく，むしろ感作性ポテンシャルを予測する総合的なアプローチに用いることが推奨される（Jowsey et al., 2006; Natsch et al., 2009; Jaworska et al., 2011; Bauch et al., 2012）。最近，いくつかの統合的アプローチを用いる皮膚感作性予測モデルの有効性が報告されている（Nukada at al., 2013; Jaworska et al. 2011, 2013; Hirota et al., 2013）。

臨床試験法

Human Repeated Insult Patch Test（HRIPT）

ヒト感作性ポテンシャルを評価する多くの方法が報告されているが，現在，ほとんどの場合，化粧品の製品はHuman Repeated Insult Patch Test（HRIPT）により評価されている。倫理的理由により，HRIPTを化学物質または製品の皮膚感作性有害性を評価する予測試験として用いてはならない。しかし，前臨床試験

データ，ヒト曝露条件およびパッチテスト条件などの関連情報を十分に考慮した後に，化学物質または製品に感作性ポテンシャルがないことを確認するために用いることができる（McNamee et al., 2008）。ある用量で原料として感作性物質である可能性がある原料の多くは，最終製品では単位面積当りの用量での濃度に基づく曝露量はより低くなるため感作性を誘発しないだろう。したがって，曝露条件を注意深く管理することが必要であるが，化粧品の製品の大半は被験者へのインフォームド・コンセントの下で安全に試験することができる（Patrick and Maibach, 1994）。HRIPT の統計検出力は，サンプルの大きさ（被験者の数）によって変化する。一般的に，試験は大集団における発生率を予測するのに十分な統計検出力を得るために，少なくとも100名で実施する（Henderson and Riley, 1945）。好ましい試験結果は，通常および予期し得る条件下で製品を使用する消費者の大集団において感作性誘発のリスクが最小であることを保証する。

他の種類の試験同様，HRIPT の結果の解釈には判断が必要で，ガイダンスの利用が可能である（Stotts, 1980; McNamee et al., 2008）。遅延型接触過敏症の顕著な特徴のなかに浮腫/丘疹反応があり，持続するかまたは時間とともに増強し，元の惹起パッチ部位および投薬を受けていない（もう1つの）パッチ部位の両方に起きる。接触アレルギー反応に違いない，または疑わしいと思われる反応および反応パターンは，最初の惹起後4から12週の間に再惹起することによって評価しなければならない。HRIPT 陽性反応の個人の多くは，通常の使用条件下でその製品を安全に使用することができる（Robinson et al., 1989; Weaver et al., 1985）。使用の安全性フォローアップ試験または Repeat Open Application Test（ROAT）は，HRIPT パッチテストの陽性結果の妥当性を決定することができると考えられる。

ヒト RIPT に報告されている方法がいくつかある。また，多くの受託試験機関は，報告されている操作に独自の変法を有している。操作の変法には，パッチに用いられる材料の種類，曝露期間，閉塞および曝露回数がある。用いられる閉塞パッチは，Webril または4層ガーゼスポンジのような不織布パッドから Finn チャンバー，Duhring チャンバーまたは Hilltop チャンバーのような器具まで多様である。一般的に刺激性により閉塞下では問題を生じる可能性のある物質は，半閉塞パッチを検討する。試験する材料の濃度は，目的の用途と比較して妥当でなければならない。最小刺激性濃度で誘導し，最大無刺激性濃度で惹起することは，感作性ポテンシャルを検出する可能性を高めるであろう。

誘導相では，2～5週間にわたって被験物質に複数回曝露する。約2週間の休息期間後に，惹起相を行う。惹起パッチを24から48時間適用し（一般的には未処置部位であるが，しばしば処置部位にも同様に），通常パッチ除去約15分後そして再び2日後に適用部位を観察し，7日まで観察を行う。パッチテストの結果を解釈し，以下により紅斑について数値で等級分けを行う。
 0 = 目に見える反応なし
 1 = 軽度の紅斑（ピンク）
 2 = 中等度の紅斑（明白な赤み）
 3 = 強度の紅斑（極めて強い赤み）

数値スコアに，以下の増加した反応に関する文字を続ける。
 E = 浮腫－触診した時の腫脹，弾力性がある感じ
 P = 丘疹－赤く硬い小さな膨らみ
 V = 小水疱－液体を含む小さな膨らみ

B ＝ 水疱反応－液体がつまった損傷（水疱）
S ＝ びまん－Webril パッドの領域を超える反応の証拠
W ＝ 滲出－小水疱または水疱反応の結果－漿液の滲出
I ＝ 硬化－硬く膨らんで厚くなった皮膚
＊ ＝ 適用初期に現れなかった後に出てきた反応
〜 ＝ 試験部位の25％以下に起こる反応
IR ＝ 刺激性反応

これは一般的に受け入れられているスコアシステムであるが，他の方法も利用可能であり，種々の試験機関で用いられている。

刺激性とアレルギー性反応の区別は必ずしも容易ではない。アレルギー性反応は一般的に発現が遅延し，数日間持続する。さらに2週間の休息期間後の再惹起および被験物質の連続希釈も反応の区別に役に立つであろう。

皮膚科医やアレルギー専門医による診断パッチテストは，多くの場合，市販後の消費者苦情の原因物質を決定することが可能である。そうするように求められた場合は，医師に原料またはパッチテスト用希釈試料を提供することが製品製造業者にとって有益である。

Draize ヒト感作性試験を，その主要な変法とともにここで解説する（Patrick and Maibach, 1994）。

Draize Human Sensitization Test

Draize 試験を実際に用いる場合，週3日（通常，月曜日，水曜日および金曜日）24時間背中の上部にパッチを適用する。パッチ除去24時間後にパッチ部位の紅斑および浮腫について評価する。この曝露プロセスを合計9または10回繰り返す。最終パッチ後10〜14日間，被験者を無処置のままにする。次に，実験に使用していない「惹起」部位に24〜48時間パッチを行う。惹起部位を評価し，感作性反応を生じたか否か決定する（Patrick and Maibach, 1994）。Shelanski 法は同様のアプローチを行うが，さらに2週間曝露して合計15回の曝露とする。

長所
- 一部の規制当局により認知され，受け入れられている。
- 活用の実績がある。
- 豊富なデータセットが利用可能である。
- 多くの受託試験期間が本法の豊富な使用経験を有する。

短所
- 曝露条件は消費者の通常の使用に対して十分な強調が行われていない。
- 反応の等級付けが主観的である。

Modified Draize Human Sensitization Test

Draize 試験を改良し，誘導期間を通して連続的なパッチを可能とした（Marzulli and Maibach, 1973,

1974)。火曜日，木曜日および月曜日にパッチを除去する。試験部位を評価した後に，新しいパッチを適用する。最初の改良 Draize 法は上腕へのパッチが必要であった。実用的な目的のためには，背中にパッチを適用するのがより一般的である（Patrick and Maibach, 1994）。

長所
- 一部の規制当局により認知され，受け入れられている。
- 活用の実績がある。
- 多くの受託試験機関が本法の豊富な使用経験を有する。
- 48時間曝露は，24時間 RIPT より消費者の通常使用に対してより大きな強調を示す。

短所
- 反応の等級付けが主観的である。

Human Maximization Test

Kligman（Kligman, 1966）により開発された Human Maximization Test は，弱い感作性物質の検出能を高めるために，免疫アジュバントとして刺激を用いる。一般的に，医薬品，非常に高い頻度で皮膚と接触する製品，損傷を受けた皮膚に適用される製品，またはより一般的な試験法の試験条件より高い曝露量を有する製品を中心に使用される（Patrick and Maibach, 1994）。誘導相の期間中，刺激を生じる用量で試験物質を試験する。試験物質が非刺激性の場合は，刺激を生じるために適用部位を5％ラウリル硫酸ナトリウム（SLS）で24時間前処置し，続いて被験物質を適用する。誘導相の期間中，5セットの誘導パッチをそれぞれ48時間貼付する。2週間後に惹起を行うが，誘導部位に試験物質を含む惹起パッチを適用する前に，惹起部位を SLS の1時間パッチ曝露により前処置する。惹起パッチを48時間貼付し，パッチ除去時，パッチ除去24および48時間後に評価する。

長所
- 一部の規制当局により認知され，受け入れられている。
- 活用の実績がある。
- 刺激をアジュバントとして取り入れて弱い感作性物質に対する感度を高めており，損傷皮膚に使用されるか，または浸透を促進する条件下で使用される製品に適している。

短所
- 本法の豊富な使用経験を有する受託試験機関が少ない。
- 反応の等級付けが主観的である。

参考文献

Api AM, Basketter DA, Cadby PA, Cano M-F, Ellis G, Gerberick GF, Griem P, McNamee PM, Ryan CA, Safford R. 2008. Dermal sensitization quantitative risk assessment (QRA) for fragrance ingredients. *Reg. Toxicol. Pharmacol.*, 52 (1): 3-23.

Ashikaga T, Yoshida Y, Hirota M, Yoneyama K, Itagaki H, Sakaguchi H, Miyazawa M, Suzuki H, Toyoda H. 2006. Development of an *in vitro* skin sensitization test using human cell lines: the human Cell Line Activation Test (h-CLAT). I. Optimization of the h-CLAT protocol. *Toxicol. In Vitro*, 20 (5): 767-773.

Basketter DA, Cookman G, Gerberick GF, Hamaide N, Potokar M. 1997. Skin sensitization thresholds: Determination in predictive models. *Food Chem Toxic* 35: 417-425.

Basketter DA, Blaikie L, Dearman RJ, Kimber I, Ryan CA, Gerberick GF, Harvey P, Evans P, White IR, Rycroft RJG. 2000. Use of the local lymph node assay for the estimation of relative contact allergenic potency. *Contact Dermatitis*, 42: 344-

348.

Bauch C, Kolle SN, Ramirez T, Eltze T, Fabian E, Mehling A, Teubner W, van Ravenzwaay B, Landsiedel R. 2012. Putting the parts together: Combining *in vitro* methods to test for skin sensitization. *Regul. Toxicol. Pharmacol.*, 63 (3): 489-504.

Buehler EV. 1964. A New Method for Detecting Potential Sensitizers Using the Guinea Pig. *Toxicol. Appl. Pharmacol.*, 6: 341.

Buehler EV. 1965. Experimental Skin Sensitization in the guinea pig and man. *Arch. Dermatol.*, 91: 171-177.

Buehler EV. 1985. A Rationale for the Selection of Occlusion to Induce and Elicit Delayed Contact Hypersensitivity in the Guinea Pig. A Prospective Test. In: *Contact Allergy Predictive Tests in Guinea Pigs*, Andersen KE, Maibach HI (eds.), Krager, Basel, pp. 38-58.

Divkovic M, Pease CK, Gerberick GF, Basketter DA. 2005. Hapten-protein binding: from theory to practical application in the *in vitro* prediction of skin sensitization. *Contact Dermatitis*, 53 (4): 189-200.

Draize JH. 1959. Dermal Toxicity. In *Assoc. Food and Drug Officials, U.S. Appraisal of the Safety of Chemicals in Food, Drugs and Cosmetics*, Austin TX: Texas State Department of Health, pp. 46-59.

European Centre for Ecotoxicology & Toxicology of Chemicals (ECETOC). September 2000. Monograph No. 29 Skin Sensitisation Testing for the Purpose of Hazard Identification and Risk Assessment, Brussels.

European Centre for the Validation of Alternative Methods (ECVAM). 2000. Statement on the validity of the local lymph node assay for skin sensitisation testing. https://eurl-ecvam.jrc.ec.europa. eu/about-ecvam/archive-publications/publication/LLNA_statement.pdf/view

Gerberick GF, Robinson MK. 2000. A skin sensitization risk assessment approach for evaluation of new ingredients and products. *Am J Contact Dermatitis*, 11: 65-73.

Gerberick GF, Robinson MK, Ryan CA, Dearman RJ, Kimber I, Basketter DA, Wright Z, Marks JG. 2001. Contact allergenic potency: correlation of human and local lymph node assay data. *American Journal of Contact Dermatitis*, 12 (3): 156-161.

Griffith JF, Buehler EV. 1976. Prediction of skin irritancy and sensitization potential by testing with animals and man. In: *Cutaneous Toxicity*, V. Drill V, Lazerman P (eds), New York: Academic Press, pp. 155-173.

Gerberick GF, Vassallo JD, Bailey JD, Chaney RE, Morrall JG, Lepoittevin J-P. 2004. Development of a peptide reactivity assay for screening contact allergens. *Toxicol. Sci.*, 81 (2): 332-343.

Gerberick GF, Vassallo JD, Foertsch LM, Price BB, Chaney JG, Lepoittevin J-P. 2007. Quantification of chemical peptide reactivity for screening contact allergens: A classification tree model approach. *Toxicol. Sci.*, 97 (2): 417-427.

Henderson CR, Riley EC. 1945. Certain statistical considerations in patch testing. *J. Invest. Dermatol.*, 6: 227-230.

Hirota M, Kouzuki H, Ashikaga T, Sono S, Tsujita K, Sasa H, Aiba S. 2013. Artificial neural network analysis of data from multiple *in vitro* assays for prediction of skin sensitization potency of chemicals. *Toxicol In Vitro*. 27 (4): 1233-46.

Interagency Coordinating Committee on the Validation of Alternative Methods (ICCVAM), National Institutes of Environmental Health Sciences. 1999a. ICCVAM Test Method Evaluation Report. The murine local lymph node assay: a test method for assessing the allergic contact dermatitis potential of chemicals/compounds. NIH Publication No. 99-4494, Research Triangle Park, NC: National Institute of Environmental Health Sciences. http://ntp.niehs.nih.gov/iccvam/docs/immunotox_docs/llna/llnarep.pdf#search=NIH Publication No. 99-4494

Interagency Coordinating Committee on the Validation of Alternative Methods (ICCVAM), National Institutes of Environmental Health Sciences. 2009. ICCVAM Test Method Evaluation Report. The reduced local lymph node assay: an alternative test method using fewer animals to assess the allergic contact dermatitis potential of chemicals and products. NIH Publication No. 09-6439. Research Triangle Park, NC: National Institute of Environmental Health Sciences. http://iccvam.niehs.nih.gov/methods/immunotox/LLNA-LD/TMER.htm

Interagency Coordinating Committee on the Validation of Alternative Methods (ICCVAM), National Institutes of Environmental Health Sciences. 2010a. ICCVAM Test Method Evaluation Report. Nonradioactive local lymph node assay: BrdU-ELISA Test Method Protocol (LLNA: BrdU-ELISA) NIH Publication No. 10-7552. Research Triangle Park, NC: National Institute of Environmental Health Sciences. http://ntp.niehs.nih.gov/pubhealth/evalatm/test-methodevaluations/immunotoxicity/llna-nonrad/llna-elisa-tmer/index.html

Interagency Coordinating Committee on the Validation of Alternative Methods (ICCVAM), National Institutes of Environmental Health Sciences. 2010b. ICCVAM Test Method Evaluation Report. Nonradioactive local lymph node assay: modified by Daicel Chemical Industries, Ltd., based on ATP content test method protocol (LLNA: DA). NIH Publication No. 10-7551. Research Triangle Park, NC: National Institute of Environmental Health Sciences. http://ntp.niehs.nih.gov/pubhealth/evalatm/test-method-evaluations/immunotoxicity/llna-nonrad/llna-da-tmer/index.html

Jaworska J, Harol A, Kern PS, Gerberick GF. 2011. Integrating non-animal test information into an adaptive testing strategy - skin sensitization proof of concept case. *ALTEX*, 28 (3): 211-225.

Jaworska J, Dancik Y, Kern P, Gerberick F, Natsch A. 2013. Bayesian integrated testing strategy to assess skin sensitization potency: from theory to practice. *J Appl Toxicol*. 33(11): 1353-1364.

Johnson AW, Goodwin BFJ. 1985. The Draize Test and modifications. In: *Contact Allergy Predictive Tests in Guinea Pigs*, Anderson KE, Maibach HI (eds.), Basel: Karger, pp. 31-38.

Jowsey IR, Basketter DA, Westmoreland C, Kimber I. 2006. A future approach to measuring relative skin sensitizing potency: A proposal. *J. Appl. Toxicol.*, 26 (4): 341-350.

Kero M, Hannuksela M. 1980. Guinea pig maximization test, open epicutaneous test and chamber testing induction of delayed contact hypersensitivity. *Contact Dermatitis*, 6: 341-344.

Kimber I, Dearman RJ, Basketter DA, Ryan CA, Gerberick GF, McNamee PM, Lalko J, Api AM. 2008. Dose metrics in the acquisition of skin sensitization: Thresholds and importance of dose per unit area. *Reg. Toxicol. Pharmacol.*, 52 (1): 39-45.

Kimber I, Hilton J, Botham PA. 1990. Identification of contact allergens using the murine local lymph node assay: comparison with the Buehler Occluded Patch Test in guinea pigs. *J. Appl. Toxicol.*, 10: 173-180.

Kimber I, Basketter DA. 1992. The Murine Local Lymph Node Assay: A commentary on collaborative studies and new directions. *Food Chem. Toxicol.*, 30 (2): 165-169.

Kimber I, Basketter DA, Berthold K, Butler M, Garrigue J-L, Lea L, Newsome C, Roggeband R, Steiling W, Stropp G, Waterman S, Wiemann C. 2001. Skin sensitization testing in potency and risk assessment. *Toxicol. Sci.* 59: 198-208.

Kimber I. 1996. The skin immune system. In: *Dermatotoxicology*, Marzulli F and Maibach HI (eds), Washington DC: Taylor & Francis Publishing, pp. 131-142.

Kimber I, Dearman RJ, Betts CJ, Gerberick GF, Ryan CA, Kern PS, Patlewicz GY, Basketter DA. 2006. The local lymph node assay and skin sensitization: a cut-down screen to reduce animal requirements? *Contact Derm*; 54 (4): 181-185.

Kleca, G. 1985. The Freund's complete adjuvant test and the open epicutaneous test. In: *Contact Allergy: Predictive Tests in Guinea Pigs*. Maibach HI and Anderson KE (eds.), Basel: Karger, pp. 152-171.

Klecak G. 2008. Test methods for allergic contact dermatitis in animals. In *Dermatotoxicology*, 7th edition, Zhai G, Wilhelm K-P, Maibach HI (eds), Boca Raton: FL: CRC Press, pp. 443-461.

Kligman AM. 1966. Identification of contact allergens by human assay. III The Maximization Test, a procedure for screening and rating contact sensitizers. *J. Investigative Dermatology*, 47: 393-409.

Mark BJ, Slavin RG. 2006. Allergic Contact Dermatitis. *Med. Clin. N. Am.*, 90: 169-185.

Marzulli FN, Maibach HI. 1973. Antimicrobials: experimental contact sensitization in man. *J. Soc. Cosmet. Chem.*, 24: 399-421.

Marzulli FN, Maibach HI. 1974. The use of graded concentration in studying skin sensitizers: experimental contact sensitization in man. *Food Cosmet. Toxicol.*, 12: 219-227.

Marzulli FN, Maibach HI. 1998. Test methods for allergic contact dermatitis in humans. In *Dermatotoxicology*, Marzulli FN, Maibach HI (eds.), Washington, DC: Taylor and Frances, pp. 153-159.

McNamee PM, Api AM, Baskette, DA, Gerberick GF, Gilpin DA, Hall BM, Jowsey, Robinson MK. 2008. A review of the critical factors in the conduct and interpretation of the human repeat insult patch test. *Reg. Toxicol. Pharmacol.*, 52 (1): 24-34.

Natsch A, Emter R, Ellis G. 2009. Filling the concept with data: Integrating data from different *in vitro* and *in silico* assays on skin sensitizers to explore the battery approach for animal-free skin sensitization testing. *Toxicol.Sci.*, 107 (1): 106-21.

Natsch A. 2010. The Nrf2-Keap1-ARE toxicity pathway as a cellular sensor for skin sensitizers – functional relevance and a hypothesis on innate reactions to skin sensitizers. *Toxicol. Sci.* 113 (2): 284.92.

Natsch A, Bauch C, Foertsch L, Gerberick F, Norman K, Hilberer A, Inglis H, Landsiedel R, Onken S, Reuter H, Schepky A, Emter R. 2011. The intra- and inter-laboratory reproducibility and predictivity of the KeratinoSens assay to predict skin sensitizers *in vitro*: Results of a ring-study in five laboratories. *Toxicology In Vitro*, 25 (3): 733-44.

Nukada Y, Ashikaga T, Sakaguchi H, Sono S, Mugita N, Hirota M, Miyazawa M, Ito Y, Sasa H, Nishiyama N. 2011. Predictive performance for human skin sensitizing potential of the human Cell Line Activation test (h-CLAT). *Contact Dermatitis.* 65 : 343-353.

Nukada Y, Ashikaga T, Sakaguchi H, Sono S, Mugita N, Hirota M, Miyazawa M, Ito Y, Sasa H, Nishiyama N. 2012. Prediction of skin sensitization potency of chemicals by Human Cell Line Activation test (h-CLAT) and an attempt at classifying skin sensitizing potency. *Toxicology In Vitro*, 26: 1150-1160.

Nukada Y, Miyazawa M, Kazutoshi S, Sakaguchi H, Nishiyama N. 2013. Data integration of nonanimal tests for the development of a test battery to predict the skin sensitizing potential and potency of chemicals. *Toxicol In Vitro*, 27 (2): 609-18.

Organization for Economic Cooperation and Development (OECD). 1992. Guidelines for the testing of chemicals. Section 406, Skin Sensitisation.

Organization for Economic Cooperation and Development (OECD). 2010. Guidelines for the testing of chemicals. Section 429, Skin Sensitisation: Local Lymph Node Assay.

Organization for Economic Cooperation and Development (OECD). 2010. Guidelines for the testing of chemicals. Section 442A, Skin Sensitisation: Local Lymph Node Assay: DA.

Organization for Economic Cooperation and Development (OECD). 2010. Guidelines for the testing of chemicals. Section 442B, Skin Sensitisation: Local Lymph Node Assay: BrdU-ELISA

Patrick E, Maibach H. 1994. Dermatotoxicology. In *Principles and Methods of Toxicology 3rd* Hayes AW (ed.), New York: Raven Press, pp. 773-787.

Robinson MK, Stotts J, Danneman PJ, Nusair TL. 1989. A risk assessment process for allergic contact sensitization. *Food Chem. Toxicol.*, 27 (7): 479-489.

Ryan CA, Hulette BC, Gerberick GF. 2001. Approaches for the development of cell-based *in vitro* methods for contact sensitization. *Toxicol. In Vitro*, 15 (1): 43-55.

Ryan CA, Gerberick GF, Gildea LA, Hulette BC, Betts CJ, Cumberbatch M, Dearman RJ, Kimber I. 2005. Interactions of contact allergens with dendritic cells: opportunities and challenges for the development of novel approaches to hazard assessment. *Toxicol. Sci.*, 88 (1): 4–11.

Special Issue: Dermal Sensitization Quantitative Risk Assessment for Fragrance Ingredients. 2008. *Reg. Toxicol. Pharmacol.*, 52 (1): 1–73.

Stotts J. 1980. Planning, conduct and interpretation. Human predictive sensitization patch tests. In: *Current Concepts in Cutaneous Toxicity*. Academic Press, New York, pp. 41–45.

Takeyoshi M, Noda S, Yamasaki K, Kimber I. 2006. Advantage of using CBA/N strain mice in a non-radioisotopic modification of the local lymph node assay. *J Appl. Toxicol.* 26: 5–9.

U.S. Environmental Protection Agency. Office of Prevention, Pesticides, and Toxic Substances. 2003. Health Effects Test Guidelines OPPTS 870.2600 Skin Sensitization.

Weaver JE, Cardin CW, Maibach HI. 1985. Dose-response assessment of Kathon® biocide. (i). Diagnostic use and diagnostic threshold patch testing with sensitized humans. *Contact Derm.*, 12 (3): 141–145.

第7章
光刺激性および光アレルギー性ポテンシャルの評価

序　論

　光刺激性および光アレルギー性の皮膚反応を起こす可能性は，紫外線（UV）または可視光（VIS）を吸収しやすく，太陽光に曝露される皮膚に用いられる化粧品原料および製品に関して重要な検討事項である。そのような皮膚反応が生じるには，原料または製品が有害な生物学的反応を引き起こす光（通常は太陽光）を吸収する必要がある。直接的な光毒性反応は試験物質による光の吸収なしには起こりえない（Megaw and Drake, 1986）。最も一般的な光毒性反応は光刺激性で，光によって誘発される光活性化物質に対する非免疫性皮膚反応である。光アレルギー性はあまり一般的ではなく，これは直接，またはタンパク質のような生物材料に結合することにより，すなわち「ハプテン」として作用することによりアレルギー性物質を生じる，光によって活性化された化学物質による免疫を介する反応である。ハプテンが形成される皮膚アレルギーの原因となるメカニズムに関する詳細な考察については，皮膚感作性ガイドラインまたは他のテキスト（例えば，Marzulli and Maibach, 1996）を参照されたい。

　臨床的には，光刺激性反応は[1] 1次刺激性反応に類似しているが，光存在下で原料/製品に単回曝露した後に生じる。臨床的に，光刺激性は中等度から強度の日焼けに類似している。他方，光アレルギー性反応は，反応が誘発される前に起きる誘導期間を伴う。臨床兆候は，発赤，痒みおよび落屑性，痂皮性または硬化性となる毛細血管性出血を伴う血管損傷を特徴とする炎症性皮膚反応，じんま疹（すなわち，紅斑性でしばしば重度のかゆみを伴う平らなわずかに膨らんだ斑点（みみずばれ）），苔癬様反応（すなわち，硬い光沢がある膜で覆われた広範で平坦な丘疹性発疹），日焼け様反応である。このように，光刺激性と光アレルギー性は，異なるメカニズムおよび臨床転帰を示す。

試験の概論

　被験物質の光刺激性および光アレルギー性ポテンシャルを検討する時に，UV/VIS の吸収が必要である。*In vitro* または *in vivo* の光刺激性または光アレルギー性試験を検討する前に，最終製品または製品を構成する原料について，紫外線（UVB および UVA，それぞれ 290〜320 nm および 320〜400 nm）および可視光（400〜700 nm）の吸収スペクトルを測定しなければならない。そのような測定の目的は，化学物質がエネルギーを吸収する波長およびそのモル吸光係数（MEC）を明らかにすることである。そのような情報から，光分解や光活性化といった被験物質が光の影響を受ける波長に関する知見が得られる。すくなくとも，そのような検討が必要なこれらのデータは光毒性学的研究のデザインや解釈において有用に用いることができる。

　分子/原料/最終製品による光の UV/VIS 吸収を測定するための単独の方法はないが，「UV/VIS 吸収スペクトル（分光光度法）」という表題の化学物質を試験するための OECD ガイドライン 101 を出発点として，または以前より行われている参考資料として用いることができる。しかし，吸収の閾値が非常に低いため，この方法は光毒性物質と非光毒性物質をほとんど区別することができず，ほとんどの化学物質が UV/VIS 照射を吸収するという解釈になっている。

---

[1] 光刺激性は光毒性とも呼ばれる。

吸収スペクトルの解釈に関する最も広範で重要な研究がHenryら（2009）によって行われた。この研究では、多くの化学物質のクラスを代表する37の既知光刺激性物質のMECが測定された。既知のヒト光刺激性物質はすべて、1000 L/Mol^{-1}/cm^{-1}以上のMECとなる少なくとも1つの吸収バンドを示した。言い換えれば、290〜760 nmの範囲でMECが1000 L/Mol^{-1}/cm^{-1}以下の化合物は、光毒性学的特性を持つ可能性はない。しかし、Henry（2009）らが指摘したように、多くの化合物は1000 L/Mol^{-1}/cm^{-1}以上のMECを持っており、そうであっても、このことから被験物質の生物学的影響について言及することはできない。それにもかかわらず、吸収特性の測定は比較的安価で再現性があり、それ自体は被験物質の光毒性学的ポテンシャルを検討する際の便利な出発点として役に立つ。このアプローチは欧州医学機関によって「光安全性試験のガイダンスノート」[2]のQ&Aに採用されている。

吸収スペクトルが判明すると、UVB/UVAまたは可視領域で吸収（MECが1000 L/Mol^{-1}/cm^{-1}以上）が起きる場合にのみ、さらに光刺激性または光アレルギー性の評価が必要とされる。大半の既知ヒト光刺激性物質および光アレルギー性物質はUVA照射後に吸収し反応するが、化学物質の中にはUVBまたは可視光の照射後に光反応を起こす少数の例（例えば、クロロチアジド、スルホンアミド、ヒペリシン）が存在する（Spielmann et al., 2000; He et al., 2004）。

最近、光安全性評価の詳細な枠組みおよびガイダンスを提供するために、光安全性のガイドライン文書がICH S10でStep 2草稿として発表された（ICH, 2012）。すでにいくつかのガイドラインで光化学的または光生化学的特性および *in vivo* 薬物動態に基づく光安全性評価ストラテジーについて記述されている（OECD, 2004; FDA/CDER, 2002; EMEA, 2002）。UV吸収特性を評価するための上述したUVスペクトル解析にそって、光反応性を調べる活性酸素種（ROS）アッセイがICHガイドライン草稿に採択された（基準; MEC 1000L/Mol^{-1}/cm^{-1}以上; Onoue and Tsuda, 2006）。ROSアッセイは、光照射された化学物質から発生する一重項酸素およびスーパーオキシドアニオンを比色分析により検出する。この試験は医薬品物質および化粧品成分に対しても高い検出能を持っている（Onoue et al., 2012; Onoue et al., 2013）。これらの報告は、光感作性および光刺激性を含む光毒性学的有害性を正確に特性するための階層的アプローチにおけるスクリーニング法として可能性を持つことを示唆している。

光毒性学的試験を実施する前に考慮すべき他の物理学的特性に被験物質の標的部位（すなわち表皮のより低い層）への到達能がある。固体または透過能がない光反応性物質は標的部位に到達できない場合は光刺激性または光アレルギー反応を引き起こさないだろう。同様に、リンスオフ製品はリードオン製品に比べ接触時間がより短くなるため、被験物質のバイオアベイラビリティから光毒性学的試験の必要性は限られている。そのような要素については米国FDAの工業界に向けた光安全性試験ガイダンスで考察されている（US FDA, 2003）。

最後に、被験物質の吸収および生理学的特性に加え、適切な試験条件を検討する必要がある。これらには、光源、スペクトル放射、曝露条件の特性分析がある。用いる特定の試験に応じて、検討が必要な他の要素に、溶媒の選択、パッチテストに適用するパッチの種類（例えば、閉塞対半閉塞）、パッチサイズ、被験物質の適用量および被験物質の光安定性がある。これらの要素は試験結果に影響を及ぼすことが明らかにされている（Kaidbey and Kligman, 1974; Asker and Harris, 1988; Marzull and Maibach, 1991; Lovell and Sanders,

---

[2] http://www.ema.europa.eu/docs/en_GB/document_library/Other/2011/04/WC500105109.pdf

1992; Dearman et al, 1996)。

光刺激性および光アレルギー性試験方法の概要

光刺激性および光アレルギー性の評価に用いられる多くの in vivo 動物，in vitro およびヒト臨床試験法がある。In vitro 試験法では，試験の制約条件から検体として原料がより一般的に用いられる。光刺激性または光アレルギー性の評価は，一般的に植物性成分，香料またはサンスクリーン有効成分（UV 吸収剤）のような原料およびこれらの原料を用いた製品について検討される。

利用できる in vitro 光刺激性試験の中で，3T3ニュートラルレッド取り込み光刺激性試験（3T3 NRU PT 法）が規制当局に受け入れられている。広範なバリデーション試験に基づき，3T3 NRU PT 法が2000年に EU によって67/548/EECF 指令の Annex V に試験方法 B.42として採用され，その後2004年に OECD によってテストガイドライン（TG）432として採用された。3T3 NRU PT 法は原料の光刺激性ポテンシャルを決定するために，最も頻繁に用いられる試験法である。3T3 NRU PT 法がほぼ100％の特異性で光毒性学的有害性を特定することが広く知られており，そのため，光毒性ポテンシャルがないことを正確に特定する Tier I の試験として受け入れられている。

最も一般的な光刺激性に関する in vivo 動物，in vitro および臨床試験を以下に概説し，その後に光アレルギーの評価に用いられる試験を概説する。

光刺激性
動物試験法

ほとんどの場合に被験物質[3]の光刺激性ポテンシャルの評価における動物モデルとしてモルモットおよびマウスが採用されている。いくつかの in vivo 法が Lambert ら（1996）および Marzulli および Maibach（1987）によって報告されている。標準プロトコールおよび in vivo 光刺激性試験に用いる動物種を確立する試みがなされているが，世界的な公定化には至っていない（Lovell and Sanders, 1992; Nilsson, 1993; Vohr et al., 2000; Bruynzeel et al., 2005）。Lambert ら（1996），Lovell および Sanders（1992），および Maurer（1994）は，光刺激性反応の出現に影響を及ぼすいくつかの極めて重要な要素（例えば，光源，光のスペクトルおよび強度の測定，被験物質の溶媒/溶媒，適用部位の刺激）を報告している。光刺激性における他の重要な要素は，試験動物種の感受性である。何人かの研究者が，モルモット，ラット，ウサギ，ヒトおよび小型ブタにおける同じ化学物質に対する光刺激性反応の違いを報告しており（Marzulli and Maibach, 1970; Morikawa et al., 1974; Forbes et al., 1977），そのため in vivo 動物試験の動物種/試験方法に関する公定化がなされない理由となっている。

モルモットモデル

一般的に，モルモデルはアルビノ系統のモルモットを用い，陽性および陰性対照を含む様々な処置群を設ける。モルモットは以前から用いられており，まれな例であるが，規制機関によって必要とされる場合がある。しかし，現在，光刺激性試験で用いられることはめったにない。

---

3 被験物質が一般的に用いられ，原料または最終製品を参照する。

動物内対照または動物間対照の2つの処置をデザインして実施することができる。動物内対照デザインでは，2つの群の動物を溶媒および被験物質の両者で処置し，1群のみを照射する。動物間対照デザインでは，各動物の2ヵ所の部位（照射部位および非照射部位）を処置し，1つの部位のみを照射する。処置前に試験部位を剃毛する。局所適用の場合は，被験物質の除去15～30分後，全身的投与の場合は，薬物動態による最小影響用量の推定に基づき，数分から数時間後に動物に照射する。光源は，通常，7.5から20 J/cm^{2}のUVA（320～400 nm），またはフィルター処理して紅斑を生じない（すなわち皮膚に発赤を引き起こさない）0.1から0.3 J/cm^{2}の低用量のUVBを照射できる模擬太陽光からなる。照射2，24，48，72または96時間後に全部位についてスコアをつける。即時型光刺激性を観察するには，より早い時間が必要である。紅斑および浮腫を測定するエンドポイントとする。

長所
- 以前から用いられているデータとして利用できる。
- 評価する被験物質に応じて光源を合わせることができる。
- 経皮または全身的投与経路（例えば，静注，強制経口）によって試験を実施できる。
- 生物学的閾値/強度を確立できる。

短所
- 動物の使用が必要である。
- 反応の判定が主観的である。
- バリデーションが行われた *in vitro* 代替法が利用できる。

マウス耳介腫脹試験

　より客観的な光刺激性の方法にマウス耳介腫脹試験がある（Gerberick and Ryan, 1989）。照射および非照射の耳介の厚さの変化で被験物質の光刺激性ポテンシャルを決定する。これらの試験では，各耳介の背面の皮膚表面に被験物質は局所適用する。つづいて，被験物質適用30分から1時間後に，処置動物の一方の耳介にUVAまたは模擬太陽光（実験デザインに応じてUVB，UVAおよびVIS）を照射し，非照射耳介は刺激性対照とする。UVAおよびUVBの一般的な照射量は，それぞれ6～10 J/cm^{2}および0.3 J/cm^{2}である。選択されるUVBの照射量は，紅斑または耳介腫脹を引き起こさない用量でなければならない。照射2，24，48，72または96時間後に，すべての部位についてスコアをつける。即時型光刺激性を観察するには，より早い時間が必要である。ベースラインからスコアをつける時までの耳介の厚みの変化を測定するエンドポイントとする。

長所
- 評価する被験物質に応じて光源を合わせることができる。
- 経皮曝露経路によるものである。
- エンドポイントである耳介の腫脹は定量的測定である。
- 生物学的閾値/強度を確立することができる。

短所
- 動物の使用が必要である。
- バリデーションが行われた *in vitro* 代替法が利用できる。

In vitro 試験法

　原料または製品の光刺激性ポテンシャルを評価するために，いくつかの in vitro 法が提案されている。しかし，1つの in vitro 試験システムしか広く受け入れられていない：3T3ニュートラルレッド取り込み光刺激性試験（3T3 NRU PT 法）。3T3 NRU PT 法は，欧州動物実験代替法評価センター（ECVAM）および欧州委員会によりバリデーションが行われ，受け入れがなされている。米国では動物実験代替法検証省庁間連絡委員会（ICCVAM）が，現在3T3 NRU PT 法のバリデーションを実施中である。赤血球光刺激性試験（Photo-RBC 試験），光雌鶏卵試験および皮膚等価試験のようなメカニズムに基づく他の方法も，光刺激性メカニズムを予測するためのスクリーニング試験として用いられている（Duffy et al., 1987; Cohen et al., 1994; Edwards et al., 1994; Spielmann et al., 1994, 1995; Liebsch et al., 1995; Augustin et al., 1997; Liebsch et al., 1997; Pape et al., 2001; Portes et al., 2002; Jones et al., 2003; Neumann et al., 2005）。試験法が認識される限界のため，数種の in vitro 代替法を用いる階層的アプローチの勧告が，被験物質の光刺激性ポテンシャルの評価に提案されている（Lovell, 1994; Jones and King, 2003; Jones et al., 2003; US FDA, 2003）。それにもかかわらず，3T3 NRU PT 法はヒトでの光刺激性ポテンシャルの予測に有用である。Jarovaら（2007）は，25物質に関してヒトパッチデータをニュートラルレッド取り込み光刺激性試験と3次元皮膚モデル試験と同時に収集した。特に，非刺激性で非光毒性の物質について一致する結果であった。皮膚モデル試験はヒトへの刺激性または光毒性有害性を予測するための有用なツールであると思われる。少なくとも，これらの方法はヒトでの臨床試験における適切な用量を決定するための良いスクリーニングツールとして認められている。

3T3ニュートラルレッド取り込み光毒性試験

　3T3 NRU PT 法は，細胞毒性を示さない用量のUVA/可視光の存在下および非存在下で試験した場合の化学物質の細胞毒性を比較する。潜在的ヒト光刺激性化学物質に対するこの方法の予測値は95から100％であることが示されている（Spielmann et al, 1998）。試験は光刺激性の強度を評価することはできず，また光アレルギー性，光遺伝毒性または光発がん性を予測するようにデザインされているわけでもない。現在，欧州連合内では新規化学物質の届け出が必要な場合は，3T3 NRU PT 法の使用が必須である（Annex V, 67/548/EEC）。3T3 NRU PT 法のOECDプロトコール（OECD 432）が最終化されている（OECD, 2004）。

　簡単に述べると，最初にUVA照射下および非照射下で被験物質の用量設定実験を実施する。本試験では，継代数100未満のBalb/c 3T3細胞（1ウェル当り 1×10^4 細胞）を8濃度の被験物質および陽性対照（クロロプロマジン）に最長60分間曝露する（浸透圧10 mMの最大1,000 µg/Lまでの濃度）。細胞にUVAまたは可視光（1.7 mW/cm^2の照射量でUVA 5 J/cm^2）を50分間照射する3つの独立した実験を実施する。翌日，暗所で培養した処理した細胞について，ニュートラルレッド色素の取り込みを分光光度法により540 nmで測定して生存率を評価し，細胞生存率を50％減少させる濃度を決定し，処理および照射を行った細胞（IC_{50} + Irr）と比較する。次に，被験物質の光刺激性ポテンシャルを分類するために，光刺激性ファクター（PIF）または平均光効果（MPE）を決定し，被験物質について「非光刺激性」，「probable 光刺激性」，または「光刺激性」かを予測する。

長所

- 欧州連合で法規制上の受け入れがなされている。

- ●バリデーションはヒトデータに基づく光刺激性ポテンシャルに対して優秀な予測結果を示した。
- ●実験動物を使用しない。

短所
- ●強度や閾値を評価しない。
- ●試験サンプルは溶液でなければならず，最終製品や不溶性の被験物質は試験できない。

ヒト皮膚等価モデル

様々な真皮担体上に再構築された完全に分化した表皮を有する in vitro ヒト皮膚等価物は，局所適用される化学物質の光刺激性をスクリーニングするために用いることができる（Cohen et al., 1994; Edwards et al., 1994; Liebsch et al., 1995; Augustin et al., 1997; Jones et al., 2003）。これは皮膚等価物を用いる3T3 NRU PT の改良型で，これらのモデルは市販されている。一般的に，プロトコールでは，2連の6ウェルで種々の被験物質希釈液20 μL を細胞に直接適用後，1夜培養する。希釈には，溶媒としてエタノールを用いる。2連で行う試験に適切な対照を設定する：陽性（クロロプロマジン），溶媒のみ，および無処理。処理した細胞の1セットに模擬太陽光（UVB フィルター；290～700 nm）を照射し，もう一方のセットは照射しないままとする。室温で $6\,\mathrm{J/cm^2}$ の用量（$1.7\,\mathrm{mW/cm^2}$ の放射照度）を60分間照射する。照射後，リン酸塩緩衝生理食塩水でヒト皮膚等価物を洗浄し，1夜培養する。次に，チアゾリルブルー（MTT）生存率試験を実施する。MTT 変換の平均値を算出し，処理および照射の細胞についての結果を，処理および非照射の細胞についての結果と比較する。UV 照射下で30％以上毒性が増加した場合は，被験物質は光刺激性を有すると判断する。

長所
- ●ヒト細胞を使用する。
- ●実験動物を用いない。
- ●被験物質および最終製品の局所適用に利用可能である。

短所
- ●利用できるデータベースが限られている。
- ●強度を取り扱えない。

Photo-RBC 試験

Photo-RBC 試験は，特にタンパクおよび膜への光動力学的影響に関する追加のメカニズムデータを提供することができる。UVR による溶血およびメトヘモグロビン（met-Hb）形成の2つのエンドポイントを評価し，それぞれ525 nm および630 nm における光学密度の変化について照射および非照射の条件で比較する。一般的に，適切な用量を決定するためのパイロット試験に続いて，ヒト赤血球を被験物質とともに培養する。光溶血は，525 nm の吸光度を対照実験（非照射，溶媒および陽性対照）と比較して算出する。オキシヘモグロビンのメトヘモグロビンへの光酸化は，630 nm における metHb 吸光度を対照と比較して決定する。Hb 酸化は，細胞懸濁液を遠心分離後，上清および沈殿の両者について測定する。この方法のプレバリデーションの結果は，第2の光刺激性に対する in vitro 試験として有望であることを示している（Pape et al, 2001; Lovell and Jones, 2000; Spielmann et al, 1994）。

長所
- 一部のメカニズム情報を得ることができる。
- 実験動物を使用しない。

短所
- 強度を取り扱えない。
- バリデーションプロセスを経ていない。
- 試験サンプルの水溶解性を考慮する必要がある。

臨床試験法

最近のヒトでの試験の優良実施例は，医薬品の臨床試験の実施基準の使用を求めている—すべての事例へのインフォームド・コンセントおよび適切と思われる場合には，プロトコールの施設内治験審査委員会による承認。倫理的懸念から，ヒトでの試験の使用は強度の刺激性物質でないことが判明している物質に限定されている。方法論，被験物質および光パッチテストの解析に関し，欧州接触皮膚科医/光生物学者のグループによる勧告が2004年になされている（Bruynzeed et al, 2004）。

Burdick（1966），KligmanおよびBreit（1968），およびHarberら（1974）による以前から用いられる方法論に，光刺激性反応を評価するヒト被験者による数種の試験プロトコールが記述された。Burdick（1966）による最初のそのような試験は，適用部位に特定波長の光および十分な反応性を持つ物質の適切な曝露を求める条件下で真の光刺激性反応を惹起するプロトコールを示した。わずかに光刺激性を示す物質が創傷皮膚に紅斑性反応を引き起こすことを明らかにすることができた（Burdick, 1966）。プロトコールでは，生細胞層に到達するまで市販のセロファンテープで前腕内側表面から角質層を剥離することが必要である。しかし，試験部位のテープストリッピングは，ヒト光刺激性試験では通常実施されない。

ヒト光刺激性パッチテスト（光毒性試験とも呼ばれる）

ヒトでの光刺激性の評価に用いられる方法は，KaidbeyとKligman（1978）の手順にしたがう。一般的に，被験物質を前腕内側部または背部の2ヵ所に閉塞，半閉塞または開放パッチで適用する。適用部位にパッチを約24時間保持する。パッチを除去後，パッチ部位における紅斑/浮腫についてスコアを付ける。所定の適用部位にUVAを，場合によってはUVBを照射する。一般的に，150 Wキセノンランプを用いて，UVAは3.1 ± 0.3 mW/cm^{2}の放射照度で4 ± 0.4 J/cm^{2}の低用量から10〜24 J/cm^{2}の範囲に及ぶ。最近の臨床試験では，光源にUVBが含まれている。部位にUVAおよびUVB（一般的に1/2最小紅斑用量［MED］）を照射する場合がある。続いて照射後直ちに部位についてスコア付けを行う。非照射部位のパッチ部位を保護し，対照とする。パッチ約48時間後および72時間後に，照射部位および非照射部位の両方において再び紅斑のスコア付けを行う。

長所
- ヒトモデルである。
- 同一試験内で多数の被験物質を評価できる。

短所
- 感受性（被験者の数が少ない）。
- 新規化学物質には適切ではない。

光刺激性試験の要約

In vitro 3T3 NRU PT 法が被験物質の光刺激性ポテンシャルの評価に用いられる最初の試験でなければならない。この試験は被験物質の光刺激性ポテンシャルに関して，yes/no の回答を提供する。光刺激性の動物モデルは，無影響量（NOEL）および強度を決定するのに用いることが可能で，*in vitro* の条件にあわない被験物質に利用することができる。最終的に，特定の曝露条件で光刺激性反応がないことを確認するために，ヒト光刺激性試験が用いられる。光刺激性の頻度およびヒトの妥当性を考慮し，この有害事象の試験は標準的な光毒性学的リスク評価で実施されるべきである。

光アレルギー性
動物試験法

マウスやモルモットだけでなく，ウサギやブタも光アレルギー性の評価に用いられている。様々なモデルが Neuman ら（2005），Marzulli および Maibach（1998），および Harber ら（1987）により検討されている。すべてのプロトコールとも，被験物質を皮膚の2ヵ所に1～3週間適用する。それぞれ適用した後に，人工光源からの光を一方の部位に照射し，他方の適用部位には照射しない（すなわち非照射）。惹起相（最終誘導曝露7～14日後）の間，以前処置しなかった部位には被験物質を適用し，もう一方の部位には照射する。次いで，24～72時間後，皮膚反応をスコア付けし，非照射および照射適用部位を比較する。

光刺激性試験と同様，光アレルギー性試験をデザインし，実施するにあたって，いくつかの同じ要素について検討する必要がある。これらには，適切な照射曝露パラメーター，溶媒の選択および被験物質の光安定性がある。

モルモットモデル

一般的に，モルモットモデルはアルビノ系統のモルモットを用い，光源および陽性および陰性対照を含む様々な処置群を設定する。本試験開始前に，試験の出発濃度を決めるために予備試験が推奨される。剃毛した試験部位の2ヵ所（照射および非照射部位）に処置を行い，片方の部位のみに照射する。局所適用の場合は，被験物質の除去15～30分後に，全身的投与の場合は薬物動態試験のデータに基づき数分から数時間後に，照射を行う。通常，照射は用量7.5から20 J/cm^2 の UVA（320～400 nm），または模擬太陽光（可視，UVA および UVB）からなる。0.1から0.3 J/cm^2 の UVB 用量は無紅斑性用量でなければならない。

誘導については，いくつかのプロトコールが記述されている。アジュバントの使用，誘導適用および照射の回数，および適用経路がすべて異なっている。誘導に続いて，7～14日の休息期間後に惹起を行う。処置2，24，48，72または96時間後に，全部位についてスコア付けを行う。即時型光刺激性を観察するためには，より早い時間が必要とされる。紅斑および浮腫が測定するエンドポイントである。

長所
- ある程度の以前から用いられるデータを利用できる。
- 経皮または全身投与（例えば，静注，強制経口）が実施できる。

短所
- 動物の使用が必要である。
- 反応の決定が主観的である。

●アジュバントの使用は結果の解釈に影響がある。

マウス局所リンパ節アッセイー皮膚反応を区別するための UV-統合モデル

最近，Ullrich, Vohr および共同研究者らが，光-LLNA，皮膚反応を区別するための統合モデルまたは UV-IMDS と呼ばれる局所リンパ節アッセイ（LLNA 法）の改良版を紹介している（Vohr et al. 1994; Homey et al. 1995; Vohr et al. 2000; Neumann et al. 2005）。

マウス（通常1群5匹）の両耳介の背面側部に被験物質または溶媒のみを連続3日間適用し，ただちに照射または非照射（対照）する。ほとんどの場合 UVA を照射するが，模擬太陽光（290～700 nm）の使用がより一般的となってきている。LLNA 法は曝露した耳介からのドレナージが集まる耳介リンパ節におけるリンパ球の増加した増殖を測定することから，増殖を測定するためにいくつかの選択肢を利用することができる。最初の選択肢はリンパ球による放射性同位元素の取り込みの測定であるが，一方，放射性同位元素標識法の代替法にリンパ球細胞表面マーカーの範囲の測定がある。OECD テストガイドライン429（OECD, 2002）および米国 EPA OPPTS 870.2600皮膚感作性試験ガイドライン（U.S. EPA, 2003）では，リンパ節細胞のDNAへの放射性標識（^{3}H-メチル）チミジンまたは^{125}IU-フルオロデオキシウリジンの取り込みを測定することにより増殖を評価する。その他の変法では，非放射性標識ブロモデオキシウリジンが用いられ，フローサイトメトリーおよび/または免疫表現型検査（すなわち，B220, CD3, CD4, CD8, CD25, CD44, CD62L, I-Ak（MHC）または CD69）により増殖を評価する。最終曝露24または48時間後，または6～10日後（増殖を評価する方法による）に耳介排出耳介リンパ節を摘出し，重量測定およびリンパ節細胞計数または細胞マーカーの決定を行う。最後に，各群について照射動物からの結果を対照（非照射）のデータで除すことにより刺激インデックス（S.I.）を求める。増殖を3倍増加させる被験物質の用量をEC3値と呼ぶ。3以上のS.I.を有する被験物質を光アレルゲンと判断する。

長所
●経皮投与によるものである。
●定量的に反応が測定される。
●試験期間が短い。
●わずかな動物しか必要としない。

短所
●動物の使用が必要である。
●利用できるデータが限られている。
●規制の受け入れがない。

マウス耳介腫脹試験

Gerberick および Ryan（1990a, b）により，彼らのマウス耳介腫脹試験のより短期間の試験が提案された。照射および非照射の動物の耳介の厚さの変化をエンドポイントとする。光刺激性スクリーニングの結果に基づいて試験濃度を選択する。簡単に言えば，2つの異なる被験物質の濃度，または被験物質1濃度および溶媒のみについて各マウス（各耳介に1濃度）で試験する。耳介のベースラインの測定を行った後，被験物質を適用し，1時間後に除去する。UVA および UVB（それぞれ10 J/cm^{2}および45 J/cm^2，照射量 2.5×10^{-2} mW/cm^2）を連続的に照射する。耳介厚み測定は，照射24および48時間後に耳介の厚みを測定し，

（処置前に）測定したベースラインからの変化を求める。次いで，スクリーニングにおいて耳介腫脹を引き起こさなかった被験物質の濃度を本試験に用いる。

　誘導では，最初の誘導の3日前に，滅菌リン酸塩緩衝生理食塩水で調製した200 mg/kg（体重）のシクロフォスファミド（CY）をマウス（1群6～8動物）に単回腹腔内投与する。最初の誘導の日，各マウスの背部表面を剃毛し，50 μLの被験物質または溶媒を適切な処置群（すなわち，光アレルギー，接触アレルギー対照および溶媒/照射対照）の各マウスに適用する。動物を処置し，1時間後に物質を除去し，3日間連続で照射を行う。最初の誘導曝露7日後に耳介ベースラインを測定し，8 μLの被験物質または溶媒を全マウスの両耳介の各部位に適用する。惹起の間，時点（処置前またはベースライン；および惹起24時間後）ごとに各耳介の近接部位で耳介を2回測定する。ベースラインに対する厚みの変化として mm × 10^{-2} で結果を報告する。誘導および惹起の各処置では，被験物質適用1時間後に紫外線（UVAおよび/またはUVB）を30分から1時間連続的にマウスに照射する。UVAおよびUVBの用量は放射照度 $2.5 × 10^{-2}$ mW/cm^2 でそれぞれ10 J/cm^2 および45 J/cm^2 となる。

長所
- 経皮投与によるものである。
- 定量的に反応が測定される。
- 試験期間が短い。
- わずかな動物しか必要としない。

短所
- 動物の使用が必要である。
- 利用できるデータが限られている。
- 規制の受け入れがない。

In vitro 試験法

　光アレルギー性を評価するための in vitro 試験はない。もっとも近いアプローチはUV照射後の血清アルブミンとの結合の測定である（Lovell and Jones, 2000）。この光結合について評価が行われているが，現時点ではバリデーションの方法として進展がみられていない（Moser et al., 2001）。光結合に勝る方法として，光アレルギー性物質および光刺激性物質の構造アラートに関するDEREK（既知の知識からのリスクの演繹的推測）のような知識に基づくスクリーニングがある（Barratt et al., 2000）。

　最近，UVAを照射したTHP-1細胞を用いる in vitro 光アレルギー性試験が報告された（Hino et al. 2008; Hoya et al. 2009; Karschuk et al. 2010）。ヒトの単球性白血病由来のTHP-1細胞はMHCクラスII分子だけでなく共刺激分子CD86およびCD54を発現している。THP-1細胞を既知のアレルギー物質とともに培養すると，これらの表面マーカーが発現し，測定することができる（Ashikage et al., 2002）。このアプローチは，Hinoらによって改良され，THP-1細胞を被験物質に曝露した後にUVAを照射することにより選択したアレルギー性物質を決定することが報告されている。この有望なアプローチは，潜在的な光アレルギー性物質を特定する方法としておよび/または光刺激性物質と光アレルギー性物質を区別する方法として有用であると考えられる。

臨床試験法

　光刺激性臨床試験と同様に，最新の優良臨床試験実施基準（インフォームド・コンセント/IRB，適切な試験条件）が光アレルギー性試験にも適用される。倫理的な懸念から，ヒト試験の使用は不活性または光アレルギー性物質である可能性が低いと考えられる物質に限定されている。

　KaidbeyおよびKligman（1980）は，化学物質およびUV照射の両者に過酷に曝露する反復傷害技術を報告したが，弱い光アレルギー性物質しか検出することができなかった。この方法は，Kligman（1966）により開発されたヒトマキシマイゼーション試験のデザインの模倣により，局所的な光免疫学的活性物質の同定のためにデザインされた。それ以来，他の研究者らは元の試験設計を精緻化するために同様の試験条件を用いている（Berne and Ros, 1998; Mark et al., 1999; DeLeo, 2004）。

　現在の臨床的光アレルギー性試験では様々なプロトコールが採用されている。しかし，それらは良く似ている。本試験を開始する前に，本試験での出発用量（または最大無刺激濃度）を得るために予備試験が推奨されている。さらに詳しくは，皮膚感作性ガイドラインを参照されたい。一般的に，適切な溶媒で調製した最終製品または原料を前腕内側部（両側）または背中のいずれかの2ヵ所に，閉塞，半閉塞または開放条件下で適用する。他のアレルギー性試験プロトコール同様，被験物質についてパッチの大きさ，閉塞および乾燥時間のような実験条件を検討する必要がある。約24時間保持する。パッチを除去した後，一か所のパッチ部位に模擬太陽UVであるUVBおよびUVAを照射し，その後ただちに試験部位についてスコア付けする。照射用量は試験施設によって異なるが，被験物質の光活性化を最大にするために，一般的に，ヒト光毒性試験で用いられた用量よりも高い用量する。もう1つのパッチ部位は非照射対照部位とする。また，照射・無処置部位は光曝露の対照部位とする。最初の3週間は，1週間に2回，同一部位にパッチおよび照射の操作を繰り返す。合計6回の処置を施す。惹起する前に最終適用後約10〜14日間の休息期間をおく。

　惹起は，3つまたは4つの処置部位（すなわち，被験物質＋UV，被験物質のみ，UVのみ，およびオプションとして無処置）へのパッチと照射からなる。被験物質を含む惹起パッチを未使用部位に適用し，対照パッチを元の部位の近傍に適用する。24時間パッチを除去した後，その部位のスコア付けを行い，所定の適用部位に総用量4.0〜6.0 J/cm^{2}のUVAを照射する。さらに近年になると亜紅斑用量のUVB，1/2 MED，が惹起相での照射に用いられるようになった。照射後ただちに（すなわち10分）再びその部位のスコア付けを行う。

　物質がUVB領域を吸収する場合には，紅斑用量以下のUVBが誘導に包含されるであろう。部位は照射直後に再度スコア化される。追加のスコア化はパッチ後48および72時間で実施することができる。照射後24，48および72時間後にさらにスコア付けを行うことができる。

長所
- ヒトモデルである。
- 同一試験で多数の被験物質を評価できる。
- 光アレルギー性と接触感作性を区別できる。

短所
- 利用できる公表データベースが限られている。

●試験を実施するのに6週間を必要とする。

光アレルギー性試験の要約

　光アレルギー性の動物モデルは，被験物質の無影響量（NOEL）および強度を決定することができる。推薦できる単一の動物モデルはない。特定の曝露条件で光アレルギー性反応がないことを確認するために，ヒト光アレルギー性試験が用いられる場合がある。一般的に，光刺激性試験，すなわち3T3 NRU PT法がヒトでの光毒性学的ポテンシャルの指標として用いられる。この試験は光アレルギーに特異的ではないが，多くの光アレルギー性物質がこの試験で陽性であり，どちらかといえば，被験物質の光アレルギー性ポテンシャルを過大に予測する可能性がある。ヒト試験は被験物質/最終製品に光アレルギー性ポテンシャルがないことを確認するために用いられる。

参考文献

Anderson JC. 2000. Clinical testing for safety and effectiveness. In *Cosmetic Regulation in a Competitive Environment*, eds. N.F. Estrin and J.M. Akerson, pp. 301-315, New York: Marcel Dekker, Inc.

Ashikaga T, Hoya M, Itagaki H, Katsumura Y, Aiba S. 2002. Evaluation of CD86 expression and MHC class II molecule internalization in THP-1 human monocyte cells as predictive endpoints for contact sensitizers. *Toxicol In Vitro* 16 (6): 711-6.

Asker AF, Harris CW. 1998. Influence of certain additives on the photostability of physostigmine sulfate solutions. *Drug Development and Industrial Pharmacy* 14 (5): 733-746.

Augustin C, Collombel C, Damour O. 1997. Use of dermal equivalent and skin equivalent models for identifying phototoxic compounds *in vitro*. *Photodermatol Photoimmunol Photomed*. 13(1-2): 27-36.

Barratt MD, Langowski JJ. 1999. Validation and subsequent development of the DEREK skin sensitization rulebase by analysis of the BgVV list of contact allergens. *J Chem Inf Comput Sci.* 39 (2): 294-8.

Berne B, Ros AM. 1998. 7 years experience of photopatch testing with sunscreen allergens in Sweden. *Contact Dermatitis*. 38 (2): 61-4.

Bruynzeel DP, Ferguson J, Andersen K, Goncalo M, English J, Goossens A, Holzle E, Ibbotson SH, Lecha M, Lehmann P, Leonard F, Moseley H, Pigatto P, Tanew A. 2004. European Taskforce for Photopatch Testing. Photopatch testing: a consensus methodology for Europe. *J Eur Acad Dermatol Venereol*. 18 (6): 679-82.

Burdick KH. 1966. Phototoxicity of Shalimar perfume. *Arch. Dermatol*. 93: 424-425.

Ceridono M, Tellner P, Bauer D, Barroso J, Alepee N, Corvi R, De Smedt A, Fellows MD, Gibbs NK, Heisler E, Jacobs A, Jirova D, Jones D, Kandarova H, Kasper P, Akunda JK, Krul C, Learn D, Liebsch M, Lynch AM, Muster W, Nakamura K, Nash J, Pfannenbecker U, Phillips G, Robles C, Rogiers V, Van De Water F, Liminga UW, Vohr H-W, Wattrelos O, Woods J, Zuang V, Kreysa J, Wilcox P. 2012. The 3T3 Neutral Red Uptake Phototoxicity Test: Practical Experience and Implications for Phototoxicity Testing - The Report of an ECVAM-EFPIA workshop, *Regulatory Toxicol Pharmacol*. 63 (3): 480-88.

Cohen C, Dossou K, Rougier A, Roguet R. 1994. Episkin: an *in vitro* model for the evaluation of phototoxicity and sunscreen photoprotective properties. *Toxicology In Vitro* 8: 669-671.

Dearman RJ, Cumberbatch M. Hilton J, Clowes HM, Fielding I, Heylings JR, Kimber I. 1996. Influence of dibutyl phthalate on dermal sensitization to fluorescein isothiocyanate. *Fundamental Applied Pharmacology* 33: 24-30.

Deleo VA. 2004. Photocontact dermatitis. *Dermatol Ther*. 17 (4): 279-88, 2004.

Duffy PA, Bennett A, Roberts M, Flint OP. 1987. Prediction of phototoxic potential using human A431 cells and mouse 3T3 cells. *Mol Toxicol*. 1(4): 579-87.

Edward S, Donnelly T, Sayre R, Rheins L. 1994. Quantitative *in vitro* assessment of phototoxicity using a human skin model, Skin2. *Photodermatol Photoimmunol Photomed* 10: 111-117.

European Agency for the Evaluation of Medicinal Products (EMEA). 2002. Note for Guidance on Photosafety Testing, CPMP/SWP/398/01.

Forbes PD, Urbach F, Davies RE. 1977. Phototoxicity testing of fragrance raw materials. *Food Cosmet Toxicol*. 15: 55-60.

Gerberick GF, Ryan CA. 1990a. A predictive mouse ear-swelling model for investigating topical photoallergy. *Food Chem Toxicol*. 28 (5): 361-8.

Gerberick GF, Ryan CA. 1990b. Use of UVB and UVA to induce and elicit contact photoallergy in the mouse. *Photodermatol Photoimmunol Photomed*. 7(1): 13-9.

Gerberick GF, Ryan CA. 1989. A predictive mouse ear-swelling model for investigating topical phototoxicity. *Food Chem*

Toxicol. 27(12): 813-9.

Gerberick GF, Ryan CA, Von Bargen EC, Stuard SB, Ridder GM. 1991. Examination of tetrachlorosalicylanilide (TCSA) photoallergy using *in vitro* photohapten-modified Langerhans cell-enriched epidermal cells. *J Invest Dermatol.* 97 (2): 210-8.

Harber LC, Shalita AR, Armstrong RB. 1987. Immunologically mediated contact photosensitivity in guinea pigs. In *Dermatotoxicology*, Third ed. F.N. Marzulli and H.I. Maibach, eds., New York: Taylor and Francis, pp. 413-430.

Harber LC, Baer RL, Bickers DR. 1974. Techniques of evaluation of phototoxicity and photoallergy in biologic systems, including man, with particular emphasis on immunologic agents. In *Sunlight and man.* M.A. Pathak, L.C. Haber, M.Seiji, A. Kukita, and T.B. Fitzpatrick, eds., Tokyo: Univ. of Tokyo Press, pp. 515-528.

He YY, Chignell CF, Miller DS, Andley UP, Roberts JE. 2004. Phototoxicity in human lens epithelial cells promoted by St. John's Wort. *Photochem Photobiol.* 80 (3): 583-6.

Henry B, Foti C, Alsante K. 2009. Can light absorption and photostability data be used to assess the photosafety risks in patients for a new drug molecule? *J Photochem Photobiol B: Biol.* 96: 57-62.

Hino R, Orimo H, Kabashima K, Atarashi K, Nakanishi M, Kuma H, Tokura Y. 2008. Evaluation of photoallergic potential of chemicals using THP-1 cells. *J Dermatol Sci.* 52 (2): 140-3.

Hoya M, Hirota M, Suzuki M, Hagino S, Itagaki H, Aiba S. 2009. Development of an *in vitro* photosensitization assay using human monocyte-derived cells. *Toxicol. In Vitro* 23 (5): 911-8.

International Conference on Harmonization (ICH). 2012. ICH guideline S10 Guidance on photosafety evaluation of pharmaceuticals. In: International Conference on Harmonization of Technical Requirements for Registration of Pharmaceuticals for Human Use.

Jirová D, Liebsch M, Basketter D, Spiller E, Kejlová K, Bendová H, Marriott M, Kandarova H. 2007. Comparison of human skin irritation and photo-irritation patch test data with cellular *in vitro* assays and animal *in vivo* data. Alternatives to Animal Testing and Experimentation (AATEX) 14, Special Issue 6th World Congress on Alternatives, Japan: 359-365.

Jones PA, King AV. 2003. High throughput screening (HTS) for phototoxicity hazard using the *in vitro* 3T3 neutral red uptake assay. *Toxicology In Vitro.* 17(5-6): 703-8.

Jones PA, King AV, Earl LK, Lawrence RS. 2003. An assessment of the phototoxic hazard of a personal product ingredient using *in vitro* assays. *Toxicology In Vitro.* 17 (4): 471-80.

Kaidbey KH, Kligman AM. 1980. Photomaximization test for identifying photoallergic contact sensitizers. *Contact Dermatitis.* 6(3): 161-9.

Kaidbey K, Kligman A. 1974. Topical photosensitizers: Influence of vehicles on penetration. *Arch. Dermatol.* 110: 868-870.

Karschuk N, Tepe Y, Gerlachm S, Pape W, Wenck H, Schmucker R, Wittern KP, Schepky A, Reuter H. 2010. A Novel *In Vitro* Method for the Detection and Characterization of Photosensitizers. PLoS One 5(12): e15221.

Kligman AM. 1966. The identification of contact allergens by human assay. III. The maximization test. A procedure for screening and rating contact sensitizers. *J. Invest. Dermatol.* 47: 393-409.

Kligman AM, Breit R. 1968. The identification of phototoxic drugs by human assay. *J. Invest. Dermatol.* 51: 90-99.

Lambert LA, Wamer WG, Kornhauser A. 1996. Animal Models for Phototoxicity Testing. In *Dermatotoxicology*, Fifth ed., F.N. Marzulli and H.I. Maibach, eds., Taylor and Francis, New York, pp. 515-529.

Liebsch M, Barrabas C, Traue D, Spielmann H. 1997. Development of a new *in vitro* test for dermal phototoxicity using a model of reconstituted human epidermis. *ALTEX.* 14 (4): 165-174.

Liebsch M, Doring B, Donnelly TA, Logemann P, Rheins LA, Spielmann H. 1995. Application of the human dermal model Skin2 ZK 1350 to phototoxicity and skin corrositivity testing. *Toxicology In Vitro* 9: 557-562.

Lovell WW. 1994. Assessing Phototoxicity by *In Vitro* Methods: A review. In *In Vitro* Skin Toxicology: Irritation, Phototoxicity, Sensitization, A. Rougier, A.M. Goldberg, H.I. Maibach, eds., New York: Mary Ann Liebert, Inc., pp. 195-202.

Lovell WW, Jones PA. 2000. Evaluation of mechanistic *in vitro* tests for the discrimination of photoallergic and photoirritant potential. *Altern Lab Anim.* 28 (5): 707-24

Lovell WW, Sanders DJ. 1992. Phototoxicity testing in guinea-pigs. *Food Chem Toxicol.* 30 (2): 155-60.

Mark KA, Brancaccio RR, Soter NA, Cohen DE. 1999. Allergic contact and photoallergic contact dermatitis to plant and pesticide allergens. *Arch Dermatol.* 135 (1): 67-70, 1999.

Marzulli FN, Maibach HI. 1970. Perfume phototoxicity. *J. Soc. Cosmet. Chem.* 21: 695-715.

Marzulli FN, Maibach HI, eds. 1998. Dermatotoxicology Methods, New York: Taylor and Francis.

Marzulli FN, Maibach HI. 1987. Phototoxicity (photoirritation) of topical and systemic agents, In *Dermatotoxicology*, Marzulli FN and Maibach HI (eds.), Washington: Hemisphere Publishing Corporation.

Marzulli FN, Maibach HI. 1991. In *Dermatotoxicology*, Fourth edition, Marzulli FN and Maibach HI (eds.), New York: Taylor and Francis.

Maurer T. 1984. Experimental contact photoallergenicity: guinea pig models. *Photodermatol.* 1(5): 221-31.

Megaw JM, Drake LA. 1986. Photobiology of the Skin and Eye, New York: Marcel Dekker.

Morikawa F, Nakayama Y, Fukuda M, Hamano M, Yokoyama Y, Nagura T, Ishihara M, Toda K. 1974. Techniques for evaluation of phototoxicity and photoallergy in laboratory animals and man. In *Sunlight and man*, Pathak MA, Haber LC, Seiji M, Kukita A, Fitzpatrick TB (eds.), Tokyo: University of Tokyo Press pp. 529-557.

Moser J, Hye A, Lovell WW, Earl LK, Castell JV, Miranda MA. 2001. Mechanisms of drug photobinding to proteins: Photobinding of suprofen to human serum albumin. *Toxicol. In Vitro* 15(4-5): 333-337.

Neumann NJ, Blotz A, Wasinska-Kempka G, Rosenbruch M, Lehmann P, Ahr HJ, Vohr HW. 2005. Evaluation of phototoxic and photoallergic potentials of 13 compounds by different *in vitro* and *in vivo* methods. *J Photochem Photobiol B*. 79 (1): 25-34.

Nilsson R, Maurer T, Redmond N. 1993. A standard protocol for phototoxicity testing. Results from an interlaboratory study. *Contact Dermatitis*. 28 (5): 285-90.

Onoue S, Tsuda Y. 2006. Analytical studies on the prediction of photosensitive/phototoxic potential of pharmaceutical substances. *Pharmacol. Res*. 23 (1), 156-164.

Onoue S, Hosoi K, Wakuri S, Iwase Y, Yamamoto T, Matsuoka N, Nakamura K, Toda T, Takagi H, Osaki N, Matsumoto Y, Kawakami S, Seto Y, Kato M, Yamada S, Ohno Y, Kojima H. 2013. Establishment and intra-/inter-laboratory validation of a standard protocol of reactive oxygen species assay for chemical photosafety evaluation. *J. Appl. Toxicol*. 33(11): 1241-1250.

Onoue S, Suzuki G, Kato M, Hirota M, Nishida H, Kitagaki M, Kouzuki H, Yamada S. 2013. Non-animal photosafety assessment approaches for cosmetics based on the photochemical and photobiochemical properties. *Toxicol. in Vitro* 27: 2316-2324.

Organization for Economic Cooperation and Development (OECD). 2004. Guidelines for the testing of chemicals. Test guideline 432: *In Vitro* 3T3 NRU Phototoxicity Test.

Organization for Economic Cooperation and Development (OECD). 1981. Guidelines for the testing of chemicals. Test Guideline 101: UV/vis Absorption Spectra.

Organization for Economic Cooperation and Development (OECD). 2002. Guidelines for the testing of chemicals. Test Guideline 429: Skin sensitization: local lymph node assay.

Pape WJ, Maurer T, Pfannenbecker U, Steiling W. 2001. The red blood cell phototoxicity test (photohaemolysis and haemoglobin oxidation): EU/COLIPA validation programme on phototoxicity (phase II). *Altern Lab Anim*. 29 (2): 145-62.

Portes P, Pygmalion MJ, Popovic E, Cottin M, Mariani M. 2002. Use of human reconstituted epidermis Episkin for assessment of weak phototoxic potential of chemical compounds. *Photodermatol Photoimmunol Photomed*. Apr; 18 (2): 96-102.

Speilmann H, Balls M, Dupuis J, Pape WJ, Pechovitch G, et al. 1998. The International EU/COLIPA *in vitro* phototoxicity validation study: results of phase II (Blind Trial): Part 1: The 3T3 NRU phototoxicity test. Toxicology *In Vitro*, 12 (3): 305-327.

Spielmann H, Liebsch M, Pape WJ, Balls M, Dupuis J, Klecak G, Lovell WW, Maurer T, De Silva O, Steiling W. 1995. EEC/COLIPA *in vitro* photoirritancy program: results of the first stage of validation. *Curr Probl Dermatol*. 23: 256-64.

Spielmann H, Liebsch M, Doring B, Moldenhauer F. 1994. First results of an EC/COLIPA validation project of *in vitro* phototoxicity testing methods. *ALTEX*. 11 (1): 22-31, 1994.

Spielmann H, Muller L, Averbeck D, Balls M, Brendler-Schwaab S, Castell JV, Curren R, de Silva O, Gibbs NK, Liebsch M, Lovell WW, Merk HF, Nash JF, Neumann NJ, Pape WJ, Ulrich P, Vohr HW. 2000. The second ECVAM workshop on phototoxicity testing. The report and recommendations of ECVAM workshop 42. *Altern. Lab Anim*. 28 (6): 777-814.

Ulrich P, Homey B, Vohr HW. 1998. A modified murine local lymph node assay for the differentiation of contact photoallergy from phototoxicity by analysis of cytokine expression in skin-draining lymph node cells. *Toxicology*. 125(2-3): 149-68.

U.S. Environmental Protection Agency. Office of Prevention, Pesticides, and Toxic Substances. Health Effects Test Guideline 870.2600 Skin Sensitization. http://www.epa.gov/ocspp/pubs/frs/publications/Test_Guidelines/series870.htm

U.S. Food and Drug Administration. March 2003. Guidance for Industry - Photosafety Testing. http://www.fda.gov/downloads/Drugs/GuidanceComplianceRegulatoryInformation/Guidances/ucm079252.pdf

Vohr HW, Blumel J, Blotz A, Homey B, Ahr HJ. 2000. An intra-laboratory validation of the Integrated Model for the Differentiation of Skin Reactions (IMDS): discrimination between (photo)allergic and (photo)irritant skin reactions in mice. *Arch Toxicol*. 73(10-11): 501-9.

第8章
ヒトでの安全性使用試験

序　論

　ヒトでの安全性使用試験の目的は，1）成分の組み合わせまたは適用方法が原因となる製品に対する予期せぬ反応を検出することを含み，通常または過酷な使用条件下における試験製品に対する被験者の許容限度を決定すること，2）試験期間中にパネリストが経験した主観的な刺激を把握することである。試験製品の個々の成分については既に全般的な安全性が検査されて受け入れ可能であることが認められており，製品の安全性はヒト反復傷害パッチテスト（hRIPT），*in vitro* 眼刺激性試験などの予備的臨床試験や *in vitro* 試験によって評価される。使用試験での身体の標的部位は恐らく以前試験された部位とは異なり，使用中の試験は消費者による製品の使い方と同じ条件で実施されるため，製品安全性に関する追加情報が得られる（Waggoner, 1990）。

試験法の概要

　製品の許容範囲を評価するヒト試験は，ICH の医薬品の臨床試験の実施基準（GCP）ガイドライン（ICH ガイドライン E6）および FDA GCP ガイドライン（www.fda.gov）の規則に準拠して実施する。ベビー用品および女性用衛生用品などのある種の製品に関しては，試験を実施する前に治験審査委員会（IRB）による試験プロトコールのレビューおよび承認を受けることが強く推奨される。

　すべての安全性使用試験における基準点として，予期される通常の製品の使用に関する情報を利用しなければならない。この情報には，製品の使用量，使用方法，および製品が時々（すなわち週2～3回）使用されるか，または定期的に繰り返し使用される（すなわち1日1～3回）と見込めるかどうかがある。試験を実施する前に，成分のレビューによって決定されている製品の安全性を確認しなければならない。製品自身の安全性に関して利用できるデータも受け入れられるかどうか検討する必要がある。

　被験者は試験する製品カテゴリーに属する製品をよく使用する人で，そのカテゴリーの製品に反応した履歴がない人でなければならない。被験者集団でベースラインの一貫性が得られ，試験結果が試験製品に起因するように，試験に用いる身体の部位における明らかな皮膚疾患はすべて明確にしなければならない（Whittam, 1987）。

　被験者集団の大きさは，一般的に試験目的，製品の種類および試験デザインを含む多くの要素によって25から200名までと幅がある。例えば，一般の集団向けの製品で製品のレビューおよび過去の安全性試験に基づき有害な皮膚反応がほとんど予期されない場合は，大きな集団を用いてもよい。製品が刺激性を持つ可能性があり，眼などの敏感な領域で使用するよう設計されているか，または子供などの特別な集団をターゲットにしている場合は，最初の使用試験としてより小さな被験者のグループで実施することが推奨される。製品が小さなグループで有害影響を示さない場合に，大きな集団で実施されるべきである。

　特殊な集団をターゲットにしている製品の場合は，その集団の一部を被験者として使用試験に採用しなければならない。特殊な集団は，皮膚のタイプ，人種や年齢の特殊なカテゴリーに分類される個人から構成さ

れると考えられる。例として，アフリカ系アメリカ人，ヒスパニック，アジア人，コーカシアン，フィッツパトリック皮膚タイプ（Table 8-1参照），敏感肌または敏感な眼を有する個人，幼児，老人，閉経後の女性，若者，またはアクネや酒さのような皮膚の状態を有する個人などである。

安全性使用試験は，正常または過酷な使用条件で実施される。試験期間中，使用頻度または身体の適用部位のいずれかを増加させて試験製品へ過酷に曝露してもよい。製品用法の頻度および量，試験製品の種類，許容範囲を決定するために必要な曝露量および過去の試験データに応じて曝露条件を選択する。通常の使用による試験では，一般的に，提案された製品の使用説明書により毎日またはそれよりも少ない頻度で4～12週間曝露を続ける。過酷な使用による試験では，通常，提案された使用説明書よりも多い使用頻度および/または広い適用範囲で，より短い期間すなわち1～2週間曝露する。医師（皮膚科医，眼科医など）または訓練された臨床評価者が紅斑，浮腫および乾燥などの皮膚の状態を調べ，他の皮膚反応を記録する。評価エンドポイントは製品の種類および適用部位による。試験開始時および終了時に加え，使用期間を通して少なくとも4週間ごと，望ましくは2週間ごとに定期的に評価を行う。製品が安全に使用されているかを詳しく観察するだけでなく，被験者のコンプライアンスを強化するために，より頻繁に評価を行うことが望ましい。中間評価の回数は，他の要素の中で試験の長さおよび製品の刺激性ポテンシャルによって決まる。また，被験者は試験製品に対して何らかの異常な反応が現われた場合は直ちに直接試験施設に報告するよう指導される。医師はより重篤なまたは異常な反応の場合には診察しなければならない。

安全性使用試験は，しばしば製品の主観的な刺激性ポテンシャルを評価するために用いられる。主観的な刺激性とは，スティンギング，灼熱感，掻痒感など，製品を使用している被験者が経験する不快感のことである（Grove, 1984）。これらの不都合な感覚はしばしば目に見える皮膚または眼の反応を伴わないため，試験期間中被験者に主観的な刺激性を記録させることは，消費者による製品の受け入れおよび使用説明書の変更を指示するうえで貴重な情報となる。

一定の方法で試験する1つの製品を用いた一般的なデザイン以外に，比較を目的にする安全性使用試験も実施することができる。これらの試験デザインには，並行群比較試験，交差試験および身体の別の部位との比較試験がある。

家庭使用試験

家庭使用試験では，被験者は試験製品を与えられ，家庭に持ち帰って提供された使用説明書に従って使用し，試験施設において医師または訓練された評価者による定期的な検査を受ける。家庭使用試験の方法は，一般的に試験期間中に1つの製品または製品使用計画のみが試験される単項デザインに従う。

家庭使用試験における被験者には，試験期間中の使用を記録するための日記が与えられる。彼らは，他のすべての通常行うケア/お手入れを続けてもよいが，試験期間中に新製品またはブランドを取り入れないよう指導される。

安全性使用試験期間中に，スティンギング，灼熱感，掻痒感の自己評価を含む製品使用の主観的認識に関する情報を得ることができる。自己評価質問表は各評価時，またはベースライン時および試験終了時に実施される。

試験製品の感作性ポテンシャルに関心がある場合は，使用期間後に2〜3週間の休息期間を追加し，惹起パッチテストを実施する（Moskowitz, 1984）。

家庭使用試験は，皮膚感触，香りおよび効果の認識のような安全性には無関係な他の特性および製品のタイプに特有の他の特性の評価にも用いることができる。

特定の製品カテゴリーに関する考察を以下に示す。

顔用製品

顔用製品の例には，クレンジング剤，固形石鹸，ピーリング剤，マスク，日焼け止め，クリーム，ローション，頬紅，ファンデーションおよびリップ製品があるが，これらに限定されない。個々の製品の安全性を確認するために，一般的に1回に1つの製品が評価される。複数の製品を一緒に用いるスキンケアの場合は，付加的な有害作用がないことを保証するために，レジメンの説明書に従って同時に製品の試験を行う。しかし，レジメンに関する試験を実施する前に，一般的に各製品について個々の実体として評価を行う。

試験期間中，被験者は通常のまたは過酷な使用条件下で製品を使用する。試験の期間は，試験目的および製品の種類によるが，反復曝露によるいかなる反応も確認するのに十分な期間でなければならない。例えば，多くの洗顔製品には4週間が適切であるが，まれにしか使わない製品に4週間は必要ないと考えられる。

試験期間を通して顔の皮膚反応の評価は，皮膚科医または適切に訓練を受けた担当者によって実施されなければならない（Table 8-2のスコアスケールの例を参照）。紅斑，または乾燥に関して0〜4のスケールで1以上は，被験者がさらに試験に参加を続けることから除外するのに十分な結果である。評価者は，他のいかなる肉眼的観察結果についても記録しなければならない。

ボディー製品

全身に用いられる製品の例には，ボディークレンジングおよびボディウォッシュ，固形石鹸，日焼け止め，クリームおよびローションがあるが，これらに限定されない。

試験法は洗顔製品に用いられる方法と同じである。適用部位が広いため，身体の多くの部分からなる製品試験は通常実施されない。臨床試験は，一般的に腕，足および/または背/腹部で実施される。

皮膚反応の評価は，試験期間を通して皮膚科医または適切に訓練された担当者（Table 8-2のスコア段階の例を参照）によって実施されなければならない。紅斑，または乾燥に関して0〜4段階でグレード1以上は，被験者がさらに試験に参加を続けることから除外するのに十分な結果である。評価者は，他のいかなる肉眼的観察結果についても記録しなければならない。

眼および眼周囲製品

眼周囲の製品の例には，マスカラ，アイライナー，アイシャドウおよびアイクリームがあるが，これらに限定されない。一部の眼領域の製品は眼に近接して用いるようにデザインされており，他は眼の周りの眼窩周囲部に用いられる。これらの製品は眼の中に移行する可能性があり，安全性に対する懸念がある。また，

眼および眼窩周囲皮膚の臨床評価は，製品が眼に入る可能性がある場合に，日焼け止めおよびフェイシャルピーリングシステムのような刺激性を示す可能性がある他の洗顔製品について実施される。

眼刺激性の評価は，眼科医によりすべての評価にスリットランプを用いて実施されなければならない。流涙（泣くこと），眼球結膜（眼球前外面を覆う）の発赤，または眼瞼結膜（目蓋下面を覆う）の発赤に関して0～4段階でグレード2以上は，被験者がさらに試験に参加を続けることから除外するのに十分な結果である（Table 8-3のスコア段階の例を参照）。評価者は，他のいかなる肉眼的観察結果についても記録しなければならない。試験の終了時に製品の全般的な容認性について眼科医が決定する。

腋窩製品

腋窩（脇の下）部への使用を目的に開発された製品には，デオドラントおよび制汗剤がある。腋窩部位は半閉塞状態と考えられ，湿っぽく，皮膚および衣服で摩擦され，女性ではしばしば剃毛するため，これらの製品を使用した結果，発生する刺激性または感作性の可能性は，身体の他のどの部位よりも高い。

男性および女性の両方の被験者が使用試験に含まれる。女性被験者は，灼熱感およびスティンギングのような主観的な刺激性を評価するために，腋窩部位を剃毛した後に製品を使用するよう依頼される。

腋窩皮膚反応の評価は，適切に訓練された担当者によって実施されなければならない。ベースラインで観察された紅斑または乾燥に関して0～4段階のグレード1以上は，被験者が試験に参加することから除外するのに十分な結果である（Table 8-2のスコア段階の例を参照）。評価者は，他のいかなる肉眼的観察結果についても記録しなければならない。

女性用ケア製品

女性用ケア製品の例には，ビデおよび芳香スプレーがあるが，これらに限定されない。洗剤および繊維柔軟剤のような他の（非化粧品）製品も膣刺激性を引き起こす可能性について家庭使用試験で評価される。

膣の紅斑および他の反応の評価は，適切な医療従事者（例えば婦人科医）によって実施されなければならない。試験を開始する前に，IRBレビューが強く推奨される。医学の専門家を試験に投入して適切な等級段階，包含/除外基準および合格基準を定めなければならない。

過酷な実験室的方法

特にパーソナル洗浄製品について，皮膚刺激性/緩和性を評価するためにいくつかの特殊なプロトコルが開発されている。上述の家庭使用試験と異なり，ここで述べる試験は訓練された技術員により，その場で実施される。これらの試験は速やかに影響が現われ，刺激性を検出するより高い感受性を示すようにデザインされており，訓練された技術員により少なくとも1日1回判定されることから，極めて過酷な曝露が行われる。被験製品は，研磨アプリケーターを用いて角質層をわずかに損傷した後に適用される。

3つの過酷実験室的方法，すなわち屈曲（Flex）試験，前腕洗浄試験および管理下適用試験（CAT）について以下に述べる。ここに記載していない他の方法には，界面活性剤の前腕内側部における肌荒れ誘導能の評価に用いられるImokawa「循環チャンバー試験」（Imokawa et al, 1975a; Imokawa et al, 1975b）およ

び乳酸感受性の被験者でスキンケア調製物の顔面灼熱感またはスティンギング反応のポテンシャルの評価に用いられる Kligman-Grove「乳酸顔面スティンギング試験」(Frosch および Kligman, 1977; Soschin および Kligman, 1982) がある。

屈曲試験

この試験は，前腕の前肘窩（屈曲部位）で界面活性剤を基盤とする製品の紅斑誘発ポテンシャルを評価する（Strube et al, 1989）。この方法では，無傷または損傷皮膚上に被験物質を繰り返し適用（1洗浄あたり60秒，1日3回洗浄で5日間）する。処置はすべて監督下で行い，洗浄は訓練された技術者が実施する。ベースラインおよび各試験日の終わりに，訓練された評価者または測色計により皮膚の色が観察され，視覚的に紅斑の程度について評価が行われる。経皮水分蒸散量（TEWL；皮膚表面からの蒸発性水分損失の変化）も皮膚バリア機能の指標として決定する（Murahata et al., 1986）。TEWL は視覚的評価と相関する情報を提供する。

前腕洗浄試験

この試験は，パーソナルクレンジング製品が刺激性および乾燥を誘発する可能性を評価する。2つの良く似た試験法が開発されている（Doughty et al, 1990; Sharko et al, 1991）。いずれの方法においても，監視下で18回の処置（1日4回で4日間，5日目に2回処置）を受ける被験者が必要とされる。2つの洗浄方法を比較し，Nicoll ら（1995）は，両法は被験物質の乾燥ポテンシャルについては同等の評価能を有しているが，1つの方法（Sharko et al, 1991）が他法に比べてより過酷で，同様の刺激性ポテンシャルを有する製品の違いを検出するのにより適していると結論している。ベースラインおよび各試験日の終わりに，訓練された評価者により紅斑および乾燥について評価が行われる（Table 8-4）。

管理下適用試験（CAT）

前腕掌側部表面での管理下適用試験（FCAT）は，通常のまたは過酷な条件下で使用されるパーソナルクレンジング製品またはリーブオン製品の緩和性を確実に区別することができる技術として報告されている（Ertel et al., 1995）。各前腕を4つの試験部位に分割するため，8製品を同時に試験することができる。円運動を用いて泡を試験部位に10秒間適用し，洗浄する前に皮膚に90秒間放置する。この適用法は，屈曲試験または前腕洗浄試験に用いられる方法より擦過性が小さい。本操作は，乾燥皮膚に有益な効果を有すると期待される非常に緩和な製品について，下肢の外表面（LCAT）で実施することもできる。発赤および乾燥の目視評価に加え，皮膚上層の水分含量および経表皮水分損失を評価する機器測定を実施することができる。

使用中の安全性試験に関する追加情報

対照製品/使用者

多くの安全性使用試験，特に家庭使用試験は，単項試験デザインに従って1製品のみについて試験され，対照製品または無処置対照群は含まれていない。比較に関心がある場合には，対照が用いられる。「無処置」，プラセボ試験製品，現在市販されている製品または競合製品を対照製品とすることができる。

統計解析

使用試験解析のための原始データは，ベースラインおよび指定された評価時点（例えば，中間または試験終了時）に記録された視覚的等級（紅斑，浮腫，乾燥）および主観的刺激性（灼熱感，掻痒感，スティンギ

ング)の自己評価である。分布によらない符号付順位検定のような適切なノンパラメトリック統計解析法が大半の単項使用試験データに適用される。符号付順位検定値が0.05以下の場合には,ベースラインおよび処置後の評価の差が0に等しいとする帰無仮説は排除される(Hollander et al, 2014)。

比較試験デザインでは,使用試験解析の原始データはベースラインおよび試験終了時に記録された視覚的読み取り(紅斑,浮腫,乾燥)および感覚的刺激性(灼熱感,掻痒感,スティンギング)の自己評価である。データは,ANOVAにより評価し,その後適切な事後解析により,もしあれば,有意差の有無の判定が行われる。

この試験デザインの仮説は:

Ho: 処置平均は等しい。

Ha: 処置平均は異なる。

処置後評価時点のスコアを対応する処置前評価時点と比較することにより個人レベルにおける処置内解析が完了する。

すべての仮説検定は,$a = 0.05$で実施される。

臨床的安全性実証試験データの統計解析に関するより詳細な考察について,関連する参考文献を参照のこと(例えば,Allen, 1987)。

参考文献

Allen AM. 1987. Statistics and Experimental Design. In *Cosmetic Safety: A Primer for Cosmetic Scientists*. Whittam JH (ed.), New York: Marcel Dekker.

Anderson JC. 2000. Clinical testing for safety and effectiveness. In *Cosmetic Regulation in a Competitive Environment*. Estrin NF, Akerson JM (eds.) New York: Marcel Dekker, pp. 301-315.

Aust LB. 1997. Cosmetic Claims Substantiation. New York: Marcel Dekker.

Doughty D, Jaramillo J, Spengler E. 1990. Methods for Assessing the Mildness of Facial Cleansing Products. Preprint of the 16th IFSCC International Congress, pp. 468-477.

Ertel KD, Keswick BH, Bryant PB. 1995. A forearm controlled application technique for estimating the relative mildness of personal cleansing products. *J. Soc. Cosmet. Chem*. 46: 67-76.

Felger C, Laden K. 1998. Antiperspirants and Deodorants. New York: Marcel Dekker.

Frosch PJ, Kligman AM. 1977. A Method for Appraising the Stinging Capacity of Topically Applied Substances. *J. Soc. Cosmet. Chem*. 28: 197-209.

Groe GL, Soschin DM, Kligman AM. 1985. Adverse Subjective Reactions to Topical Agents, Skin Study Center, Department of Dermatology, University of Pennsylvannia, p. 203-211.

Hollander M, Wolfe DA, Chicken E. 2014. Nonparametric Statistical Methods. Hoboken, New Jersey: John Wiley & Sons.

Idson B. 1968. Topical Toxicity Testing. *J. Pharm. Sci*. 57 (1): 1-11.

Imokawa G, Samura K, Katsumi M. 1975a. Study on Skin Roughness Caused by Surfactants. I. A New Method *in vivo* for Evaluation of Skin Roughness. JAOCS 52(12): 479-483.

Imokawa G, Samura K, Katsumi M. 1975b. Study on Skin Roughness Caused by Surfactants. II. Correlation Between Protein Denaturation and Skin Roughness. *JAOCS* 52(12): 484-489.

International Conference on Harmonization (ICH) Guideline. 1996. Guidance for Industry. E6 Good Clinical Practice: Consolidated Guidance.

International Contact Dermatitis Research Group (ICDRG). 1970. Terminology of Contact Dermatitis. *Acta Dermatovener* 50: 287-292.

Jackson EM, Robillard NF. 1982. The Controlled Use Test in a Cosmetic Product Safety Substantiation Program. *J. Toxicol. Cut. & Ocular Toxicol*. 1(2): 117-132.

Moskowitz H. 1984. Cosmetic Product Testing: A Modern Psychophysical Approach. New York: Marcel Dekker.

Murahata RL, Nicoll GA. 1998. Mildness Testing for Personal Washing Products. In *Cosmetic Claims Substantiation*. Aust LB (ed.). Chapter 8, New York: Marcel Dekker.

Murahata RL, Crowe D, Rohelin J. 1985. The Use of Transepidermal Water Loss to Measure and Predict the Irritation Response to Surfactants. *Int J Cosmetic Science*. 8: 225-231

Nicoll GA, Grove GL, Murahata RI, Lillie DD, Sharko PT. 1991. The comparison of two arm wash test methodologies for evaluating personal washing product mildness. Poster Session, Dermal Clinical Evaluation Society, Newark, NJ.

Reiger MM, Battista GW. 1964. Some Experiences in the Safety Testing of Cosmetics. *J. Soc. Cosmet*. Chem. 15: 161-172.

Sharko PT, Murahata RI, Leyden JJ, Grove GL. 1991. Arm wash evaluation with instrumental evaluation---A sensitive technique for differentiating the irritation potential of personal washing products. *J. Derm. Clin. Eval. Soc*. 2: 19-26.

Soschin D, Kligman AM. 1982. Adverse Subjective Responses. In: *Safety and Efficacy of Topical Drugs and Cosmetics*. New York: Gran and Statton, pp. 377-388.

Strube D, Koontz SW, Murahata RI, Theiler RF. 1989. The flex wash test: A method for evaluating the mildness of personal washing products. *J. Soc. Cosmet. Chem*. 40: 297-306.

Waggoner WC. 1990. Clinical Safety and Efficacy Testing of Cosmetics. New York: Marcel Dekker.

Whittam J. 1987. Cosmetic Safety: A Primer for Cosmetic Scientists. New York: Marcel Dekker.

Fitzpatrick-Pathak 皮膚タイプ区分スケール[1]	
太陽光に対する感受性が極度に高く，常に赤くなるが，全く黒化しない。 （例：そばかすを有する赤毛）	タイプ1
非常に太陽に敏感，容易に赤くなり，ほとんど黒くならない。 （例：色白，金髪の白人）	タイプ2
太陽に敏感な皮膚，時折赤くなり，ゆっくり淡褐色になる。 （例：暗色の白人）	タイプ3
太陽に対する感受性は低く，ほとんど赤くならず，常に中等度の褐色になる。 （例：地中海型白人）	タイプ4
太陽に対する感受性が高い皮膚，めったに赤くならず，黒くなりやすい。 （例：一部のヒスパニック，一部の黒人）	タイプ5
太陽に反応しない，全く日焼けしない，非常に黒くなる。 （例：暗色の黒人）	タイプ6

Table 8-1

皮膚反応スコアスケール	
紅斑の肉眼スコア（通常使用試験）[2,3]	
なし（通常皮膚色）	0
ごくわずか（かろうじて識別できる発紅/発赤）	1
わずか（わずかな発紅/発赤）	2
中等度（緩和な日焼けに類似した明確な発赤）	3
重度の紅斑（強い発赤）	4
浮腫の肉眼スコア（通常使用試験）[1] （訳注：2の間違いと思われる）	
浮腫なし	0
非常にわずかな浮腫（かろうじて識別できる）	1
わずかな浮腫（明確な膨隆により縁が明瞭）	2
中等度の浮腫（約1mmの膨隆）	3
重度の浮腫（1mmを超える膨隆，曝露部位を超えて拡大）	4
乾燥の肉眼スコア（通常使用試験）[1] （訳注：2の間違いと思われる）	
眼に見える乾燥なし	0
非常にわずかな乾燥，わずかなフレークおよび/または小落屑の斑点	1
わずかな，全体に軽度の粉を吹いたような外観および/または小落屑の浮き上がり	2
中等度，全体に中等度フレークおよび/または浮き上がった落屑	3
重度，全体に重度の粉を吹いたような外観および/または明らかに浮き上がった落屑	4

Table 8-2

---

1 Fitzpatrick T.B. 1988. The validity and practicality of sun-reactive skin types I through VI. Arch. Dermatol. 124 (6), 869-871.
2 Adapted from P.J. Frosch and A.M. Kligman. 1979. The Soap Chamber test: A new method for assessing the irritancy of soaps. J. Amer. Acad. Dermatol. 1: 35-41.
3 Kligman, A.M. and Woodling, W.M. 1967. A method for the measurement and evaluation of irritants in human skin. J. Investigative Dermatol. 49 (1): 49.

眼球スコアスケール[4]	
流涙（涙）	
なし	0
ごくわずか，ほとんど検出できない涙	1
わずかな流涙	2
中等度の流涙	3
重度の流涙	4
眼球結膜（眼球外部発赤）	
なし（発赤なし）	0
非常にわずか（ほとんど検出できない発紅/発赤）	1
わずか（わずかな発紅/発赤）	2
中等度（明らかな発赤）	3
重度の紅斑（非常に赤い）	4
眼瞼結膜（瞼の発赤）	
なし（発赤なし）	0
ごくわずか（ほとんど検出できない発紅/発赤）	1
わずか（わずかな発紅/発赤）	2
中等度（明らかな発赤）	3
重度の紅斑（非常に赤い）	4

Table 8-3

乾燥/紅斑のスコアスケール（過酷実験室試験）[5]		
グレード	紅斑	乾燥
0	なし	なし
0.5	認知し得る	認知し得る，皮溝の白化（白い小ジワ）
1.0	緩和，わずか	わずかな薄片/薄片の浮き上がり（斑点状および/または粉を吹いたような外観）
1.5	わずか〜中等度	わずか〜中等度の薄片/浮き上がった薄片（均一）
2.0	中等度，密集	中等度の薄片/浮き上がった薄片（均一）および/またはわずかな落屑
2.5	中等度〜著しい	中等度〜重度の薄片/浮き上がった薄片（均一）および/または中等度の落屑
3.0	著しい〜顕著	重度の薄片/落屑，落屑の浮き上がり，および/またはわずかな亀裂

Table 8-4

---

4 Whittam, J. (1987) Cosmetic Safety. Marcel Dekker, New York.
5 Lukacovic, M.F. et al (1988) Forearm wash test to evaluate the clinical mildness of cleansing products. Journal Society of Cosmetic Chemists, 39, 355-366.

… 参考資料3＞　米国パーソナルケア製品評議会　技術ガイドライン「安全性評価ガイドライン」(2014)

第9章
経皮毒性ポテンシャルの評価

序　論

　経皮毒性ポテンシャルの評価に用いられる方法は，多数の生理学的指標を評価することを目的としており，経皮曝露と関連する全身毒性を評価する際の肉眼的変化やわずかな変化の定量的測定および定性的観察が含まれる。認められている試験法では，特定の被験物質を実験動物に単回（急性）または反復経皮適用後に，これらの指標を評価する。

試験法の概要

　現在，経皮毒性試験は，げっ歯類および非げっ歯類の実験動物を用いて実施されている。使用される動物の飼育および世話については，あらゆる関係法令および試験施設の所在地で適用される実験動物愛護の承認された基準に基づいていなければならない。

　経皮毒性試験のガイドラインは，種々の規制官庁で採用されており，本資料においてさらなる情報源として引用している。これらはほとんどの面で類似しているが，詳細な試験設計の情報については，関連する特定のガイドラインを参考にすべきである。

　代替試験法は，試験に用いる動物数の削減，動物の痛みやストレスを低減するための操作の改善そして動物を非動物系に置き換えることを目的として研究がなされている。研究されているアプローチの1つに，*in vitro* 細胞毒性データと *in vivo* 急性致死データとの比較および相関がある。しかし，現在のところ，標準的な経皮毒性試験法の代わりとして受け入れられるバリデーションされた *in vitro* 試験法はない。

急性経皮毒性

　起こりうる消費者の誤使用や不正使用の場合の相対的な有害性評価の確立を可能とすることから，皮膚への適用を目的とするあらゆる製品に関する急性経皮毒性の評価が有用である。大きさ，取扱いの容易さ，皮膚浸透性および広範なデータベースから，アルビノウサギ（ニュージーランドホワイト）が急性経皮毒性の判定によく用いられる。モルモットはあまり用いられないが，ラットも一般的に用いられている。

　急性経皮毒性の評価に用いられる方法の1つは限度試験である。この方法では，2000 mg/kg 体重の限度用量を雌雄各5動物からなる単一の群に投与する（OECD 402: 1987; US EPA, 1998a）。身体表面の少なくとも10％となる各動物の胴背部位に被験物質を適用する。被験物質適用の前に，胴背部を刈毛し，皮膚から被毛を除く。閉塞または半閉塞包帯を用いて被験物質を処置部位の皮膚に接触した状態を保持し，被験物質の損失または蒸発を防ぐ。通常，多孔性ガーゼのような包帯および無刺激性テープ，ゴム製スリーブ，サランラップ，またはエラストプラスト（伸縮性絆創膏）を用いる。適切な方法で処置部位をさらに覆い，動物が被験物質を摂取しないことを確実にするために，多くの場合エリザベスカラーを動物に装着する。より短い時間の曝露も可能であるが，通常，24時間の曝露期間中は被験物質と閉塞包帯を貼付したままにする。曝露期間の終了時に，閉塞包帯を外し，処置した皮膚を拭き取って乾燥させる（OECD 402）。被験物質残渣をすべて取り除くまで，カラーは装着したままにしておく必要がある。次いで，少なくとも1日に1回の頻

度で14日間，処置に関連するあらゆる影響について動物を観察する。通常，観察では，体重増加の測定，紅斑，浮腫および小水疱の徴候に関する皮膚の肉眼的検査，およびあらゆる明白な毒性徴候を記録する。試験期間中に死亡した動物はすべて剖検し，あらゆる肉眼的な病理学的変化を記録する。14日間の観察期間終了時に，生存動物をすべて屠殺し，剖検を行ってあらゆる肉眼的な病理学的変化を記録する。有用な情報を提供する可能性があることから，肉眼的な異常が認められた臓器の顕微鏡観察を検討する必要がある。可能であれば，毒性および/または死因の標的器官の特定を試みるべきである。限度試験では，死亡例がない場合には，急性経皮毒性のさらなる試験は必要とされない（US EPA, 1998a; OECD 402）。しかし，物質に起因する死亡が生じた場合は，より低い用量での処置を検討しなければならない（US EPA, 1998a; OECD 402）。

急性経皮毒性の評価に用いられる他の方法は，後にFDAにより採用されたドレイズおよび共同研究者らの方法に基づいている（Draize et al, 1944; Draize, 1955）。この方法では，各用量群に雌雄各5匹の動物が常に用いられる。3用量群を用い，用量段階は受け入れ可能な致死量の中央値を推定できる用量－反応曲線を生じる毒性影響と死亡率の範囲となる適切な間隔でなければならない。上述の限度試験で概説した操作と同様の処置を行う。

物質または製品の急性経皮毒性を決定するための他のアプローチは，動物試験の必要性を最小化し，用いる動物数を削減することが奨励されている。アプローチの1つは，実質的に同じ物質のデータを利用することである。ある場合には，このアプローチを用いて，さらなる動物試験の必要性を低減できる予備的な有害性評価を実施するのに十分な情報を得ることが可能である（US EPA, 1998a）。動物福祉の理由から，急性経皮毒性試験は腐食性物質には控えるべきである。

反復投与毒性

反復投与経皮毒性試験に用いる方法は，一般的に他の投与経路による反復投与毒性評価に用いる方法と同じである。これらの試験の主な目的の1つは，物質または処方が蓄積的全身毒性ポテンシャルを有しているか否かを判定すること，そして消費者の日常的な反復曝露に対し十分な安全係数を確立することである。いかなる物質も十分に高い用量レベルで提示された場合，一部の生物学的指標を変化させうるという事実を踏まえると，毒性ポテンシャルを評価するために，反復投与毒性試験では過剰な用量レベルの範囲を採用することが重要である。

歴史的には，短期および亜慢性試験が反復投与経皮毒性の評価に採用されてきている。これらの試験の変法には，主に投与頻度の変更（例えば，週7日の代わり5日）がある。14, 28または90日間試験のいずれを実施するかの選択は，多くの要因による。14および28日間試験から一部の情報を得ることができるが，一般的には90日間試験からより有用な情報を得ることができる。

次項は，反復投与経皮毒性試験のそれぞれの種類の目的を簡単に説明し，これらの試験の種類に共通する試験設計および実施に関する情報を提供する。

短期反復投与経皮毒性

14～28日間（US FDA, 2003a, 2003b）または21～28日間（OECD 410）の短期反復曝露試験は，反復投

与した後の被験物質による毒性影響の標的器官を決定するために実施される。また，これらの試験は，より長期間の反復投与試験において致死または過度の毒性を引き起こさない用量を予測するために用いることができる用量設定試験としての役割も果たす。

これらの試験の結果に基づくヒトへの外挿は，限られた範囲でしか有効ではない。しかし，これらは経皮吸収の程度，標的器官，局所的影響および蓄積の可能性に関する有用な情報を提供する。いかなる統計学的または生物学的に有意な影響，またはいかなる有害または毒性影響も生じない最高の曝露量は，無影響量（NOEL）または無毒性量（NOAEL）と呼ばれる。短期反復曝露経皮毒性試験の結果は，一部の限られたヒト曝露に対する安全性の基準の確立に用いることができる（OECD 410）。

亜慢性経皮毒性
亜慢性経皮毒性試験は，90日間の反復曝露後に処置に起因する毒性エンドポイントの特定を可能とするように設計されている。従って，亜慢性毒性試験の NOEL または NOAEL は，90日間被験物質を反復曝露した後，処置に起因する毒性影響が認められなかった用量である（OECD 411; US FDA, 2003c, 2003d）。

亜慢性経皮毒性試験は，被験物質の反復的皮膚曝露により起こりうる健康障害に関する情報を提供する。それは，主に，被験物質の毒性の特徴付けをさらに行い，より長い期間反復経皮曝露した後の被験物質の NOEL または NOAEL をさらに精緻化できるように設計されている。回復群の設定により，毒性影響の可逆性または持続性の評価が可能となる。また，この試験は経皮吸収の程度，標的器官および蓄積の可能性に関する情報を提供する。90日間亜慢性経皮毒性試験で得られたデータは，ヒトに関連するデータ（すなわち，使用時の曝露頻度）とあわせ，製品の反復使用に関連する潜在的な消費者有害性を評価するために用いられる（OECD 411; US EPA, 1998b）。

反復投与経皮毒性試験の設計と実施
動物
反復投与経皮毒性試験は，ほとんどの場合，ウサギ，ラットまたはモルモットを用いて実施される。動物は処置前に実験室環境への馴化期間（通常，少なくとも1週間）を経なければならない。この間，そして試験期間を通して，温度，湿度および照明周期が制御された環境中で懸架式ステンレススチールまたは亜鉛メッキケージに動物を個別飼育する。血液化学的検査のためのサンプリング前の短時間を除き，試験期間を通して十分な餌と水を自由摂取できるようにしておかなければならない。処置を開始する前に，個体別に識別し，ほぼ同じ体重分布の同数の雌雄からなる投与群に動物を無作為に割り当て，通常，1群雌雄各10または20動物となるようにしなければならない。これらの試験には，無処置，溶媒および/または陽性対照群も含めなければならない（OECD 411; US EPA, 1998b）。

用量選択
反復投与経皮毒性試験は，対照，必要に応じて溶媒対照に加え，少なくとも3用量段階を用いなければならない。選択した用量段階には，理想的には明白な毒性徴候を生じるが，重度の皮膚刺激を生じないか，または有意義なデータの評価を妨げる死亡の発生をもたらさない高用量が含まれなければならない。適用した用量が重度の皮膚刺激をもたらした場合は，皮膚が重度の損傷を受ける前に用量を減じなければならない。中用量はある程度の毒性を生じ，低用量は理想的にはまったく毒性を引き起こさず，NOEL または NOAEL

の決定を可能としなければならない（OECD 411; US EPA, 1998b）。

最小の1000 mg/kg 体重/日の1用量での試験において，観察可能な毒性影響がなく，構造的に関連する化合物のデータに基づき毒性が予想されない場合は，3用量を用いる完全な試験が必要とされないこともある（OECD 410; OECD 411）。

被験物質の調製と投与

液体の被験物質は，重度の皮膚刺激を生じ，希釈を必要とする場合を除き，一般的に無希釈で用いる。希釈した場合は，投与溶液の調製頻度を決定するために，投与溶液または溶媒懸濁液の安定性を考慮する必要がある。また，溶媒中の被験物質濃度を確認するために，定期的に投与溶液の評価が必要である。固体被験物質は，可能であれば粉砕し，皮膚と十分に接触させるため，水または適当な溶媒で湿潤させる必要がある。溶媒を使用する際には，溶媒の毒性および経皮吸収への影響を考慮する必要がある。投与容量は試験期間中一定に保ち，異なる用量段階には異なる濃度を調製しなければならない（OECD 410; OECD 411; US EPA, 1998b）。全処置期間を通じて一定した投与計画（mg/kg 体重/日）が保証されるように，少なくとも毎週，体重変化に対応した投与容量を調整しなければならない。

理想的には，少なくとも1日6時間，週7日，被験物質で動物を処置すべきである。しかし，週5日の適用も受け入れられる。処置開始前に（投与の約24時間前），各動物の胴背部の被毛を刈毛する。刈毛する部位は，肩甲骨（肩の翼状の骨）から腸骨の翼（寛骨の上部）までとし，身体表面の10％未満であってはならない。試験期間を通じて約1週間間隔で必要に応じてこの手順を繰り返す。投与中は，全身体表面積の約10％にあたる部位に均一に被験物質を適用する必要がある。高い毒性を有する物質については，覆われる表面積がより小さくなるが，できる限り薄く均一な膜により広い部位を覆わなければならない（OECD 410; OECD 411; US EPA, 1998b）。各曝露期間において，多孔性ガーゼ包帯で被験物質と皮膚との接触を維持し，無刺激性テープで固定する。動物が被験物質を摂取することを防ぐために，エリザベスカラーを用いる。6時間曝露した後に，皮膚から被験物質を拭き取る（OECD 410; OECD 411; US EPA, 1998b）。

動物の観察

少なくとも1日2回，病状および死亡について観察しなければならない。投与開始の少なくとも1週間前から，毎日1回，ほぼ同じ時刻に一般臨床症状を観察し，各動物について所見を記録しなければならない。発生の時期，強度および期間を含めて，すべての観察された変化や毒性徴候を記録しなければならない。毒性徴候がないことも，少なくとも週1回，各動物について記録しなければならない。また，試験部位の皮膚について刺激の発生を観察するために，毎週グレード付けを行う（OECD 410; OECD 411; US EPA, 1998b; US FDA, 2003）。

摂餌量：各動物について摂餌量を毎週記録しなければならない（OECD 410; OECD 411; US EPA, 1998b; US FDA, 2003）。

体重：少なくとも投与開始2週間前から試験期間中は毎週，そして処置初日に各動物の体重を測定しなければならない（OECD 410; OECD 411; US EPA, 1998b; US FDA, 2003）。

眼科的検査: 被験物質の眼に対する影響の可能性を評価するために，全動物の眼を検査しなければならない。これらの検査は，眼科用スコープまたは同等の機器を用いて試験期間中は少なくとも2回，投与開始前そして試験終了時に1回実施しなければならない。

臨床病理: 試験終了時の最終屠殺前に，対照を含む各群の動物について血液学的および生化学的指標を評価し，記録しなければならない。規定どおりに評価される血液学的指標には，ヘマトクリット値，ヘモグロビン，赤血球数，総白血球数および白血球分画，血小板数および凝固時間，プロトロンビン時間，またトロンボプラスチン時間のような凝固ポテンシャルの指標があるが，これらに限定されない。すべての試験において適切と考えられる生化学的評価には，電解質バランス，炭水化物代謝，肝臓および腎臓の機能がある。規定どおりに評価される生化学的指標には，カルシウム，リン，塩化物，ナトリウム，カリウム，グルコース，血清アラニンアミノトランスフェラーゼ，血清アスパラギン酸塩アミノトランスフェラーゼ，アルカリホスファターゼ，オルニチンデカルボキシラーゼ，γグルタミルトランスペプチダーゼ，尿素窒素，アルブミン，血中クレアチニン，総ビリルビンおよび総血清タンパクがあるが，これらに限定されない。また，脂質，ホルモン，酸/塩基バランス，メトヘモグロビンおよびコリンエステラーゼ活性の評価も適切な毒性評価に必要である。観察された処置に起因する影響をさらに検討するため，追加の生化学的評価を実施してもよい。尿検査を実施する場合は，対照を含む各群の動物について，試験期間に応じて適切な間隔で検査を実施し，記録しなければならない。一般的には最終屠殺直前に実施するが，慢性経口毒性試験では3ヶ月間隔で中間評価を実施することができる。尿量，比重，pH，グルコースおよびタンパクを測定し，尿沈渣の顕微鏡観察を実施しなければならない（US FDA, 2003; OECD 410; OECD 411; US EPA, 1998b）。

肉眼的剖検: 試験期間中に死亡した動物，または人道的理由から安楽死させた瀕死動物は，死亡または疾病の原因を明らかにするために剖検しなければならない。試験終了時に，全生存動物を人道的に屠殺し，剖検しなければならない。肉眼的剖検では，身体の外表面，すべての開口部，および頭部，胸部および腹部の窩洞とそれらの内容物について検査を行わなければならない。また，特定の器官の重量を記録しなければならない。最低限，肝臓，腎臓，副腎，胸腺，脾臓，脳，心臓および生殖腺を含まなければならない。しかし，被験物質の標的器官に応じて追加器官の重量を測定する必要がある（OECD 410; OECD 411; US EPA, 1998b; US FDA, 2003）。

病理組織学的検査: 顕微鏡観察の準備のため，特定の器官を容認されている固定液で固定し，これらの器官のサンプルをスライド上に設置して染色しなければならない。顕微鏡により検査する器官および組織の範囲は，試験期間および被験物質の標的器官による。最低限，すべての肉眼的病変，および全動物の肝臓，腎臓および肺は病理組織学的に検査しなければならない。また，死亡または試験中に瀕死状態で屠殺した動物，および高用量および対照群の動物のすべての器官および組織（正常および処置した皮膚を含めなければならない）について規定どおりに顕微鏡観察を実施する。これら組織のいずれかに異常または疑わしい知見が観察された場合には，より低用量群の動物の同じ組織について顕微鏡観察を実施する（OECD 410; OECD 411; US EPA, 1998b; US FDA, 2003）。

試験結果の評価: すべての定量的および偶発的な観察結果について，適切な統計学的方法で評価する必要がある。解析したデータは表形式でまとめ，各群の動物について試験期間中に評価した各エンドポイントの結果を示さなければならない（OECD 411; US EPA, 1998b; US FDA, 2003）。

試験結果の報告：試験操作および結果の完全で正確な記述と評価を示すために，試験報告書を作成しなければならない。病変に関する国際的に認められた用語を用いることが望ましい（例えば，INHAND [https://www.toxpath.org/inhand.asp]）。各試験報告書は，試験がGLP法規を遵守して実施されたこと，または試験がGLP法規遵守しないで実施されたこととその理由のいずれかの陳述を含んでいなければならない。一般的に，試験報告書は抄録，材料，方法，結果および結論を含むように形式化されている。表形式にまとめた解析した定量的データおよび偶発的な定性的データは付表として報告書に含め，試験プロトコールおよびその変更に加え，プロトコールからのいかなる逸脱も同様に含めなければならない（OECD 411; US EPA, 1998b; US FDA, 2003）。

参考文献

Draize JH, Woodard G, Calvery HL. 1944. Methods for the study of irritation and toxicity of substances applied topically to skin and mucous membranes. *J. Pharm. Exp. Ther.* 82: 377-390.

Draize JH. 1955. Dermal Toxicity. In Proceedings of the Appraisal of the Safety of Chemicals in Foods, Drugs, and Cosmetics. *Food Drug Cosmetic Law J.* 10: 722-732.

McCollister DD. October 1974. Society of Toxicology Ad Hoc Committee, Comments on Health Research Group Petitions. Society of Toxicology Newsletter.

Mehlman MA, Shapiro RE, and Blumenthal H eds. 1976. New Concepts in Safety Evaluation, Advances in Modern Toxicology, Vol. 1, Part 1. New York: John Wiley & Sons.

Organization for Economic Cooperation and Development. February 1987. OECD Guidelines for the Testing of Chemicals. Guideline 402: Acute Dermal Toxicity.

Organization for Economic Cooperation and Development. May 1981a. OECD Guidelines for the Testing of Chemicals. Guideline 410: Repeat Dose Dermal Toxicity: 28-Day.

Organization for Economic Cooperation and Development. May 1981b. OECD Guidelines for the Testing of Chemicals. Guideline 411: Subchronic Dermal Toxicity: 90-Day.

U. S. Environmental Protection Agency. August 1998a. Office of Prevention, Pesticides and Toxic Substances. Health Effects Test Guidelines OPPTS 870.1200, Acute Dermal Toxicity.

U. S. Environmental Protection Agency. August 1998b. Office of Prevention, Pesticides and Toxic Substances. Health Effects Test Guidelines, OPPTS 870.3250, 90-Day Dermal Toxicity.

U.S. Food and Drug Administration. November 2003a. Toxicological Principles for the Safety Assessment of Food Ingredients. Redbook 2000: IV.C.3.a. Short-Term Toxicity Studies with Rodents.

U.S. Food and Drug Administration. November 2003b. Toxicological Principles for the Safety Assessment of Food Ingredients. Redbook 2000: IV.C.3.b. Short-Term Toxicity Studies with Non-Rodents.

U.S. Food and Drug Administration. November 2003c. Toxicological Principles for the Safety Assessment of Food Ingredients. Redbook 2000: IV.C.4.a. Subchronic Toxicity Studies with Rodents.

U.S. Food and Drug Administration. November 2003d. Toxicological Principles for the Safety Assessment of Food Ingredients. Redbook 2000: IV.C.4.b. Subchronic Toxicity Studies with Non-Rodents.

<参考資料3> 米国パーソナルケア製品評議会 技術ガイドライン「安全性評価ガイドライン」(2014)

第10章
経口毒性ポテンシャルの評価

序 論

　経口毒性ポテンシャルの評価に用いられる方法は，適用部位とは別の全身的毒性を評価するために多数の生理学的指標の評価を意図としており，それらには肉眼的変化またはわずかな変化の定量的測定および定性的観察がある。受け入れられている試験法は，被験物質に単回（急性）または反復（短期，亜慢性的または慢性的）経口曝露した後，実験動物でこれらの指標を評価する。各種の要素からなる化粧品製品について時折経口毒性が評価されることを除き，化粧品最終製品の全体的な安全性を支持するために，主に各成分について経口毒性試験が実施される。

試験法の概要

　経口毒性試験は，現在，げっ歯類および非げっ歯類の実験動物で実行されている。

　使用する動物の飼育および世話は，あらゆる関係法令および試験施設の所在地で適用する実験動物愛護の承認された基準に基づいていなければならない。

　経口毒性試験のガイドラインは，種々の行政機関で採用されており，更なる情報源として本文中でも引用している。これらはほとんどの面で類似しているが，詳細な試験設計の情報については，関連する特定のガイドラインを参考にすべきである。

　代替試験法は，試験に用いる動物数を削減し，動物の痛みやストレスを低減するための手順の改善，そして動物を非動物系に置き換えることを目的として研究がなされている。研究されているアプローチの1つとしては，以下の急性経口毒性の項で示す *in vivo* 急性毒性試験の開始用量を予測するための *in vitro* 細胞毒性データの利用がある。しかし，現在のところ，標準的な経口毒性試験法の代わりとして受け入れられる検証された *in vitro* 試験法はない。

急性経口毒性

　急性経口毒性データは，作業従事者，一般大衆および環境を保護するために，輸送時に使用される化学物質の表示に常に用いられている。また，急性データは，規制当局の承認を得る目的で特定の物質の毒性を推定する時のヒトの健康リスクアセスメントにも常に用いられている。半数致死用量（LD_{50}）の点予測または範囲予測のいずれかの使用が，一般的に規制官庁による急性経口毒性データの要件に適合する。これらは，up and down法（OECD 425），固定用量法（OECD 420）および急性毒性クラス法（OECD 423）を含む。従来のLD_{50}法の使用は推奨されていない。

　急性経口毒性の予測に必要な動物数を最小とできることから，up and down法（UDP）の使用が奨励される。また，この方法は信頼区間を持ったLD_{50}の予測値を与える。この試験法では，プロトコルに定められているように事前に決定された中止基準に適合するまで段階的手順により動物に投与する（OECD 425; US EPA, 2002）。用量選択および中止基準決定を支援するコンピュータープログラムは，EPAウェブサイト（http://epa.gov.oppfod01/harmonization/）で得られ，限界用量で3回連続生存，5回の連続反転[1]，1回反応変数および尤度比中止規則を含む（US EPA 2002）。最初の投与用量は，専門的な判断による被験

物質の推定される毒性に基づき選択されなければならない。出発用量を決定する際には，物質の種類，化学構造および物理化学を含む被験物質に関して利用可能なすべての情報が考慮されなければならない。また，被験物質または構造的に関連ある物質に関するすべての in vitro または in vivo データを考慮すべきである。ICCVAM は，急性毒性試験の in vivo 出発用量を推定するための in vitro データの使用に関するガイダンス文書を刊行している（ICCVAM, 2001b）。また，in vivo 試験法の出発用量を推定するための in vitro 細胞毒性データの使用に関する情報も利用することができる（http://iccvam.niehs.nih.gov/methods/acutetox/acutetox.htm）。LD_{50} または用量反応の傾きを事前に推定するために利用できる情報がない場合，OECD 425 の初期出発用量は175 mg/kgで，半対数ユニットを用いて用量を増加させる。しかし，致死の推定が可能で，被験物質が比較的無毒性であると考えられる場合は，限度試験が実施可能で，2000 mg/kgで投与することができる（OECD 425; US EPA, 2002）。

　動物試験の必要性を最小化し，用いる動物数を削減するために，物質または製品の急性経口毒性を決定する他のアプローチが奨励される。アプローチの1つは，実質的に同じ物質のデータを用いることである。ある場合には，さらなる動物試験の必要性を低減する予備的有害性評価を行うために，このアプローチを用いて十分な情報を得ることが可能である（US EPA, 2002）。

　急性経口毒性の評価は，通常，実験用ラットを用いて行われる。変動を低減し，動物数を最小化するために，若年成熟雌ラットの使用が推奨されている（US EPA, 2002）。しかし，構造的に関連性がある化学物質の毒性学的またはトキシコキネティクスの特性に基づき，より感受性が高いと予測される場合は，雄を使用してもよい。他の動物種でのデータが望ましい場合には，マウスや他の実験動物を使用してもよい。雌ラットを用いる利点は，均一性，有用性および豊富な背景データベースにある。ほぼ同じ週齢と体重範囲にあり，試験環境に馴化した実験に使用したことのない健常な動物を用いなければならない。各動物には固有の認識番号を付し，急性毒性試験に動物群を用いる場合は，動物を無作為に群に割り当て，通常1群5動物とする（21 CFR 58.130, 2005; US FDA, 2003; OECD 425; US EPA, 2002）。各動物の体重は，投与直前，それ以降は少なくとも毎週，そして最終屠殺前に記録しなければならない。胃を空にして被験物質を吸収させて均一性を維持するために，動物を投与前1夜絶食させる。動物の処置は被験物質の大量用量の投与を含む。液体の被験物質は，可能な場合は希釈せずに投与しなければならない。しかし，希釈が必要な場合は，水溶性の物質には蒸留水が用いられなければならない。非液体の被験物質については，可能な場合は，水性溶液/懸濁液/乳化液が推奨される。不可能な場合は，油（例えば，トウモロコシ油）のような代替溶媒を用いてもよい。蒸留水以外の溶媒が使用される場合は，溶媒の毒性が分かっているか，または試験に溶媒対照群を置く必要がある。投与溶液または懸濁液の濃度は，投与容量を条件とする。一般的に25から50 w/v% 調製液が妥当な容量で投与される十分な用量レベルを可能とする。必要に応じてカルボキシメチルセルロースのような懸濁剤を用いてもよい。

　ソフトチューブまたは先端に球の経口ゾンデを装着した注射器を用いて強制経口投与する。水溶液の場合には20 mL/kgを検討することができるが，通常，投与容量は10 mL/kgを超えてはならない。投与動物については，遅延致死の検出を可能とするため，投与日は高頻度に，投与14日目までは毎日観察しなければな

1　逆転とは，ある用量で反応が認められず，試験した次の用量で反応が認められる点，またはこの逆を言う（US EPA 2002）。

らない（OECD 425; FDA, 2003）。各動物について，死亡および一般状態または行動の変化などあらゆる明白な毒性徴候を記録しなければならない。観察期間中に死亡した動物，または人道的理由から安楽死させた動物，試験終了時に屠殺した動物は，剖検し主要組織について肉眼的に観察しなければならない。

動物福祉の理由から，そして胃への強制投与は，ヒトにおける食道の傷害の有害性を予測することができないため，腐食性物質の場合は急性経口毒性の試験を中止しなければならない。

反復投与毒性

反復投与毒性試験は投与期間によって短期，亜慢性および慢性に分類される。次項で，各反復投与毒性試験の目的を簡単に説明し，3つの種類の試験すべてにかなり共通している試験設計および実施に関する情報を提供する。被験物質の投与が，標準的な経口毒性試験設計では通常評価されない特別な有害作用をもたらす場合は，反復投与毒性試験の過程で追加エンドポイントを評価することができる。特に神経毒性ポテンシャルを標的とする場合は機能観察総合評価法（functional observation battery）が，生殖毒性ポテンシャルまたは内分泌攪乱ポテンシャルについては発生臓器の病理組織学検査，精子の形態学的および機能検査，並びに雌雄のホルモンレベル測定がある。

短期経口毒性

14～28日の短期間毎日投与する反復曝露試験は，反復投与後，被験物質の毒性影響の標的器官を決定するために実施される（OECD 407; US FDA 2003a, 2003b）。これらの試験は，より長い期間の反復曝露試験における致死や過度の毒性を引き起こさない用量を予測するために用いられる用量設定試験としても役立つ。

亜慢性経口毒性

亜慢性経口毒性試験は，投与に関連する毒性エンドポイントを特定できるように設計されている。そのようなエンドポイントは，被験物質曝露後に試験動物に生じる有害影響または毒性影響である。いかなる統計学的または生物学的に有意な作用，有害作用または毒性影響も生じない最高曝露容量は，無影響量（NOEL）または無毒性量（NOAEL）と呼ばれる。従って，亜慢性経口毒性試験のNOELまたはNOAELは，被験物質を90日間反復曝露した後に，投与に関連した毒性影響がまったく観察されない用量レベルである（OECD 408; US FDA, 2003c, 2003d）。これらの試験は，標的器官および蓄積の可能性に関する情報を提供し，慢性および発癌性試験の用量レベルの選択に用いることができる。回復群を含む試験デザインは，毒性影響の可逆性または持続性の評価も可能とする。亜慢性毒性試験で得られたデータは，ヒトに関連するデータ（すなわち，使用時曝露の頻度）とあわせ，製品の反復使用に関連する潜在的な消費者の有害性評価に用いられる（OECD 407; OECD 408; OECD 409）。

慢性経口毒性

慢性経口毒性試験は，最低12ヶ月間定期的に反復投与された場合の被験物質の有害影響を特定するように設計されている。これらの試験の目的は，被験物質の毒性のさらなる特徴付けを行い，より長い期間反復投与した後の被験物質のNOELまたはNOAELをさらに精緻化することである（OECD 452; OECD 453; US EPA 870.4100; US FDA, 1998, 2003e）。慢性試験の設計は，毒性影響の可逆性または持続性の評価を可能とする回復群も含んでいる。これらのデータは，長期間反復して使用される消費者製品の安全性を支持する

ために用いられる。

反復投与経口毒性試験の設計と実施

動物

　反復投与経口毒性試験は，広く使用されるいくつかの系統の実験用ラットを用いて実施されるが，必要に応じて，他のげっ歯類および非げっ歯類の動物を使用してもよい。可能な場合には，被験物質の代謝がヒトでの代謝に類似している動物種を選択することが望ましい。特定の規制ガイドラインに基づき，投与開始前に，個体別に識別し，ほぼ同じ体重分布の同数の雌雄からなる投与群に動物を無作為に割り当て，通常，1群雌雄各10匹から20匹の動物となるようにする必要がある。無処置，溶媒および/または陽性対照群もこれらの試験に含まれなければならない（US FDA, 2003a, 2003b, 2003c, 2003d; OECD 407; OECD 408; OECD 409; OECD 452; OECD 453）。

用量選択

　反復投与経口毒性試験は，対照，必要に応じて溶媒対照に加え，少なくとも3用量段階を用いなければならない。選択した用量段階には，理想的には明白な毒性徴候を生じるが，有意義なデータ評価の妨げとなる死亡の発生をもたらさない高用量が含まれなければならない。中用量（1または2群）はある程度の毒性を生じ，低用量は理想的には毒性をまったく生ぜず，NOELまたはNOAELの決定を可能にしなければならない。（40 CFR 798.3260）。短期経口毒性試験の結果は亜慢性毒性試験の適切な用量段階の選択に，亜慢性経口毒性試験の結果は慢性経口毒性試験および発がん性試験の適切な用量段階の選択に用いることができる（US FDA, 2003; OECD 407; OECD 408; OECD 409; OECD 452; OECD 453）。

　1000mg/kg体重/日の1用量で実施する最低限の試験において，観察可能な毒性影響がなく，構造的に関連する化合物のデータから毒性が予期されない場合には，3用量を用いるフルスケールの試験を必要としないこともある（OECD 407; OECD 408; OECD 409）。

被験物質の調製と投与

強制経口投与：強制経口投与される物質は，急性経口毒性の項に示したように調製されなければならない。投与溶液の調製頻度を決定するには，投与溶液または溶媒懸濁液の安定性を考慮し，溶媒中の被験物質の濃度を確認するために，定期的に調製液の評価が必要である。投与溶液または懸濁液は，1日に1回，ほぼ同じ時刻に投与しなければならない。全投与期間を通じて，体重当り一定の容量（mL/kg）を用いなければならない。毎週体重変化に対応した投与容量の調節を実施し，全投与期間を通じて一定の投与計画（mg/kg体重/日）を担保しなければならない。強制経口投与法は，投与した用量を正確に評価できる（US FDA, 2003）。げっ歯類は通常夜間に摂食するため，明暗周期に関連した投与時期を考慮しなければならない。

混餌または飲水投与：必要に応じて，被験物質を餌または飲水に混ぜて投与する投与計画を選択することができる。混餌または飲水投与では，均一な投与調製物を作製することが重要である。これらの投与方法を用いる場合は，被験物質の投与量を決定するために，餌または水の摂取量，こぼした量および体重を慎重に観察しなければならない。これらの方法では実際の投与量の近似値が得られるに過ぎない。混餌または飲水投与のいずれの場合も，常に被験物質の濃度と安定性を観察することが望ましい（OECD 408）。

動物の観察

試験に割り当てられたすべての動物について，投与開始の少なくとも1週間前から，毎日ほぼ同じ時刻に観察し，観察所見を各観察日に動物ごとに記録しなければならない。あらゆる観察された変化または毒性徴候は，発生時期，強度および期間を含めて記録しなければならない。なんら毒性徴候がないことについても各動物について毎日記録しなければならない。観察により何らかの機能の欠陥が明らかとなった場合は，試験終了時に特定の機能性評価を実施しなければならない。

摂餌および飲水: 摂餌量（被験物質が飲水投与された場合は飲水量）を各動物について毎週記録しなければならない（US FDA, 2003; OECD 407; OECD 408; OECD 409; OECD 452; OECD 453）。

体重: 少なくとも投与開始2週間前から試験期間中は毎週，そして投与初日に各動物の体重を測定しなければならない（US FDA, 2003; OECD 407; OECD 408; OECD 409; OECD 452; OECD 453）。

眼科的検査: 被験物質の眼に対する影響の可能性を評価するために，全動物の眼を検査しなければならない。これらの検査は，検眼鏡または同等の機器を用いて試験期間中は少なくとも2回，投与開始前そして試験終了時に1回実施しなければならない。また，慢性経口毒性試験では3ヶ月間隔で眼科的検査を実施しなければならない。

臨床病理: 対照を含む各群の動物について試験期間に応じた適切な間隔で血液学的および生化学的指標を評価し，記録しなければならない。一般的に，最終屠殺直前に行うが，慢性経口毒性試験では3ヶ月間隔で中間評価を実施することができる（US FDA, 2003）。

反復投与経口毒性試験において通常評価される血液学的指標には，これらに限定されないが，ヘマトクリット値，ヘモグロビン，赤血球数，総白血球数および分画白血球数，血小板数および凝固時間，プロトロンビン時間，またはトロンボプラスチン時間のような凝固ポテンシャルの指標があるが，これらに限定されない。(US FDA, 2003; OECD 407; OECD 408; OECD 409; OECD 452; OECD 453)。

すべての試験で適切と考えられる生化学的評価には，電解質バランス，炭水化物代謝，および肝臓および腎臓の機能がある。特定の生化学エンドポイントの選択は被験物質の作用様式の知見により検討されなければならない。通常評価される生化学的指標には，カルシウム，リン，塩化物，ナトリウム，カリウム，グルコース，血清アラニンアミノトランスフェラーゼ，血清アスパラギン酸塩アミノトランスフェラーゼ，アルカリホスファターゼ，オルニチンデカルボキシラーゼ，γグルタミルトランスペプチダーゼ，尿素窒素，アルブミン，血中クレアチニン，総ビリルビンおよび総血清タンパクがあるが，これらに限定されない。また，脂質，ホルモン，酸/塩基バランス，メトヘモグロビンおよびコリンエステラーゼ活性の評価も適切な毒性評価に必要である。観察された投与に関連する影響をさらに検討するために，追加の生化学的評価が実施される場合もある（US FDA, 2003; OECD 407; OECD 408; OECD 409; OECD 452; OECD 453）。

尿検査を実施する場合は，対照を含む動物の各群について，試験期間に応じて適切な間隔で実施し，記録しなければならない。一般的に，最終屠殺直前に実施するが，慢性経口毒性試験では3ヶ月間隔で中間評価を実施することができる。尿量，比重，pH，グルコースおよびタンパクを測定し，尿沈渣の顕微鏡観察を

実施しなければならない（US FDA, 2003）。

　慢性経口毒性試験では，被験物質のアベイラビリティーの証拠が評価されなければならない。毒性または過剰な薬理学的反応を吸収の指標として用いることができる。しかし，高用量の動物で投与に関連する影響が何ら観察されない場合は，被験物質の吸収を証明するために，血液または血清の解析を検討する必要がある。

肉眼的剖検: 試験期間中に死亡した動物または人道的理由から安楽死させた瀕死動物は，死亡または疾病の原因を明らかにするために剖検をしなければならない。試験終了時に，全生存動物を人道的に屠殺し，剖検しなければならない。より長い期間の試験では中間の剖検が含まれる。肉眼的剖検では，身体の外表面，すべての開口部，および頭部，胸部および腹部の窩洞とそれらの内容物について検査を行わなければならない。また，特定の器官の重量を記録しなければならない。最低限，肝臓，腎臓，副腎，胸腺，脾臓，脳，心臓および生殖腺を含まなければならない。しかし，試験期間および被験物質の標的器官に応じて追加器官の重量を測定しなければならない（US FDA, 2003; OECD 407; OECD 408; OECD 409; OECD 452; OECD 453）。

病理組織学的検査: 顕微鏡観察の準備のため，特定の器官を容認されている固定液で固定し，これらの器官のサンプルをスライド上に設置して染色しなければならない。顕微鏡により検査される器官および組織の範囲は，試験期間および被験物質の標的器官による。最低限，すべての肉眼的病変および全動物の肝臓，腎臓および肺は病理組織学的に検査しなければならない。また，死亡または試験中に瀕死状態で屠殺された動物，高用量群および対照群の動物のすべての器官および組織について規定どおりに顕微鏡観察を実施する。これらの組織のいずれかに異常または疑わしい知見が観察された場合には，より低用量群の動物の同じ組織について顕微鏡観察を行う（US FDA, 2003; OECD 407; OECD 408; OECD 409; OECD 452; OECD 453）。

試験結果の評価: すべての定量的および偶発的観察結果について，適切な統計学的方法により評価しれなければならない。各群の動物について試験期間中に評価した各エンドポイントの結果を示すため，解析したデータは表形式でまとめなければならない

試験結果の報告: 試験操作および完全で正確な結果の記述と評価を示すために，試験報告書を作成しなければならない。病変に関する国際的に認められた用語を用いることが望ましい（例えば，INHAND [https://www.toxpath.org/inhand.asp]）。各試験報告書には，試験がGLP法規を遵守して実施されたこと，または試験がGLP法規を遵守しないで実施されたこととその理由に関する陳述が含まれなければならない。一般的に，試験報告書は抄録，材料，方法，結果および結論を含むように形式化されている。表形式にまとめられた解析された定量的データおよび偶発的な定性的データを付表として報告書に含め，試験プロトコールおよびその変更に加え，プロトコールからのいかなる逸脱も同様に含めなければならない（US FDA, 2003）。

参考文献

Interagency Coordinating Committee on the Validation of Alternative Methods (ICCVAM). 2001a. The Revised Up-and-Down Procedure: a Test Method for Determining the Acute Oral Toxicity of Chemicals. NIH Publication 02-4501. National Institute of Environmental Health Sciences, Research Triangle Park, North Carolina.

Interagency Coordinating Committee on the Validation of Alternative Methods (ICCVAM). October 2001b. Guidance Document on Using *In Vitro* Data to Estimate *In Vivo* Starting Doses for Acute Toxicity. NIH Publication 01-4500. National Institute of Environmental Health, Research Triangle Park, North Carolina.

Non-clinical Laboratory Studies, Good Laboratory Practice Regulations, 43 FR 599896, 22 December 1978.

Organization for Economic Cooperation and Development. September 1998a. OECD Guidelines for the Testing of Chemicals. Guideline 408: Repeated Dose 90-Day Oral Toxicity Study in Rodents.

Organization for Economic Cooperation and Development. September 1998b. OECD Guidelines for the Testing of Chemicals. Guideline 409: Repeated Dose 90-Day Oral Toxicity Study in Non-Rodents.

Organization for Economic Cooperation and Development. October 2008a. OECD Guidelines for the Testing of Chemicals. Guideline 407: Repeated Dose 28-Day Oral Toxicity Study in Rodents.

Organization for Economic Cooperation and Development. October 2008b. OECD Guidelines for the Testing of Chemicals. Guideline 425: Acute Oral Toxicity-Up-and-Down Procedure.

Organization for Economic Cooperation and Development. February 1987. OECD Guidelines for the Testing of Chemicals. Guideline 401: Acute Oral Toxicity.

Organization for Economic Cooperation and Development. February 2002a. OECD Guidelines for the Testing of Chemicals. Guideline 420: Acute Oral Toxicity - Fixed Dose Method.

Organization for Economic Cooperation and Development. February 2002b. OECD Guidelines for the Testing of Chemicals. Guideline 423: Acute Oral Toxicity - Acute Toxic Class Method.

Organization for Economic Cooperation and Development. September 2009a. OECD Guidelines for the Testing of Chemicals. Guideline 452: Chronic Toxicity Studies.

Organization for Economic Cooperation and Development. September 2009b. OECD Guidelines for the Testing of Chemicals. Guideline 453: Combined Chronic Toxicity/Carcinogenicity Studies.

U.S. Code of Federal Regulations. March 2003. Title 40, Protection of Environment, Part 798, Section 3260, Chronic Toxicity.

U.S. Code of Federal Regulations. April 2005. Title 21, Food and Drugs. Part 58, Good Laboratory Practice for Nonclinical Laboratory Studies.

U. S. Environmental Protection Agency. December 2002. Office of Prevention, Pesticides and Toxic Substances. Health Effects Test Guidelines OPPTS 870.1100, Acute Oral Toxicity.

U. S. Environmental Protection Agency. August 1998. Office of Prevention, Pesticides and Toxic Substances. Health Effects Test Guidelines OPPTS 870.4100, Chronic Oral Toxicity.

U.S. Food and Drug Administration. July 2007. Toxicological Principles for the Safety Assessment of Direct Food Additives and Color Additives Used in Food. Redbook 2000. IV.C.7. Combined Chronic Toxicity/Carcinogenicity Studies with Rodents.

U.S. Food and Drug Administration. November 2003a. Toxicological Principles for the Safety Assessment of Food Ingredients. Redbook 2000: IV.C.3.a. Short-Term Toxicity Studies with Rodents.

U.S. Food and Drug Administration. November 2003b. Toxicological Principles for the Safety Assessment of Food Ingredients. Redbook 2000: IV.C.3.b. Short-Term Toxicity Studies with Non-Rodents.

U.S. Food and Drug Administration. November 2003c. Toxicological Principles for the Safety Assessment of Food Ingredients. Redbook 2000: IV.C.4.a. Subchronic Toxicity Studies with Rodents.

U.S. Food and Drug Administration. November 2003d. Toxicological Principles for the Safety Assessment of Food Ingredients. Redbook 2000: IV.C.4.b. Subchronic Toxicity Studies with Non-Rodents.

U.S. Food and Drug Administration. November 2003e. Toxicological Principles for the Safety Assessment of Food Ingredients. Redbook 2000: IV.C.5. One-Year Toxicity Studies with Non-Rodents

第11章
吸入毒性ポテンシャルの評価

序　論
　吸入は，ある種の化粧品およびパーソナルケア製品の潜在的な曝露経路である。気道は全身的曝露への進入路または標的器官となる。

　気道[1]は3つの主要な領域，すなわち鼻咽頭，気管支および肺から構成される。40を超える異なる種類の細胞が肺を構成していると推定されている。これらは次の5つの主要なカテゴリーに分けることができる：1）上皮細胞－気道上皮 {基底細胞，繊毛細胞，分泌細胞（胚，漿液，前分泌およびクララ細胞）} および肺胞上皮 {タイプI（構造的），タイプ2（分泌性）}，2）内皮細胞（血管系），3）間質細胞（線維芽細胞および間質性マクロファージ），4）免疫細胞 {(単球/マクロファージ－血管内，間質性，肺胞，樹状細胞)，肥満細胞，リンパ球，好酸球，好塩基球} および5）感覚細胞（神経上皮細胞）。

消費者曝露評価
　特定の製品に対する消費者曝露のリアルタイムの測定は，吸入曝露を理解する究極の最適標準であるが，複雑で大掛かりな試験設計が必要となる。いくつかの方法を，使用時の試験条件で呼吸ゾーンにおける粒子サイズや成分濃度の測定に用いることができる。しかし，すべての成分について粒子サイズのすべての範囲の全体像を示すには，複雑な試験設計が必要で，データ生成に時間がかかる（FEA, 2009）。最悪のデフォルトを考慮した別の簡易化した数学的アプローチを曝露評価の第一段階として用いることができる（Rothe et al., 2011）。

　第一の段階的アプローチとして，時間単位あたりの放出量，適用期間（散布）および空中の分布量をもとに気中濃度を計算することができる。これらの保守的なデフォルトを用いることは，実際のヒトの曝露状況を過大評価することになるが，大掛かりな測定を必要とせずに迅速な曝露評価が可能である（Rothe et al., 2011）。

　第一段階の曝露評価アプローチから好ましくない限度が得られた場合，精緻化された評価が必要である。モデル環境（例えば，標準的な浴室）でのエアゾール/液滴の濃度を測定することによって，実際の使用状況を反映した関連するデータが生成される。数学的な方法（例えば，ConsExpo 4.1 (Bremmer et al., 2006), BG-Spray (Eickmann, 2007)）も経時的にエアゾール/液滴の濃度を定量するために用いることができる（Rothe et al., 2011）。

粒子およびエアゾール/液滴
　肺に到達する粒子濃度の信頼でき，正確なデータを提供する分析技術が利用可能である。粒子および液体

---

[1] 読者は，気道の構造および生理学に関する情報を得るために，次の基礎的参考文献を参照できる。Leikauf GD. 2013. Toxic Responses of the Respiratory System. In *Casarett & Doull's Toxicology – The Basic Science of Poisons*, C.D. Klaassen (ed.), 691-731, McGraw-Hill, pp. 691-731

エアゾール/液滴の両者の粒子径は，ヒトおよび動物の気道における浸透の深度，沈着および吸入された物質の保持に影響を及ぼす。粒子径分析技術は，気道内での粒子またはエアゾール/液滴の局所沈着の推定に十分な感度を有する必要がある。様々なインパクターをこれらの測定支援に用いることができる。Andersonインパクターがこの操作に最も汎用されている機器の1つである。肺における粒子の沈着特性には広範な研究がなされており，気道の3領域に対する領域沈着モデルの開発に繋がっている。ある区画中の沈着はミクロン単位で示される空気力学的重量中位径（MMAD）として表現される粒子の大きさに関連している。吸入可能なおよび呼吸可能な画分の用量が決定されなければならない。米国産業衛生専門家会議（ACGIH）は，吸入可能粒子またはエアゾール/液滴を100 mm（訳注：100 μmの間違いと思われる）以下と定義し，呼吸可能な画分は一般的にヒトで10 mm（訳注：10 μmの間違いと思われる）未満，げっ歯類で5 mm（訳注：5 μmの間違いと思われる）未満と考えられている（ACGIH, 2004）。吸入可能粒子すなわちより大きな粒子サイズ（10 μm以上）の沈着は，上部気道および気管気管支樹を曝露する結果となり，一方，呼吸可能粒子（10 μm未満）は肺の深部に到達することができる（米国労働省，MSHA, 2006）。粒子サイズの分布は吸収，クリアランスおよび毒性に影響するため，これらを理解することはリスク評価に必須である（Bakand et al., 2005; WHO Report No. WHO/SDE/OEH/99.14. Rothe et al., 2011）。

ガスおよび蒸気

ガスまたは蒸気の取り込みを支配するのは，毒性物質の溶解性，反応性および拡散である。ガスは明らかな形や容積を持たない粒子が集積した状態である。ガスは個体および液体に比べ，密度および粘性が低く，温度および圧力の変化で拡張および収縮し，容易に空間に拡散する。蒸気は臨界温度以下ではガス状で存在する物質である。蒸気は温度変化なしに圧力を変化させることにより，凝結して液体または個体の状態になる。蒸気は液体または個体と共存する（平衡状態）ことが可能である。

米国EPAは溶解性および反応性に基づいて3つのカテゴリーに分類した。カテゴリー1と2のガスの違いは，水溶性および反応性の程度に基づく。反応性は代謝される，解離する，または酸化されるガスの傾向によって定義された。カテゴリー1のガスは，極めて水に溶けやすく，血中にたまらないため，気道に作用する傾向がある。カテゴリー2のガスは，気道および気道から離れた部位に作用する可能性がある。水に不溶なカテゴリー3のガスは，気道とは離れた部位に作用する（US EPA, 1994）。

吸入毒性試験

吸入試験は，吸入された物質の毒性の評価，毒性のメカニズムの解明または化学物質および物質の肺および上気道との相互作用の根本的な基礎科学を究明するために実施される。吸入試験は一般的にラットを用いて実施されるが，多くの試験がマウスおよびハムスターでも実施されている。吸入試験のための動物種の選択には，ヒトとの比較において，その動物種の気道生理学を考慮しなければならない。例えば，げっ歯類はヒト（口および鼻）と対照的にもっぱら鼻で呼吸し，げっ歯類の鼻はヒトの鼻に比較して粒子の収集効率が低い（Kennedy, 1989）。

吸入曝露試験の実施は，特殊な装置および施設の必要性から技術的に困難で，高コストである。必要とされる特殊な装置は，曝露気体，エアゾール，または粒子の発生と測定のための機器，曝露チャンバー，そして肺機能試験が行われる場合には特殊な装置を含む。十分に訓練された多くの専門性を有する担当者が高品質な吸入試験の実施に必要である。

試験設計の検討には，曝露法（エアゾール/液滴/粒子サイズを含む），期間および濃度など，いくつかのパラメーターに配慮する必要がある。曝露濃度を検討する際には，使用中に生じる曝露レベルまたは職業環境（業務用）で生じる可能性がある曝露量に配慮することが重要である。エアゾール/液滴のサイズおよび化学的特性は，物質が気道のどこに沈着するかを決定する。例えばエアゾール/液滴のサイズなど，ヒト曝露と同じ気道領域に沈着をもたらす物質の形態で動物が曝露されるように，比較生理学を検討しなければならない。吸入曝露試験は，物質の安全な曝露レベルを確立するために，ヒトの曝露濃度をかなり拡大したレベルを含まなければならない。

試験法の概要

本章は，吸入された物質または化合物の毒性ポテンシャルを評価する上での基本的な原理の一部を概説する。動物試験は吸入毒性ポテンシャルを特定するための従来の方法であるが，*in vitro* および臨床モデルも次第に重要になってきている。各モデルの利点および短所について言及する。

動物試験法

動物への吸入曝露の方法（全身，頭部および鼻部限定または気管内投与）を以下に簡単に述べる。これらの曝露方法は，急性，亜慢性および慢性吸入試験を実施する上で用いられ，吸入曝露した後，呼吸および全身的影響を検討するために行われる。気道に特有の影響を検討するための他の方法についても述べる。しかし，肺への過負荷に対して，ラットは（肺の深くまで吸い込むクリアランスの最大容積が比較的限られていることから），霊長類よりもより影響を受け易い（Mauderly, 1997）ことを理解しておくことが重要で，そのため，動物試験を不活性な微粒子（直径10 μm 以下）および極微粒子（直径0.1 μm 以下）から閾値または無影響量/濃度を決定するために用いることは限界がある。

曝露法

全身曝露

全身曝露では，個別にケージに入れた動物を吸入チャンバー内に置く。一部の動物で曝露が減少する結果をもたらす過密な状態を防止するために，動物は個別にケージに収容しなければならない。一般的に，動物の総身体容積はチャンバー容積の5％を超えてはならない（Witschi および Last, 1996）。物質の物理的形態によらず，全身曝露は多少物質が摂取される結果となる。全身曝露は大量の被験物質を必要とする。全身曝露は動物を拘束しないため，ストレスが最小化される。

頭部および鼻部限定曝露

試験に使用できる物質の量が限られる，または経口曝露の防止が必要な場合は，頭部または鼻部に限定した曝露を用いることができる。いずれの方法も，動物をホルダーに置き，頭部または鼻部のみを曝露チャンバー内にセットする。EPAは，経口曝露を最小化するために，エアゾール/液滴の試験に頭部または鼻部限定曝露を使用することを勧告している（US EPA, 1998a）。動物をホルダーに馴化させる必要があり，熱ストレスを最小化しなければならない。動物を拘束するため，頭部および鼻部限定曝露は，短期の反復的曝露に有用である。

気管内投与

気管内投与は，より少ない被験物質しか必要としない高度に管理された投与を可能とし，吸入曝露に対し

てコストを削減することができる（Driscoll et al., 2000）。気管内投与は，反復投与試験の適切な用量範囲を決定するために用いることもできる（Driscoll et al., 2000）。この方法の主な不都合な点は，用量の分布が環境の吸入曝露を代表せず，重度の組織傷害，出血および死亡さえも引き起こす高い局所的投与に繋がる可能性がある。そのような影響は被験物質と直接的な関連性はないと考えられるが，その代わり，正常な肺の防御が圧倒されるため，投与部位への人為的な大量投与の結果となる。気管内投与は，重力沈降による被験物質の肺の下部への不均一な沈着をもたらす結果にもなる（Phalen, 1984）。この方法には明らかな利点（比較的安価なコストで十分に管理された投与ができることを含め）があるが，肺の防御が圧倒される場合に結果を解釈するにあたっては注意が必要である。

吸入毒性試験

急性試験

急性吸入曝露試験は，急性曝露した後の死亡をもたらす曝露濃度，または LC_{50} すなわち50％の死亡率をもたらす空中致死濃度を予測するように設計されている（詳細は US EPA, 1998a および OECD ガイドライン403を参照）。これらの種類の試験は，偶発的な高レベル曝露に関して重要であり，物質により影響を受ける標的器官を知る上での手がかりとなる。しかし，急性吸入試験は，ヒトへの反復吸入曝露の裏付けとするためにリスク評価に用いてはならない。一般的に，急性試験は大気中に発生させた化学物質に動物を4時間曝露する。物質が，連邦危険物法[2]（CFR 16 1500.6）の定義に基づき，高度に毒性を持つか否かを決定する場合には，1時間曝露を用いることができる。化学物質の致死性は，その後の14日間の観察期間中に死亡した動物の割合で決定する。一般的に，急性致死性試験は詳細な病理組織学的検査を含まないが，観察（例えば，嗜眠，行動変化，死亡率，体重減少など）および肉眼的剖検を含み，後者からは影響を受けた標的器官に関する情報が得られる。検査する器官系は，最低限，肺，肝臓，心臓および腎臓を含めなければならない。より詳細かつ広範な解析を行うことができる。急性致死試験（LC_{50} 試験）も他の物質との比較が可能な急性死亡率に関する情報を提供する；急性毒性の臨床症状を確認する，または他の試験の用量設定の手引きとなる。急性経口試験で動物数の削減に用いた同じ方法を吸入曝露後にも用いることができる。これには，OECD 403が推奨する最大5 mg/L または物質の物理的または化学的特性に基づく最大達成可能濃度における限度試験または固定用量試験（OECD 433草稿）がある。急性致死はパーソナルケア製品にはほとんど必要とされないため，試験はケースバイケースで判断されなければならない。規制要件がない場合には，高度な反応性，腐食性または高度な生物学的反応性を持つ物質に限って検討すべきである。

亜慢性試験

亜慢性吸入試験はヒトでの曝露が過剰で慢性的であると推定される場合に推奨される。亜慢性試験は，通常曝露期間が90日間であるが，一般的に1日6から8時間，週5日から7日，13週間，空気（対照群）および少なくとも3曝露濃度の被験物質にラットを曝露する（US EPA, 1998b; OECD 413）。OECD は28日間吸入試験のガイドライン（OECD 412）も有している。曝露期間以外は，短期試験の方法は90日間試験と同様である。

---

[2] 連邦食品・医薬品・化粧品法の下で規制される物質には適用されない本規則は，吸入曝露は非常に危険であるということを，「合理的に予測し得る方法で物質を用いる際にそのような濃度が生じうるという条件で，気中濃度200 ppm 体積以下のガスまたは蒸気，または2 mL 体積のミストまたはダストを1時間以内連続的に吸入させた場合，体重200〜300 g の実験用白色ラット10匹以上の群の半分以上が14日以内に死に至る。」と定義している。

過去の吸入試験および潜在的なヒト曝露から利用できる情報に基づき，曝露濃度が選択される。最高濃度は毒性影響をもたらさなければならないが，一方，最低濃度はなんら毒性の証拠を生じてはならない。理想的には，最低濃度は推定されるヒト曝露量以上でなければならない。亜慢性試験における反応は，病理組織学的検査に加え，臨床観察，臨床化学，血液学的検査および器官重量および体重により評価される。病理組織学的検査は，一般的に対照および高曝露群についてのみ実施され，気道および関連組織，そして亜慢性試験で規定どおりに検査される他の組織（組織のリストについては経口および経皮毒性ガイドラインを参照）を含む。病変に関する国際的に認められた用語を用いることが望ましい（例えば，INHAND - https://www.toxpath.org/inhand.asp 参照）。亜慢性試験の結果は，推定されるヒトでの曝露の安全性評価に適用することができるNOAECまたはLOAECの確立に用いられ，職業的曝露ガイドラインの確立を支援することができる。NOAELの決定にあたっては，気道での局所毒性および肺吸収を介した全身毒性の両者を考慮する必要がある。

慢性試験

慢性毒性試験は，一般的に物質の発がん性または線維形成性（線維化組織の形成促進能）を評価するために用いられ，動物の生涯のかなりの割合に及んで行われる（Phelan, 1984）。慢性試験（一般的に6ヶ月から2年）は，一般的に1日6から8時間，週5から7日，91日以上の期間から試験の全期間に至るまで，空気（対照群）および少なくとも3曝露濃度の被験物質をラットに曝露する。これらの曝露濃度は，一般的に用量設定試験として用いられるより短期の試験または潜在的なヒトへの曝露から利用できる情報のいずれかにより決定し，そして過剰な濃度を含まなければならない。

慢性試験における反応は，病理組織学的検査に加え，臨床観察，臨床化学，血液学的検査および器官重量および体重により評価する。病理組織学的検査には，気道および鼻腔を含む関連する組織，慢性試験で規定どおりに検査される他の組織（最低限，心臓，腎臓，代表的なリンパ節，胃，腸管 - 肉眼病理検査で毒性がみられた場合は，その他の組織）の観察がある。病変に関する国際的に認められた用語を用いることが望ましい（例えば，INHAND - https://www.toxpath.org/inhand.asp 参照）。

気道への影響の測定

感覚刺激性（RD_{50}）試験

ヒトにおける感覚刺激は，鼻，咽頭および眼における灼熱感と関連している。上部気道における感覚刺激を観察するために用いる動物での反応は，マウスでの呼吸数の低下である。この反応は，鼻孔の三叉神経（顔面の主たる知覚神経）の刺激によりもたらされると考えられている（Alarie, 1973）。過去の研究は，感覚刺激物質への曝露後のマウスにおける呼吸数の低下は，ヒトにおける相対的感覚刺激と高度に相関していることを示している（Alarie, 1981; Kane et al., 1980）。化学物質の上部気道感覚刺激ポテンシャルを評価するために，動物試験（RD_{50}）が開発されている。RD_{50}試験はASTM法として確立されている（標準 E981-04）。RD_{50}アプローチは，多くの場合，気体および蒸気に用いられており，液体エアゾール／液滴，粒子および繊維に関しては情報が限られている。

気管支肺胞洗浄（BAL）試験

気管支肺胞洗浄（BAL）は，気道の気管支肺胞領域を等張塩溶液で洗浄または洗う操作である。ほとんどの場合，気管内注入後に実施される。それは，肺の気管支肺胞領域の上皮内液（ELF）を採取する方法で

ある。ELF は，気道のこの部分に沈着する吸入された毒物と相互作用する最初の物質である。細胞毒性または炎症の程度に関連する肺の反応は，このプロトコールにより評価することができる。多核細胞，マクロファージおよび単球の増加のような細胞量の変化は，炎症性反応の指標である。細胞毒性は，BAL 液中の乳酸デヒドロゲナーゼの放出を測定することにより評価することができる。評価することができる他の有用な指標には，N-アセチルグルコサミニダーゼまたはβ-グルクロニダーゼ（貪食の測定），アルカリホスファターゼ（肺胞タイプⅡ細胞傷害および増殖），総タンパク，またはアルブミン（血管損傷または透過性）がある。従って，それは少数の動物，より少ない時間および物質により肺の健康状態に関する有用な情報を提供することができる代表的な技術である。それは，多数の物質を試験し，既知の基準物質（例えば，結晶性シリカ-高毒性，または二酸化チタン-低毒性）と比較する際の順位付けの手段として用いることができる。

肺機能試験

肺機能およびガス交換を試験するために多くの試験が利用できる。これらの試験には，血液ガス測定，気道抵抗性および肺コンプライアンスの測定，気道の反応性，1回換気気流曲線の形状と時期，肺容積変化，肺ガス拡散特性および流れ特性がある。これらの試験の多くは，全身プレスチモグラフィの使用が必要で，チャンバーに置かれた動物で圧力変化を決定することにより呼吸パラメーターを測定する。これらの試験は非破壊的で，ヒトでの類似の試験の結果と比較することができる。

In vitro 試験法

In vitro 系は，肺の限局的な毒性反応メカニズムの研究に非常に適している。しかし，現在，吸入毒性の評価のために規制当局によって承認された *in vitro* 試験が存在していないことに注意しなければならない。従って，これらの手段を用いることは，あくまで研究用である。メカニズムの研究に用いることができる最も一般的な *in vitro*（および *ex vivo*）系の一部を以下に簡単に述べる。

単離潅流肺（IPL）は，肺中の代謝活性，医薬品または化学物質の代謝，肺機能および化学物質の吸収の評価に用いられる一般的な技術である（Niemeier, 1984; Uhlig and Wol-lin, 1994）。IPL は，肺組織完全性，浸透性バリアおよび細胞の種類と生化学的活性の相互作用を維持している（Tronde et al., 2008）。適切に調製されれば，げっ歯類から得た肺は反復投与に用いることができる。

他のアプローチは，肺の外植片または切片の使用である（Cowley and Eidelman, 1998）。これらは，一般的に物質または化学物質の刺激性ポテンシャルまたは代謝の評価の実施に用いられる。切片または外植片は，数週間使用することができる。単離肺細胞集団は，吸入された毒性物質の *in vitro* 解析に最も一般的に用いられるアプローチである。

多くの異なる種類の細胞が単離され，初代培養される。また，肺の多様な種類の細胞には不死化細胞株がいくつか存在する。そのような細胞の種類の1例に，実験に使用されていない，または曝露された動物から単離した肺胞マクロファージがある。初代培養肺胞マクロファージに加え，様々な動物種からいくつかの不死化細胞株が存在している。これら細胞株を試験系に使用することで，呼吸器系と接触する可能性のある物質，または化学物質の炎症性ポテンシャルに関して重要な情報を得ることができる。タイプⅡ上皮細胞，クララ細胞および神経上皮細胞は，培養系で使用するために，酵素分解により単離することができる。酵素的に単離した細胞からえた結果を解釈する場合は，重要な細胞の構成要素に変化している可能性があり，注意

する必要がある。

これらの試験を使用することにより，*in vivo* 試験では必ずしも達成することができない価値のあるメカニズムデータが得られる。これらの様々な *in vitro* 試験を用いることの主な利点は，種々の物質のメカニズムまたは作用機序論を解明するために *in vivo* データと併用して行う場合である。

臨床試験法

化粧品成分についてめったに行われたことはないが，ヒトによる短期吸入曝露試験が可能である。特別な吸入チャンバーの中でまたはフェースマスクを用いてヒトに曝露することができる。ヒトでの曝露は，呼吸数を増加させ，それにより曝露を増加させるために，運動，例えば固定式自転車，の期間を含む場合もあるし，そうでない場合もある。

肺機能試験は，曝露期間中または曝露後に実施される。これらの試験には，肺活量，総肺気量，機能性残留量，気道抵抗性，最大流量および1秒間努力呼気容量（FEV1）の指標がある。そのようなヒトでの試験は，いかなる試験も医薬品の臨床試験の実施の基準に従うことが求められ，被験者の協力を必要とする。これらの試験は動物を用いる肺機能試験と直接的な比較が可能である。

参考文献

American Conference of Governmental Hygienists Threshold Limits Value (TLV) for chemical and physical agents and biological exposure indices. 2004.

Alarie Y. 1981. Bioassay for evaluating the potency of airborne sensory irritants and predicting acceptable levels of exposure in man. *Food. Cosmet. Toxicol.* 19: 623-626.

Alarie Y, GD Nielsen GD, Abraham MD. 1998. A theoretical approach to the Ferguson principle and its use with nonreactive and reactive airborne chemicals. *Pharmacol Toxicol* 83: 270-279.

ASTM. E981-04. Standard test method for estimating sensory irritancy of airborne chemicals. 2004.

Bakand S, Winder C, Khalil C, Hayes A. 2005. Toxicity assessment of industrial chemicals and airborne contaminants: transition from *in vivo* to *in vitro* test methods: a review. Inhal.Toxicol. 17(13): 775-787.

Bremmer HJ, Prud'homme de Lodder LCH, van Engelen JGM. 2006. Cosmetics Fact Sheet to assess the risk for the consumer. Updated version for ConsExpo 4. RIVM report 320104001/2006, http://www.rivm.nl/bibliotheek/rapporten/320104001.pdf

Buckpitt AR, Cruikshank MK. 1997. Biochemical function of the respiratory tract: Metabolism of xenobiotics. In: *Comprehensive Toxicology; Toxicology of the Respiratory Tract*, ed, 367-399, Oxford, England: Elsevier.

Cowley EA, Eidelman DH. 1998 Lung Explants. In *Methods in Pulmonary Research*. Basal, Switzerland: Birkhauser Verlag, pp. 57-70.

Dahl AR. 1990. Contemporary Issues in Toxicology; Dose Concepts for Inhaled Vapors and Gases. *Toxicol Appl Pharmacol* 103, 185-197.

Doull J. 1994. Threshold Limit values: how they are established and their role in the workplace. *Inhal. Toxicol.* 6: 288-292.

Driscoll KE, Costa DL, Hatch G, Oberdorster G, Salem H, Schlesinger RB. 2000. Intratracheal Instillation as an Exposure Technique for the Evaluation of Respiratory Tract Toxicity: Uses and Limitations. *Toxicol. Sci.* 55 (1): 24-35.

Eger EI. 1974. Anesthetic Uptake and Action. Baltimore: Williams & Wilkins.

Eickmann U, Eickmann J, Tischer M. 2007. Exposure to sprays – comparison of the available exposure models. Gefahrstoffe – Reinhaltung der Luft, 67 7/8, pp. 305-318.

European Aerosol Federation (FEA). 2009. Guide on Particle Size Measurement from Aerosol Products.

Henderson RF. 1984. The use of bronchoalveolar lavage to detect lung damage. *Environ Health Perspect* 56: 115.

Kane, LE, Barrow CS, Alarie Y. 1980. A short-term test to predict acceptable levels of exposure to airborne sensory irritants. *Am Ind Hyg Assoc J* 40: 207-229.

Kennedy, GL. 1989. Inhalation toxicology. In: *Principles and Methods of Toxicology*, 2nd edition, AW Hayes A (ed.). New York: Raven Press,pp 361-382.

Mauderly JL. 1997. Relevance of particle-induced rat lung tumors for assessing lung carcinogenic hazard and human lung cancer risk. Environ. *Health Perspect.* 105 (Suppl. 5): 1337-1346.

Miller F. 1999. Dosimetry of particles in laboratory animals and humans. In: *Toxicology of the Lung*, Gardner DE (ed.) London: Taylor and Francis, pp. 513-555.

Niemeier RW. 1984. The isolated perfused lung. *Environ Health Perspect.* 56: 35-41.

Organization of Economic Cooperation and Development (OECD). 2009. OECD Guideline for testing of chemicals 403: Acute inhalation toxicity.

Organization of Economic Cooperation and Development (OECD). 2009. Guideline for testing of chemicals 412: Subacute inhalation toxicity: 28-day study.

Organization of Economic Cooperation and Development (OECD). 2009. Guideline for testing of chemicals 413: Subchronic inhalation toxicity: 90-day study.

Organization of Economic Cooperation and Development (OECD). 2004. Guidelines for the Testing of Chemicals Draft Guideline 433: Acute Inhalation Toxicity - Fixed Dose Procedure.

Phalen RF. 1984. Methods for Exposing Animals. In: *Inhalation Studies: Foundations and Techniques*, CRC Press, Boca Raton, pp. 123-149.

Pinkerton KE, Gehr P, Crapo JD. 1991. Architecture and cellular composition of the air-blood barrier. In: *Treatise on Pulmonary Toxicology: Comparative Biology of the Normal Lung*, Parent RA (ed.), Boca Raton: CRC Press, pp. 121-128.

Postlewaite EM, Bidani A. 1997. *In Vitro* systems for studying respiratory system toxicology. In: *Comprehensive Toxicology; Toxicology of the Respiratory Tract*, Oxford England: Elsevier, pp. 249-264.

Rothe H, Fautz R, Gerber E, Neumann L, Rettinger K, Schuh W, Gronewold C. 2011. Special aspects of cosmetic spray safety evaluations: Principles on inhalation risk assessment, *Toxicology Letters*, 205 (2): 97-104.

Tichy M. 1983. Prediction of adverse activities from physical and chemical properties of vapors and gases (QSAR analysis). In *Modeling of Inhalation Exposure to Vapors Uptake, Distribution and Elimination*. Boca Raton, FL: CRC Press, pp. 3-35.

Timblin C, Janssen Y, Mossman BT. 1999. Pulmonary reactions and mechanisms of toxicity of inhaled fibers. In: *Toxicology of the Lung*, pp. 221-240.

Tronde A, Bosquillon C, Forbes B. 2008. The Isolated Perfused Lung for Drug Absorption Studies. In: *Drug Absorption Studies*. Ehrhardt C and Kwant-Jin K (eds.) New York: Springer, p. 135-154.

U.S. Code of Federal Regulations. Title 16, part 1500. Federal Hazardous Substances Act Regulations.

U.S. Department of Labor. 2006. MSHA Handbook Series. Mine Safety and Health Administration. Metal and Nonmetal Mine Safety and Health Chapter 5: Mineral Dusts and Nonmetal Mine Safety and Health U.S. Environmental Protection Agency. 2011. Exposure Factors Handbook. EPA/600/R-09/052F, http://www.epa.gov/ncea/efh/pdfs/efh-complete.pdf

U.S. Environmental Protection Agency. Office of Prevention Pesticides and Toxic Substances. 1998a. Health Effects Test Guidelines 870.1300 Acute Inhalation Toxicity.

U.S. Environmental Protection Agency. Office of Prevention Pesticides and Toxic Substances. 1998b. Health Effects Test Guidelines 870.3465 90-Day Inhalation Toxicity.

U.S. Environmental Protection Agency. 1994. Methods for Derivation of Inhalation Reference Concentrations and Application of Inhalation Dosimetry. EPA/600/8-90/066F. http://cfpub.epa.gov/ncea/cfm/recordisplay.cfm?deid=71993

Witschi HR, Last JA. 1996. Toxic responses of the respiratory system. In: Klaassen CD, ed. *Casarett & Doull's Toxicology The Basic Science of Poisons*, 5th edition. McGraw-Hill, pp.443-462.

World Health Organization (WHO). Hazard Prevention and Control in the Work Environment: Airborne Dust. Geneva, Switzerland, 1999. Report No. WHO/SDE/OEH/99.14. pp. 1-246.

第12章
生殖発生毒性ポテンシャルの評価

序　論

　生殖発生毒性試験は，特定の物質が子宮内曝露した後の繁殖性，生殖器官への影響および子孫への影響を評価するように設計されている。一般的に，これらのエンドポイントは単一の試験法では評価することができず，*in vitro* 法を用いて容易に検討することができない。

　化粧品の生殖発生毒性ポテンシャルは，製品の全般的な安全性を担保する各成分に関するデータに基づいている。成分に関する生殖発生毒性試験の実施が必要か否かを判断するためには，成分（またはその代謝物）が全身に利用されるかどうかを含めて，成分に関するすべての利用可能なデータを考慮しなければならない。生殖毒性を評価するために選択されるエンドポイントは，一般毒性試験に含められる。これらのエンドポイントには，生殖器官（卵巣，子宮，下垂体，睾丸，副睾丸，精嚢，前立腺）の器官重量および病理組織学的検査，精子評価（精子数，運動性，形態），性周期およびホルモンレベルの測定がある。また，既知の生殖発生毒性物質との関連における物質の構造，および経皮吸収を含むヒトの推定曝露量を考慮しなければならない。

試験法の概要

　多くのプロトコールが生殖発生の異なるエンドポイントを試験するために開発されている。このガイドラインは，よく用いられるプロトコールを簡単にまとめており，これらのプロトコールに関する特定の詳細は収載した参考文献を参照のこと。

動物試験法

　一般的にラットを用いて実施する繁殖性試験は，物質が動物の生殖能力を減じるか否かに焦点を絞っている。これらの試験の主要なエンドポイントは，多くの場合，産まれた同腹仔および仔の数である。生殖腺，副性器および交配行動への有害影響はすべて，動物の生殖能力を減じる可能性がある。繁殖性試験はすべての生殖機能を統合しているが，特に雄が化学物質に曝露された場合は，比較的感度が低い。精子は大量に産生され，動物の精子は繁殖性に影響することなく影響を受ける。したがって，精子数，運動性および形態，またホルモンレベル（雄および雌の）および雌の周期（性周期）の評価などのエンドポイントをこれらの試験に付加することは，物質が生殖機能により微妙な影響を有するか否かを評価する助けとなる。

　発生毒性試験または催奇形性試験は，妊娠中の母体への曝露によって生じる発生中の動物への潜在的な有害性に関する情報を提供するように設計されている。発生毒性は，発生中の胎仔の子宮内での死亡，構造または機能の異常または成長遅延としてみられる。発生毒性試験で観察される影響は，発生期間における投与時期だけでなく投与量に依存する。ラットおよびウサギでは受精（試験では，膣栓および/または膣スワブに精子が観察された日を0日目とする）約6日後に着床が生じるため，6日目以前の処置は構造の奇形より胚死が起きやすい。発生影響に関する従来のほとんどの試験では，器官発生（器官形成）の主要期間中，ラットおよびマウスでは妊娠6～15日目，ハムスターでは6～14日目そしてウサギでは6～18日目に投与する。OECDガイドライン414は，動物が一般的に出産予定前日の屠殺予定日まで投与を行うよう勧告している

（ラット20日目，マウス18日目，ハムスター15日目，ウサギ30日目）。屠殺時に，黄体を計数し，胎仔重量を測定し，性判別を行い，異常発生の証拠について調べる。胎仔期における器官形成後の投与は，成長および機能成熟への影響をもたらす可能性が非常に高い。毒性の結果は，解剖学的奇形または行動，運動障害および生殖能力の減少を含む機能性変化として現れる。機能性変化の検出には，出生後の観察および出生前に曝露した仔に関する試験が求められる。

歴史的には，米国食品医薬品局（FDA）は，医薬品の生殖発生毒性の評価のために3つの試験プロトコールを開発した（U.S. FDA 1996）。これらのプロトコールは，繁殖性および一般生殖試験のセグメントⅠ，発生毒性試験のセグメントⅡおよび周産期試験であるセグメントⅢと呼ばれる。変法とともに，これらのプロトコールは世界中の多くの規制官庁により採用されている。

日米EU医薬品規制調和国際会議（ICH）も医薬品の生殖および発生毒性を検出するためのガイドラインを開発している（ICH，1994，1996）。FDAのガイドラインでもあるこれらのガイドラインには柔軟性がある。実施すべき試験は製品がどのように使用されるかで決まり（例えば，急性または慢性的曝露，投与経路），毒性に関するあらゆる既存データを利用する。ガイドラインの目的は，生殖への毒性のあらゆる兆候を特定することである。これは受胎から性成熟までのすべての発生段階で投与する結果となる試験の組合せを求めている。特に，試験の戦略が網羅しなければならない段階を次のように述べている。

A　交配前から受胎まで（成熟雄および雌の生殖機能，配偶子の発達成熟，交配行動，受精）。
B　受胎から着床まで（成熟雌生殖機能，着床前発達，着床）。
C　着床から硬口蓋の閉鎖まで（成熟雌の生殖機能，胎仔発生，主要器官の形成）。
D　硬口蓋の閉鎖から妊娠の終わりまで（成熟雌の生殖機能，胎仔の発達および成長，器官の発達および成長）。
E　出産から離乳まで（成熟雌の生殖機能，子宮外生活への新生仔の順応，離乳前の発達および成長）。
F　離乳から性的成熟まで（離乳後の発達および成長，独立した生活への順応，完全な性機能の獲得）

生殖発生毒性試験に関連するガイドラインを有する他の組織としては，米国EPA（OPPTSガイドライン870.3550，870.3700，870.3800）およびOECD（ガイドライン414，415，416，421）がある。種々のガイドラインによる試験タイプの追加された詳細を以下に示す。

受精および初期胚発生から着床

この試験の目的は，交配前から交配および着床までの投与がもたらす影響を試験することである（ICH 1994）。このガイドラインの改定はICH（1996）を参照のこと。一般的に，交配前2週間（雌）または交配前4週間（雄）投与したラットを用いて試験を実施する。動物を屠殺するまで投与を継続する。1：1の交配比を用いなければならない。妊娠中期以降に雌を屠殺する。交配後または妊娠が確認された後に雄を屠殺する。臨床的徴候および死亡率，体重，摂餌量，膣垢，剖検，生殖器官の組織学的検査，精子数および生存能力，黄体および着床数，および生存および死亡胎仔数について観察を行う。

胚－胎仔発生への影響試験（催奇形性）

経済協力開発機構（OECD）および米国EPA防止・農薬・有毒物質局（OPPTS）は類似のガイドライン

を採用しており，各々出産前発生毒性ガイドライン414およびOPPTSガイドライン870.3700である。主要な器官形成期に妊娠動物に被験物質を投与する。各用量約20匹の妊娠動物（16匹未満の群は適切ではない）で，少なくとも3用量および対照群を用いる。高用量は，例えば体重増加抑制などある程度の母毒性をもたらさなければならない。出産予定日の直前に母体を屠殺し，子宮を摘出して内容物について生存胎仔および死亡胎仔を検査する。胎仔は軟組織および骨格異常について検査する。この種の試験は一般的に2つの動物種，すなわち1種はげっ歯類（望ましくはラット）および他の種は非げっ歯類（望ましくはウサギ），により実施する。

OECDガイドライン（OECD 414）は限度試験の使用も提供している。少なくとも1000 mg/kgの用量で胎仔毒性または催奇形性の証拠がまったくみられない場合は，他の用量で試験を実施する必要はないと考えられる。

胚－胎仔発生試験に関するICHガイドライン（1994）では，胎仔への影響（死亡，成長の変化，構造的変化）に加えて，これらの試験で物質が非妊娠雌の毒性に比較して（亜慢性一般毒性試験に比較して）毒性を増強するか否かを評価しなければならないことに言及している。着床から硬口蓋の閉鎖（ラット，マウスでは妊娠6～15日目，ウサギで妊娠6～18日目）まで動物に投与する。一般的に，胎仔の半分は骨格変化について検査し，残り半分は内部器官の変化について検査する。

出産前および出産後発達の影響試験

この試験の目的は，妊娠/泌乳中の雌への影響および着床から離乳までの投与後の受胎産物および出生仔の発達への影響を検出することである（ICH 1994）。この種の試験は一般的に1つの動物種ラットで行われる。雌は，出産し離乳まで出生仔を養育することを許される。性成熟まで出生仔の観察を継続しなければならない。離乳時に同腹仔当り雌雄各1匹を選択して成熟するまで飼育し，交配させて生殖能力を評価しなければならない。出生仔の追加観察としては，身体の発達，感覚機能および反射神経がある。出生児の行動試験も含めることができる。

1世代および多世代試験

OECDは1世代（415）および2世代（416）生殖毒性試験のガイドラインを有している。OECD 416に類似したEPAガイドラインにOPPTS 870.3800がある（US EPA 1998）。これらの試験では，交配前に雄には少なくとも1回の精子形成全周期，雌には少なくとも2回の発情全周期にわたって投与しなければならない。両性への投与は交配期間中も継続する。交配後，妊娠および泌乳の間も雌への投与を継続する。試験はラットまたはマウスを用いるように設計されており，各群20匹の妊娠動物からなる少なくとも3用量群および対照群を設定しなければならない。少なくとも1000 mg/kgの用量で生殖能力に影響を示す何らの証拠もない物質については1世代試験で限度試験を用いることができる。

2世代試験では，離乳時に出生仔（F_1）への投与を開始し，第2世代が離乳するまでの成熟期まで継続する。

OECDは，最近，延長1世代試験のガイドライン（443）を採択した（OECD 2011）。この試験プロトコールは動物の使用を40％まで削減し，最終的には2世代試験に置き換わる可能性がある（Alder et al. 2011）。

1世代試験の設計について，ICH（1994）ガイドラインは生殖過程の全段階（AからFまで）が評価しなければならないことを示している。試験が胎仔検査を含み，十分に高い曝露量において結果が陰性である場合には，更なる生殖試験は求められないであろう（第2番目の動物種による胚－胎仔発生試験が必要とされるであろう）。

食品成分の評価では，FDA Redbook（2000）が1世代当り1同腹仔によるラットを用いる2世代試験を勧告している。FDAは，系統ごとの同腹仔の背景サイズに基づいて，標準化されたサイズ（8または10匹）に無作為に間引きするように勧告している。試験は，被験物質が発生毒性に関連することが他の試験で示唆される場合，試験を拡張して発生試験を含めることができる。試験は第2番目の同腹仔による第3世代試験に拡張することも可能であり，出生仔の神経毒性および/または免疫毒性スクリーニングを含めることもできる。

生殖/発生毒性スクリーニング試験

OECD（OECDガイドライン421）および米国EPAのOPPTS（OPPTSガイドライン870.3550）は，生殖発生毒性スクリーニング試験に類似したプロトコールを採用している。ラット用に設計されたプロトコールとしては，ラット雄10匹および雌10匹を用いる経口投与による投与群である（他の投与経路へ変更もできる）。雄は交配前2週間および交配後2週間の最低4週間投与されなければならない。雌は交配前2週間，交配および妊娠期間中および屠殺前日を含め出産後少なくとも4日間投与されなければならない。この試験には，少なくとも3用量群および対照群を用いなければならない。最高用量は毒性影響をもたらさなければならない（主に母毒性）。プロトコールは少なくとも1000 mg/kgの限度試験も提供している。観察は，一般状態の観察，妊娠期間，出生仔の数と性別，死産仔，出生仔，成長阻害仔および肉眼的異常の存在を含む。出産の24時間以内および出産後4日目に出生仔の体重測定を行わなければならない。また，親動物の生殖器官の病理組織学的検査も実施する。

この試験は出産前曝露による出産後の症状発現を検出する限定された手段のみを提供する。この試験における陰性結果は，生殖発生に関する絶対的安全性を示してはいないが，ヒト曝露量がこの試験のNOAELより十分に低い場合にはある程度安心することができるであろう。

継続的繁殖による生殖性評価（RACB）

継続的繁殖による生殖性評価（RACB）は，国家毒性プログラム（NTP）により生殖への有害性を同定するために用いられる試験設計である（ChapinおよびSloane 1997）。この試験における動物（ラットまたはマウス）は繁殖対（つがい）として約14週間同居させる。化学物質投与（3用量および対照）は同居約1週間前に開始し，同居期間を通して継続する。この試験設計では，同居が経口曝露となることから，経皮曝露は使用されない。

同居期間中，約3～4週間隔離して同腹仔を産出させる。出生仔を取り除き，安楽死させる，そしてつがいは再度交配させる。一般的に，14週間の同居期間中につがい当り4～5匹の同腹仔が娩出される。14週間の同居期間の後，つがいを6週間隔離し，雌に最後の同腹仔の出産，授乳および離乳させる。

試験の主部に加えて，いずれの性が影響を受けるかを判定するため，交差交配試験（無処置雄と処置雌の

交配，処置雄と無処置雌の交配）を実施し，第2世代の評価を行うことができる。離乳時に親動物と同じ投与レベルで第2世代に被験物質を投与する。第2世代を交配させ，雌は出産させて出生仔について評価する。

Hormonal Activity Screening Tests

OECDは，対象とする化学物質のエストロゲンおよび（抗）アンドロゲン特性の短期スクリーニング試験として，それぞれ子宮増殖試験およびハーシュバーガー試験を採択した（TG 440 and TG 441; OECD 2007, 2009a）。子宮増殖試験は，化学物質を投与したラット（より好ましい）またはマウスの子宮の重量増加を測定し，エストロゲン（陽性対照として用いる）に対する反応と比較する。ハーシュバーガー試験は，アンドロゲン依存組織（腹側前立腺，精嚢，肛門挙筋－球海綿体筋，カウパー腺および陰茎亀頭）の重量変化を測定し，アンドロゲンアゴニスト，アンタゴニストまたは5α－還元酵素阻害剤に対する反応と比較する。

米国EPAは，カエル（*Xenous laevis*）および魚（*Pimaphales pomelas*）を含む他の生物種を用いるホルモン活性スクリーニング試験も開発している。これらの試験に関するさらなる情報およびそれらのバリデーションの状況は，http://www.epa.gov/scipoly/oscpendo/pubs/assayvalidation/status.htm を参照のこと。

In vitro 試験法

生殖発生を様々な角度から調べる多くの *in vitro* 試験法がある。以下に数例を簡単に示す。胚性幹細胞試験（EST）（Genschow et al, 2004），着床後ラット全胚培養（WEC）（Piersma et al, 2004）およびラット肢芽小塊試験（MM）（Spielmann et al, 2004）の3つの試験について，欧州動物実験代替法評価センター（ECVAM）によって公式のバリデーション試験（4施設で20種類のコード化した化学物質を用いる）が完了したが，いずれの *in vitro* 試験も規制官庁に受け入れられていない。*In vitro* モデルは化学物質のスクリーニングおよびメカニズムの研究に有用である。生殖発生エンドポイントの *in vitro* 試験のプロトコールは，ECVAM科学情報サービス（SIS）ウェブサイト http://ecvam-sis.jrc.it/ を参照のこと。

胚性幹細胞試験（EST）

胚性幹細胞試験（EST）は，マウス胚性幹細胞株D3および分化したマウス線維芽細胞株3T3細胞の増殖を50％まで阻害（IC_{50}）する物質の濃度（細胞の生存能力はMTT {3[4,5-dimethylthiazol-2-yl]-2,5-diphenyltetrazolium bromide} アッセイで測定する），そして心筋芽細胞中のD3細胞の分化を50％まで抑制（ID_{50}）する濃度を決定する（Genschow et al, 2004）。次に，物質を無胚毒性，弱胚毒性または強胚毒性に分類する予測モデルに IC_{50} および ID_{50} 値を用いる。ECVAMバリデーション試験の結果から，ESTは科学的に検証がなされ，「規制目的における化学物質の胚毒性ポテンシャル評価への使用の検討準備が整っている」と結論された。

着床後ラット全胚培養（WEC）

この試験では，妊娠約10日目に移植したラット胚を *in vitro* で48時間物質に曝露する（Piersma et al, 2004）。培養期間の終了時に，心拍および卵黄嚢循環がスコア化され，卵黄嚢直径，頭殿長および頭長を測定する。濃度－反応曲線から，奇形または死亡胚について無影響濃度（IC_{NOEC}），50％濃度（IC_{50}）および最大影響濃度（IC_{max}）を決定する。次に，物質を無胚毒性，弱胚毒性または強胚毒性に分類する予測モデルにこれらの値を用いる。ECVAMバリデーション試験の結果から，WECは科学的に検証がなされ，「規制

目的における化学物質の胚毒性ポテンシャル評価への使用の検討準備が整っている」と結論された。この試験の短所は依然動物を使用しなければならないことである。

ラット肢芽小塊試験（MM法）

ラット肢芽小塊試験（MM法）では，妊娠14日目の妊娠ラットから取り出したラット胚から肢芽を切除する（Spielmann et al, 2004）。分離後，細胞を96穴プレートに高密度スポットとして播種する。培養液を被験物質の一連の濃度に曝露し，肢芽細胞の増殖と分化を評価する。アルシアンブルー染色（分化）を50％まで阻害（ID_{50}）する濃度，およびニュートラルレッドの取り込み（増殖）を50％まで減少（IC_{50}）させる濃度を決定する。次に，物質を無胚毒性，弱胚毒性，または強胚毒性に分類する予測モデルにID_{50}およびIC_{50}値を用いる。ECVAMによるバリデーション試験の結果から，MM法は「実験的に検証がなされた試験で，強胚毒性化学物質の同定に使用が有望視されているが，法規制目的で推奨し得るためには，改良を必要とする」と結論された。WEC試験について指摘したように，MM法も依然動物を使用しなければならない。

カエル胚催奇形性試験（FETAX法）

この試験は，カエル（*Xenopus*）胚を用いて化学物質の発生への影響を試験する。カエル胚を化学物質に曝露し，死亡，奇形および胚生育を測定する。カエル胚は生体異物の代謝能力が限られていることから，代謝系（一般的に，ラット肝臓ミクロソームおよびNADPH産生系）を培養液に添加する。ASTM International（当初は米国材料試験協会（ASTM）として知られる）はFETAX法を実施するためのガイドを開発している（ASTM E1439-98, 2004）。

米国動物実験代替法検証省庁間連絡委員会（ICCVAM）は，2000年5月にFETAX法の評価を行った。ICCVAM専門家パネルは，FETAX法は催奇形性試験として十分な検証がなされていない，または規制目的の適用に向けて最適化されていないと結論した（議事録，5月16〜18日会合）。

ヒドラ試験

ヒドラ試験では，*Hydra attenuate*細胞が凝集して発生が可能な人工胚を形成する。発生を阻害する化学物質の濃度を成熟ヒドラに毒性を示す化学物質の濃度と比較する。成熟ヒドラに毒性をもたらす化学物質の濃度より低い濃度で発生の阻害が生じる場合は，化学物質は発生毒性物質と考えられる（RogersおよびKavlock 1996）。この試験はICCVAM，またはECVAMにより公式に検討されていない。

エストロゲンレセプター溶液α転写活性試験

OECD法（テストガイドライン455 OECD 2009b）はヒトのエストロゲンレセプターα（hERα）を介する遺伝子活性化を評価し，エストロゲン物質のスクリーニングおよび優先順位付けに用いることができるメカニズム情報を提供する。この試験では，化学物質に曝露した後のhERαを介したルシフェラーゼ遺伝子の転写活性の誘導を測定する。

追加の in vitro 試験

生殖毒性を評価するための追加の *in vitro* 試験がAlderらによってレビューされている（2001）。このレビューでは化粧品のすべての種類の非動物試験法が検討されている。著者らは，多数の生殖毒性を評価するための代替法が開発されてきたが，規制的に受け入れられる方法は1つもないと結論した。また，彼らは，

生殖毒性を評価する動物試験を完全に置き換える戦略は，完了するまでに10年以上必要だろうと予測している。

参考文献

Alder S, Basketter D, Creton S, et al. 2011. Alternative (non-animal) methods for cosmetics testing: current status and future prospects - 2010. *Arch. Toxicol.* 85: 367-485.

ASTM E1439-90. 2004. Standard Guide for Conducting the Frog Embryo Teratogenesis Assay-Xenopus (FETAX). ASTM International.

Chapin RE, Sloane RA. 1997. Reproductive assessment by continuous breeding: Evolving study design and summaries of ninety studies. *Environ. Health Perspect.* 105(suppl 1): 199-395.

Genschow E, Spielman H, Scholz G, Pohl I, Seiler A, Clemann N, Bremer S, Backer K. 2004. Validation of the embryonic stem cell test in the international ECVAM validation study on three *In Vitro* Embryotoxicity Tests. *ATLA* 32: 209-244.

Interagency Coordinating Committee for the Validation of Alternative Methods (ICCVAM). May 16-18, 2000. FETAX Expert Panel Summary Minutes. http://ntp.niehs.nih.gov/iccvam/meetings/minutes/fetaxmin.pdf

International Conference on Harmonisation. September 1994. ICH Guideline for Industry: Detection of Toxicity to Reproduction for Medicinal Products (ICH S5A). http://www.fda.gov/downloads/Drugs/GuidanceComplianceRegulatoryInformation/Guidances/ucm074950.pdf

International Conference on Harmonisation. April 1996. ICH Guideline for Industry: Detection of Toxicity to Reproduction for Medicinal Products: Addendum on Toxicity and Male Fertility (ICH S5B). http://www.fda.gov/downloads/Drugs/GuidanceComplianceRegulatoryInformation/Guidances/ucm074954.pdf

Odum J, Levevre PA, Tittensor S, Paton D, Routledge EJ, Beresford NA, Sumpter JP, Ashby J. 1997. The rodent uterotrophic assay: Critical protocol features, studies with nonyl phenols, and comparison with a yeast estrogenicity assay. *Regul Toxicol Pharmacol* 25: 176-188.

Organization for Economic Cooperation and Development. January 22, 2001. OECD Guideline for Testing of Chemicals 414: Teratogenicity.

Organization for Economic Cooperation and Development. May 26, 1983. OECD Guideline for Testing of Chemicals 415: One-Generation Reproduction Toxicity Study.

Organization for Economic Cooperation and Development. May 26, 1983. OECD Guideline for Testing of Chemicals 416: Two-Generation Reproduction Toxicity Study.

Organization for Economic Cooperation and Development. July 27, 1995. OECD Guideline for Testing Chemicals 421: Reproduction/Developmental Toxicity Screening Test.

Organization for Economic Cooperation and Development. October 16, 2007. OECD Guideline for Testing Chemicals 440: Uterotrophic bioassay in rodents. A short-term screening test for oestrogenic properties.

Organization for Economic Cooperation and Development. September 7, 2009a. OECD Guideline for Testing Chemicals 441: Hershberger bioassay in rats: a short-term screening assay for (anti-)androgenic properties.

Organization for Economic Cooperation and Development. September 7, 2009a. OECD Guideline for Testing Chemicals 441: Hershberger bioassay in rats: a short-term screening assay for (anti-)androgenic properties.

Organization for Economic Cooperation and Development. September 7, 2009b. OECD Guideline for Testing Chemicals 455: Stably transfected human oestrogen receptor-α transcriptional activation assay for detection of oestrogenic agonist-activity of chemicals.

Organization for Economic Cooperation and Development. July 28, 2011. OECD Guideline for Testing Chemicals 443: Extended One-Generation Reproductive Toxicity Study.

Piersma AH, Genschow E, Verhoef A, Spanjersberg MQ, Brown NA, Brady M, Burns A, Clemann N, Seiler A, Spielmann H. 2004. Validation of the postimplantation rat whole-embryo culture test in the international ECVAM validation study on three *in vitro* embryotoxicity tests. *ATLA* 32 (3): 275-307.

Rogers JM, Kavlock RJ. 1996. Developmental Toxicity. In *Casarett & Doull's Toxicology the Basic Science of Poisons*, ed. C.D. Klaassen, 301-331, New York: McGraw-Hill.

Spielmann H, E. Genschow E, Brown NA, Piersma AH, Verhoef A, Spanjersberg MQ, Huuskonen H, Paillard F, Seiler A. 2004. Validation of the rat limb bud micromass test in the international ECVAM validation study in three *in vitro* embryotoxicity tests. *ATLA* 32 (3): 245-274.

U.S. Environmental Protection Agency. Office of Prevention, Pesticides and Toxic Substances. July 2000. Health Effects Test Guidelines OPPTS 870.3550 Reproduction/Developmental Toxicity Screening Test.

U.S. Environmental Protection Agency. Office of Prevention Pesticides and Toxic Substances. August 1998. Health Effects Test Guidelines OPPTS 870.3700 Prenatal Developmental Toxicity Study.

U.S. Environmental Protection Agency Office of Prevention Pesticides and Toxic Substances. August 1998. Health Effects Test Guidelines OPPTS 870.3800 Reproduction and Fertility Effects.

U.S. Food and Drug Administration (FDA). 1996. Guidelines for Reproduction Studies of Safety Evaluation of Drugs for Human Use.

U.S. Food and Drug Administration (FDA). 2000. IV.C.9.a. Guidelines for Reproduction Studies. Redbook 2000 Toxicological Principles for the Safety of Food Ingredients. http://www.fda.gov/Food/GuidanceComplianceRegulatoryInformation/GuidanceDocuments/FoodIngredientsandPackaging/Redbook/ucm078396.htm

U.S. Food and Drug Administration (FDA). 2000. IV.C.9.b. Guidelines for Developmental Toxicity Studies. Redbook 2000 Toxicological Principles for the Safety of Food Ingredients. http://www.fda.gov/Food/GuidanceComplianceRegulatoryInformation/GuidanceDocuments/FoodIngredientsandPackaging/Redbook/ucm078399.htm

Zenick H, Clegg ED. Assessment of Male Reproductive Toxicity: A Risk Assessment Approach. In *Principles and Methods of Toxicology*, 275–309, New York: Raven Press.

第13章
遺伝毒性ポテンシャルの評価

序　論

　遺伝毒性は，生物の遺伝物質に対する化学物質の影響を取り扱う。遺伝毒性スクリーニング試験の結果は，発がん性のある成分の特定に有用であると考えられており，結果はリスク評価に広く用いられている。遺伝毒性学の初期には突然変異誘発性と発がん性の明らかな相関性が注目されたが，それはがんの究極の原因がDNAの突然変異による変化であり，悪性腫瘍は基本的に一世代の細胞から次世代の細胞に伝えられる不可逆的な形質であるとする理論と一致していたからである。しかし，遺伝毒性試験における陽性結果が，動物を用いた発がん性試験で陽性となることを必ずしも意味せず，逆に発がんの非遺伝毒性メカニズムも存在していることを指摘することも重要である。そのようなエピジェネティックな発がん物質は，基本的に異なる機序を介して作用し，発がんの可能性やヒトへのリスクに関して著しく異なっていると考えられる。

　化学物質の遺伝的損傷誘発能を評価するために多くの試験法が開発されてきた。測定できるエンドポイントには，単一遺伝子突然変異および多遺伝子座突然変異があり，染色体の構造的変化（切断，欠失，再配列）またはゲノムの数的変化（異数性［正常な数より1本または数本の染色体が多いかまたは少ない］および倍数性［1組またはそれ以上過剰な染色体セット］）が含まれる。DNA付加体またはDNA鎖切断の定量またはDNA損傷に対する細胞反応としての不定期DNA合成の測定もエンドポイントとして用いられる。遺伝毒性作用の測定に用いられる系は単細胞生物から動物全体にまで及ぶ。

　試験の組み合わせは，試験目的，被験物質の化学的分類，曝露レベルおよび曝露経路，他の毒性試験のデータ，および判明している場合には予想される代謝経路に応じて選択する。一般的にこの組み合わせは，細菌を用いる復帰突然変異試験（一般的にはネズミチフス菌を用いるAmes試験）および哺乳類細胞を用いる染色体異常試験である。他のエンドポイントおよび標的生物を含む追加試験も同様に実施することができ，初期の試験結果を補完または検証するために有用である（Pfuhler et al., 2007; SCCS, 2012; US FDA, 2007）。一部では初期の試験法の組み合わせの一部として哺乳類の系を用いる遺伝子突然変異試験を含めることが支持されてきた。しかし，2つの組み合わせと3つの組み合わせは，950以上の化合物を含むげっ歯類の発がん性物質および *in vivo* 遺伝毒性物質のデータベースで評価した時に同等であることが判明した（Kirkland et. al., 2011）。医薬品の登録に必要な遺伝毒性試験に関する米国FDAガイダンスでは，標準的な試験の組み合わせの一部として *in vivo* 試験が推奨されている（U.S. FDA, 2012）。試験の組み合わせを始める前に，規制要件を考慮することが必要である。

試験法

　ここでは，遺伝毒性を評価するために一般的に用いられる *in vitro* および *in vivo* の両方の方法について解説する。

1．単一遺伝子突然変異

1.1. 微生物試験

　Ames試験としても知られるネズミチフス菌/ヒスチジン復帰突然変異試験が最も広く用いられている遺

伝毒性試験であり，変異原性と発がん性の相関性を証明するために用いられた最初の試験の1つであった（Ames et al, 1975）。この試験では，DNA修復能およびヒスチジン非存在下での増殖能を欠く菌株を数段階の用量の被験物質で処理し，その後ヒスチジン非要求型への復帰を測定する。これは，ヒスチジンを含まない培養条件を用いることにより，突然変異を起こした細菌の選択が可能となる。いくつかの規制当局によって試験ガイドラインが確立されている（OECD, 1997a; U.S. EPA, 1998a; U.S. FDA, 2000a）。

Ames試験は，代謝活性化系の存在下または非存在下で，細菌を被験物質と培養することにより実施する。通常，ラット肝臓ホモジネートを用いる。これにより，代謝活性化が必要な変異原物質の検出が可能である。通常，5またはそれ以上の被験物質の濃度について試験を行う。試験ごとに，代謝活性化の存在下および非存在下で，同時に陰性対照（溶媒）および陽性対照を常に設置する。ヒスチジンを合成できる突然変異を起こした細菌は，ヒスチジンを含まない培地でコロニーを形成する。2〜3日培養した後，これらのコロニーを計数する。

異なる突然変異メカニズムを調べるために，数種の試験菌株が用いられる。塩基対置換はTA1535，TA100またはTA102株で検出され，フレームシフト突然変異はTA98，TA1537およびTA1538で検出される。この試験は，多くの変異原物質の検出に非常に高感度なスクリーニングであると考えられている。Ames試験は標的生物として細菌を用いることから，抗菌性を有する被験物質（すなわち防腐剤）に用いることはできない。

他の細菌を用いる変異原性試験も利用可能であり（例えば，*Escherichia Coli* WP2，または *E. coli* uvrA [U.S. EPA 1998a]），同様に酵母 *S. cerevisiae* のような他の単純生物を用いる試験もあるが，これらの利用頻度はかなり低い。

1.2 哺乳類細胞試験

数種の *in vitro* 哺乳類細胞試験が開発され，広く用いられている。これらの試験系はゲノムの構成および遺伝的な複雑性の面で細菌系とは異なる。これらの試験は特定の形質に対する遺伝子が位置している染色体の特定の部位（遺伝子座）における突然変異を測定する。最も一般的に用いられる標的遺伝子座は，ヒポキサンチン-グアニンホスホリボシルトランスフェラーゼ（hgprt）およびチミジンキナーゼ（tk）である。規制上のガイドラインが利用可能である（OECD, 1997c; U.S. EPA, 1998b; U.S. FDA, 2006）。

1.2.1 HGPRT遺伝子座

hgprt遺伝子は，プリン体のヒポキサンチンまたはグアニンからイノシン酸またはグアニル酸の形成を触媒する酵素をコードしている。選択薬剤6-チオグアニン（6-TG）を用いて突然変異細胞を検出する。酵素が機能する野生型細胞（hgprt＋）は，6-TGの存在下で毒性代謝物を形成し，生存し続けることができない。変異酵素を有する細胞（hgprt－）は，6-TGを含む培地中で生育することができる。hgprt突然変異体の検出に最も頻繁に用いられる細胞種はチャイニーズハムスター卵巣細胞（CHO）またはチャイニーズハムスター肺線維芽細胞（V79）である。

この試験は，対数増殖期の細胞を突然変異原性物質により代謝活性化の存在下および非存在下で処理する。3〜4時間から最長24時間の培養後，2〜3日間細胞を培養し，hgprtタンパクおよびRNAの残渣を枯渇

させる。次いで，突然変異体数およびクローニング形成率（突然変異頻度の算出に用いる）を定量するために，細胞を6-チオグアニン添加および無添加培地に播種する。突然変異発現期間（約8日間）後，生存している突然変異体コロニーを定量する。通常，広範囲の毒性用量（すなわち対照に比較し10～100％の増殖をもたらす）を用いる。試験ごとに代謝活性化の存在下および非存在下で，同時に陰性対照（溶媒）および陽性対照を常に設置する。

1.2.2. TK 遺伝子座

tk 遺伝子座も哺乳類細胞突然変異試験に一般的に用いられる。一般的に用いられる細胞種は，マウスリンパ腫細胞 L5178Y である。試験法は，選択剤としてトリフルオロチミジンを用いる以外は，HGPRT 試験と同様である。突然変異を起こしていない細胞（野生型）は，トリフルオロチミジンを毒性代謝物に代謝して生存し続けることはできないが，tk-突然変異細胞は選択薬剤を代謝することができないため，生存しコロニーを形成する。本試験系は低 pH および高浸透圧に感受性が高く，非遺伝毒性物質（すなわち塩化ナトリウム）でも変異原性陽性の結果を示すことがある。

哺乳類培養細胞を用いて開発された試験は，*in vivo - in vitro* アプローチへの適応が可能である。完全な代謝系を有する動物を変異原性物質に曝露し，その後標的細胞を抽出し，*in vitro* で突然変異の誘導を検討できる。

1.3. トランスジェニック試験

In vivo トランスジェニックマウスモデル系が開発され，げっ歯類のいかなる組織においても突然変異の定量化が事実上可能となった（Dean et al, 1999）。これらの系では，標的遺伝子を含む外来 DNA をマウスゲノムに組み込み，すべての細胞がマルチコピーを有している。市販されているトランスジェニックモデルには Big Blue および MutaMouse の2つがあり，意図的に組み込まれている遺伝子はそれぞれ大腸菌の laxI および lacZ である。lacI 遺伝子は lac レプレッサーをコードし lacZ 遺伝子の発現を制御する。lacZ 遺伝子は糖をガラクトースに分解する酵素である β-ガラクトシダーゼをコードする。

この試験はマウスに被験物質を投与し，目的の組織から DNA を単離する。次いで，抽出した DNA を発色剤（X-gal）とともに *E. coli* 株と培養する。β-ガラクトシダーゼが存在する場合，X-gal が分解され青色を呈する。存在しない場合，X-gal は分解されず色も変わらない。そのため，突然変異体は青色の背景下の無色のプラーク（Big Blue 系）か，無色の背景下の青色のプラーク（MutaMouse）のいずれかとして検出される。

2. 染色体への影響
2.1 細胞遺伝学的試験

この試験では，哺乳類培養細胞を用いて，被験物質処理による染色体異常の誘発を調べる。培養条件下で分裂が可能なあらゆる細胞が使用できるが，最も一般的に用いられるのはチャイニーズハムスター卵巣細胞（CHO）である。また，ヒトの末梢血リンパ球も広く用いられている。規制当局が試験ガイドラインを確立している（OECD, 1997b; U.S. EPA, 1998c; U.S. FDA, 2003）。

細胞を被験物質で処理し，分裂中期に停止させるためにコルヒチンで処理する。分裂期の細胞を回収して

固定し，鏡検用にスライドを作製する。

収集されたデータは，細胞毒性の指標としての有糸分裂指数，染色体数，染色体および染色分体の欠失，染色体および染色分体交換を含む。マウスリンパ腫細胞を用いる突然変異試験と同様，低pHおよび高浸透圧は細胞遺伝学的試験で陽性反応を示すことが知られている。

細胞遺伝学的試験は，一般的に骨髄細胞を用いて in vivo でも実施することができる。動物（一般的にはラット，マウスまたはハムスター）に被験物質を投与し，異なる時間間隔でコルヒチンを注射する。骨髄細胞を抽出し，上記と同様に評価する。

2.2 姉妹染色分体交換

姉妹染色分体交換（SCE）は，細胞分裂過程における2本の姉妹染色分体間での部分的交換を指す。SCE試験に最も一般的に用いられる細胞種は，チャイニーズハムスター卵巣細胞（CHO）である。姉妹染色分体は特異的に染色され，被験物質で処理した後，染色体分体間の相互交換として可視化される。試験は in vitro または in vivo のいずれでも実施できる。この試験の限界は，SCEが生じるメカニズムの不確かさで，それゆえ生物学的妥当性にある。試験ガイドラインが刊行されている（OECD, 1986a; U.S. EPA, 1998g）。この試験はもはや汎用されていない。

2.3 小核試験

小核試験では，被験物質処理後に赤血球中の染色体断片（小核）を定量する。成熟赤血球は，通常，成熟の過程で脱核するため，DNAを含まない。細胞分裂の間に染色体断片が形成された場合，それらは細胞中に保持され，染色体異常の指標と考えられる。小核試験は，in vitro または in vivo のいずれでも実施可能だが，マウスを用いた in vivo 試験が一般的である。被験物質投与後，動物から骨髄細胞を単離する。細胞を染色し，赤血球の小核について評価する。小核試験は，染色体異常誘発性物質（染色体の損傷を引き起こす）に対して反応するだけでなく，異数性（染色体数の増加または減少を引き起こす）を有する物質に対しても反応する。小核試験は in vitro 染色体異常試験（細胞遺伝学的試験）に代わって，より多く用いられるようになってきている。規制上のガイドラインが利用可能である（OECD, 2014; OECD, 2010; US EPA, 1998d; US FDA, 2000b）。

In vitro 小核試験はECVAMによって遡及的バリデーションが行われている。ECVAMバリデーションマネジメントチームは，既存データの解析により，in vitro 小核試験は信頼性と妥当性があり，in vitro 染色体異常試験の代替法として利用できると結論した（Corvi et.al., 2008）。その後，これらの結論はECVAM科学諮問委員会によって承認された。In vitro 小核試験の利点は，染色体異常試験が構造異常と数的異常（倍数性のみ）を検出するのに対して，染色体の構造異常と数的異常（倍数性および異数性）の両者を検出することである。

In vitro 小核試験の最新の改良は，経皮適用された被験物質の遺伝毒性の評価に3次元ヒト再構築皮膚モデルを利用することである。EpiDerm™ 皮膚モデルを用いた多施設プレバリデーション試験が2007年に開始され，標準プロトコールおよび採点法に関して統一されたガイドラインが発表された（Dahl et al., 2011）。予備的な結果から，再構築皮膚小核試験が経皮適用された被験物質を試験する有望な方法であることが示唆

された。

3. 他の遺伝毒性試験

3.1 不定期DNA合成

　不定期DNA合成（UDS）は，DNA損傷の修復過程で生じ，DNA損傷の除去および新DNAによる置換を伴う。この試験は，ラット肝臓をコラゲナーゼにより分散させて調製した初代培養ラット肝細胞を用いるのが一般的である。この細胞が選択される理由はその代謝活性化能力にある。トリチウム標識チミジンの存在下で細胞を被験物質で処理し，オートラジオグラフィーを用いてDNA中に取り込まれた標識チミジンの量を分析する。試験ガイドラインが発表されている（OECD, 1986b; U.S. EPA, 1998f）。

3.2 コメットアッセイ

　コメットアッセイは，「単細胞ゲル電気泳動法」とも称され，単一細胞レベルでのDNA損傷の検出に用いられる。本来はDNA切断を測定する方法であるが，DNA架橋や酸化的塩基損傷のような特定の種類の損傷の同定にも利用できる。処理は，*in vivo* または *in vitro* のいずれでも可能である。処理後細胞を単離し，鏡検用スライド上のアガロースゲルに包埋する。細胞を溶解させタンパクを除去し，DNAをときほどき電気泳動した後，蛍光色素で染色する。電気泳動中に切断された断片は核から離れて移動し，遊離したDNAの程度が損傷の量に直接的に比例する。電気泳動後のイメージは，無傷DNAからなる頭部，そして損傷を受けたDNAまたはDNA断片からなる尾部とで彗星形の外観を示すため，この試験の名称となった。

　コメットアッセイは1984年に最初に紹介され（Östling and Johansson），1988年に改良された（Singh et al.）。最近，その利用が非常に増えてきている。方法に関するいくつかのレビューを入手することができる（Fairbairn et al., 1995; Rojas et al., 1999; Tice et al., 2000）。現在，皮膚曝露がある化学物質を試験するために3次元ヒト再構築皮膚モデルを用いる方法を開発する研究が進行中である。EpiDerm™モデルを用いるプロトコールの妥当性を確立するために多施設評価が行われている（Van Benthem et al., 2010）。手術で得られたヒトの皮膚サンプルに生体外（*ex vivo*）で曝露した後のコメットアッセイの実施も記述されている（Reus et al., 2012）。

3.3 細胞形質転換試験

　細胞形質転換試験は，*in vivo* での悪性転換に関連する化学物質によって誘発される形態および増殖調節を伴う *in vitro* での表現型の変化を検出する。培養細胞を被験物質で処理し，形質転換したコロニーおよびフォーカスを採点する。エンドポイントが *in vivo* 発がん性モデルとなるマルチステージの過程を持つことにこの試験の価値がある。最近細胞形質転換試験のレビューが行われ，推奨プロトコールが提供されている（Schechtman, 2012; Maire et al., 2012; Sasaki et al., 2012; OECD, 2007）。

　いくつかの細胞形質転換試験についてECVAMのバリデーションが進められ（Vanparys et al., 2011），欧州動物実験代替法評価センター（EURL ECVAM; Recommendations available at https://eurl-ecvam.jrc.ec.europa.eu/eurl-ecvam-recommendations）より勧告が発表された。この方法は証拠の重み付けアプローチの要素として用いられる場合において，げっ歯類発がん物質の検出に価値があるというのが全体的な結論である。

3.4 優性致死試験

優性致死試験は，マウスまたはラットへの投与による胚死亡および胎仔の死亡を判定する in vivo 試験である。本試験結果は被験物質が有する生殖細胞の染色体に対する損傷性を示す。成熟雄動物に被験物質を投与した後，無処置雌と連続交配させる。雌については通常妊娠13日目から19日目の間に死亡着床の徴候を評価する。連続交配により損傷が生じた配偶子形成段階の同定が可能である。規制上のガイドラインが利用可能である（OECD, 1984; U.S. EPA,1998e）。この試験は，もはや広く使われていない。

参考文献

Ames BN, McCann J, and Yamasaki E. 1975. Methods for Detecting Carcinogens and Mutagens with the Salmonella/Mammalian-Microsome Mutagenicity Test. *Mutat. Res.* 31: 347-364.

Corvi R, Albertini S, Hartung T, Hoffmann S, Maurici D. Pfuhler S, van Benthem J, Vanparys P. 2008. ECVAM retrospective validation of *in vitro* micronucleus test (MNT). *Mutagenesis* 23 (4): 271-283.

Dahl EL, Curren R, Barnett BC, Khambatta Z, Reisinger K, Ouedraogo G, Faque, B, Gineset A-C, Mun G, Hewitt NJ, Carr G, Pfuhler S, Aardema MJ. 2011. The reconstructed skin micronucleus assay (RSMN) in EpiDerm™: Detailed protocol and harmonized scoring atlas. *Mutat. Res.* 720: 42-52.

Dean SW, Brooks TM, Burlinson B, Mirsalis J, Myhr B, Recio L, Thybaud V. 1999. Transgenic mouse mutation assay systems can play an important role in regulatory mutagenicity testing *in vivo* for the detection of site-of-contact mutagens. *Mutagenesis* 14 (1): 141-151.

Fairbairn DW, Olive PL, O'Neill KL. 1995. The Comet assay: a comprehensive review. *Mutat. Res.* 339: 37-59.

Kirkland D, Reeve L, Gatehouse D, Vanparys P. 2011. A core *in vitro* genotoxicity battery comprising the Ames test plus the *in vitro* micronucleus test is sufficient to detect rodent carcinogens and *in vivo* genotoxins. *Mutat. Res.* 721 (1): 27-73.

Maire M-A, Pant K, Phrakonkham P, Poth A, Schwind K-R, Rast C, Bruce SW, Sly JE, Bohnenberger S, Kunkelmann T, Schulz M, Vasseur P. 2012. Recommended protocol for the Syrian hamster embryo (SHE) cell transformation assay. *Mutat. Res.* 744 (1): 76-81.

Organization for Economic Cooperation and Development. 2007. Detailed review on cell transformation assays for detection of chemical carcinogens. OECD Environment, Health and Safety Publications, Series on Testing and Assessment, No. 31. http://www.oecd.org/officialdocuments/publicdisplaydocumentpdf/?doclanguage=en&cote=env/jm/mono(2007)18

Organization for Economic Cooperation and Development. 1997a. Guidelines for the Testing of Chemicals. Section 471, Bacterial Reverse Mutation Test. http://www.oecd-ilibrary.org/content/book/9789264071247-en

Organization for Economic Cooperation and Development. 1997b. Guidelines for the Testing of Chemicals. Section 473, *In Vitro* Mammalian Chromosome Aberration Test. http://www.oecd-ilibrary.org/environment/test-no-473-in-vitro-mammalian-chromosome-aberrationtest_9789264071261-en

Organization for Economic Cooperation and Development. 1997c. Guidelines for the Testing of Chemicals. Section 476, *In Vitro* Mammalian Cell Gene Mutation Test. http://www.oecd-ilibrary.org/environment/test-no-476-in-vitro-mammalian-cell-gene-mutation-test_9789264071322-en

Organization for Economic Cooperation and Development. 1984. Guidelines for the Testing of Chemicals. Section 478, Genetic Toxicology: Rodent Dominant Lethal Test. http://www.oecd-ilibrary.org/environment/test-no-478-genetic-toxicology-rodent-dominant-lethaltest_9789264071360-en

Organization for Economic Cooperation and Development. 1986a. Guidelines for the Testing of Chemicals. Section 479, Genetic Toxicology: *In Vitro* Sister Chromatid Exchange Assay in Mammalian Cells. http://www.oecd-ilibrary.org/environment/test-no-479-genetic-toxicology-invitro-sister-chromatid-exchange-assay-in-mammalian-cells_9789264071384-en

Organization for Economic Cooperation and Development. 1986b. Guidelines for the Testing of Chemicals. Section 482, Genetic Toxicology: DNA Damage and Repair/Unscheduled DNA Synthesis in Mammalian Cells *in vitro*. http://www.oecd-ilibrary.org/environment/test-no-482-genetic-toxicology-dna-damage-and-repair-unscheduled-dna-synthesis-in-mammalian-cells-invitro_9789264071445-en

Organization for Economic Cooperation and Development. 2010. Guidelines for the Testing of Chemicals. Section 487, *In Vitro* Mammalian Micronucleus Test. http://www.oecd-ilibrary.org/environment/test-no-487-in-vitro-mammalian-cell-micronucleus-test_9789264091016-en

Organization for Economic Cooperation and Development. 2014. Guidelines for the Testing of Chemicals. Section 474, Mammalian Erythrocyte Micronucleus Test. http://www.oecd-ilibrary.org/environment/test-no-474-mammalian-erythrocyte-micronucleus-test_9789264224292-en

Östling O, Johansson KJ. 1994. Microelectrophoretic study of radiation-induced DNA damage in individual mammalian cells. *Biochem Biophys Res Commun.* 123: 291-298.

Pfuhler S, Albertini S, Fautz R, Herbold B, Madle S, Utesch D, Poth A. 2007. Genetic toxicity assessment: Employing the best science for human safety evaluation part IV: Recommendation of a working group of the Gesellschaft fuer Umwelt-Mutationsforschung (GUM) for a simple and straightforward approach to genotoxicity testing. *Toxicol. Sci.* 97 (2): 237-240.

Reus AA, Usta M, Krul CAM. 2012. The use of *ex vivo* human skin tissue for genotoxicity testing. *Toxicol. Applied Pharmacol.* 261: 154-163.

Rojas E, Lopez MC, Valverde M. 1999. Single cell gel electrophoresis. Methodology and applications. *J. Chromat. B* 1-2: 225-254.

Sasaki K, Bohnenberger S, Hayashi K, Kunkelmann T, Muramatsu D, Phrakonkham P, Poth A, Sakai A, Salovaara S, Tanaka N, Thomas BC, Umeda M. 2012. Recommended protocol for the BALB/c 3T3 cell transformation assay. *Mutat. Res.* 744 (1): 30-35.

Schechtman LM. 2012. Rodent cell transformation assays - a brief historical perspective. *Mutat. Res.* 744 (1): 3-7.

Scientific Committee on Consumer Safety. 2012. The SCCS's Notes of Guidance for the Testing of Cosmetic Substances and their Safety Evaluation, 8th Revision. SCCS/1501/12 http://ec.europa. eu/health/scientific_committees/consumer_safety/docs/sccs_s_006.pdf

Singh NP, McCoy MT, Tice RR, Schneider EL. 1988. A simple technique for quantitation of low levels of DNA damage in individual cells. *Exp. Cell Res.* 175: 184-191.

Tice RR, Agurell E, Anderson D, Burlinson B, Hartmann A, Kobayashi H, Miyamae Y, Rojas E, Ryu JC, Sasaki YF. 2000. Single cell gel/comet assay: guidelines for *in vitro* and *in vivo* genetic toxicology testing. *Environ. Mol. Mutagen.* 5(3) 206-221.

US Environmental Protection Agency. 1998a. Health Effects Test Guidelines OPPTS 870.5100 Bacterial reverse mutation test. http://www.regulations.gov/#!documentDetail; D=EPA-HQOPPT-2009-0156-0022

US Environmental Protection Agency. 1998b. Health Effects Test Guidelines OPPTS 870.5300 *In Vitro* mammalian cell gene mutation test. http://www.regulations.gov/#!documentDetail; D=EPAHQ-OPPT-2009-0156-0028

US Environmental Protection Agency. 1998c. Health Effects Test Guidelines OPPTS 870.5375 *In Vitro* mammalian chromosome aberration test. http://www.regulations. gov/#!documentDetail; D=EPA-HQ-OPPT-2009-0156-0029

US Environmental Protection Agency. 1998d. Health Effects Test Guidelines OPPTS 870.5395 Mammalian erythrocyte micronucleus test. http://www.regulations. gov/#!documentDetail; D=EPA-HQ-OPPT-2009-0156-0032

US Environmental Protection Agency. 1998e. Health Effects Test Guidelines OPPTS 870.5450 Rodent dominant lethal assay. http://www.regulations.gov/#!documentDetail; D=EPA-HQOPPT-2009-0156-0033

US Environmental Protection Agency. 1998f. Health Effects Test Guidelines OPPTS 870.5550 Unscheduled DNA synthesis in mammalian cells in culture http://www.regulations. gov/#!documentDetail; D=EPA-HQ-OPPT-2009-0156-0036

US Environmental Protection Agency. 1998g. Health Effects Test Guidelines OPPTS 870.5900 *In vitro* sister chromatid exchange assay. http://www.regulations.gov/#!documentDetail; D=EPA-HQOPPT-2009-0156-0038

US Food and Drug Administration. 2012. Guidance for Industry. S2 (R1) Genotoxicity Testing and Data Interpretation for Pharmaceuticals Intended for Human Use. Center for Drug Evaluation and Research. http://www.fda.gov/downloads/Drugs/GuidanceComplianceRegulatoryInformation/Guidances/ucm074931.pdf

US Food and Drug Administration. 2007. Toxicological Principles for the Safety of Food Ingredients. Redbook 2000. Chapter IV.C.1. Short-Term Tests for Genetic Toxicity. http://www.fda.gov/food/guidanceregulation/guidancedocumentsregulatoryinformation/ingredientsadditivesgraspackaging/ucm078321.htm

US Food and Drug Administration. 2000a. Toxicological Principles for the Safety of Food Ingredients. Redbook 2000. Chapter IV.C.1.a. Bacterial Reverse Mutation Test. http://www.fda.gov/Food/GuidanceRegulation/GuidanceDocumentsRegulatoryInformation/IngredientsAdditivesGRASPackaging/ucm078330.htm

US Food and Drug Administration. 2000b. Toxicological Principles for the Safety of Food Ingredients. Redbook 2000. Chapter IV.C.1.d. Mammalian Erythrocyte Micronucleus Test. http://www.fda.gov/Food/GuidanceRegulation/GuidanceDocumentsRegulatoryInformation/IngredientsAdditivesGRASPackaging/ucm078338.htm

US Food and Drug Administration. 2006. Toxicological Principles for the Safety of Food Ingredients. Redbook 2000. Chapter IV.C.1.c. Mouse Lymphoma Thymidine Kinase Gene Mutation Assay. http://www.fda.gov/Food/GuidanceRegulation/GuidanceDocumentsRegulatoryInformation/IngredientsAdditivesGRASPackaging/ucm078336.htm

US Food and Drug Administration. 2003. Toxicological Principles for the Safety of Food Ingredients. Redbook 2000 Chapter IV.C.1.b. *In Vitro* Mammalian Chromosomal Aberration Test. http://www.fda.gov/Food/GuidanceRegulation/GuidanceDocumentsRegulatoryInformation/IngredientsAdditivesGRASPackaging/ucm078332.htm

van Benthem J, Felter S, Heinonen T, Poth A, Serafimova R, van Delft J, Benfenati E, Phrakonkham P, Worth A, Corvi R. 2010. Draft Report on Alternative (Non-Animal) Methods for Cosmetics Testing: Current Status and Future Prospects - 2010: Chapter 3 Carcinogenicity. http://ec.europa.eu/consumers/sectors/cosmetics/files/pdf/animal_testing/chapter_3_carcinogenicity_en.pdf

Vanparys P, Corvi R, Aardema M, Gribaldo L, Hayashi M, Hoffmann S, Schechtman L. 2011. ECVAM Prevalidation of Three Cell Transformation Assays. *ALTEX* 28 (1)56-59.

第14章
経皮吸収ポテンシャルの評価

序　論

　経皮吸収ポテンシャルの評価は，その大半が皮膚に直接適用されるか，または毛髪へ適用される結果として皮膚と密に接触する化粧品成分に関する安全性評価のプロセスに不可欠な一部となっている。特定の物質については，経皮吸収または皮膚への局在は，安全性だけでなく機能（例えばサンスクリーン，制汗剤）にも関連する。さらに，化粧品の構成成分や潜在的な不純物（例えば，ニトロソアミン類）の経皮吸収ポテンシャルを決定することが関心事である。

　経皮吸収試験の実施に関して多くのガイドラインが発表されている。医薬品および潜在的な環境汚染物質に関するガイドラインに加え，化粧品成分に言及するいくつかの国際的ガイドラインが利用可能であり，ここで最も関連性がある。

　本章の目的は，化粧品成分について経皮吸収試験の実施に関する基本原理の概要および試験設計の指針を提供し，より詳細で公的に利用できる他のガイドラインおよび総説の参考文献一覧として役に立つことである。

　分子サイズの大きいものや一般的に無毒と考えられるものなどの多くの化粧品成分については，試験を実施する必要はないと考えられる。分子量（MW）および/またはオクタノール/水分配係数（logP または log Kow）に基づく皮膚浸透性の仮定を精緻化するアプローチについては，PCPC ガイドラインの計算毒性学の章で議論する。しかし，米国および欧州における保護的規制政策は，個別のデータがない場合には100％の経皮吸収のデフォルト値を推奨しており，安全性評価を実施するプロセスで曝露の推定を精緻化するために，信頼し得る実験的情報の開発が重要である。

試験法の概要

　多くの化粧品成分についてヒトおよび動物の両者で *in vivo* データが存在しているが，最近は *in vitro* アプローチが強調されている。これはいくつかの考察に基づいているが，最も重要なのは，適切に実施された実験から得られたデータの信頼性に対する一般の受け入れの高まりと化粧品成分の動物試験への依存を軽減する国際的な業界/規制官庁共通の責任である。さらに，2003年に導入された欧州化粧品指令76/768/EEC 第7次改正は2009年3月11日以降（特定の試験は2013年），化粧品成分の *in vivo* 動物試験を禁止した。

　ヒトボランティアを用いて *in vivo* 試験を実施することは技術的に実行可能であるが，放射性同位元素で標識した物質への曝露と関連する倫理的配慮および生体液中の非 RI 分析法の複雑さが，日常的なアプローチとして選択しにくくしている。

動物試験法

　化粧品成分に関する経皮吸収実験の *in vitro* 技術の重要性と信頼性から，*in vivo* アプローチについてこれ以上考察を行わない。しかし，個々の状況が *in vivo* 試験の検討を支持する場合には，2004年 OECD 試験

ガイドライン（427）を参照されたい。

In vitro 試験法

2004年 OECD 試験ガイドライン（428）および2011年 OECD「経皮吸収試験の実施に関するガイダンス文書」を含み，*in vitro* 経皮吸収試験の実施に利用可能なガイドラインがいくつかある。欧州連合消費者安全性科学委員会（SCCS）は，化粧品成分の経皮吸収の *in vitro* 評価に関する基準とガイドラインを確立している（SCCS/1358/10）。欧州化粧品工業会も *in vitro* 経皮吸収試験の実施に関する詳細なガイドラインを発表している（Diembeck et al., 1999）。その他の情報源として，Bronaugh and Collier, 1991; ECETOC, 1993; and Howes et al., 1996がある。

主要な設計要素

以下は化粧品成分における *in vitro* 試験実施のための試験設計およびプロトコールの重要な要素に関する概説を目的とするものである。より詳細な情報および背景情報は，各主題に関する主要な文献を参照している前述のガイドラインおよび総説を参照のこと。

手短に述べると，*in vitro* 経皮吸収試験は，一般的に，拡散セルに装着した皮膚試料（数名のドナーからの）を複製するための製品マトリックスへ放射性標識浸透物質を適用する。適切な場合には，コールド分析法［高速液体クロマトグラフィー（HPLC），またはガスクロマトグラフィー（GC）］も用いる。貯蔵または装着操作が皮膚標本を損傷していないことを保証するために，皮膚完全性を検査するプレ試験を行う。レセプター液は連続的または定期的に24〜72時間採取される。曝露後，拡散セルを解体し，皮膚をテープで剥離して角層を取り除き，表皮/真皮を分離する。レセプター液，皮膚試料およびすべての洗い流し液または皮膚洗浄液中の浸透物質の量を測定し，物質収支を計算して揮発のような重大な予期せぬ損失がないことを保証する。経皮吸収の程度および時間的経過をデータから算出する。この情報は通常の使用条件下における曝露を推定するために用いられる。

拡散セル：ガラスまたは他の不活性物質で作られた静置型またはフロースルー型拡散セルが皮膚試料を装着するのに適切と考えられる。これらのセルは上部および下部チャンバーから構成され，その間に皮膚サンプルをはめ込む。上部のドナーチャンバーの皮膚に被験物質を適用し，下部チャンバーからのレセプター液で浸透物質を分析する。フロースルーセルは，自動連続試料採取を可能とするが，流速によってレセプター液中の浸透物質濃度を希釈する。静置セルでは経時な浸透プロフィールを得るために定期的にサンプリングを行う。

レセプター液：界面活性剤またはアルブミンが時々添加されるが，多くの場合リン酸緩衝生理食塩水が用いられる。添加物はレセプター液への浸透物質の溶解を促進するため，または摘出された新鮮な皮膚の場合にはその生存能力を維持するために用いられる。溶解度が観察される浸透の律速因子とならないようにするために，対象となる浸透物質がレセプター液に十分な溶解性を有し，レセプター液を常に攪拌されなければならない。浸透物質がレセプター液中の飽和溶解度の10％を超えないようにすることがガイドラインとして提案されている。レセプター液中での浸透物質の安定性が考慮されるべきで，添加物が摘出された新鮮な皮膚標本の生存能力に影響する可能性についても同様である。

生存能力のある皮膚 vs. 生存能力のない皮膚：少なくとも限られた時間枠（例えば，24〜48時間）の間，皮膚生存能力を維持できることが，*in vitro* モデルの受け入れの推進力となってきた。外科的切除による生存能力のあるヒト皮膚は一部の研究者には利用可能であろう。しかし，生存能力のある皮膚サンプルの利用は，一般的には，皮膚代謝が浸透移動性を調節し（増加または減少させる），それゆえに全身性のバイオアベイラビリティを調節する役割を果たす限られた状況で用意される。そのような限られた利用は，少なくとも部分的には，そのような試験の計画の複雑さおよび技術的複雑さおよびヒト皮膚サンプルの限定的な利用可能性が原因である。

皮膚の外科的新鮮切片の生存能力は，実験期間を通してレセプター液の乳酸生成の観察によるグルコース利用，または実験の終了時のみに用いる MTT（3[4,5-dimethylthiazol-2-yl]-2,5-diphenyltetrazolium bromide）アッセイ変法により評価することができる。

フロースルー拡散セルを用いた組織学的評価および代謝動態から，グルコース利用により少なくとも24時間皮膚が生存できることが確認されている。ウシ血清アルブミンがレセプター液に添加された場合には，生存能力のある皮膚での乳酸生成に影響を及ぼすが，MTT アッセイにより評価される皮膚生存能力は減少しないことが示されている（Bronaugh および Yourick，2000）。

生存能力のない皮膚の浸透性は冷凍により影響を受けないことが一般的に示されている（Bronaugh et al, 1986）。従って，皮膚は −20℃ で数ヶ月間保存することができる。皮膚は，冷凍前または解凍後使用直前に，加熱により剥離するか，またはダーマトームで薄切する。試料は実験当日に室温で解凍する。

有限投与 vs. 無限投与：経皮吸収の研究の多くは，定常条件下で主に親油性と分子サイズに関連する物質の動態と流束（フラックス）を推定するために，無限投与試験条件を用いて実施される。この条件では，適用される浸透物質は，曝露条件下で消耗される濃度および/または量以上の濃度および/または量を用いる。無限投与条件は，流束を適用濃度で除して算出される cm/hr 単位の浸透係数（Kp）を定義するのに用いられ，それは化学物質が皮膚を浸透する速度を示す。

しかし，ほとんどの場合，製品マトリックスからの浸透物質の濃度および利用可能性，または曝露時間の制限（例えば，リンスオフ製品）が浸透の制限決定因子となる有限条件下で，化粧品成分への曝露が起きる。従って，化粧品成分の安全性を支持することを目的とする試験には，実際の使用条件を模倣した製品マトリックスからの浸透物質への曝露が一般的に推奨される。

しかし，多様な製品使用および/または様々な曝露シナリオを有するこれらの成分については，定常条件下で全身曝露を測定し，デフォルトを用いて全身曝露量を推定することが有用であろう。

種の選択/皮膚の調製：分離の容易さの違いから，種の選択は，皮膚の調製の最適な種類（すなわち，表皮膜，分層，または全層皮膚），処理の柔軟性（例えば，加熱分離，ダーマトーム）および特別な方法の選択の技術的実行可能性（例えば，接着テープ剥離，ミクロオートラジオグラフィー）に影響を及ぼす。

特に化粧品成分のヒト曝露量/リスク推定には，ヒト皮膚が明らかに望ましい選択または最適標準である。

類似した形態および浸透特性を示すブタ皮膚は，特にヒト皮膚が利用できない場合に，受け入れ可能な代替である（Bouclier et al., 1990）。ラット皮膚は2～10倍浸透し易いことが一般的に知られており，従って非常に保守的なリスク推定が受け入れ可能とされない限り，またはげっ歯類毒性に関連する全身性が利用できるデータが必要とされない限り，代表性に乏しい。ヒト皮膚は，加熱（55℃，30秒間）により容易に分離され，真皮コンパートメントを欠いた表皮膜を生じるが，さもなければダーマトームで薄切するか，全層を用いる。分層皮膚は通常約0.25～0.5 mmの厚さにダーマトームにより切片とされるが，装着前に全層（全体）皮膚から皮下脂肪および筋膜を取り除く。表皮膜は脆弱であり，多くの場合，ろ紙支持台上に装着される。ブタ皮膚は容易に分離されないため，通常ダーマトームにより切片とされるか，または全層が使用される。

皮膚が採取された部位，提供者の年齢および性別を記録する。貯蔵条件（一般的に，貯蔵−20℃および輸送4℃）も記録しなければならない。

上部（ドナー）および下部（レセプター）拡散セルチャンバーの間に皮膚を装着する。拡散セルは皮膚表面温度が32±1℃となるように制御および監視する。3～4名の異なるドナーからの反復試料（最少で6）が容認できる試験に十分と考えられるが，一般的に，試験前の完全性検査における不合格（ドナーまたは反復試料）の可能性を考慮し，追加の皮膚試料を調製する。

試験前バリア完全性：これは，ほとんどの場合，トリチウム水または他のマーカー分子を用いて評価される。多くの場合，肉眼的欠陥（小さな穴）は検出できるが，試料の合否判定のための正確な限度浸透値に関する普遍的な合意は依然存在しない。多くの場合，トリチウム水では，$1.5～2.5×10^{-3}$ cm/hrの範囲のKp（浸透係数）値がヒト皮膚ダーマトーム切片の限度値として用いられる。また，経表皮水分損失（TEWL）または経皮電気抵抗性（TER）のような物理的な方法もバリア完全性の評価に用いられる（Benesch-Kieffer et al, 1997; Brain et al, 1995; Fasano et al, 2002）。

試験前の皮膚完全性の定型的な測定が論議の的となっている。議論では，高浸透性の皮膚サンプルを用いると，一般的なヒト皮膚の分布における特質を反映しない可能性があることが主張された。より浸透性がある皮膚は，真の分布連続体の一部を代表する敏感な個人の責任を反映すると主張された。しかし，リスク評価に適用される安全係数の今日的使用は既に個人間変動を考慮している。従って，高浸透性の皮膚試料は過度に保守的なリスク評価の結果となる。時折，テープ剥離皮膚が，極限条件（すなわち損傷皮膚）を示すために用いられる。

被験物質または製品の適用：主な変動要素には，溶媒（製品），適用量，曝露時間がある。理想的には，目的とする使用または予想される誤使用条件にこれらを一致させなければならない。使用目的での最高濃度または濃度範囲を含有する代表製品が一部の状況では適切である。放射性標識浸透物質（後述参照）を用いる試験では，浸透物質が十分に分散され，最終製品の適切なフェーズに含まれることを保証するために，標識材料が正常な製剤に組み入れられることを検討しなければならない。代わりに，最終製品が標的濃度以下で調製され，浸透物質を「添加」した場合は，製品均一性を確認しなければならない。

適用比率は，一般的に，固体1～5 mg/cm^2，液体最大10 μL/cm^{2}までである。皮膚上に均一な膜を生成するのに必要な量は，粘度または他の製品特性により変わる。毛髪のある頭皮への適用を目的とする製品

（例えば，シャンプー，コンディショナー，毛髪染料）では，使用量に相当するより大きな初期「負荷」用量を適用し，次いで代表的な曝露期間の後に洗い流す。リーブオン製品は，一般的に，全24時間の曝露期間適用される。ドナーチャンバー上部空間中に揮発するような物質を捕捉するために，特殊な操作（例えば，活性炭捕集）が必要とされる。捕集操作（例えば，空気流量，温度，湿度）そのものが揮発を促進することがないことを保証するために注意が必要である。

観察とサンプリング：吸収の経時変化の特徴付けに十分な頻度でレセプター液の定期的なサンプリングを実施しなければならない。これは，通常，24～48時間行われ，必要に応じて，もしまたは皮膚完全性（または生存能力）を維持できるならば，それ以上実施される。

分析法：放射性標識アプローチが感度および使い易さの面で有利である。生存能力のある皮膚では，放射性標識の取り込みは親分子よりもむしろ代謝物の浸透を反映する。さらに，分析には浸透した分子種の同定が求められる。

また，感度および検出限界の決定を含む方法の十分なバリデーションがなされているという条件で，HPLC，GC または MS-MS のようなコールド分析技術も用いられる。

最終操作：サンプリング期間の終了時に，ドナーチャンバーを洗浄し，拡散セルを分解して皮膚のサンプルを取り出し，皮膚サンプルを拭き取って残存物質を除去する。研究者によっては，皮膚ディスクを注意深く切り取り，物理的に吸収に利用されなかったすべての物質を除去する。特定の皮膚の種類に対する技術的実行可能性に基づく剥離回数（一般的に，2，または 5～20）により，角質層を除去するために接着テープが用いられる。もしあれば，皮膚の残りの真皮から残存表皮を分離しなければならない。

物質収支：適用した用量の収支を定量するために，物質収支を実施しなければならない。物質収支には，初期洗浄液（実施した場合），最終洗浄および皮膚清拭（実施した場合），テープストリップ，残存表皮，真皮（存在する場合），レセプター液および捕集された揮発性の上部空間物質のすべての分析を含めなければならない。許容できる回収率は85～115％の範囲と考えられており，すべての外れ値に対し正当とする理由が提供される必要がある（物質の装置上への吸着，揮発，不正確な投与）。この範囲の回収率は，非放射性標識物質が用いられる場合には達成が困難であると考えられる。

データ解析および提示：レセプター液濃度，皮膚分室，洗浄液および他の物質収支構成成分に関する個々の拡散セルの結果を表および/またはグラフ表示で提供しなければならない。ドナー個々および全体に関する記述統計学的解析結果（平均および標準偏差または標準誤差）が提供されなければならない。

データは，望ましくは適用単位面積当りの吸収された物質量（すなわち $\mu g/cm^2$）ベースで，または適用された用量の百分率として示される。前者のアプローチが望ましい理由は，実際の使用条件を模倣するために大量の製品が適用された場合（例えば，一部のリンスオフヘア製品について $100\ \mu g/cm^2$），実際に皮膚に接触した量を推定する任意の補正係数の必要性を未然に防止することである。放射性廃棄物を最小化するために，使用条件下で適用された量が，*in vitro* 実験で用いられた量と異なる場合，百分率の値を解釈する上で曖昧さが生じる結果となる。また，無限投与条件データは流速（例えば，$\mu g/cm^2/hr$）で表現されるが，

この計算は一般的な有限投与条件との関連性がほとんどない。

最近の欧州ガイドラインは，少なくとも3名のドナーから得られた最少6回の反復データの変動係数は，30％未満であることを推奨しているが，変動は吸収速度に逆比例することが知られている。個々の外れ値を除外することに対して，統計学的または論理的基盤（例えば，浸透速度の急激な変化は機械的損傷を示唆する）に基づき，十分な正当性が示されなければならない。

曝露評価

レセプター液中に認められる被験物質は，全身的に利用できると考えられる。また，試験終了時に，生存能力のある皮膚層中に残存する被験物質も一般的に全身的に利用できると考えられる。しかし，皮膚中に残存する物質が究極的に皮膚を通じて拡散していくのか，皮膚中に止まるのか，または落屑を介して除去されるのかを判定するために，さらなる実験が行われるであろう（Yourick et al, 2004; Jung et al, 2003）。角層中に認められる被験物質は，生物学的に利用可能と考えられ，従って全身的曝露量に含められるか否かという質問に対しガイドラインによって見解が分かれている。角質層中の物質はOCED 428に従えば含まれるが，SCCSおよび業界ガイドラインに従えば除外される（Diembeck et al, 1999; SCCS, 2010）。

所定の単位面積当りの吸収物質量（例えば$\mu g/cm^2$）に対し，曝露された皮膚表面積（cm^2）および使用または適用の頻度から，全身曝露量を容易に計算することができる。種々の種類の製品が身体，頭部または付属器官へ適用される皮膚表面積が，米国EPA（2011）およびEPAに相当するオランダの機関（RIVM, Bremmer et al, 2003）により推定された。これらの推定はかなり一致している。皮膚表面積は，年齢，性別および人種のような要素により変動することに注意しなければならない。製品の使用量および使用頻度に関する情報を利用することができる（Loretz et al., 2005, 2006, 2008; McNamara et al., 2007; Hall et al., 2007, 2011）。

単位面積当たりの吸収物質量または経皮吸収率のデータからの全身曝露の計算例がSCCSのガイダンス文書にみられる（SCCS, 2012）。洗い流されるか，湿った皮膚または髪に適用されることで希釈される製品について説明するために保持因子が用いられている（SCCS, 2012）。

参考文献

Benech-Kieffer F, Wegrich P, Schaefer H. 1997. Transepidermal water loss as an integrity test for skin barrier function *in vitro*: assay standardization. In *Perspectives in Percutaneous Penetration*, Brain KR, James VJ, Walters KA (eds.), Cardiff: STS Publishing, Vol. 5a, p.56.

Bouclier M, Cavey D, Kail N, Hensby C. 1990. Experimental models in skin pharmacology. *Pharmacol. Rev.* 42(2): 127-154.

Brain KR, JamesVJ, Walters KA. 1995. Validation of the integrity of epidermal membranes during the assessment of percutaneous penetration. In *Perspectives in Percutaneous Penetration*, Brain KR, James VJ, Walters KA (eds.), Cardiff: STS Publishing, Vol. 4a, C109.

Bremmer HJ, Prud'Homme de Lodder LCH, van Engelen JGM. 2006. Cosmetics Fact Sheet to assess the risks for the consumer. RIVM report 320104001. http://www.rivm.nl/bibliotheek/rapporten/320104001.pdf

Bronaugh RL, Stewart RF and Simon M. 1986. Methods for *in vitro* percutaneous absorption studies. *J Pharm Sci* 75: 1094-97.

Bronaugh RL, Collier SW. 1991. Protocol for *in vitro* percutaneous absorption studies. In: *In Vitro Percutaneous Absorption: Principles, Fundamentals and Applications*, Bronaugh RL, Maibach HI (eds.), Boca Raton: CRC Press, pp. 237-241.

Bronaugh RL, Yourick JJ. 2000. Role of skin absorption in cosmetic development. *Cosmetics and Toiletries* 115: 47-51.

Diembeck W, Beck H, Benech-Kiefer F, Courtellemont P, Dupuis J, Lovell W, Paye M, Spengler J, Steiling W. 1999. Test

Guidelines for *in vitro* assessment of dermal absorption and percutaneous penetration of Cosmetic Ingredients. *Food Chem Tox* 37: 191-205.

European Centre for Ecotoxicology & Toxicology of Chemicals (ECETOC). 1993. Monograph No. 20, Percutaneous Absorption. http://www.ecetoc.org/monographs

Fasano WJ, Manning LA, Green JW. 2002. Rapid integrity assessment of rat and human epidermal membranes for *in vitro* dermal regulatory testing: correlation of electrical resistance with tritiated water permeability. *Toxicol In Vitro*. 16 (6): 731-40.

Hall B, Steiling W, Safford B, Coroama M, Tozer S, Firmani C, McNamara C, Gibney M. 2011. European consumer exposure to cosmetic products, a framework for conducting population exposure assessments Part 2. *Food Chem Toxicol*. 49 (2): 408-22.

Hall B, Tozer S, Safford B, Coroama M, Steiling W, Leneveu-Duchemin MC, McNamara C, Gibney M. 2007. European consumer exposure to cosmetic products, a framework for conducting population exposure assessments. *Food Chem Toxicol*. 45(11): 2097-2108.

Howes D, Guy R, Hadcraft J, Heylings J, Hoeck U, Kemper F, Maibach H, Marty JP, Merk H, Parra J, Rekkas D, Rondelli I, Schaefer H, Tauber U, Verbiese N. 1996. Methods for assessing percutaneous absorption. European Centre for Validation of Alternative Methods (ECVAM), The Report and Recommendations of ECVAM Workshop 13. *ATLA* 24: 81-106.

Jung CT, Wickett RR, Desai PB, Bronough RL. 2003. *In vitro* and *in vivo* percutaneous absorption of catechol. *Food Chem Tox* 41: 885-895.

Loretz LJ, Api AM, Barraj LM, Burdick J, Dressler WE, Gettings SD, Han Hsu H, Pan YHL, Re TA, Renskers KJ, Rothstein A, Scrafford CG, Sewall C. 2005. Exposure data for cosmetic products: lipstick, body lotion, and face cream. *Food Chem Toxicol*. 43: 279-291.

Loretz LJ, Api AM, Barraj LM, Burdick J, Davis D, Dressler WE, Gilberti E, Jarrett G, Mann S, Pan YHL, Re TA, RenskerS KJ, Scrafford CG, Vater S. 2006. Exposure data for personal care products: hairspray, spray perfume, liquid foundation, shampoo, body wash, and solid antiperspirant. *Food Chem Toxicol*. 44: 2008-2018.

Loretz LJ, Api AM, Babcock L, Barraj LM, Burdick J, Cater KC, Jarrett G, Mann S, Pan YH, Re TA, Renskers KJ, Scrafford CG. 2008. Exposure data for cosmetic products: facial cleanser, hair conditioner, and eye shadow. *Food Chem Toxicol*. 46 (5): 1516-24.

McNamara C, Rohan D, Golden D, Gibney M, Hall B, Tozer S, Safford B, Coroama M, Leneveu-Duchemin MC, Steiling W. 2007. Probabilistic modelling of European consumer exposure to cosmetic products. *Food Chem Toxicol*. 45(11): 2086-96.

Organization for Economic Cooperation and Development (OECD). 2011. Guidance Notes on Dermal Absorption. Series on Testing and Assessment No. 156. Paris. http://www.oecd.org/env/ehs/testing/48532204.pdf

Organization for Economic Cooperation and Development (OECD). 2004. Guideline for the Testing of Chemicals. Test Guideline 427: Skin absorption: *In vivo* method. Paris. http://www.oecd-ilibrary.org/content/book/9789264071063-en

Organization for Economic Cooperation and Development (OECD). 2004. Guideline for the Testing of Chemicals. Test Guideline 428: Skin absorption: *In Vitro* method. Paris. http://www.oecd-ilibrary.org/environment/test-no-428-skin-absorption-in-vitro-method_9789264071087-en

Scientific Committee on Consumer Safety. 2012. The SCCS's notes of guidance for the testing of cosmetic substances and their safety evaluation. 8th revision. http://ec.europa.eu/health/scientific_committees/consumer_safety/docs/sccs_s_006.pdf

Scientific Committee on Consumer Safety. 2010. Basic criteria for the *in vitro* assessment of dermal absorption of cosmetic ingredients (SCCS/1358/10). http://ec.europa.eu/health/scientific_committees/consumer_safety/docs/sccs_s_002.pdf

U.S. Environmental Protection Agency. Office of Research and Development. 2011. Exposure Factors Handbook: 2011 Edition. EPA/600/R-090/052F. Washington, DC. http://www.epa.gov/ncea/efh/pdfs/efh-complete.pdf

Yourick JJ, Koenig ML, Yourick DL, Bronaugh RL. 2004. Fate of chemicals in skin after dermal absorption: does the *in vitro* skin reservoir affect the estimate of systemic absorption? *Tox Appl Pharm*. 195: 309-320.

第15章
計算毒性学

序　論

　計算または in silico 毒性学は，「有害影響を予測し，化学物質が悪影響を誘発するメカニズムをより詳しく理解するための数学的およびコンピューターモデルの応用」と定義されている（NCCT, 2014）。「コンピューターシミュレーションを用いて実施する」という意味の in silico という用語は，1989年にラテン語のフレーズである in vivo および in vitro のアナログとして作られた。これらのデータ解析ツールは，製薬企業が開発の過程で問題となる医薬品候補物質の毒性パターンをスクリーニングする取り組みの歴史的基礎となっているが，最近は医薬品以外の化学物質に応用されている（Marchant, 2012）。計算学的ツールは，製品開発のスクリーニングツールとして化粧品工業界で用いられ，最近では様々な in silico 法が化粧品成分を含む化学物質の広範な安全性評価におけるデータギャップを満たす方法として受け入れられてきている。化粧品規制協力国際会議プログラム（ICCR）が in silico ツールおよび方法のレビューを作成し，化粧品工業界でのそれらの利用に関する情報を提供している（ICCR, 2014）。これらの方法は，不必要な動物試験を減らしたいという製造業者の望みに加え，欧州連合（EU）（http://ec.europa.eu/consumers/consumers_safety/cosmetics/ban_on_animal_testing/index_en.htm）における化粧品成分の安全性を支える動物試験の禁止によって刺激されて進歩している。

　この概要は，安全性評価ガイドラインとの関連で計算毒性学の話題を紹介し，一層の研究に役立つ情報源のリストを提供することが目的である。これらのツールは，一般的にスクリーニングまたは優先順位付け以外に，物質に関する活用できるすべての情報（伝統的な毒性学，in vitro，in silico 予測，専門家の判断）を，次の有害性またはリスク評価に必要な全体的な証拠の重み付けの評価に統合することを目的にケースバイケースで用いられる。これらには，定量的構造活性相関（QSAR），エキスパートシステム，読み取り法および毒性学的懸念の閾値（TTC）の利用に加え，経皮吸収に重点を置いた吸収，分布，代謝および排泄（ADME）パラメーターの適用がある。

QSAR

　QSAR すなわち定量的構造活性相関は，分子の構造的特徴を分子挙動の定量的予測に関連付けている。これらの関係は様々な統計学的方法を用いて開発され，特性に関する数値を計算するアルゴリズムを生み出している。これらの最も単純なタイプのアプローチは，分子記述子と関連性のある特性の関係を確立するための回帰分析である。これらの単回帰分析は物理化学的特性の予測および一部の環境毒性エンドポイントの予測に広範に用いられている。それらは化学物質の領域内（例えば，単一クラスの化学物質の皮膚感作性）の影響の予測にも用いられている（Marchant, 2012）。より複雑な解析手法がより複雑な予測に適用されている（例えば，ヒト遅延整流性カリウムイオンチャネル遺伝子（hERG）によるイオンチャネル阻害へ適用されたヒト部分最小二乗法 [Marchant, 2012]；透過係数 K_p の予測に適用された人工ニューラルネットワークと呼ばれる非線形解析モデル [Lim et al., 2002]）。

　Gleason ら（2012）は，実施例とともに，他の種類の統計学的 QSAR モデルの配列の要点を述べている。欧州委員会共同研究センター（JRC, EU の政策策定のために独立して科学的および技術的サポートを提供

する欧州委員会の部局）は，急性および慢性の全身毒性を予測するための利用と限界と併せて，毒性学的エンドポイントに基づいて Topkat および MCASE などの QSAR の異なるソフトウエアのパッケージについて議論している（2010）。あるものは学術書に，あるものはフリーウエアとして利用することが可能で，あるものは商業的ソフトウエアパッケージとして様々な方法が提案されている。優先順位付けすることを目的に，医薬品や環境化学物質の膨大なデータセットをスクリーニングするための毒性学的モデルが幅広く用いられているが，多様な種類の化学物質に関するヒト健康エンドポイントの総合的な安全性評価の基礎として有意義な利用を見いだせていない。

化学物質の毒性を評価するためのコンピューターに基づく in silico 法に関連する研究を広め，それらのより広い理解と適切な利用を進めるために，EU プロジェクト OECHESTRA が開始された。OECHESTRA プロジェクトは，QSAR モデルをレビューし，物理化学的特性に関するパフォーマンスは良いが，モデルにしたエンドポイントの複雑さが増すにつれパフォーマンスが低下すると結論した。どの in silico モデルについても，そのモデルの適切な適用分野を理解することが重要である。これは，モデルが作られた実験データセットによる。QSAR のより単純な適用である物理化学的特性に関してさえ，トレーニングおよびテストセット以外の化学物質に関するこれらのモデルの予測は非常に不確かで，特に水溶性などのより複雑な特性については不確かである（Delaney, 2005, Hopfinger et al., 2009）。それゆえに，モデルの信頼性にとって適用分野が大変重要となる。複雑な哺乳類の毒性エンドポイントに関して，欧州化学機関（ECHA）は，利用できるデータが確かな新しい方法を生み出すほど十分ではないため，in silico モデルを単独で用いるべきではないが，全般的な証拠の重み付けの評価の一部としては有益で，不確実性を減らすために有用であると述べている。EU での化学物質の登録に QSAR モデルを用いるガイダンスは，http://echa.europa.eu/documents/10162/13632/information_requirements_r6_en.pdf. を参照のこと。

JRC（2010）は，利用できる in silico のツールおよびデータセットの詳細なレビューを含み，計算毒性学の資料およびツールの詳細な配列を提供している。化学物質のリスク評価における QSAR の利用に関する追加のガイダンス文書が経済協力開発機構（OECD）および北米自由貿易協定（NAFTA）を含む国際機関によって作成されている。OECD ウェブサイト（http://www.oecd.org/env/ehs/risk-assessment/oecdquantitativestructure-activityrelationshipsprojectqsars.htm）がガイダンス文書，QSAR モデルのバリデーション原則および様々な利害関係者による利用を目的とするツールボックス（ソフトウエアプログラム）を提供している。「21世紀の毒性学：試験および評価の総合的アプローチ」（NAFTA, 2012）合同プロジェクト主催の下で，技術作業グループによって NAFTA ガイダンスが作成された。このガイダンスは農薬のリスク評価に焦点を当てているが，最先端科学の指針および評価は他の規制機関のそれと一致している。科学の発展に向けられる注意と財政的支援のレベルは，リスク評価の枠組みの中で QSAR の重要性が高まっている証拠である。

エキスパートシステム

これらのシステムは統計的に引き出された関係よりもむしろ主題領域の専門家によって開発された一連のルールのコード化を反映している。これらのシステムは構造的な特徴が特定の毒性学的な作用機序に関係しているアラートの形式をとっている。エキスパートシステムの例として，既存の知識からの演繹的リスク推定（DEREKNexus）および Toxtree が出ている。DEREKNexus は Lhara 社によって開発され，発がん性，染色体損傷，遺伝毒性，肝毒性，hERG イオンチャンネル阻害，皮膚刺激性，変異原性，生殖毒性，呼吸感

作性，皮膚感作性および甲状腺毒性を含む様々な毒性エンドポイントに関するアラートを採りいれており（Marchant, 2012），最近，光感作性アラートが追加された。ルールに基づくシステムの他の例として，http://ihcp.jrc.ec.europa.eu/our_labs/predictive_toxicology/qsar_tools/toxtree から無料で利用できる Toxtree のモジュールがある。毒性学的懸念の閾値に関連する決定木（以下で述べる）に加え，Toxtree は皮膚の刺激性および腐食性ポテンシャル，眼の刺激性および腐食性ポテンシャル，発がん性および遺伝的毒性（変異原性および染色体異常誘発性，後者はげっ歯類の in vivo 小核試験のアラートに基づいている。他の in silico 変異原性予測スキームの大半が，サルモネラ復帰突然変異試験［Ames 試験］の結果に対して試験されているため，注目に値する）を推定するための決定木/アラートシステムを有している。構造アラートがないことが，毒性がないことを証明するものではなく，同様に構造アラートがあることが懸念を確認するものではないことに留意することが重要である。

カテゴリー形成および読み取り法

リスク評価のデータギャップを埋める目的で最も広く用いられ，受け入れられている方法が，構造活性相関（SAR）に基づく「読み取り法」である。ある化学物質の毒性から関連化学物質の毒性をSARで読み取ることは，数学的な関係で定量的な数値を推定するQSARとは異なっている。これらのアプローチは，計算ツールと専門家の判断を取り入れ，米国および欧州において高生産量化学物質プログラムで早くから広く利用されてきた。OECD（2007, 2014年に改訂）は，アナログの読み取り法による次に示す段階的なアプローチを含むカテゴリー形成に関するガイドラインを作成した。それらの段階は次の通りである：1）類似候補物質を決定する，2）これら類似候補物質に関するデータを収集する，3）各類似候補物質に関するデータの妥当性を評価する，4）標的物質と類似物質（類）に関して利用できるデータのマトリックスを作成する，5）データギャップを埋めるための類似物質（類）の妥当性を評価する，6）すべての過程を文書にする。ガイドラインは，標的物質と類似物質のトキシコキネティクスの相違を評価するだけでなく，類似物質と標的物質の物理化学的特性を比較することが重要であることを示している。Wu ら（2010）は，類似物質の評価に関する追加ガイダンスの提示によるOECD（2007）ガイダンスを拡張するSAR評価に関するシステムの枠組み，および類似物質がデータギャップを埋めるのに適切であるかどうかを決定する方法を提案した。これらのアプローチは，化学構造が毒性に関連しており，構造的に関連がある化学物質のグループ分けは，構造的に関連がある化学物質の毒性学的プロファイルに基づいて，欠けている毒性学的データを推定することを容易にするという仮定に基づいている。SARアプローチは，データギャップを持つ特定の化学物質の類似物質またはその代替物質を見つけることから出発するか，または潜在的なカテゴリー物質の大きなグループを明確にすることにより出発する。グループ構成物質を明確にするソフトウエアツールが欧州化学物質生態毒性および毒性センター（ECETOC, 2012）の報告書に記載されているが，特に OECD ツールボックス，ToxMatch, Leadscope および有害性評価支援システム統合プラットフォーム（HESS）がある。最近，読み取り法による評価の不確実性をより的確に矛盾なく特徴付けできる枠組みが提案された（Blackburn and Stuard, 2014）。

吸収，分布，代謝および排泄（ADME）

ADME パラメーターは，既存の毒性学的データを最大限に利用するため，そしてリスク評価を精緻化（例えば，種内および種間の外挿因子）するために重要である。ADME の特性予測は，読み取り法で評価するためのカテゴリー物質の評価においても考慮される。また，in vitro データの利用を高めるため，in vitro での用量を in vivo での用量に外挿する方法が求められている。伝統的に，これらのパラメーターは前臨床

試験の動物で測定され，そのデータがヒトへ外挿された。しかし，非医薬品に関して，*in vivo* 実験なしにこれらのパラメーターを推定する必要性が増加している。一般的に経口吸収は経皮吸収よりも吸収率は高いが，投与経路間の外挿に両者を検討することは適切である。経口吸収を推定するために計算学的アプローチだけでなく様々な半定量的な方法がある。アプローチの実際上の議論はIGHRC（2006）を参照，計算モデルの議論は，Zhuら（2011）およびPaixaoら（2012）を参照のこと。代謝を予測するために用いることができる *in silico* ツールはECETOC（2012）でレビューされている。

これらの方法の詳細なレビューは本ガイドラインの範囲を超えるが，以下の参考文献で得られる: Buck and Mckie（2007），Parrott et al.,（2005），およびYoon et al.（2012）

皮膚透過性の精緻化（削減）仮説のアプローチ
分子量（MW）およびオクタノール/水分配係数（Log P または Log Kow）に基づくデフォルト仮説

指令91/414/EEC（De Heer, 1999; EC 2004; SANCO/10796/2003）の付属文書Iに含まれる化粧品（SCCS/1358/10）に関してレビューされた植物保護製品および化学物質（ECB 2003）の保守的なデフォルト値として，10％吸収のデフォルト値が提案された。これはMWが500ダルトン以上およびlog Kowが－1以下または＋4以上の化合物に適用されている。

しばしば用いられるもう1つのデフォルト仮説は，MWが1,000を超える高分子画分またはMWが1,000を超える非反応性化学物質は，経口的または経皮的に体内に吸収され利用されるとは考えられないというものである（EFSA, 2005）。

透過係数 Kp

化学物質の皮膚吸収ポテンシャルをより理解するために，経皮透過係数（Kp [cm/hr]）がしばしば用いられる。Kpは実験データまたは理論的QSARモデルから導くことができる。値の信頼性はKpを決定するために用いられた方法による。Kpを計算する様々なモデルがあるが，いずれもMWおよびlog Ko/wを入力変数として用いる。MWおよびlog Kowと皮膚透過性の基本的関係が，上述したデフォルト仮説の基本である。解析に融点を追加することで精度が改善されることも報告されている（Barret, 1995）。どのようにしてKpが導かれたかによって，皮膚を通る化学物質の流束を過大または過小評価する結果となる。EDETOXプロジェクトでモデルによるデータと *in vitro* 実験の比較が行われた（2004）。ほとんどのケースで著しい過大評価（最大で1,000倍まで）が起きた。Kp（cm/hを前提とする）は一定の流束条件（無限用量レベル）のもとで定義されるため，皮膚リスク評価に対するKpの有用性は限られる（EC 2004; WHO2006）。化粧品の成分はしばしば無限用量レベルで適用され，これは流束が曝露期間中は一定ではないことを意味している。Kp値が有限な曝露の適切な推定値ではないため，そのようなケースにKp値を用いることは適切ではない。また，Kpは溶媒/マトリックス特異的で，計算されたKp値にはマトリックスの影響がなんら考慮されていないことが知られている。Kpよりもわずかに良い推定値は膜を透過する最大（一定）流束Jmaxを用いることで，それにより決められた曝露シナリオに特異的な情報を提供する可能性が得られる。膜透過の最大流束（Jmax）は拡散のFick法則の適用によって得られ，質量/単位面積/単位時間の単位で示される。JmaxはKpに基づくが，皮膚における飽和濃度を推定するための代替として用いられる化学物質の水溶性の因子も含む。無限用量シナリオに対して，Jmaxの利用は時間と接触面積を変えることが可能となり，それによって，決められた曝露シナリオに特異的な情報を提供する可能性が得られ，化学物

質の皮膚吸収ポテンシャルを低（10％），中（40％）または高（80～100％）に分類することが可能になる（kroes et al., 2007; Guy 2010）。

毒性学的懸念の閾値（TTC）－低レベル曝露に関する専門家による決定木

TTCの概念は，最初にFrawley（1967）によって「科学的証拠と常識」という標題の論文で公式に提案され，それは間接的に食品添加物（製造容器に使われるプラスチックのモノマーなど食品に接触する物品の構成要素）を評価する米国食品医薬品局（FDA）のアプローチを整備する試みであった。Frawlyは，220の動物を用いた慢性毒性試験のレビュー（意図的に重金属および農薬を除外し，それらは別途評価する）に基づき，それ以下では危害がないと予想される毒性学的懸念の閾値として300 mg/day（飼料中0.1 ppm）のレベルを提案した。この提案の契機は，FDAが評価を必要とした多くの微量汚染物質で，それらの多くにはほとんどまたはまったく毒性学的データがなかったが，ヒトが曝露される可能性は極めて低かった。この提案が1970年代の発がん物質の低用量直線評価法の開発に先行して行われたことに注目される。その後，データがない場合の許容できる曝露レベルを導いた。

30年経って米国FDAは，食品に関わる物質の評価に用いるためにTTCの概念を法律に成文化した（米国連邦公報，1995）。発がん性に関する構造アラートがない化学物質による1.5 mg/day（飼料中0.5 ppb）での生涯曝露は，危害を生じる可能性は低く，これは，例え化学物質が後に発がん性であることが判明しても防ぎ得るレベルである。このアプローチの利用は米国以外でも受け入れられている。

その適用を推奨するためのTTC概念の広範なレビューがILSIヨーロッパの専門家グループ（IEEG）によって発表された（Kroes et al., 2004）。TTCの曝露限界を科学的に裏付けるために，食品汚染物質の評価に用いることを目的とした経口試験に基づいて，オリジナルデータの解析が行われた。Kroesら（2007）は専門家によるレビューを発表し，TTCが皮膚に適用される化粧品の適切なリスク評価ツールであると結論した。さらに，皮膚曝露および吸入曝露にコンタクトするためのTTCアプローチの適用法についても発表した（Safford 2008, Carthew et al., 2009）。TTCクラスを明らかにするためのToxtreeの適用がECETOC（2012）に記述されている。また，最近，TTCの最終的な選択肢が，数年にわたる議論の後にEU SCCS（SCHERおよびSCHENIRと共同で）およびEFSAによって発行された。この選択肢はTTCに非常に好意的で，化粧品および消費者製品に幅広く適用可能な有効で重要なリスク評価のツールとして認めている。COSMOSプロジェクト（安全性を最適化するための化粧品のヒトでの反復投与毒性を予測する *in silico* 統合モデル）内部で進行中の研究もあるが，これは化粧品の安全性評価へのTTCの利用をさらに精緻化するためのEU SEURAT（動物試験を究極的に置き換える安全性評価）研究イニシアチブの一部である。この研究については，COSMOSウエブサイト（http://www.cosmostox.eu/publications/promted）で引用されている多くの出版物に記載されており，例えば，化粧品成分のリスク評価へのTTCの適用を支援するための化粧品のデータベースの開発を概説するHollnagelら（2013）の出版物がある。

要　約

計算科学的/*in silico* アプローチが急速に進展している。SARおよびTTCを用いる読み取り法などのツールが主流として使われている。単独の方法としては十分に受け入れられていない他のツールも証拠の重み付けのアプローチ全体の一部として適用されている。これからの進歩は，効果的に評価しうる化学物質の領域を拡大するために，歴史的な *in vivo* データとあまり直接的に関係しないツールの開発に集中することが予

想される。これを達成する方向は，共通する初期事象（www.oecd.org/env/ehs/testing/49963554.pdf）に基づいて，および/またはハイコンテントおよびハイスループットデータを拡大して利用することを通して，化学物質をグループ分けする有害転帰経路のような概念から発展すると思われる（Judson et al., 2013）。毒性を引き起こすメカニズムの理解が進むにつれて，広い適用領域およびより高い予測信頼性を持つ改良モデルの作製が可能になる。ゴールは伝統的な in vivo 動物試験への依存度を下げるだけでなく，より信頼できる予測を提供し，安全性評価の効率を高めることである。

参考文献

Barratt MD. 1995. Quantitative structure-activity relationships for skin permeability. Toxicol. *InVitro* 9: 27-37.

Blackburn K, Stuard SB. 2014. A framework to facilitate consistent characterization of read across uncertainty. *Regul. Toxicol. Pharmacol*, 68 (3): 353-362.

Buck S, Mackie C. 2007. Physiologically based approaches towards the prediction of pharmacokinetics: *in vitro-in vivo* extrapolation. *Expert Opin. Drug Metab. Toxicol*. 3: 865-878.

Carthew P, Clapp C, Gutsell S. 2009. Exposure Based Waiving: The Application of the Toxicological Threshold of Concern (TTC) to Inhalation Exposure for Aerosol Ingredients in Consumer Products. *Food Chem. Toxicol*. 47: 1287-1295.

Dearden JC, Barratt MD, Benigni R, Bristol DW, Combes RD, Cronin MTD, Judson PN, Payne MP, Richard AM, Tichy M, Worth AP, Yourick JJ. 1997. The Development and Validation of Expert Systems for Predicting Toxicity, *ATLA* 25: 223-252.

De Heer C, Wilschut A, Stevenson H, Hakkert BC. 1999. Guidance document on the estimation of dermal absorption according to a tiered approach: an update. TNO report V98.1237.

Delaney S. 2005. Predicting aqueous solubility from structure. *Drug Discovery Today* 10: 289-295.

EC. 2004. Guidance document on dermal absorption. Directorate E1-Plant Health (Sanco/222/2000 rev. 7, 1-15).

European Chemical Bureau (ECB). 2003. Technical guidance document (TGD) on risk assessment in support of Commission Directive 93/67/EEC on risk assessment for new notified substances. European Commission, Part 1, 1-328. http://echa.europa.eu/documents/10162/16960216/tgdpart2_2ed_en.pdf

European Center for Ecotoxicology and Toxicology of Chemicals (ECETOC). 2012. Category Approaches Read Across and (Q)SAR. Technical Report 116. http://www.ecetoc.org/technicalreports

EDETOX. 2004. EDETOX Data Base, University of Newcastle, UK. Available at: http://edetox. ncl.ac.uk

European Food Safety Agency (EFSA). 2005. Note for guidance for petitioners presenting an application for the safety assessment of a substance to be used in food contact materials prior to its authorisation. Available at: http://www.efsa.europa.eu/en/efsajournal/doc/21r.pdf

EFSA Scientific Committee; Scientific Opinion on Exploring options for providing advice about possible human health risks based on the concept of Threshold of Toxicological Concern (TTC). EFSA Opinion. Adopted 22 May 2012. EFSA Journal 2012; 10 (7): 2750 [103 pp.] www.efsa. europa.eu/en/publications/efsajournal.htm

Greene N. 2002. Computer systems for the prediction of toxicity: an update. *Advanced Drug Delivery Reviews*, 54: 417-431.

Guy RH. 2010. Predicting the rate and extent of fragrance chemical absorption into and through the skin. *Chem Res Toxicol*. 23: 864-70.

Hazard Evaluation Support System Integrated Platform (HESS). Available at: http://www.safe. nite.go.jp/english/kasinn/qsar/hess-e.html

Hollnagel HM, Ambrosio M, Boobis AR, Cronin M, Felter SP, Keller D, Muldoon Jacobs KL, Safford R, Vitcheva V, Worth AP, Yang C. 2013. TTC Task Force: Development of a cosmetics database to support application of TTC to cosmetic ingredients (EU Cosmos project). *Toxicol. Lett*. 221 Supplement: S35.

Hopfinger AJ, Esposito EX, Llinàs A, Glen RC, Goodman JM. 2009. Findings of the challenge to predict aqueous solubility. *J. Chem. Inf. Model*. 49: 1-5

Interdepartmental Group on Health Risks from Chemicals (IGHRC). 2006. Guidelines on routeto-route extrapolation of toxicity data when assessing health risks of chemicals.

International Cooperation on Cosmetics Regulation (ICCR). 2014. *In Silico* Approaches for Safety Assessment of Cosmetic Ingredients. http://iccrnet.org

Joint Research Centre (JRC) Institute for Health and Consumer Protection. 2010. Review of QSAR Models and Software Tools for predicting Acute and Chronic Systemic Toxicity. Lapenna S, Fuart-Gatnik M, Worth A. JRC Scientific and Technical Reports. EUR 24639 EN-2010 https://eurl-ecvam.jrc.ec.europa.eu/laboratories-research/predictive_toxicology/doc/EUR_24639_EN.pdf

Judson R, Kavlock R, Martin M, Reif D, Houck K, Knudsen T, Richard A, Tice RR, Whelan M, Xia M, Huang R, Austin C, Daston G, Hartung T, Fowle JR, Wooge W, Tong W, Dix D. 2013. Perspectives on validation of high-throughput assays supporting 21st century toxicity testing. ALTEX 30: 51-66.

Kroes R, Renwick AG, Cheeseman M, Kleiner J, Mangelsdorf I, Piersma A, Schilter B, Schlatter J, van Schothorst G, Vos JG, Wurtzen G. 2004. Structure-based Thresholds of Toxicological Concern (TTC): Guidance for Application to Substances Present at Low Levels in the Diet. *Food Chem. Toxicol.* 42: 65-83.

Kroes R, Renwick AG, Feron V, Galli CL, Gibney M, Greim H, Guy RH, Lhuguenot JC, van de Sandt JJM. 2007. Application of the Threshold of Toxicoiclogical Concern (TTC) to the Safety Evaluation of Cosmetic Products. *Food Chem. Toxicol.* 45: 2533-2562.

Lim CW, Fujiwara S, Yamashita F, Hashida M. 2002. Prediction of human skin permeability using a combination of molecular orbital calculations and artificial neural network. *Biol. Pharm. Bull.* 25: 361-366.

Marchant C. 2012. Computational Toxicology: A tool for all industries. *WIREs Comput Mol Sci* 2: 424-434.

National Center for Computational Toxicology (NCCT). U.S. EPA Office of Research and Development. http://www.federallabs.org/labs/profile/?id=1873

North American Free Trade Agreement (NAFTA) Technical Working Group on Pesticides (TWG). 2012. (Quantitative) Structure Activity Relationship [(Q)SAR] Guidance Document.

Organisation for Economic Co-operation and Development (OECD). 2014. Guidance on Grouping of Chemicals, Second Edition. OECD Environment, Health and Safety Publications, Series on Testing and Assessment No. 194, ENV/JM/MONO(2014)4.

Organisation for Economic Co-operation and Development (OECD). 2007. Guidance on Grouping of Chemicals. Series on Testing and Assessment Number 80, ENV/JM/MONO(2007)28.

Paixào P, Gouveia LF, Morais JA. 2012. Prediction of the human oral bioavailability by using *in vitro* and *in silico* drug related parameters in a physiologically based absorption model. *Internat. J. Pharmaceutics* 429: 84-98.

Parrott N, Paquereau N, Coassolo P, Lave T. 2005. An Evaluation of the Utility of Physiologically Based Models of Pharmacokinetics in Early Drug Discovery. *J. Pharmaceutical Sci.* 94: 2327-2343

Renwick AG. 2005. Structure-based Thresholds of Toxicological Concern-Guidance for Application to Substances Present at Low Levels in the Diet. Toxicol. Appl. Pharmacol. 207: S585-S591.

Rowbotham AL, Gibson RM. 2011. Exposure-driven Risk Assessment: Applying Exposure-based waiving of Toxicity Tests Under REACH. *Food Chem. Toxicol.* 49: 1661-1673.

Safford RJ. 2008. The Dermal Sensitization Threshold - A TTC Approach for Contact Allergic Dermatitis. *Regul. Toxicol. Pharmacol.* 51: 195-200.

Scientific Committee on Consumer Safety (SCCS). 2010. Basic criteria for the *in vitro* assessment of dermal absorption of cosmetic ingredients. (SCCS/1358/10). http://ec.europa.eu/health/scientific_committees/consumer_safety/docs/sccs_s_002.pdf

Scientific Committee on Consumer Safety (SCCS). 2012. SCCS/SCHER/SCENIHR opinion on the use of the Threshold of Toxicological Concern (TTC) Approach for Human Safety Assessment of Chemical Substances with focus on Cosmetics and Consumer Products. SCCP/1171/08. Adopted 8 June 2012. http://ec.europa.eu/health/scientific_committees/consumer_safety/docs/sccs_o_092.pdf

U.S. Federal Register. 1995. Food Additives: Threshold of regulation of substances used in food contact articles: Final rule, 60: 36582-36596. https://www.federalregister.gov/articles/1995/07/17/95-17435/food-additives-threshold-of-regulation-for-substances-used-infood-contact-articles

World Health Organization (WHO). 2006. Environmental Health Criteria 235. Dermal Absorption. Published under the joint sponsorship of the United Nations Environment Programme, the International Labour Organization and the World Health Organization. http://www.who.int/ipcs/features/2006/ehc235/en/

Wu S, Blackburn K, Amburgey J, Jaworska J, Federle T. 2010. A framework for using structural, reactivity, metabolic and physicochemical similarity to evaluate the suitability of analogs for SARbased toxicological assessments. *Regul. Toxicol. Pharmacol.* 56: 67-81.

Yoon M, Campbell JL, Andersen ME, Clewell HJ. 2012. Quantitative *in vitro* to *in vivo* extrapolation of cell-based toxicity assay results. *Critical Rev. Toxicol.* 42: 633-652.

Zhu J, Wang J, Yu H, Li Y, Hou T. 2011. Recent Developments of *In Silico* Predictions of Oral Bioavailability. *Combinatorial Chemistry & High Throughput Screening*, 14: 1-13.

第16章
植物の安全性評価

序　論

　天然成分を含むパーソナルケア製品（PCPs）に対する消費者の需要が高まっている。この市場を牽引する主な力は，より健康的で環境に優しいと思われる製品に対する大衆の要求である。しかし，天然パーソナルケア製品の成分に関する今日の認証は，主に個々の企業によって異なる基準に従って実施されている。そのような成分および製品の数と複雑さが増加していることおよび透明性がある認証プロセスまたは国際的に調和された基準がないことが，世界的に認められる品質および/または安全性の規格を持たない市販品を生む結果となっている。天然であることは許容できない毒性がないことを意味せず，また天然成分が合成された成分よりも本質的に安全であるということを意味するものではないことを理解し，心に留めておくことが重要である。

　食物サプリメントとして用いられる植物由来成分による中毒の事例が数多く報告されている（Huxtable, 1990; Nortier et al., 2000; Fu et al., 2009）。有害作用が，植物由来成分の誤使用や取り違え，または毒性植物の混入から引き起こされていることが明らかになっている。植物薬に対する有害反応もかなり記録されている。漢方薬の使用に起因する全身毒性，局所的な有害反応およびアレルギー反応が報告され，レビューされている（Ernst, 2000; Ernst, 2004）。成分は穀草類，果物および野菜などの主食源から伝統医学で用いられる植物成分に至る多種多様な植物から供給され，そして多様な抽出物が利用されている。その結果として，食品業界および規制当局とも食物および食物成分としての植物由来成分の安全性評価について広範な議論を行ってきた。これらの議論から，同一性および組成に関する適切な仕様書が，植物由来成分の安全性評価における重要な問題であることが明確に示された。その結果，食物成分としての植物由来成分の安全性評価において考慮すべき特定の問題を含むガイダンスツールが発表された（Schilter et al., 2003; Kroes and Walker, 2004; Rousseaux and Schachter, 2003; EFSA, 2009）。同じ時期に，米国食品医薬品局（U.S. FDA）および欧州医薬品庁（EMEA）が，同定および物性評価を特に強調した植物薬の安全性評価に関する規制を発表した（U.S. FDA, 2004a; U.S. FDA, 2004b; EMEA, 2006a; Wu et al., 2008）。規制状況にかかわらず，目的の使用における製品の安全性を確立しなければならない。これに関連して，本ガイドラインの序章で述べたように，製造者は化粧品製品を市場に出す前にそれらの安全性を実証する責任がある（U.S. FDA, 2014）。この目標を達成するために，個々の成分の毒性学的プロファイル，それらの化学構造および曝露レベルを考慮して，最終製品の安全性評価を実施しなければならない。しかし，天然物質の安全性評価を検討する場合，これらはしばしば種の変異，地理的起源，植物の年齢，季節変動，植物の部分などの変動要因によって異なる組成を持つ複雑な混合物であるため，このアプローチに改良が必要である。したがって，今日PCP工業界が直面している主要な課題は，植物成分の安全性を特異的に評価するためのアプローチがないことである。本ガイドラインの目的では，国際化粧品成分辞典に記載されている以下の「植物性」の定義を用いる：「植物性とは植物に直接由来する化粧品成分である。一般的に，これらの成分は化学的な修飾を受けておらず，抽出物，ジュース，水，蒸留物，粉末，オイル，ワックス，樹液，タール，樹脂，不ケン化物およびレジンが含まれる」。

　本ガイドラインでは，Antignacら（2011）によって議論されたように，天然植物成分および製品の安全

性を評価するために実際的で実用的なアプローチについて述べる。これらのアプローチは，主に食品サプリメント，新規食品，新規食品成分および植物薬としての植物由来成分の安全性評価においてすでに科学的にそして規制上も受け入れられているツールおよび方法に基づいている。

　簡単に述べると，検討すべき最初の段階は，天然成分が伝統的な食品または植物薬であるかどうかである。伝統的な食品または植物薬については，食品の伝統的な利用が広く証明されなければならない（組成，曝露，品質および安全な利用の歴史）。植物由来の伝統的な植物薬の場合，それらは明確に定義された規制に従って登録されていなければならず，それらの品質および安全性を裏付けるデータを入手しなければならない（EFSA, 2009; U.S. FDA, 2003; U.S. FDA, 2007）。また，化粧品成分として用いることを目的とする植物は，組成，仕様規格，品質および安全性の観点から，食品および/または植物薬として用いられている伝統的な対応物と類似していなければならない。また，天然成分への意図的な曝露は，食品および/または植物薬として用いられている伝統的な対応物への曝露と同様かそれ以下でなければならない。刺激性（皮膚および眼），感作性，光毒性および光アレルギー作用を慎重に評価することにより，天然成分の局所的耐性を評価することが重要である。評価対象の植物成分の意図的な全身曝露が，食品および/または植物薬として用いられている伝統的な対応物よりも大きいか，または高い場合は，本ガイドラインの別の章で述べているように，*in vivo*，*in vitro*，*in silico* および/またはヒトのデータを含む信頼できるデータによって全身的な安全性を証明しなければならない。天然成分が伝統的な食品または植物薬ではない場合は，広範な特性評価が必要である。

　第一段階の検討後，次に検討すべき第二段階は，評価対象の天然成分を，ヒトで安全に利用されてきた歴史が確立されている1つまたはいくつかの比較品と比較することである。化学物質のグループ分けおよび読み取り法だけでなく，植物由来の化粧品成分の安全性を評価するために実際的，論理的そして信頼できるツールとなる選択肢としての毒性学的懸念の閾値（TTC）のようなアプローチを活用する「実質的な同等物」の概念に基づいて，比較アプローチを用いることができる。

　上述の2つの段階は，追加すべき安全性データを取得する必要性があるかどうかを判断するための出発点として役に立つ。このガイダンスツールは，有害性特定，有害性特性化，使用目的および曝露評価およびリスク特性化というリスク評価のパラダイムに完全に組み込まれなければならない。化粧品に用いる天然成分の安全性を評価する場合に検討すべき段階的なプロセスについて，Appendix A の決定木でさらに解説する。

特性評価: 植物由来成分の同定

　植物由来成分の広範な特性評価は，植物学的および化学的観点の両面から非常に重要である。特性評価は正確で信頼しうる安全性リスク評価の最も重要な構成要素である。

　植物由来製品によるヒトでの中毒の多くの事例は，種の間違った同定から他の植物種の意図的な添加または非意図的な汚染によって生じていることが明らかにされている（Jordan et al., 2010）。したがって，植物源の信頼できる同定は，植物由来成分の品質および安全性の観点から極めて重要である。国際的に承認されているガイドラインに従って植物の分類学的同定を記載し，完全な科学的名称（一般名，属，種，著者名，亜種および栽培品種/育種系統），異名および通俗名を含まなければならない（König et al., 2004）。ある地域内で伝統的な食品または植物薬として用いられてきた十分な歴史がない植物由来成分に関しては，完全に

科学的な分類学的同定により，その植物と密接な関連性を有する植物を決定することが可能になり，その植物の化学的組成および安全性プロフィールの予測が容易になる。植物の地理的起源は，それが組成の多様性の元になる可能性があるため，植物由来成分の特性評価におけるもう1つの重要なパラメーターである (Harrigan et al., 2010; Batista and Oliveria, 2010)。さらなる重要な情報に，生育および収穫条件，植物の処理および自然集団の起源または栽培がある。

成分の調製に用いられる植物の部位を明確に決定する必要がある。これは他の部位が混入するのを防ぐために必要であり，特にその植物のある部位に毒性物質がより高い濃度で存在する場合に重要である。洗浄，切断，燻蒸，凍結，蒸留，抽出および乾燥だけでなく，包装，保存条件および輸送など出発材料の主な加工についても明確にし，製造管理および品質管理に関する基準に基づいて実施して化学物質や微生物の汚染を避けなければならない。

上述したプロセスは，全体で植物由来成分のトレーサビリティー，品質および安全性を保証することを目的としており，適切で一貫した品質保証システムによって支えられなければならない。したがって，農薬生産工程管理に関する既存のガイドラインに基づく標準操作手順の確立と実施が高度に促進されている。これらの文書は植物由来成分の個々の識別，栽培，収集，収穫および加工に関する基準を提供する (EMEA, 2006b; WHO, 2003)。これらのガイドラインは，植物由来成分の品質および安全性を改善するだけでなく，持続的な栽培および収穫を支え，それによって地域産業の発展を助けることを主な全体的な目標として，各国の状況に応じた調整も必要である。したがって，植物由来成分の製造業者，供給業者，貿易業者および加工業者は，標準化されたガイドラインおよび手順に一層適合していく必要がある。同様に，収穫から販売までの生産チェーンの全過程で起こりうる生物学的および化学的汚染の両者を管理することを目的とする標準操作手順を検討し，品質保証システムに統合しなければならない。有害性分析必須管理点 (Cordex, 1997) などのアプローチを採用し，必要な柔軟性をもって適用して各植物由来成分の調整に適合させることができる。

特性評価: 植物化学的解析

植物調製物の安全性評価は，組成の重要な変動源となる植物の地理的起源による自然な変動，生育条件および生産工程の影響などによって複雑になる。抽出などの工程が植物由来成分の組成を著しく修飾する結果，それらの安全性に影響することが良く知られている。したがって，植物化学的特性評価が植物由来成分の安全性評価において非常に重要な段階である。矛盾がない植物の特性評価に必要な情報の範囲は，ケースバイケースで，そして利用できるすべての関連データを考慮して判断されるべきである。食品での利用の歴史を持つ植物に由来する成分の場合は，タンパク質，脂肪，炭水化物および繊維などの主要栄養素およびビタミンおよびミネラルなどの微量栄養素の含量によって特性を評価することができる。この基本的な特性評価は，特定のタンパク質，個々のアミノ酸，オイル画分，脂肪酸，個々の糖および繊維，および単純および複合炭水化物の含量に関するデータで完了する。植物薬として伝統的に用いられている植物由来成分は，既知の治療活性を持つ化合物および活性または分析マーカーとして適切な化合物を含む成分に関する分析データで特徴付けられる (EMEA, 2008; EMEA, 2008b)。植物由来成分の特性評価は，植物と抽出物の一定の割合にも基づいている。特に，現在重要なマーカーが不明の材料に対して，植物材料の重要な成分のパターンを定性的および定量的に特徴付ける化学的フィンガープリント法の開発を促進させる必要がある (Drasar and Moravcova, 2004)。フィンガープリントは，植物由来成分の変動の定義，混入物の検出および信頼性の確認

にも有用である。既知の自然発生の毒性物質に関する分析データが，植物化学的マーカー（すなわち，セージやノコギリソウのツジョン，柑橘油のフロクマリン）のセットに含まれるべきである。マーカーが何であれ，その選択の妥当性は常に証明されなければならない（EFSA, 2009）。

特性評価: 仕様書の設定

植物由来成分の特性評価は，成分の詳細な評価，植物の植物化学的側面およびその加工を含み，総合的で関連性がある仕様書を決定するために必須である。仕様書は，植物由来成分の完全な特性評価よりもむしろ品質を定義することを主な目的とする。仕様書は，植物由来成分または調製物の安全性を保証するために役に立つ特徴に焦点を合わせなければならない。仕様書は，植物由来成分または調製物がそれらの使用目的に受け入れられるために適合すべき基準からなり，植物由来分/調製物の総合品質管理戦略の重要な構成要素であり，それらは製品の品質および一貫性を保証できるようデザインされている。

植物由来成分/調製物の仕様書の設定は，原材料および賦形剤の管理，工程内試験，工程評価/バリデーション，安定性試験，バッチの一貫性試験を含む総合管理戦略の一部でなければならない。仕様書は，製品の適切で受け入れ可能な品質を維持することを保証する。適用可能な，または関連性がある場合は，植物薬製品に推奨されているような国際的に受け入れられている方法および仕様書を考慮しなければならない（EMEA, 2006c）。しかし，個々の仕様書の詳細は，義務的なチェックリストではなく，ケースバイケースで考慮される情報として扱われるべきである。

安全性評価の実施

評価対象の植物由来成分について総合的な特徴付けを実施したら，直ちに安全性評価を開始することが推奨される。様々なアプローチを検討し，安全性評価のプロセスにおいて単独または組合せて実施する。次のようなアプローチがあるが，これらに限られるわけではない: 比較アプローチ，化学物質のグループ分け，TTC, *in silico* モデル，および適用可能な場合には *in vivo* および/または *in vitro* 試験。動物福祉を考慮し，植物の安全性評価においては，動物試験代替法および読み取り法に積極的に取り組むべきである。*In silico* モデルおよび *in vivo/in vitro* アプローチについては，安全性評価ガイドラインの他の章で取り扱っている。比較アプローチ，化学物質のグループ分けおよび TTC については，本章の後のセクションで述べる。

比較アプローチ

比較アプローチは，新規食品および食品成分に対して最近世界的に受け入れられており，以下でさらに説明するように，パーソナルケア製品に使われる植物にも適用されている。新規食品の安全性を評価する場合，最初の段階は，どの既存の食品（もしあれば）を比較品として用いるべきかを決定することである。比較品が全くなくても，新規食品が必ずしも安全でないというわけではなく，むしろそれは広範な安全性評価プログラムが必要であるということを示している。使用される範囲内で伝統的だと思われる比較品が存在する場合は，新規食品と比較するために最大限の安全性情報を収集する。場合によっては，1つ以上の比較品の利用が，異なる安全性の論点に言及するために必要である。比較品が決定したら，植物由来成分の特性評価，化学的組成，加工方法，ヒトでのそれまでの経験および曝露，意図した摂取，およびターゲットとするグループに基づいて比較する。このアプローチは，新しい食品とその伝統的な対応物，すなわち比較品との同等性，類似性または相違を強調してデザインされている。このアプローチは非常に実際的なツールで，広範囲の追加的な毒性学的試験を必要とせずに「ケースバイケース」で合理的な安全性評価を実施することを可能とす

る。さらに，同等性および類似性を目的とするアプローチは，相違点を強調することが可能で，その結果評価に焦点を合わせるのに役立つ。この概念の枠組みは科学的に妥当でなければならず，該当する場合，安全性評価の結果は再現性があり，保健当局に受け入れられるものでなければならない。最終的に，結果は消費者を満足させ，納得させなければならない。

　上述の原則を考慮し，植物由来成分の安全性評価の最初の段階は，もしあれば，活用できる既存食品のどれを比較品として用いるかを決定することである。多くの場合，化粧品成分が得られる植物源は，伝統的な食品または食品源である植物である。これらの場合，植物源が比較品となる。特定の製品が食品または食品源として「安全に使用されてきた歴史」があるかどうかの証明に助けとなる様々なデータベースを用いることができる。これらには，国の食品調査報告および食品利用がある植物の世界的，地域的および国内的な調査がある（NETTOX；IPGRI, 2004；USDA, 2010）。全般的にみれば，評価対象の植物由来成分の組成の違い，加工の違いおよび曝露を評価するうえで比較品が基準となるため，比較品の選択が非常に重要な課題である。

　比較品が決定されたら，以前述べた原則に従って正確に比較品の特性を明らかにしなければならない。簡潔に述べると，これは適切な方法論を用いて正確に植物を同定（例えば，分類，表現型および遺伝子型）することである。さらに，植物源の起源，地理的分布および遺伝的多様性を記述しなければならない。次に，比較品の化学的組成を決定する必要がある。比較品の天然組成の変動を明らかにし，仕様書を設定する基礎として役立てなければならない。

　比較品の特性を十分に明らかにしたうえで，次に安全性評価者は評価対象の植物由来成分との組成の比較に進む。顕著な違いがみられない場合は，比較アプローチの次の段階，すなわち以前の曝露と対象とする化粧品による曝露の比較を開始する。植物抽出物の同等性を確立するために考慮すべき事項についてのガイダンスは，オーストラリア保健省薬品・医薬品行政局から入手することができる（http://www.tga.gov.au/industry/cm-herbal-extracts-equivalence.htm#flowchart）。

　比較アプローチにおいて，ヒトが以前比較品に曝露されたかどうかを決定することは非常に重要な課題である。食品を評価する場合，曝露データには一人前の分量，一日摂取量，摂食頻度および使用期間（製品の摂食年数）が必要である。

　どの物質であっても局所的適用（PCPの最も一般的な曝露経路）から生じるヒトでの全身曝露は，一般的に経口摂取に比べ限られることに留意すべきである。したがって，以前の曝露と皮膚経路による目的とする曝露を比較するために，比較品および化粧品植物由来成分の両方の構成要素の皮膚吸収を測定または推定する必要がある。化学物質の経口と皮膚の取り込みの違いについてKroesら（2007）によって広範囲に考察されている。

　局所適用および経口摂取は，多くの場合体内に入る適用用量の比率に差をもたらすことが良く知られている。バイオアベイラビリティの違いは主に次の原因から生じる。(1)皮膚に比べ，全身循環に入る前の腸および肝臓におけるより広範な代謝，(2)腸管壁に比べ，皮膚を通過する間のより遅く不完全な変換で，これは本質的に化合物の物理化学的特性に関連している。

吸収は，化学物質の皮膚での存在様式（すなわち，それが適用される「製剤」），曝露される皮膚の面積および皮膚との接触/曝露期間によっても決まることを十分に理解することが重要である。さらに，曝露はそれぞれの化粧品最終製品にヒトが曝露される期間および頻度，そしてそれがリンスオフ製品かリーブオン製品かについても考慮する必要がある。

化粧品成分を含む化学物質の経皮吸収は，*in vitro* 試験を用いて推定される。*In vitro* 経皮吸収試験の実施に関する公開ガイドラインについては，本ガイドラインの経皮吸収ポテンシャルの評価に盛り込まれており，要約されている。そのようなデータが利用できない場合は，Kroes ら（2007）によって定義されているように，評価対象の化合物の物理化学的特性から算出した保守的なデフォルト調整因子を，異なるレベルの透過性に割り当てることが提案されている。

一般的に食べられている食品は安全であると推測されるが，何ら副作用や有害反応がないということが，新しい使用条件下で毒性がないことの証拠ではない。食品中の特定のタンパク質が，タンパク質含有化粧品の経皮または呼吸器曝露を通して感作性の誘発に関与している（Huby et al., 2000）。例えば，大豆タンパク質を含む食品は，食べる場合は一般的に安全であると考えられ，多くの種類のファーストフード（チキンおよび牛肉パテ，ブリート，加工デリ・ミート，スナックバー，クッキー，クラッカー，サラダドレッシングおよび大豆ミルクなどのより分かり易い製品）のような人気食品がある。しかし，化粧品などのPCPへの大豆由来成分の利用を考えると，感受性を持つ個人が大豆含有化粧品への皮膚接触を通してアレルギー反応を経験する可能性がある（Shaffrali and Gawkrodger, 2001）。さらに，エアゾール化した噴霧形状の化粧品も感作性反応を引き起こす可能性があるため，評価が必要である。特定の植物由来成分と関係があるタンパク質の含量および粒度分布に特別な注意が必要である（Troyano et al., 2011）。

使用の歴史から安全性に関する価値ある情報が得られる（Schilter et al., 2003; Kroes and Walker, 2004）。しかし，一部の植物由来成分製品に関しては，有効性と安全性に取り組むヒトでの関連する疫学的および臨床的研究を利用することが可能で，リスク評価の一部として考慮すべきである（Ernst, 2002）。植物の伝統的な利用の歴史に由来するヒトでのデータを含むすべての利用可能なデータを植物由来成分の安全性評価に有効に用いるべきである。証拠の重み付けに基づくアプローチは，いわゆる「安全な利用の歴史」の概念である。この概念は，Constable らによって正確に説明されており（Constable et al., 2007），植物および植物由来成分の安全性評価への適用がKnudsen らによって広範に考察されている（Knudsn et al., 2008）。

要約すると，比較品，そして延長線上で考えると新規植物由来化粧品成分のヒトでの安全な用量を決定するために，利用可能なすべてのデータを活かすべきである。

化学物質のグループ分け

新しい植物由来成分の安全性を評価するために用いる適切な比較品を決定する場合，最も実際的で信頼できると考えられるアプローチは，化学物質のグループ分けとして知られている。OECD（2007）に従って，グループ分けまたは化学物質のグループ分けという用語は，同時に1つ以上の化学物質を評価するための一般的なアプローチを意味している。それは，化学物質のカテゴリーの形成，または既知の化学物質の既存データの「読み取り法」に適用できる類似化学物質の決定を含む。後者は，或る化学物質のエンドポイントに関する情報を，構造，特性および活性から類似していると考えられる別の化学物質から得られるエンドポ

イントに関する情報を用いて予測するために用いられるテクニックとして定義される。化学物質のカテゴリーは，物理化学，ヒト健康および環境毒性の特性に加え環境運命の特性が類似している，または構造の類似性（または他の類似した特徴）の結果として規則正しいパターンに従うと思われる化学物質のグループである。類似性は以下に基づくものである。(1)共通する機能性グループ（例えば，アルデヒド，エポキシド，エステルおよび特定の金属イオン），(2)共通する構成要素または化学物質のクラスまたは類似した炭素数の範囲；これは，「組成が不明または不定の物質または生物学的起源をもつ物質（UVCB物質）」としてしばしば知られる複雑な物質を持つケースが多い，(3)カテゴリー全体における漸進的および一定の変化（例えば，鎖長カテゴリー）で，例えば，沸点の範囲のように物理化学的性状にしばしば観察される，(4)物理的または生物学的プロセスを介した共通の前駆体および分解産物の可能性（例えば，代謝経路アプローチ）で，構造的に類似した化学物質を生じる。原則的に，1つの化学物質カテゴリーに1つ以上のメンバーが存在し，カテゴリー全体の傾向を検出することを可能にする。化学物質のカテゴリー内では，読み取り法によりデータギャップを十分に埋めることができる。

興味深いことは，香料剤として用いられる植物抽出物やエッセンシャルオイルのような天然複合物を含むUVCB物質が，化学物質のグループ分けを適用すべき物質の典型的な例として挙げられることである（Smith et al., 2004）。自然素材のUVCB物質の安全性評価に化学物質のグループ分けを適用することは，それらが複合混合物であり，そのため，それらの構成要素である化学物質種に容易に分離できないという事実によって最終的に正当化される（UE, 2006）。複合物は一般的にすべて共通した特徴を持つが，多くの異なる種類が存在する：(1)それらは多くの化学物質（一般的に密接に関連した異性体，または決まった炭素数や蒸留範囲を持つ化学物質のクラス）を含み，単一の化学構造で代表させることができない，または特定の分子式によって定義することができない，(2)それらは化学物質の意図的な混合物ではない，(3)それらの多くは自然素材（例えば，原油，石炭および植物抽出物）であり，それらの構成要素である化学物質種に容易に分離できない，(4)重金属，タンパク質および農薬については決定されなければならないが，一般的に不純物の概念を複合物には適用しない，(5)それらは物理化学的特性に関連している性能仕様に従って作られる。

要約すると，化学物質のグループ分けは，動物試験を必要としない論理的で実用的なアプローチで，1つずつというよりもむしろグループに属す化学物質の評価を可能とする。グループ内の参照物質（群）のデータを用いて，そのデータをグループ内の他の物質へ内挿することによって，物理化学的特性，ヒト健康影響，環境運命を予測する（読み取り法）。これは，毒性学的エンドポイントごとにすべての物質を試験する必要がない。

植物由来PCP成分に適用する場合の毒性学的懸念閾値

TTCの歴史および概念は，本ガイドラインの計算毒性学の章で詳細に考察されている。しかし，ここでTTCの概念およびそれを植物由来成分の安全性評価にどのように適用するかの要約を簡単に説明する。低濃度で使用され，ヒトへの全身曝露が最小限で，局所的な有害影響または過敏症を生じない植物由来成分について検討する場合，TTCアプローチが適用される。TTCはその値以下ではほとんどヒト健康へのリスクが予期されない理論的なヒトでの曝露の閾値である。TTCは，既知の化学物質との構造類似性を基に毒性を推定することにより，毒性学的プロファイルを決定することなしに個々の物質のヒトでの安全な曝露レベルを特定できるという概念に基づいている。

本ガイドラインの他の部分ですでに説明したように，TTCの概念は経口曝露を生じる化合物のヒト安全性評価に広く受け入れられている。2007年に専門家グループによりTTCの概念が局所的経路を通してヒトに曝露を生じるPCP成分へ拡大された（Kroes et al., 2007）。特に，経路間の外挿，皮膚代謝および経皮吸収が強調された。化学物質およびPCP成分のヒトへの経皮曝露にTTC概念を適用することは，Munroら（2008）によってさらに支持された。Kroesら（2007）によって述べられたアプローチを用いることにより，植物由来成分の特性が十分に明らかにされ，そして対象となる経皮曝露が低い場合に，TTC概念がそれらの安全性を評価するための実用的なツールであることが明らかにされた。

植物由来成分に対するTTC概念の使用例が，キンセンカのリスク評価で説明されている（Re et al., 2009）。ヒトの皮膚に適用されるPCP製品に伝統的に用いられているキンセンカ抽出物には，数多くの成分が含まれている。安全性評価を達成するために，個々の各成分について *in vivo* 毒性試験を実施することは，実際的ではないと考えられた。キンセンカ抽出物はPCP製品には1.0%以下の比較的低濃度で使用されており，その成分に関する総合的なレビューおよび化学的/植物化学的特性評価が利用できるため，TTC概念を安全性評価に適用可能であることが示唆された（Re et al., 2009）。目的は，動物毒性試験に頼らずに，ヒトでの全身曝露レベルが低い植物由来成分のような複合材料の安全性を保証することである。キンセンカの場合は，文献から150以上の異なる化学物質が同定された。個々の評価を実際的な数とするために，ミネラル物質，炭水化物，脂肪酸エステル，アミノ酸，レジン，分子量1000以上の構成要素（皮膚透過性を無視できる），セルロースのような不活性物質，および0.5%以下しか存在しない構成要素が解析から除外された。0.5%以下しか存在しない構成要素が解析から除外されたことは，保守的に100%皮膚吸収されると仮定した場合でも，そのような物質は90 μg/day以下の全身曝露またはCramer Class IIIのヒト曝露閾値レベルの結果となるという考えに基づいて正当化された。有機リン酸エステルがCramer Class IIIから除外された時，ヒト曝露閾値レベルが90 μg/dayから180 μg/dayに引き上げられた（SCCS, 2012a）。この曝露推定は，身体に1日あたり17.4 g，すなわちSCCS（2012b）が定めるPCP類への消費者の1日最大総曝露量が適用されるパーソナルケア製品中に最大0.1%の植物材料が使用されることに基づいている。

残り約30の構成要素については，化学構造が同定され，Cramerの決定木（Cramer et al., 1978）に従って分類された。個々の各構成要素について，それらの皮膚透過性ポテンシャルを推定するために，分子量およびlog Po/wが決定および/または推定された。それらの結果から，個々の各構成要素のヒト全身曝露の可能性はそれぞれのTTC値以下であることが示唆された。それ故に，混合物は1日あたり最大17.4 gまでは化粧品用途に0.1%で用いる場合は安全であると考えられた。

参考文献

Antignac E, Nohynek GJ, Re T, Clouzeau J, Toutain H. Safety of botanical ingredients in personal care products/cosmetics. 2011. *Food Chem. Toxicol.* 49: 324-341.

Batista R, Oliveira M. Plant natural variability may affect safety assessment data. 2010. *Regul. Toxicol. Pharmacol.* 58 (3 Suppl): S8-12.

Codex Alimentarius. 1997. Recommended International Code of Practice: General Principles of Food Hygiene Including Annex on Hazard Analysis and Critical Control Point (HACCP) System and Guidelines for Its Application.

Constable A, Jonas D, Cockburn A, Davi A, Edwards G, Hepburn P, Herouet-Guicheney C, Knowles M, Moseley B, Oberdorfer R, Samuels F. 2007. History of safe use as applied to the safety assessment of novel foods and foods derived from genetically modified organisms. Food Chem. Toxicol. 45: 2513-2525.

Cramer GM, Ford RA, Hall RL. 1978. Estimation of toxic hazard - decision tree approach. *Food Cosm. Toxicol.* 16 (3): 255-

276.

Drasar P, Moravcova J. 2004. Recent advances in analysis of Chinese medical plants and traditional medicines. *J. Chromatogr. B. Analyt. Technol. Biomed. Life Sci.* 812 (1-2): 3-21.

Ernst E. 2000. Adverse effects of herbal drugs in dermatology. *Br. J. Dermatol.* 143 (5): 923-929.

Ernst E. 2002. The risk-benefit profile of commonly used herbal therapies: Ginkgo, St. John's wort, Ginseng, Echinacea, Saw Palmetto, and Kava. *Ann. Inter. Med.* 136: 42-53.

Ernst E. 2004. Risks of herbal medicinal products. *Pharmacoepidemiol. Drug Saf.* 13(11): 767-771.

European Food Safety Authority (EFSA) Scientific Committee. 2009. Guidance on safety assessment of botanicals and botanical preparations intended for use as ingredients in food supplements. EFSA J. 7 (9): 1249, 1-18.

European Medicines Agency, Committee on Herbal Medicinal Products. 2006a. Guideline on non-clinical documentation for herbal medicinal products in application for marketing authorization (bibliographical and mixed applications) and in applications for simplified registration, EMEA/HMPC/32116/2005, 1-7.

European Medicines Agency (EMEA). 2006b. Guideline on good agricultural and collection practice (GACP) for starting materials of herbal origin. EMEA/HMPC/246816/2005.

European Medicines Agency (EMEA). 2006c. Guideline on Specifications: Test Procedures and Acceptance Criteria for Herbal Substances, Herbal Preparations and Herbal Medicinal Products/Traditional Herbal Medicinal Products. CPMP/QWP/2820/00 Rev 1 and EMEA/CVMP/815/00 Rev 1. At: ＜http://www.ema.europa.eu＞.

European Medicines Agency (EMEA). 2008a. Reflection Paper on Markers used for Quantitative and Qualitative Analysis of Herbal Products and Traditional Herbal Medicinal Products. EMEA/HMPC/253629/2007, 1-6. At: ＜http://www.ema.europa.eu＞.

European Medicines Agency (EMEA). 2008b. Committee on Herbal Medicinal Products, Draft assessment report on Hypericum perforatum L., herba. 2008b ; EMEA/HMPC/101303/2008 Corr., 1-65. At: ＜http://www.ema.europa.eu＞.

European Union (EU) Regulation(EC)1907/2006 of the European Parliament and the European Council of December 18, 2006 concerning the Registration, Evaluation, Authorization and Restriction of Chemicals (REACH), establishing a European Chemicals Agency, amending Regulation 1999/45/EC and repealing Council Regulation (EEC) No. 93/793 and Commission Regulation (EC) No.1488/94 as well as Council Directive 76/769/EEC and Commission Directives 91/155/EEC, 93/677/EEC, 93/105/EEC, and 2000/21/EC. Official Journal of European Commission, L 369, December 30, 2006, pp. 1-849.

Fu PP, Chiang HM, Xia Q, Chen T, Chen BH, Yin JJ,Wen KC, Lin G, Lin G, Yu H. 2009. Quality assurance and safety of herbal dietary supplements. *J. Environ. Sci. Health* C 27: 91-119.

Harrigan GG, Glenn KC, Ridley WP. 2010. Assessing the natural variability in crop composition. *Regul. Toxicol. Pharmacol.* 58 (3 Suppl): S13-20.

Huby RD, Dearman RJ, Kimber I. 2000. Why are some proteins allergens? *Tox. Sci.* 55: 235-246.

Huxtable, RJ. 1990. The harmful potential of herbal and other plant products. *Drug Saf.* 5(supp 1): 126-136.

International Plant Genetic Resources Institute (IPGRI). Conserving and increasing the use of neglected and underutilized crop species. 2004.

Jordan SA, Cunnigham DG, Marles RJ. 2010. Assessment of herbal medicinal products: challenges, and opportunities to increase the knowledge base for safety assessment. *Toxicol. Appl. Pharmacol.* 243: 198-216.

Knudsen I, Søborg I, Eriksen F, Pilegaard K, Pedersen J. 2008. Risk management and risk assessment of novel plant foods: concepts and principles. *Food Chem. Toxicol.* 46: 1681-1705.

König A, Cockburn A, Crevel RWR, Debruyne E, Grafstroem R, Hammerling U, Kimber I, Knudsen I, Kuiper HA, Peijnenburg AA, Penninks AH, Poulsen M, Schauzu M, Wal JM. 2004. Assessment of the safety of foods derived from genetically modified (GM) crops. *Food Chem. Toxicol.* 42: 1047-1088.

Kroes R, Walker R. 2004. Safety issues of botanicals and botanical preparations in functional foods. *Toxicology* 198: 213-220.

Kroes R, Renwick AG, FeronV, Galli CL, GibneyM, Greim H, Guy RH, Lhuguenot JC, van de Sandt JJ. 2007. Application of the threshold of toxicological concern (TTC) to the safety evaluation of cosmetic ingredients. *Food Chem. Toxicol.* 45(12): 2533-2562.

Munro IC, Renwick AG, Danielewska-Nikiela B. 2008. The Threshold of Toxicological Concern (TTC) in risk assessment. *Toxicol. Lett.* 180: 151-156.

NETTOX. 1998. Nettox list of food plants: information on inherent food plant toxicants, Report 2. Danish Veterinary and Food Administration, Søborg, Denmark.

Nortier JL, Martinez MC, Schmeiser HH, Arlt VM, Bieler CA, Petein M, Depierreux MF, De Paw L, Abramowicz D, Vereerstraeten P, Vanherwegheim JL. 2000. Urothelial carcinoma associated with the use of a Chinese herb (Aristolochia fanghi). *New Engl. J. Med.* 342(23): 1686-1692.

OECD. 2007. Guidance on grouping of chemicals (No. 80). ENV/JM/MONO(2007)28. http://www.oecd.org/officialdocuments/publicdisplaydocumentpdf/?doclanguage=en&cote=env/jm/mono(2007)28

Re TA, Mooney D, Antignac E, Dufour E, Bark I, Srinivasan V, Nohynek G. 2009. Application of the threshold of toxicological concern approach for the safety evaluation of calendula flower (Calendula officinalis) petals and extracts used in cosmetic and personal care products. *Food Chem. Toxicol.* 47: 1246-1254.

Rousseaux CG, Schachter H. 2003. Regulatory issues concerning the safety, efficacy and quality of herbal remedies. Birth Defects Res. B 68: 505-510.

Schilter B, Andersson C, Anton R, Constable A, Kleiner J, O'Brien J, Renwick AG, Korver O, Smit F, Walker R. 2003. Guidance for the safety assessment of botanicals and botanical preparations for use in food and food supplements. *Food Chem. Toxicol.* 41: 1625-1649.

Scientific Committee on Consumer Safety (SCCS). 2012a. SCCS/SCHER/SCENIHR opinion on the use of the Threshold of Toxicological Concern (TTC) Approach for Human Safety Assessment of Chemical Substances with focus on Cosmetics and Consumer Products. SCCP/1171/08. Adopted 8 June 2012.

Scientific Committee on Consumer Safety (SCCS). 2012b. The SCCS's notes of guidance for the testing of cosmetic substances and their safety evaluation. 8th revision. http://ec.europa.eu/health/scientific_committees/consumer_safety/docs/sccs_s_006.pdf

Shaffrali FCG, Gawkrodger DJ. 2001. Contact dermatitis from soybean extract in a cosmetic cream. *Contact Dermatitis* 44 (1): 43-44.

Smith RL, Adams TB, Cohen SM, Doull J, Feron VJ, Goodman JI, Hall RL, Marnett LJ, Portoghese PS, Waddell WJ, Wagner BM. 2004. Safety evaluation of natural flavor complexes. *Toxicol. Lett.* 149 (1-3): 197-207.

Troyano E, McMillan D, Sarlo K, Li L, Wimalasena R. 2011. Approach to Assessing Consumer Safety of Botanical Ingredients with Emphasis to Type I Allergy. In: Formulating, Packaging, and Marketing of natural Cosmetic Products. Dayan N, Kromidas L (eds.), John Wiley & Sons, Inc., pp. 149-168.

U.S. Department of Agriculture (USDA). Dietary Guidelines for Americans, 2010.

U.S. Food and Drug Administration. 2003. Proposal for Dietary Supplements. Current Good Manufacturing Practices (CGMPs).

U.S. Food and Drug Administration. 2004a. 21 CFR Part 119, Final rule declaring dietary supplements containing ephedrine alkaloids adulterated because they present an unreasonable risk. Fed. Regist. 2004; 69(28): 6787-6854.

U.S. Food and Drug, Administration. 2004b. Guidance for Industry: Botanical Drug Products, Center for Drug Evaluation and Research.

U.S. Food and Drug Administration. 2007. Petition to request an exemption from 100 percent identity testing of dietary ingredients: current good manufacturing practices in manufacturing, packaging, labeling or holding operations for dietary supplements. Fed. Reg. Final Rule and Interim final rule. June 25, 2007.

U.S. Food and Drug, Administration. 2014. FDA Authority Over Cosmetics. At: http://www.fda.gov/Cosmetics/GuidanceRegulation/LawsRegulations/ucm074162.htm

World Health Organization (WHO). 2003. Guidelines on good agricultural and collection practices (GACP) for medicinal plants.

Wu KM, Ghantous H, Birnkrant DB. 2008. Current regulatory toxicology perspectives on the development of herbal medicines to prescription drug products in the United States. *Food Chem. Toxicol.* 46: 2606-2610.

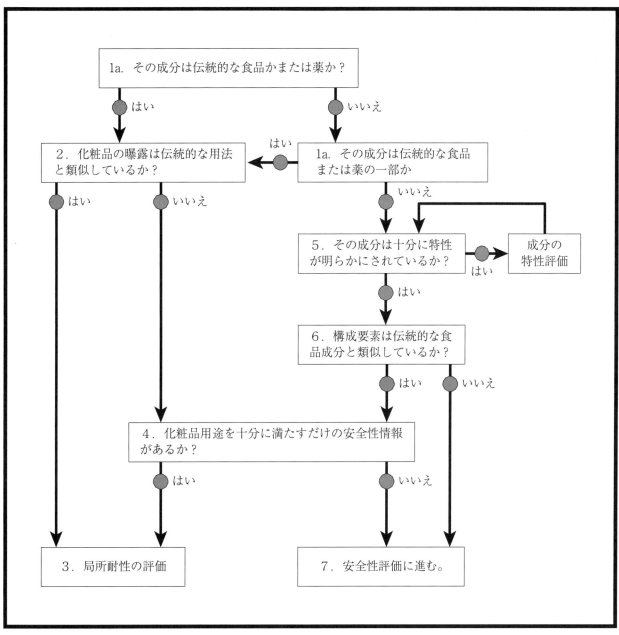

Appendix A

用語集

　この用語集は，一般的に使われる毒性学的用語および関連する用語の定義を提供する。パーソナルケア製品協議会安全性評価ガイドラインで用いられる用語の理解の助けとなることを目的とする。

[A]

Acute Toxicity
急性毒性
短期間（一般的に24時間未満）の物質への曝露がもたらす有害影響。

Adjuvant
アジュバント
免疫において，免疫的応答を刺激または高める物質。古典的な製剤は細菌の抗原を含む。

Aerosol
エアゾール
固体または液体の微細粒子の気体中懸濁液または分散液。

Alveolus
肺胞
酸素と二酸化炭素の交換が起こる肺内の嚢。

Aneuploidy
異数性
正常な染色体数より染色体が1本または数本多いまたは少ない。

Antigen
抗原
免疫系に特定の免疫応答を引き起こす異物。

Autoradiography
オートラジオグラフィー
標本内でのラジオアイソトープの場所を記録する方法。

[B]

Base pair substitution
塩基対置換
1ヌクレオチド塩基対が別の塩基対に置換されたDNA配列の変化。

Benchmark
基準
それにより何かを測定できる基準；参照点。

Bioavailability
生物学的利用能
投与後に標的組織で利用可能になる物質の画分。

Bolus dose
大量投与
連続投与（例えば餌または水を介する）とは異なり，可能性がある大量の間欠投与。

Botanical
植物性
植物に直接由来する化粧品成分。一般的に，これらの成分は化学的な修飾を受けておらず，抽出物，ジュース，水，蒸留物，粉末，オイル，ワックス，樹液，タール，樹脂，不ケン化物およびレジンが含まれる（国際化粧品成分辞典の定義）。

Bromodeoxyuridine
ブロモデオキシウリジン
DNA中のチミジンと置き換わるヌクレオチド。BrdUは一般的に生体組織中の増殖細胞の検出に用いられる。

[C]

Cell line
細胞株
無限に増殖する能力を有する永久的に樹立された培養細胞。

Challenge
惹起
（免疫学）感作された特定の抗原の投与による生物における免疫応答の評価。

Chromatid
染色分体
単一の動原体により結合され，細胞分裂の過程で分離して個々の染色体となる複製染色体の2本の娘鎖のいずれか一方。

Chromosome
染色体
遺伝子を保持し，遺伝情報の伝達に機能する真核性細胞の核にあるDNAおよび結合タンパクの糸のような線状の鎖。

Chronic toxicity
慢性毒性
物質への長期間曝露により引き起こされる有害影響。

Clara cell
クララ細胞
気管支上皮中の繊毛細胞間に突出する丸い無繊毛細胞で，機能は分泌性と考えられている。

Clastogen
染色体異常誘発物質
染色体切断を引き起こす物質。

Coagulation
凝固
塊形成のプロセス。

Colchicine
コルヒチン
染色体が最も良好に見えるステージである分裂中期で細胞分裂を停止させるために用いられる物質。

Conputational Toxicology
計算毒性学
有害影響の予測し，ある化学物質が危害を誘発するメカニズムをより理解するための数学的およびコンピューターモデルの応用（国立計算毒性学センター）。

Confidence Interval
信頼区間
対象となる変数の値の範囲で，その範囲がその変数の真値を含む特定の確率を有するように構築されている。

Control
対照
実験の影響の判定にあたって比較の基準として用いられる試験に含まれる試験物質。

Corpora lutea
黄体
妊娠の維持に必要なプロゲステロン産生に関与する哺乳動物の卵巣における一時的な構造。

Corrosive
腐食性
適用後に組織破壊（壊死）を生じる。良く知られている腐食性物質は強酸および強塩基である。

Cross-reacting material
交差反応性物質
（免疫学）参照物質（R）に類似した物質で，抗R抗体に反応する。

Cytokine
サイトカイン
細胞から放出される低分子タンパクで，細胞間相互作用，他の細胞とのコミュニケーションおよび挙動に特異的な影響を有する。

Cytotoxicity
細胞毒性
細胞への直接的毒性。

[D]

Dentifrice
歯磨
歯の洗浄のためのペースト，粉末，液体または他の調製物。

Dermatome
ダーマトーム
皮膚標本を特定の厚みに調製するために用いられる機器。

Dermis
真皮
皮膚表皮の下に横たわる結合組織で，身体に対する応力および張力を緩和する。真皮は神経末端，毛包，汗腺，皮脂腺および血管を含む。

Developmental toxicity
発生毒性
発生の胚形成期に発生中の生物への曝露により生じる有害影響（子宮内死亡，構造または機能異常，または発育遅延）；可逆的または不可逆的。

Dose-response relationship
用量－反応関係
物質に対する曝露（または投与）のレベルを変化させることにより引き起こされる生物への影響の変化；物質の効力を定義する。

[E]

Edema
浮腫
身体の細胞間組織空隙内における異常に大量の液体の存在。

Embryolethal
胎仔死亡
胎仔の生存と相いれない発生毒性。

Endocrine disruptor
内分泌撹乱物質
種々の定義が示唆されている；米国EPAにより採用されている定義は「恒常性維持，生殖，発生および/または行動の維持に関与する身体の天然ホルモンの合成，分泌，輸送，結合，作用，または排泄を妨害する外因性物質」である。

Enzyme-linked immunosorbent assay（ELISA）
酵素免疫測定法
抗原を検出するために用いられるスクリーニング試験。

Epidermis
表皮
真皮を覆う皮膚の外側で防御のための無血管層。

Erythema
紅斑
毛細血管のうっ血により生じる皮膚の発赤。

Eschar
痂皮
皮膚上に形成する乾燥したかさぶた。

[F]

Fertility
繁殖性
繁殖するための動物の能力。

Frameshift mutation
フレームシフト型突然変異
遺伝子の1つまたは2つのヌクレオチドの欠失または挿入に関与するDNA鎖の突然変異；これはタンパク合成における正常な読み枠を変える。

Functional observational battery
機能観察バッテリー
動物における機能障害を肉眼的観察により検出し，他の試験で観察された行動的影響または神経学的影響をより良好に定量化するようデザインされた非侵襲的操作からなる神経毒性試験バッテリー。

[G]

Gametogenesis
配偶子形成
受精卵を産生するために異性の配偶子と融合する能力を有する成熟精子または卵子の形成または産生。

Gavage
強制投与
チューブの使用による胃への物質の導入。

Genotype
遺伝子型
外観とは区別される生物または生物群の遺伝子構造。

Germ cell
胚細胞
発生の全段階における有性生殖細胞。

Gingivae
歯肉
顎骨の上の粘膜組織。

Good Laboratory Practice
優良試験所基準
結果の一貫性と信頼性を保証するための試験機関の管理システム。GLPは，化学物質のヒト，動物および環境に対する安全性評価のために実施される非臨床試験に適用する。

[H]

Hapten
ハプテン
特定の抗体と反応するが，キャリアタンパクまたは他の大きな抗原分子に結合しない限り抗体の形成を誘導できない小分子。

Hazard
有害性
固有の毒性的特性。

Hematocrit
ヘマトクリット
赤血球（赤色血液細胞）の占める血液の相対容積。

Hematology
血液学
血液の研究。

Hemoglobin
ヘモグロビン
赤血球にそれら特有の色および主として肺から身体組織へ酸素を輸送する機能を与えるタンパク。

Hemorrhage
出血
血管からの血液の漏出。

Histology
組織学
顕微鏡レベルにおける細胞および組織の研究。

Histopathology
病理組織学
異常または病的組織の顕微鏡的構造を扱う科学。

Hyperkeratosis
過角化
皮膚の外層の肥厚。

[I]

Immunosorbent
免疫吸着剤
溶液または懸濁液から特定の抗原または抗体を除くために用いられる抗体または抗原。

Impactor
インパクター
粒子状物質を試料採取中にインパクターヘッド内で直径サイズ分類に分離する機器；大気試料の試験に用いられる。

Implantation
着床
子宮内膜への初期胚の接着。

In silico
イン・シリコ
コンピューターまたはコンピューターシミュレーションを介して実施される。

In vitro
イン・ビトロ
生物外の人工的環境の中で。

In vivo
イン・ビボ
生きている生物の内部で。

Inflammation
炎症
発赤，腫脹，疼痛，圧痛，発熱および機能障害により特徴付けられる傷害性物質に対する組織の反応。

Inhalable
吸入可能
鼻および口腔を経て気道中に浸透/沈着する粒子。

Interleukin
インターロイキン
免疫細胞によって産生され，マクロファージおよびキラーT細胞の促進など他の細胞の機能への影響を介して免疫応答に参画するサイトカイン（分泌されたシグナル分子）群。

Isotonic
等張の
哺乳動物の血液と同じ塩濃度を含む溶液に関する。

[K]

Keratinocyte
角化細胞
表皮の主要細胞種；角化細胞は繊維性構造タンパクであるケラチンを産生する。

[L]

LC$_{50}$
急性曝露後に50％致死率をもたらす気中濃度。

LD$_{50}$
急性曝露後に50％致死率をもたらす用量。

Lamina propria
固有層
粘膜上皮下の結合組織の薄い血管層。

Lavage
洗浄
水の繰り返し注入による中空器官の洗浄。

Leukocyte
白血球
主として血液およびリンパ液中を循環して侵入する微生物または外来粒子に対する反応に参画し，B細胞，T細胞，マクロファージ，単球および顆粒球から構成されるほとんど無色の様々な免疫系細胞。白色血液細胞の同義語。

Lichen planus
扁平苔癬
多くの場合痒みを伴う青紫色，多角形の平坦な病変をもたらす皮膚の異常。

Limit test
限度試験
事前に選択された最大用量で病的影響が生じない場合，より大きな曝露レベルでさらなる試験を必要としない急性毒性試験。

Lowest observed adverse effect level（LOAEL）
最小毒性量
毒性試験において，ヒトまたは動物に害のある（有害な）健康影響を引き起こすことが報告された物質の試験された最小の用量。

Lymphocyte
リンパ球
B細胞およびT細胞を含む種々の白色血液細胞で，特定の異物（抗原）を認識および不活性化することにより身体の免疫システムで機能する。リンパ球はマクロファージ活性化およびリンパ球産生促進により免疫応答における媒介因子として作用する。

Lymphokine
リンフォカイン
特定の抗原により活性化されたT細胞により放出された種々のサイトカイン。リンフォカインは，マクロファージ活性化およびリンパ球産生促進により免疫応答におけるメディエーターとして作用する。

Lysis
溶解
細胞膜の破壊と細胞質の損失。

Lysosome
リソソーム
粒子を分解し，細胞の死後に細胞を分解する酵素を含む細胞小器官。

[M]

Mass balance
質量平衡
系に進入および退出する物質の計算で，物質収支とも呼ばれる。

Mass median diameter
質量中位径
頻度分布を2分する粒子の直径；エアゾール質量の50％がより大きな直径を有し，エアゾール質量の50％がより小さな直径を有する。

Metaphase
分裂中期
前期に続き，後期に先立つ有糸分裂および減数分裂（細胞分裂）段階で，その間に染色体が中期板に沿って配列される。

Met-hemoglobin
メトヘモグロビン
ヘモグロビンが酸化された際に血液中に形成される茶赤色の化合物。それは第二鉄状態の鉄を含み，酸素担体として機能することができない。

Morbidity
罹病
病的な条件，または状態。

Moribund
瀕死
死につつある状態；死亡に近い。

Morphology
形態学
生物の形および構造を取り扱う生物学の分野。

MTT assay
MTT アッセイ
生きており代謝的に活性な細胞中の細胞ミトコンドリア脱水素酵素による3[4,5-dimethylthiazol-2-yl]-2,5-diphenyltetrazolium bromide（MTT）の代謝的変換を測定する試験法；細胞毒性の指標として用いられる。

Mucous membrane
粘膜
口腔，膣および尿道の潤滑性内面ライニング；粘液分泌腺を含むすべての膜，またはライニング。

Mutation
突然変異
親の型に認められない新しい性質または形質の創出をもたらす生物の遺伝子または染色体内のDNA配列の変化；そのような変化が生じるプロセス。

[N]

Necropsy
剖検
死亡後の身体の検査。

No observed adverse effect level（NOAEL）
無毒性量
ヒトまたは動物に害のある（有害な）健康影響を有しないことが報告されている物質の試験された最大の用量。

Non-parametric
ノンパラメトリック
指標または基礎的な分布についての判定を求めない。

[O]

Ophthalmoscope
眼科スコープ
眼球の内部を観察する機器。

Organotypic
器官培養
In vivo の器官に類似している。

Osmolality
浸透圧
液体に溶解した粒子の濃度。

[P]

Papule
丘疹
非化膿性（膿を含まない）の皮膚の小さい炎症性隆起。

Perinatal
周産期の
出産時付近の期間に関連する。

pH
溶液の酸性度またはアルカリ度の測定単位。

Phenotype
表現型
遺伝子構造および環境の影響の両者により決定される生物の観察可能な物理的または生化学的性質。

Photoallergy
光アレルギー
光により活性化されてアレルギー性物質生じる化学物質に対する後天性の免疫学的に媒介された反応。

Photohemolysis
光溶血
ヘモグロビンの放出を伴う赤色血液細胞の光誘導分解。

Photoirritation
光刺激性
光反応性化学物質に対する光誘導，非免疫学的皮膚応答。

Plethysmograph
プレチスモグラフ
器官サイズの変動を測定する機器。

Point mutation
点突然変異
遺伝子の小さな1か所または1ヌクレオチドだけを変化させる突然変異。

Polyploidy
倍数性
1つまたはそれ以上の余分な染色体セットを有する。

Pre-clinical
前臨床
ヒトで臨床試験が実施される前の *in vitro* または動物による物質の試験に関する。

Primary culture
初代培養
細胞の単離に続く細胞培養のステージ，ただし最初の継代培養前。

Prothrombin time
プロトロンビン時間
血液の凝固傾向の測定。

[Q]

QSAR
構造活性相関（SAR）を参照のこと。定性的なSARと定量的なSARをまとめて，（Q）SARと呼ばれる。定性的な相関は非連続的なデータ（例えば，はい・いいえのデータ）から得られ，一方，定量的な相関は連続的なデータ（例えば，毒性データ）から得られる。

[R]

Radiolabel
放射性標識
放射性原子により標識すること：同定できるように放射能により標識された物質。

Read Across
読み取り法
構造活性相関に基づくリスク評価のデータギャップを埋めるためのアプローチ。

Reproductive toxicology
生殖毒性
仔を産出する生物の能力を減少させる全身または器官への有害な影響。

Respirable
呼吸可能な
肺深くの気体交換領域に浸透/沈着する粒子。

Risk Assessment
リスク評価
健康リスクの可能性を決定するための科学に基づいたプロセス。リスク評価の構成要素は，有害性特定，用量－反応，曝露評価およびリスクの特徴付けである。

Risk Management
リスク管理
リスク評価プロセスにおいて特定された有害性に対処するために取られる政策的行動。

[S]

Slit-lamp
スリットランプ
高強度の光線束を眼球構造に焦点を結ばせる装置で，検査者は拡大鏡により見通す。

Spectrophotometer
分光光度計
所定の波長の光のどの程度が試料により吸収されたかを測定するために用いる機械で，それにより物質の光の吸収量の程度が得られる。

Stratum Corneum
角質層
物理的，化学的および熱的曝露に対する防御の第一線として機能する皮膚の最外層。

Structure-Activity Relationship（SAR）
構造活性相関
化合物の化学構造とその生物学的または毒性学的活性との間の関係；または類似の分子は類似の活性を有すると言う基本的な仮説に基づいて，化学物質の影響をその分子構造に関連させることのできる手段。

Systemic
全身性
身体全体。

[T]

Target organ
標的器官
物質の毒性影響が発現する器官。

Teratogen
催奇形性物質
出産前（母体に）投与した時，仔に永久的な奇形または欠陥を誘導する物質。

Threshold dose
閾値用量
それ以下では影響が予期されない用量，または曝露濃度。

Threshold of Toxicological Concern (TTC)
毒性学的懸念の閾値
化学物質固有の毒性データがないにもかかわらず，リスクを無視しうると考えられるヒトでの摂取または曝露レベル。TTC アプローチは他の化合物に関するデータを使用することから生じる不確実性と低レベル曝露との調和である。

Tidal volume
1回換気量
各呼吸において吸入および排出される大気の容積。

Topical
局所の
外部適用された。

Transcutaneuous electrical resistance (TER)
経皮電気抵抗性
バリア機能の評価に用いられる皮膚の生来の電気抵抗性の測定。

Transepidermal water loss
経表皮水分損失
角質層の完全性の評価に用いられる皮膚表面からの蒸発性水分損失の測定。水分拡散の速度は皮膚損傷の結果として増加する。

Transgenic
トランスジェニック
他の種または系統からの遺伝子の導入によりゲノムが改変された生物に関連する。

[U]

Ultraviolet
紫外の
可視光より短くてX線より長い通常200から400 nmの波長を有する電磁放射線に関連する。

Urticaria
蕁麻疹
通常，アレルギー反応により引き起こされ，青白い，または赤くなった不規則な隆起斑点を特徴とする皮膚の一時的状態；じんましん。

[V]

Vascular
血管の
血管に関連する。

Vesiculation
小水疱形成
液体を含む皮膚上の水膨れ様の隆起。

Viable
生存能力のある
生きる能力がある。

Vital capacity
肺活量
最大吸入後に肺から強制的に排出される空気の最大量。

Volatile
揮発性の
急速に蒸発する；蒸気の形で容易に消失する。

[X]

Xenobiotic
生体異物
生物または生物系に対し異質な化学物質または物質。

化粧品の安全性評価に関する指針 2015
―Guidance for the Safety Evaluation of Cosmetics 2015―

2001年3月30日	2001年版発行
2008年9月18日	2008年版発行
2015年11月25日	2015年版発行

不許複製

編 集　日本化粧品工業連合会
　　　　東京都港区虎ノ門5-1-5
　　　　メトロシティ神谷町6階
　　　　　　電 話　03-5472-2530
　　　　　　FAX　03-5472-2536
　　　　　　http://www.jcia.org/

発 行　株式会社　薬事日報社
　　　　東京都千代田区神田和泉町1番地
　　　　　　電 話　03-3862-2141(代)
　　　　　　FAX　03-3866-8408
　　　　　　http://www.yakuji.co.jp/

ISBN978-4-8408-1321-1　　　　印刷　昭和情報プロセス㈱